KB098805

몸 안에 흐르는 오행의 지도,
오수혈 안내서

혈자리서당

혈자리서당 : 몸 안에 흐르는 오행의 지도, 오수혈 안내서

발행일 초판8쇄 2023년 7월 17일(癸卯年 己未月 丙子日)

지은이 감이당 혈자리세미나팀 | **엮은이** 류시성·이영희 | **감수** 최정준 | **일러스트** 한유사랑

펴낸곳 북드라망 | **펴낸이** 김현경 | **주소** 서울시 종로구 사직로8길 24, 1221호(내수동, 경희궁의아침2단지)

전화 02-739-9918 | **이메일** bookdramang@gmail.com

ISBN 978-89-97969-71-5 03510 | 이 도서의 국립중앙도서관 출판예정도서목록(CIP)은 서지정보유통지원시스템 홈페이지(http://seoji.nl.go.kr)와 국가자료공동목록시스템(http://www.nl.go.kr/kolisnet)에서 이용하실 수 있습니다.(CIP제어번호: CIP2015023405) | **Copyright © 류시성, 이영희** 저작권자와의 협의에 따라 인지는 생략했습니다.

이 책은 지은이와 북드라망의 독점계약에 의해 출간되었으므로 무단전재와 무단복제를 금합니다.

잘못 만들어진 책은 서점에서 바꿔 드립니다.

책으로 여는 지혜의 인드라망, 북드라망 **www.bookdramang.com**

몸 안에 흐르는 오행의 지도,
오수혈 안내서

혈자리서당

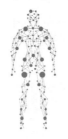

류시성·이영희 엮음
감이당 혈자리세미나팀 지음

BookDramang
북드라망

차례

머리말 10

준비학습. 경혈 그리고 오수혈 이야기 15

경혈 이야기 1_수술 도구를 버린 의사, 편작-들 16
떠돌이 의사, 편작 16 | 편작-들, 칼을 내려놓다 18

경혈 이야기 2_『황제내경』, 양생을 위한 의(醫)철학서 23
『황제내경』 그리고 수다의 제왕 23 | 양생, 관계 그리고 몸 25 | 의사들의 메시지 29

경혈 이야기 3_몸, 시간의 길 그리고 경혈 33
내 몸은 시계다! 33 | 경혈 이야기 35

오수혈 이야기_오수혈(五輸穴), 병리와 생리가 만나는 길 39
오수혈, 진단과 치료의 맥점 41 | 음경과 양경 혹은 강밀도 43 | 정형수경합, 오수혈의 지도 47

1장. 수태음폐경 53

척택(尺澤), 생성의 물길을 열다 54
생성의 길, 삶의 길 54 | 천지의 기를 받아 태어난 몸 55 | 화기는 '폐'가 망신! 57 | 폐열 잡는 물의 궁성, 척택 59

경거(經渠), 열정 사용설명서 63
호흡, 음란하면 곤란하다 65 | 경거, 내 몸의 소방차 68

태연(太淵), 서왕모의 거처 71
생명의 여신, 서왕모 71 | 수태음폐경의 원천, 태연 73 | 맥 집합소에서 맥을 짚다 77

어제(魚際), 풍요의 언덕 79
어부지리, 어제 79 | 물고기 자리 81 | 한 지붕 세 가족 82 | 건강의 바로미터 84

소상(少商), 울(鬱)을 풀다 87
울에서 적취로 88 | 폐기와 소상 89 | 귀신도 울고 갈 소상 92

2장. 수양명대장경 95

상양(商陽), 순환으로 잡는 비만 96
지방과 물 96 | 대장, 물의 진원지 98 | 물 잡는 상양 100

이간(二間), 지평(地平)을 열어라 103
다래끼와 입냄새의 역습 105 | '이간'질 하라 109

삼간(三間), 슬픈 치아를 위로하라! 111
치아, 나는 너의 슬픔을 몰랐다 112 | 수양명대장경, 대장과 이를 이어놓다 114 | 삼간, 슬픈 '이'를 위로하다 117

양계(陽谿), 변비와 설사를 잡다 120
대장에 관하여 121 | 똥과 광증의 역학관계 124 | 양계, 열을 내리다 126

곡지(曲池), 바람을 부리다 128
'불인'한 욕망 128 | 바람의 욕망 129 | 똥의 욕망 133 | 곡지의 욕망 135

3장. 족양명위경 139

족삼리(足三里), 장수로 통하는 길 140
족삼리와 어록들 141 | 소화는 위의 힘 143 | 걷는 힘 147

해계(解谿), 감기를 품다 151
해계, 근육과 열을 풀다 152 | 같이 살자, 감기! 154

함곡(陷谷), 소화의 재발견 157
뭉치면 죽고 흩어지면 산다 157 | 내 몸의 뚫어뻥, 함곡 160 | 붓거나 화내거나 162

내정(內庭), 게으름뱅이들의 시크릿 가든 164
게으름뱅이는 어떻게 사는가 164 | 밥 먹기와 잔소리의 철학 166 | 나를 되살리는 소화 168 | 시크릿 가든, 내정 169

여태(厲兌), 여름의 양기를 잡는 방법 172
전광을 아시나요? 174 | '여태', 안 찔렸니? 176

4장. 족태음비경 179

은백(隱白), 출혈을 막아라! 180
피 없인 못 살아! 180 | 혈의 정체 182 | 은백, 피를 제어하다 184

대도(大都), 무기력한 신체에 역동성을! 188
무기력한 신체의 비밀 188 | 비기, 변화 뛰어넘기 190 | 대도, 허한 비기에 역동성을 192

태백(太白), 내란을 평정하는 흙길 194
습 & 습 195 | 비토의 생리 197 | 내란을 평정하는 힘 199

상구(商丘), 공부의 처음과 끝 203
다산과 복사뼈 203 | 비의 공부법 204 | 상구의 공부법 206

음릉천(陰陵泉), 유쾌한 '소변'씨를 위하여! 209
소변불리, 우울한 '소변'씨의 자의식 211 | 족태음비경, '소변'씨를 모시고 다니다 212 | 음릉천, 유쾌한 '소변'씨를
위하여! 215

5장. 수소음심경 219

소해(少海), 몸의 태평성세한 정치 220
요순시대의 정치 220 | 심, 몸의 군주 222 | 내 몸의 트라이앵글 224 | 심경의 바다, 소해 227

영도(靈道), 피 말리는 히스테리 퇴치혈 229
히스테리의 정체를 밝혀라 229 | 히스테리, 문제는 혈이다 231 | 피 말리는 마음의 행로를 바꾸는 영도 233

신문(神門), 떨림과 강박으로부터의 해방 237
엄마·아빠가 너무 잘났어! 239 | 간경? 아니 먼저 심경부터! 240 | 신문, 기분 좋아지는 혈 241

소부(少府), 심장의 소리를 멈춰라 245
두근거림의 이유 246 | 소부, 화의 집결지 249

소충(少衝), 심기를 다스리다 252
심기가 불편해! 252 | 새끼손가락의 비밀 254 | 소충, 신을 깨우라! 258

6장. 수태양소장경 261

소택(少澤), 자애로움이 있는 혈 262
여성의 근본, 유방 263 | 친애하는 '소장'님 264 | 소택, 작은 길함이 있으리라 266

전곡(前谷), 코막힘이여, 가라! 269
코, 자기의 중심 270 | 미지근함의 매력 272

후계(後谿), 담(痰)과 담 쌓기 276
담이 알고 싶다 276 | 소중한 목, 양경맥의 집결지 279 | 막힌 곳, 후계로 뚫는다! 281

양곡(陽谷), 식탐으로 멍든 소장을 위하여! 283
소장, 음식을 기억하다 284 | 음식이 부른 소장의 신호 287 | 식탐이 살아날 땐 양곡을 289

소해(小海), 마디에 바람이 분다 291
마디, 몸의 빈 공간 — 토의 철학 291 | 마디에 부는 풍한습 293 | 마디를 보하려면 소해를 사하라 296

7장. 족태양방광경 299

위중(委中), 오금아, 날 살려라! 300
오금과 공포의 친족관계 301 | 위중, 굴신의 축 302 | 요절복통, '요통'세상 305 | 허리, '위중'하십니까 306

모든 강은 곤륜(崑崙)에서 아래로 흐른다 309
소변, 몸의 생생 정보통 310 | 소변의 집, 방광 312 | 곤륜으로 에너지를 더하자 313

속골(束骨), 허물어진 중심을 바로잡다 316
등에 숨은 6장 6부, 배수혈 317 | 등, 양기의 통로 319 | 중심 실종, 척추를 세워라! 320 | 쭉쭉 뻗어라, 속골 322

바람 맞은 날, 통곡(通谷)하자! 325
두통의 메커니즘 326 | 통곡, 물의 바다 328 | 두통은 새끼발가락으로 잡는다 331

지음(至陰), 자궁과 통하다 334
생명의 궁궐, 자궁 335 | 월경과 여성의 몸 337 | 지음, 자궁과 통하다 340

8장. 족소음신경 343

용천(涌泉), 발바닥에서 열리는 생명의 문 344
온천 삼양 344 | 신, 생명을 부여하는 단초 345 | 용천, 생명의 문을 열다 348

연곡(然谷), 불임의 시대를 사는 법 351
불임, 인류의 숙제 351 | 몸의 보배, 정 352 | 불임은 '신' 때문이야 354 | 생명 탄생의 잠재력, 연곡 358

태계(太谿), 신정(腎精)의 신(神) 360
정, 그 무엇이든 될 수 있다 361 | 정, 타자와의 공감-능력 363 | 태계, 너의 정을 길러 주마 365

흘러라 부류(復溜), 물이 되어 만나리 368
진액, 내 몸의 인드라망 369 | 땀의 병리학 372 | 부류, 물을 조절하라 374

음곡(陰谷), 신수가 솟아나는 골짜기 378
허로생활백서 379 | 5, 6, 7 - 오로, 육극, 칠상의 파노라마 382 | 음곡, 신수를 고쳐 드립니다! 386

9장. 수궐음심포경 391

곡택(曲澤), 심(心)의 불을 끄는 소방수 392
코피 나고 싶은 아이 392 | 출혈의 메커니즘 : 심이 열받다! 393 | 양기충천 : 열이 뻗치면 불이 된다 395 | 곡택, 심의 불을 끄는 소방수 399

간사(間使), 내 마음의 길 찾기 402
내 마음의 담 403 | 심포와 숨구멍 406 | 간사, 길을 찾다 409

대릉(大陵), 집 나간 마음을 불러오자! 412

목적지향적인 남자 412 | 눈, 오장육부의 정기가 모인 곳 413 | 목적, 간과 심의 불기둥 417 | '목적' 지향적 삶에서 '대릉' 지향적 삶으로 419

노궁(勞宮), 땀다수씨의 화끈한 손바닥 이야기 423

손, 양기의 전광판 424 | 피로는 화를 부른다 426 | 만국의 노동자여, 노궁을 기억하라 428

중충(中衝), 손가락 구급차 431

귀신(?) 보고 졸도하다 431 | 졸도의 메커니즘 432 | 빨리 기를 돌리고 담을 흩어라 435 | 내 몸의 앰뷸런스, 중충 437

10장. 수소양삼초경 441

관충(關衝), 불 빼 드릴까요? 442

인후와 인후에 생기는 질병들 443 | 어디로든 통한다, 삼초! 448 | 화열을 잡는 관문, 관충혈 452

액문(液門), 원기 충전 팍팍!! 455

교통사고와 분별심 455 | 귀가 울면, 정도 울어 457 | 액문, 원기 운행의 문호 460

중저(中渚), 멀미의 명약 464

멀미의 메커니즘 464 | 멀미-대란, 토사곽란 467 | 손등의 멀미약, 중저 471

지구(支溝), 몸의 길을 내다 474

사람과 사람 사이의 길 내기 474 | 우리 몸의 원조 매니저, 삼초 475 | 혼용하는 불, 상화가 필요해 477 | 지구! 몸의 길 내기, 사람의 길 내기 480

천정(天井), 어깨를 적시다 483

오십견, 불통즉통의 신호 484 | 소도법 그리고 삼초 488 | 하늘의 우물, 천정 489

11장. 족소양담경 493

양릉천(陽陵泉), 삶을 굴신하다 494

굴신, 유연하게 리듬을 타는 능력 494 | 간담을 넘어서는 굴신의 메커니즘 495 | 양릉천, 삶을 유연하게 499

양보(陽輔), 한열(寒熱)의 균형추 502

털의 정체 503 | 냉정과 열정 사이 508 | '양보'하세요 510

담대한 힘, 임읍(臨泣)이 나가신다 514

스피드의 제왕들 514 | 담대함의 근원지, 담 515 | 담대함은 옆구리에서 나온다 517 | 담력이 필요할 땐 임읍 519

협계(俠谿), 공포와 불안을 날려 버리는 힘 524

집착의 병, 정충 525 | 담, 호랑이 그리고 봄 528 | 협계, 담의 용맹함을 위하여 531

규음(竅陰), 소통의 구멍을 열어라! 534

성형천국과 구멍들 534 | 아홉 개의 별과 아홉 개의 구멍 535 | 소양춘승이 지나치면 구멍들이 열 받는다 540 |
규음, 구멍을 열다 543

12장. 족궐음간경 547

대돈(大敦), 산통(疝痛)을 깨다 548

'산', 길을 막다 549 | 몸을 감고 오르는 나무, 간경 554 | 봄날의 숲, 대돈 557

행간(行間), 걸으면서 사이 만들기 560

간기울결과 간주소설 561 | 간울보이, 감정을 풀려면 간주소설부터 563 | 행간, 간기울결을 격파하다 565

태충(太衝), 하초를 세우다 570

이립 혹은 서른 즈음에 570 | 젊은 날의 초상 573 | 사관혈, 사해와 접속하라! 577 | 태충, 혈맥이 모이는 요충지 580

중봉(中封), 피로야 가라! 583

잠은 소중해 583 | 간장혈과 잠 584 | 꿀잠 자는 법 587 | 잠에 관한 몇 가지 궁금증 589 | 중봉, 피로 적중! 591

곡천(曲泉), 근기(根氣)의 샘물 594

근육의 역사 595 | 『동의보감』에서의 근육 596 | 우리를 괴롭히는 근육병들 598 | 구부러진 샘, 곡천 600

부록. 오수혈의 주치(主治) 603

증상별 혈자리 찾아보기 620

■ 머리말

1.

과학을 독실하게(!) 믿는 한 남자가 있었다. 요즘 들어 몸이 좋지 않은지 얼굴색이 말이 아니었다. 주변 사람들은 보약이라도 한 재 지어 먹는 게 어떠냐고 조언했다. 그럴 때마다 그는 정색하며 '그런 건(한의학) 절대 믿지 않는다'고 응수했다. 그러던 어느 날, 음식을 먹다가 체한 그는 급하게 손가락을 '땄다'. 할머니가 늘 그렇게 해줬다면서. 이 이야기를 듣고는 뭐 그런 사람이 다 있냐고 웃다가 문득 깨달았다. 우리가 그러고 있다는 것을. 믿음과 실천 사이, 여기엔 아무런 인과관계가 없다는 것을.

대부분의 사람들은 현대과학이나 현대의학이 아니면 절대로 믿지 않는다. 그럼에도 체하면 버젓이 손가락을 따고 있다. 한 번쯤 이것이 어떤 원리로 작동하는지 물을 법도 한데 그런 경우는 거의 없다. '맥락(脈絡)을 짚으라'는 말도 그러하다. 일상적으로 사용하는 말이지만 경락(經絡) 용어라는 사실은 잘 모른다. 너무나 일상적이지만 동시에 무관심과 무지로 점철된 것, 그것이 경락이다. 그래서 아이러니하다. 아는 바가 거의 없는 치료법이 현실에선 강력하게 작동하고 있으니 말이다.

2012년 봄이었다. 여기에 의문을 가진 사람들이 모이고 공부하기 시작한 것이. 청년에서 중년, 회사원에서 사장, 알바생, 백수에 이르기까지, 구성원들의 면면도 다양했다. 솔직히 말하자면 다들 어디서 침깨나 맞아 본 사람들이었다. 그럼 아는 게 좀 있었느냐고? 경락에 대해서도, 혈(穴)자리에 대해서도 아는 바가 거의 없었다. 거기다 스승이 되어 줄 만한 존재도 없는 상황. 그야말로 맨땅에 헤딩하고 맥락을 수시로 이탈하는, 무지막지(無知莫知)한 세미나가 시작된 것이다(이름하여, 감이당 혈자리세미나팀!).

출발은 했으나 길은 첩첩산중이었다. 기존의 혈자리책들은 일단 너무 어려웠다. 혈자리와 효능들이 죽 나열된 책들에서 어떻게 길을 잡아야 할지 막막했다. 중요한 건 왜 그런 원리로 쓰이는지, 왜 이럴 때는 이 혈자리를 써야 하는지가 전부 생략되어 있다는 것. 정말 왕초보인 우리들에겐 미치고 팔짝 뛸 노릇이었다. 처음엔 우리가 뭘 잘 몰라서 그런 것이라 생각했다. 얼마 지나지 않아 알게 됐다. 이 빈 공간이 공부하는 자들의 몫이라는 것을. 아니 그렇게 느끼기 시작했다. 이 공부는 정답을 찾는 것이 아니라 스스로 묻고 답하면서 길을 찾아가는 공부라는 것을.

질문하고 답을 찾아가는 이 과정은 아주 고된 작업이었다. 기존의 의학지식들은 물론 우리 스스로 겪었던 병들이 총동원되었다. 그래야 겨우 실마리를 찾아 들어갈 수 있었다. 이 와중에 문득문득 어떤 고민들과 접속하게 됐다. 경락과 혈자리를 만든 사람들이 어떤 문제 의식 속에 있었는지, 무엇을 포인트로 삼고자 했는지, 그것을 통해서 궁극적으로 무엇을 말하고 싶었는지 등등. 그러다 우리가 알고 있는 것과는 전혀 다른 종류의 앎이 존재한다는 사실을 감지했다. '맥락'을 좀 파악하게 되었다고나 할까?^^ 혈자리를 공부한다는 것. 그것은 경락을 만든 사람들의 시선으로 몸과 세계를 다시 보는 일이었다.

2.

경락은 몸 전체를 감싸고 있는 무형의 통로다. 이 통로로 기혈(氣血), 음양(陰陽), 오행(五行)의 정보들이 흘러 다닌다. 오장육부뿐만 아니라 몸 전체를 하나로 연결하고 움직이게 하는 것도 경락이다. 한마디로 경락이 몸의 중심이자 부분들의 네트워크를 형성하는 토대라는 것이다. 그것은 마치 불교의 인드라망을 연상시키기도 한다. 전체와 부분이 연결되고, 하나가 출렁이면 전체가 출렁이게 되어 있는 인연의 연결망. 경락은 몸과 세계 또한 그런 모습이라고 말하고 있었다. 여기서 병과 치료, 나아가 삶의 모습 또한 다르게 사유해야 한다는 것을 알게 되었다.

우리는 흔히 병을 한 장부 혹은 기관에 국한시킨다. 예를 들어, 간암은 간에만, 아토피는 피부에만, 중이염은 귀에만. 하지만 경락의 관점에서 보면 병은 국소의 문제일 수 없다. 경락에 의해 병이 온몸과 연결되기 때문이다. 따라서 한 부위에서 발생한 병도 몸 전체 네트워크에 지대한 영향력을 행사한다. 네트워크에 다른 정보[병]가 유입되면 그 전체의 모습 또한 달라진다. 우리가 병에 대해서 다시 사유해야겠다고 마음먹게 된 대목이 바로 여기다. 병이 존재의 변환을 가능하게 하는 원동력이 아닌가라고 질문하게 된 것이다. 이건 우리 일상에서 수시로 벌어지는 일이기도 하다. 감기라도 걸리면 콧물이 쏟아지고, 기침과 고열이 나는 등 몸 전체에 변화가 일어난다. 가끔 이 신체적 변화가 감정의 회로를, 삶의 동선을 구체적으로 변화시키기도 한다. 이는 병이 반드시 없어져야 한다는 생각을 전복한다. 병에 대한 통념의 전복!

치료도 마찬가지다. 국소의 병이 없듯이 국소의 치료 또한 없다. 치료는 몸 전체의 변화를 만드는 작업이다. 대개 한의원에 가서 침을 맞으면 바로 일어나는 것이 아니라 몇 분간 침을 꽂은 채로 있는데, 인드라망의 한 부분인 혈자리로부터 시작된 자극이 온몸에 변화의 신호를 다 알리는 데 그만큼의 시간이 걸리기 때문이다. 치료란 병으로 야기된 신체적 변환, 감정의 회로, 삶의 동선과 내 몸 사이의 새로운 균형점을 찾아 주는 행위에 가깝다. 달리 말하면 병과 내 몸을 매개해서 다르게 살아갈 수 있는 배치를 만들어 내는 것이 치료인 셈이다. 그래서 이렇게도 생각하게 됐다. 치료는 몸의 변화를 촉진시키는 것, 태과불급으로 치우친 몸을 리셋시키는 것이라고.

여기에 이르자 병과 치료의 문제가 곧 삶을 변화시키는 문제로 다가왔다. 몸의 변화가 곧 삶의 변화를 수반하듯 이는 결국 다른 것과 어떻게 관계 맺으면서 살 것인가의 문제로 확장된다. 결국 경락을 공부한다는 것이 삶을 통째로 다르게 보는 행위임을 알게 되었다. 그럼 이렇게도 말할 수 있지 않을까? 전체를 변화시키려면 부분을 변화시키면 된다. 세계를 변화하게 하려면 내가 다른 운동성으로 살면 된다. 이런 식으로 몸의 원리가 삶의 윤리로 전환되기 시작했다.

이 공부의 기반이 된 건 전적으로 우리 자신의 몸이자 질병들이었다. 그래서 경락을 공부한다는 건 자연스럽게 자기에 대한 탐구로 이어질 수밖에 없다. 여기서 자기에 대한 탐구는 곧 세계에 대한 탐구나 다름없다. 경락의 세계에선 모든 것이 연결되어 있기 때문이다. 병에서 치료로, 치료에서 삶으로, 삶에서 세계로, 그리고 다시 몸으로. 우린 누구나 병을 앓고 살아간다. 그것이 우리 공부의 입구였듯이 모든 사람들에게도 열려 있는 입구다.

3.

경락의 핵심은 흐름이다. 연결된 전체가 일정한 방향성을 가지며 흘러간다. 봄·여름·가을·겨울의 차서가 있듯이 수태음폐경으로부터 족궐음간경까지 12개의 경맥이 순환한다. 경락에서는 이를 유주(流注)라고 부른다. 이 책 또한 그 흐름을 따라간다. 경락은 1일 12시, 1년 12달의 변화와 맞물려 있다. 따라서 각각의 경락마다 다 다른 느낌과 기운들이 분포되어 있다. 혈자리들 또한 마찬가지다. 각자 고유한 개성을 가지고 있다. 그래서 그 혈자리 하나하나를 풀어간 이야기들도 제각각일 수밖에 없다.

교정을 보는 동안 여름이 다 지나갔다. 3년 전, 아무것도 모른 채 시작했던 혈자리세미나의 풍경이 떠올랐다. 뭉클하다가도 어느새 다른 장면들로 휙휙 넘어간다. 그만큼 많은 사건들과 많은 변화들이 있었다. 혈자리세미나에서 함께 공부한 도반들에게 감사하다는 말을 전하고 싶다.

이 책 『혈자리서당』은 2년 동안 북드라망 블로그에 썼던 글을 바탕으로 한다. 처음 연재를 시작할 때 우리의 글을 날카롭게 다듬어 주고 열심히 읽어 주었던 해완과 현진에게 감사의 말을 전한다. 그리고 우리가 이런 공부를 펼쳐 나갈 수 있는 장을 마련해 주신 고미숙 선생님, 도담 선생님, 장금 선생님에게도 감사드린다. 끝으로 글이 연재될 때마다 꼼꼼하게 읽어 주시고, 출간을 기다려 주신 독자들에게 깊은 고마움을 전한다.

2015년 9월
필동에서 류시성, 이영희

일러두기

1. 이 책은 우리 몸에 대한 공부이자 몸과 연결된 세계에 대한 공부로 쓰여진 (오수혈)혈자리 이야기 입니다. 따라서 이 책은 전문의의 진단과 진료를 대신할 수 없습니다.

2. 우리 몸에는 일 년의 열두 달과 상응하는 12개의 경맥이 있고, 이 경맥의 마디마디에는 기(氣)가 모여 있는 구멍인 혈(穴)자리가 있습니다(혈자리는 1년의 날수와 상응하여 365개). 그리고 각 경맥 마다에는 오행(목화토금수)을 대표하는 혈자리들이 있습니다. 이를 일러 오수혈(五輸穴)이라고 합 니다. 오수혈은 사계절과 날씨에 따라 기운이 들고나는 통로로서 혈자리의 기본 중의 기본입니다. 이 책『혈자리서당 : 몸 안에 흐르는 오행의 지도, 오수혈 안내서』에서는 경맥의 흐름, 오행의 스텝 에 따라 우리 몸속 총 60개의 오수혈을 하나하나 짚어 봅니다.

3. 우리 몸에서 기(氣)는 12경맥의 순서를 따라, 12경맥 안에서는 오수혈의 순서를 따라 순환합니다. 이 책의 차례 또한 기가 순환하는 순서로 짜여졌습니다. 12경맥에 따라 1장은 수태음폐경부터 시작 하여 12장 족궐음간경으로 마무리되고, 각 장(경맥) 안에서는 손[手]의 음경(陰經)이냐, 양경(陽經) 이냐, 발의 음경이냐, 양경이냐를 따라 목화토금수, 금수목화토의 흐름으로 오수혈의 각 혈자리를 설명합니다.

4. 각 경맥의 오수혈은 목화토금수의 성격을 가지면서, 경락의 편폭에 따라 정·형·수·경·합혈로 나 누어집니다(39쪽, 「오수혈, 병리와 생리가 만나는 길」에서 자세히 설명). 이에 따라 각 장의 새로운 편마 다 제목 위에 해당 '혈자리가 속한 경맥-오수혈-오행'을 굵은 고딕체로 밝혀 주었습니다. 예시: '소 충혈'의 경우 : **수소음심경-정혈-목**

5. 이 책에서 인용한 글들의 서지사항은 해당 서지가 처음 나오는 곳에 지은이, 서명, 출판사, 출판 연 도, 인용 쪽수 등을 밝혔으며, 이후 다시 인용할 때는 지은이, 서명, 인용 쪽수만으로 간략히 표시했 습니다. 예시: 배병철,『기초 한의학』, 성보사, 2010, 210쪽 // 배병철,『기초 한의학』, 190쪽.

6. 이 책에서 인용하는 서지 중 가장 자주 등장하는『동의보감』은『동의보감』(법인문화사, 2012),『대 역 동의보감』(동의보감출판사, 2005),『동의보감 내경/외형편』(여강출판사, 2005) 등을 참고하여 지은이들이 다듬어 썼습니다.

7. 부록 '오수혈의 주치(主治)'는 이천(李梴)이 지은『의학입문』(醫學入門)의 내용을 정리한 것입니다.

경혈 그리고
오수혈 이야기

수술 도구를 버린 의사, 편작-들

떠돌이 의사, 편작

중국 춘추전국시대春秋戰國時代: B.C. 8~3세기, 발해군渤海郡에는 진월인秦越人이라는 사람이 살고 있었다. 이 사람의 직업은 객사客舍의 사장舍長. 요즘으로 치면 호텔의 총지배인쯤 되는 자리다. 그 객사에 10년도 넘게 머물고 있는 사람이 있었다. 그는 장상군長桑君이라는 인물로 남몰래 월인을 지켜보고 있었다. 그러던 어느 날, 장상군이 소위 '작업'을 시작했다. "비전秘傳의 의술醫術을 알고 있는데 내 이미 나이 들어 그대에게 전해 주려 하네. 절대 남에게 말하지 말게." 사이비 약장수의 느낌을 물씬 풍기더니 급기야 제품(?) 설명에 들어간다. "이 약을 땅에 떨어지지 않은 깨끗한 이슬이나 빗물에 타서 마시면 30일 후 사물을 꿰뚫어 볼 수 있게 되네." 복용법도 까다롭다. 여기에 덤으로 의서들까지 모두 넘긴 후, 장상군은 "홀연히 모습을 감추었다. 아마도 그는 인간이 아닌 듯하였다." 그런데 그의 말대로 약을 복용한 지 30

일째 되던 날, 월인에게 변화가 찾아온다. 갑자기 담벼락 너머의 사람들이 눈에 보이기 시작한 것이다. 믿을 수 없는 투시능력의 발현! 월인은 이 능력을 이용해 병자들을 치료하기 시작한다.

이 이야기는 『사기』史記 「편작·창공열전」扁鵲倉公列傳에 등장한다. 호텔 지배인에서 의사로 전업한 진월인, 그가 바로 전설적인 명의 편작扁鵲이다. '편작'이라는 이름은 그가 어떤 유형의 의사였는가를 보여 주는 중요한 단서다. '편작'은 말 그대로 '작은[扁] 까치[鵲]'라는 뜻이다. 예전엔 까치가 울면 반가운 손님이 찾아오거나 좋은 일이 생긴다고 믿었다. 편작이라는 이름엔 여기저기를 두루 돌아다니며 병을 치료해 주는 반갑고 고마운 의사라는 뜻이 담겨 있다. 이런 의사들을 편력의遍歷醫라고 부른다. 한데 이상한 게 있다. 명의가 떠돌아다녔다? 가만히 앉아 있기만 해도 환자들이 몰려올 텐데, 왜 그랬을까?

당시 의사들은 대부분 관리로 등용돼 임금의 건강을 책임지는 존재들이었다. 즉, 한곳에 머물러 있었다는 뜻이다. 그들은 또한 전문적으로 담당하는 분야를 가지고 있던 전문의들이었다. 하지만 『사기』엔 편작이 나라를 옮겨 다닐 때마다 전문분야를 달리한 의사로 등장한다. 이것은 "모든 전문 분야를 소화한다는 것을 의미하고 있으며 …… 새로운 질병에 대한 전망을 만들어 내었다고 할 수 있다".가노우 요시미츠, 『몸으로 본 중국사상』, 동의과학연구소 옮김, 소나무, 2007, 50쪽 즉, 그에게 편력遍歷은 의학의 분과들을 넘어서고 새로운 의학으로 나아가기 위한 일종의 실험과도 같은 것이었다. 길이란 원래 그렇다. 이것저것이 뒤섞이면서 낯선 것이 탄생하는 공간. 길 위에서 편작은 새로운 의사로 거듭났다. 길이 편작이라는 명의를 만들었다고나 할까.

편작의 일화에서는 동양의학의 보편적인 진단법인 망진望診이 강조된다. 망진이란, 말 그대로 겉을 살펴서[望] 병을 진단한다[診]는 뜻이다. 망진은 몸의 안과 밖이 서로 다르지 않다는 전제에서 출발한다. 가령 얼굴에 있는 눈은 간肝이요, 귀는 신腎이요, 코는 폐肺에 해당한다. 그래서 지금도 한의원에 가면 한의사가 환자의 얼굴부터 빤히 쳐다본다. 망진을 하고 있는 것이다. 물론 이 단계로 끝나는 건 아니다. 겉을 눈으로 확인한 다음엔 이것저것 묻고 듣는다. 마지막으로 손목에 손가락을 대보고는 확신한 듯이 병에 대해 말해 준다. 이것이 동양의학의 기본적인 진단법, 망진望診─문진聞診─문진問診─절진切診이다. 이는 몸을 열어 보지 않고도 어떤 병이든 진단할 수 있는 획기적인 방법이었다. 곧 편작으로부터 동양의학이 해부학과는 다른 길을 걷게 되었다는 뜻이다. 그의 의학은 동양의학의 시작을 알리는 서곡과도 같은 것이었다. 기존의 의학적 패러다임을 완전히 바꾸고 새로운 지평을 열어 주었기 때문이다. 경혈經穴을 이야기할 때 편작이 빠지지 않고 등장하는 이유가 이것이다. 『사기』의 내용대로 그가 투시능력을 이용해서 몸 안의 경락經絡과 혈穴자리를 찾아냈다고 보기 때문이다. 그가 찾아냈다는 경락과 혈자리, 이것이 바로 편작이 추구한 새로운 의학의 출발점이었다.

편작—들, 칼을 내려놓다

「편작·창공열전」을 좀더 읽어 보면 이런 에피소드가 등장한다. 편작이 괵虢나라에 갔을 때의 일이다. 편작이 도착하자 '때마침' 태자가 죽는 사건이 발생한다. 편작은 곧바로 궁으로 달려가 태자의 스승인 중서자中庶子에게 태자의 상태를 자세히 묻는다. 중서자가 대답하길, "정기正氣가 사기邪氣를 누르지 못하여 그 사기가 체내에 쌓여 발산하지 못하였기 때문에 양陽의 움직임이 느려지고 음陰의 움직임이 급해져 돌연히 의식을 잃고 죽게 된 것입니다." 한마디로 기氣가 막혀서 죽게 되었다는 뜻이다. 『동의보감』東醫寶鑑 식으로 말하자면, 불통즉통不通則痛! 통하지 않으면 아프다! 그런데 편작은 이 이야기를 듣고 태자를 살릴 수 있다고 장담한다. 죽은 사람을 살려낸다고? 중서자도 어이가 없어 보였는지 곧바로 반박한다.

선생은 함부로 말씀하시면 아니 됩니다. 어찌 태자를 살려낼 수 있다고 하시는지요? 내 듣자니 옛날 유부兪附라는 의원이 있었다는데, 그 의원은 병을 고치는 데 탕액, 예쇄醴灑: 단술과 묽은 술, 참석鑱石: 돌로 만든 침, 교인撟引: 도인법(양생술)의 다른 말, 안올案扤: 안마, 독위毒熨: 고약를 사용하지 않고 옷을 풀어헤쳐 한 번 진찰해 보는 것으로 병의 징후를 보고, 오장에 있는 수혈輸穴의 모양에 따라, 피를 가르고 살을 열어 막힌 맥을 통하게 하고 끊어진 힘줄을 잇고, 척수와 뇌수를 누르고 고황膏肓: 심장과 횡격막 사이과 횡격막을 바로 하고, 장과 위를 씻어 내고 오장을 씻어 내어 정기를 다스리고 신체를 바꿔 놓았다고 합니다. 선생의 의술이 이러할 수 있다면 태자께서는 다시 살아날 수 있겠지요. 그렇지도 못하면서 태자를 다시 살려내려 한다면, 막 웃기 시작한 갓난아기에게조차 말할 수 없을 것입니다. 사마천, 「편작·창공열전」, 『사기열전』 중, 정범진 옮김, 까치, 2009, 691~692쪽.

한마디로 '말도 안 된다'는 이야기다. 한데 중서자의 말에는 매우 중요한 내용이 담겨 있다. 편작 이전에 유부兪跗라는 전설적인 의사가 있었는데 그가 수술전문의였다는 것이다. 유부는 내장을 꺼내서 씻고 다시 넣어서 꿰매는, 우리 시대 외과의사들과 비슷한 치료를 했다. 중서자의 말은 당시 의학이 무엇을 최고의 의술로 여기고 있었는지를 잘 보여 준다. 외과의사들이 우대받던 시대, 왜 이들을 의사 중의 의사로 생각했던 것일까?

춘추전국시대는 전쟁의 시대였다. 서로 치고받고 싸우기에 바빴던 시대라는 뜻이다. 전쟁이 빈번해지면서 환자들도 기하급수적으로 늘어난 것은 물론이다. 특히 수술을 필요로 하는 외과환자들이 많아졌다. 이것이 외과기술이 발전하고, 외과의사들이 최고의 의사로 숭상받게 된 배경이다. 실제로 서양에서도 외과의사의 출현은 전쟁과 밀접하게 관련되어 있다(푸코의 『임상의학의 탄생』 참조). 또 한 명의 유명한 수술 전문의 화타華陀가 한漢나라 말기 삼국시대에 등장했던 것도 이런 정황과 무관하지 않다.

재밌는 건 '의醫'라는 글자도 외과의사의 가방을 뜻한다는 점이다. '의'는 '상자 방匚', '화살 시矢', '몽둥이 수殳', '술 유酉'가 합쳐진 글자다. 화살[矢]처럼 뾰족한 메스, 손[又]에 쥐고 사용하던 수술도구[几], 마취제 겸 약재로 쓰이던 술[酉]이 담겨 있는 상자[匚]. 사람들에게 의사醫師란 이런 도구들을 들고 다니는 존재로 인식되었다. 그런데 편작은 이런 수술 도구를 버린 의사였다. 그는 중서자에게 말한다. "그대가 말하는 의술은 가느다란 관을 통해서 하늘을 보고 좁은 틈으로 무늬를 보는 듯한 것입니다." 수술로 몸을 열고 치료하는 것은 나무만 보고 숲은 보지 못하는 치료법이라고 말하는 것이다. 그런 그가 이용했던 것은? 앞서 봤듯이 경락과 혈자리다. 다시 편작이 괵나라 태자를 살릴 때의 장면으로 돌아가 보자.

편작은 제자인 자양에게 침을 지석에 갈게 하여 이것으로 몸 표면에 있는 삼양三陽과 오회五會를 찔렀다. 한참 지나자 태자가 소생하였다. 그러자 자표에게 오분五分의 위熨와 팔감八減의 약제를 섞어서 달이게 한 다음 이것을 양 겨드랑이 아래에 번갈아 붙이게 하였다. 태자가 자리에서 일어나 앉자 다시 음과 양을 조절하여 탕약을 스무 날 동안 마시게 하자 태자의 몸은 원래대로 돌아왔다. 사마천, 「편작·창공열전」, 『사기 열전』 중, 693~694쪽.

편작이 침을 찌른 곳은 백회혈百會穴이다. 백회는 정수리 중앙에 있는 혈자리로 온몸의 경맥이 모두 이곳에 집중되어 있다. 그래서 이름도 '다 모인다'는 뜻에서 백회百會라고 붙였다. 편작은 기氣가 흘러 다니는 경맥들이 모두 모이는 백회에 침을 놔서 기를 통하도록 만들었다. 태자가 쓰러진 이유는 기가 막힌 것이기 때문이다. 이제는 통즉불통通則不痛, 통하면 아프지 않게 된다!(하지만 건강한데 더 건강해지겠다고 백회를 마구 찌르면 곤란해진다) 치료의 핵심은 몸 안에 있는 기에 있었다. 기를 다스려서 병을 치료하는 것. 이것이 편작이 만들어 낸 새로운 의학의 길이었다.

의사가 되기 전 편작의 직업은 객사客舍의 사장이었다. 객사는 말 그대로 '객客이 머물다 가는 집[舍]'이다. 편작은 그 객들이 머무는 곳

[客舍]을 관리하는 우두머리[長]였다. 병은 우리 몸[舍]에 왔다가고, 다시 찾아오는 객客이다. 그것은 한곳에 오래 머물지 않는다. 이리저리 흘러 다닐 뿐! 이 흐름에 개입하는 것, 병의 원인이자 치료법인 기氣를 관리하는 것, 이것의 핵심에 경락과 혈자리가 있다. 편작은 이 둘을 통해 기존 의학의 패러다임을 넘어선 의사다. 그가 죽은 지, 2500년이 지났지만 동양에서는 여전히 편작의 방식으로 몸과 병의 관계를 탐구한다.

또 한 가지 재밌는 사실! 「편작·창공열전」에 등장하는 편작의 수명이 길어도 너무 길다는 것이다. 계산해 보면 그가 활동한 기간은 대략 300년이 넘는다. 양생법의 달인, 의술의 최고봉이어서였을까? 아니다. 사실 편작은 한 개인을 지칭하는 고유명사가 아니었다. 춘추전국시대, 중국의 동쪽 지역에서는 훌륭한 의사를 편작이라고 불렀다. 이전과는 다른 방식으로 환자를 진찰하고 치료하던 일군의 의사 그룹이 편작扁鵲이었다는 뜻이다. 편작-들, 이들은 주류의 의학적 담론 밖을 떠돌던 소수의학의 대가들이다. 그들은 길 위에서 병과 치유에 대한 새로운 비전을 만들어 낸 의사들이었다. 이들의 의학은 이후 『황제내경』黃帝內經을 통해 종합되고 동양의학의 정수로 자리 잡는다. 동양의학의 원석인 『황제내경』의 핵심 또한 경락과 혈자리에 있다.

『황제내경』, 양생을 위한 의(醫)철학서

『황제내경』 그리고 수다의 제왕

황제黃帝가 묻는다. "옛날 사람들은 100살이 넘어도 팔팔했는데 요즘 사람들은 50살만 넘어도 비실비실한 이유가 뭡니까?" 기백岐伯이 답한다. "요즘 사람들은 물 마시듯 술을 마시고, 절도 없이 멋대로 살고, 술에 취해 성교하고, 양생하는 기쁨을 거역해 그렇습니다." 『황제내경』黃帝內經의 첫 대목이다. 그렇다면 어떻게 살아야 하는가? 『황제내경』이 제시하는 답은 하나다. 양생養生하며 살라는 것. 양생은 말 그대로 '생生을 기른다[養]'는 의미다. 각자에게 주어진 기氣=에너지를 잘 관리하면서 사는 것이 양생의 핵심이다. 그럼 기는 무엇이고 그걸 잘 관리한다는 것은 또 무엇인가?

　『황제내경』黃帝內經은 진한시대秦漢時代: B.C. 221~A.D 220에 만들어진 의서醫書다. 이 책의 저자는 고대의 고전들이 그렇듯이 한 명이 아닐 것이다. 진한시대를 거치면서 등장한 수많은 편작-들에 의해 수정되고 보완된 텍스트일 것이다. 이 책은 상고시대, 춘추전국시대, 진한시대를 거치면서 축적된 동양의학의 원리를 총망라한다. 지금도 한의대에 들어가면 반드시 공부하는 필수 커리큘럼 가운데 하나다. 그만큼 중요하기도 하고 정리가 잘 되어 있다는 뜻이다.

『황제내경』黃帝內經은 크게 두 편으로 구성되어 있다. 하나는 「소문」素問, 다른 하나는 「영추」靈樞다. 「소문」이 원리에 충실한 이론편이라면 「영추」는 경혈과 침뜸의 실전편이다. 이름부터가 근본[素]이 되는 물음[問], 신령스러운[靈] 막대기[樞]라는 뜻이다. 책의 주인공은 앞서 등장한 황제黃帝와 기백岐伯이다. 황제는 중국인들의 시조로 불리는 인물이다. 그의 본명은 헌원軒轅으로 이름에 모두 '수레 거車'가 들어 있다. 수레를 만들고 인간이 살아가는 데 필요한 도구를 만든 장본인이다. 기백은 그의 신하다. 『황제내경』에서는 그를 천사天師라고 부른다. 하늘이 내려준 선생이라는 뜻이다. 이 둘은 『황제내경』에서 쉴 새 없이 말을 주고받는다. 한마디로 이들은 수다의 제왕들이다. 이 수다의 주제는? 몸과 우주 그리고 질병의 관계다.

그런데 의문이 생긴다. 『황제내경』黃帝內經이 진한시대의 책이라더니 주인공은 저기 아득히 먼 상고시대의 황제와 기백이라니? 그래서 개중엔 진짜 황제와 기백이, 그것도 손수 『황제내경』을 지었다고 믿는 사람이 등장하기도 했다. 그런데 왜 이들을 내세워서 이야기를 풀어가고 있는 것일까? 이 텍스트의 저자들은 무슨 의도로 이 수다스러운 책을 만들어 낸 것일까? 이것이 우리가 풀어야 할 두 가지 숙제다. 먼저 역사적 맥락부터 살펴야 한다.

양생, 관계 그리고 몸

『황제내경』黃帝內經의 지은이는 밝혀져 있지 않지만 분명 의사일 것이다. 그것도 진한시대의 의사들. 이 진한시대는 중국역사에서뿐만 아니라 중국사유에서도 대단히 중요한 시기다. 진 이전에 하夏, 은殷, 주周가 있긴 했지만 하나라와 은나라는 중국 전체를 지배했다기보다한 지역의 소규모 국가였을 가능성이 크다. 그리고 주나라는 중국 전역을 통일하는가 싶더니 곧 봉건제를 택했다. 땅덩이가 너무 넓어서한 사람의 군주가 관리하기 힘들었던 것이다. 이렇게 여러 조각으로나눠져 있던 중국은 자기들끼리 수백 년간 치고받고 싸운다. 봉건제를 무너뜨리고 천하를 통일할 수 있다는 생각은 전국시대戰國時代 말기B.C. 3세기에나 등장한다. 그것을 실현시킨 장본인이 그 유명한 진시황秦始皇이다. 자기 이름도 중국을 통일한 첫[始] 황제[皇]라고 붙였다(황제黃帝와 혼동하면 곤란하다!).

　진시황[始皇帝]의 통일은 중국인들에게 커다란 충격으로 다가왔다. 상상 속에서나 존재하던 통일된 중국이 현실이 되어 버렸으니까. 천 년 만 년 갈 것 같던 봉건제가 무너져 버렸으니까. 이런 전환을 가져다 준 것이 진시황이었다. 그러나 진시황의 치세는 길지 않았다. 중국의 첫 제국을 세우고, 관리하는 군주로서 과중한 업무에 시달린 진시황은 과로로 객사한다. '첫' 황제의 죽음치고는 참으로 허무하지 않을 수 없다(진시황의 죽음에 대해 더 알고 싶다면 『사기』의 「진시황본기」를 탐독해 보라)! 진시황은 집권 10여 년을 대부분 길 위에서 보낸다. 계속해서 중국 전역을 돌아다녔다는 이야기다. 대단한 일이다. 당시는 길도 제대로 닦여 있지 않고 지금처럼 교통시설이 완비되어 있었던 것도 아니기 때문이다. 더 대단한 일은 이런 가운데 수레바퀴 규격의 통일이라는 진시황의 공적 하나가 추가됐다는 것이다. 당시엔 지역마다 수레바퀴 사이의 간격이 모두 달랐다. 기차로 치면 레일의 간격이 제멋대로였다는 말이다. 이렇게 되면 당연히 지역을 이동할 때마다 환승(!)에 환승을 거듭해야 한다. 진시황은 이 환승시스템을 없애 버리고 바퀴의 규격을 통일해서 빠른 속도로 중국 전역을 이동할 수 있게 만들었다. 이 연결통로가 마련되면서부터 사람들뿐만 아니라 물자의 이동이 활발하게 진행됐다. 각 지역의 고유한 색깔들이 뒤섞이기 시작한 것이다. 사상의 지형도 출렁이기 시작했다. 다름을 강조하고 경계를 선연하게 하는 것이 아니라 적극적으로 합치고 연결시키려는 시도가 생겨났다. 그런데 이게 『황제내경』黃帝內經 하고 무슨 관계냐고?

결론부터 말하자면 『황제내경』黃帝內經은 이 토대 위에서 만들어진 통합적 사유의 결과물이다. 『황제내경』은 유가儒家의 도덕주의, 도가道家의 자연주의, 법가法家의 구조주의, 음양가陰陽家의 음양오행론을 흡수한 의醫철학서로 평가받는다. 이는 제각각이던 제자백가諸子百家의 사상을 몸을 중심으로 재편했다는 뜻이다. 그 핵심엔 '관계'라는 키워드가 있었다. 『황제내경』의 저자들은 난립한 제자백가의 사상들에서 관계라는 공통지반을 발견했다. 실제로 『황제내경』에는 관계론을 전공하신 분들이 대거 등장한다. 유가의 성인聖人, 도가의 진인眞人이나 지인至人이 그들이다. 나와 사회의 관계를 연구하느라 늙음이 찾아오는지도 모른다고 했던 성인, 내 안의 자연을 깨워 외부의 자연과 하나가 되겠다고 했던 진인과 지인. 이들이 양생養生의 달인으로서『황제내경』에 등장하고 있는 것은, 이 책의 핵심인 양생이 관계론을 기반으로 하고 있음을 보여 준다. 그런 점에서 양생을 그저 좋은 음식이나 먹고 잘사는 문제로만 치부해 버리면 곤란하다.『황제내경』은 나와 우주의 관계를 탐구하는 것이 곧 양생이라고 말한다. 먹고 마시고 싸고, 웃고 울고 화내고, 생로병사生老病死를 겪는 것. 이 모든 것이 내가 처한 우주宇宙: 시공간와 관계된 일이라는 것이다. 이 우주의 리듬과 관계 맺으며 어긋나지 않게 살아가는 것, 그것이 양생의 도道다.

또한『황제내경』黃帝內經은 당시 여기저기 흩어져 있던 소수의학들을 하나로 엮는다.

황제께서 물어 말씀하시길, "의사가 병을 치료함에 동일한 병이지만 치료하는 것이 각기 다른데도, 모두 낫게 되는 것은 어째서입니까?" 기백께서 대답하여 말씀하시길, "지세地勢가 그렇게 만드는 것입니다. 그러므로 동방의 구역은 천지의 기가 처음 생겨나는 곳으로, 물고기와 소금의 지역이고, 바닷가 물을 곁에 끼고 있어서, 그 사람들이 물고기를 먹으며 소금을 좋아하는지라, 모두가 그 거처를 편안히 여기고, 그곳에서 나는 음식을 달게 여기는데, 물고기라는 것은 많이 먹으면 사람으로 하여금 열이 몸 안에 쌓이게 하고, 소금은 많이 먹으면 혈血을 이겨 손상시킵니다. 그러므로 그 사람들은 모두 피모, 안색이 흑색이고, 주리가 치밀하지 못하며, 그 병은 모두 옹창이 되니, 그들을 치료함에는 마땅히 폄석돌침으로 해야 합니다.

그러므로 폄석은 역시 동방으로부터 유래된 것입니다. …… 북방이라는 곳은 천지의 기가 폐장閉藏하는 지역으로, 그 지세는 고대한 산릉山陵이 자리 잡고 있고, 바람이 차고 얼음이 꽁꽁 얼어붙습니다. 그곳의 사람은 들에 거처하기를 좋아하고 유목생활을 통해 나오는 차가운 목축우유를 마심에, 한기를 몸 안에 장하여 창만脹滿이 발생하니, 그 치료함에는 쑥으로 뜸뜨는 것이 마땅합니다. 그러므로 뜸뜨는 것은 북방으로부터 나온 것입니다.”

남방, 서방, 중앙은 황제黃帝-기백岐伯 커플의 수다가 너무 길어서 편집했다. 정리하면 이렇다. 동방에서는 돌로 만든 기구에 의한 외과 요법인 폄석砭石, 남방에서는 침 요법인 구침九鍼, 서방에서는 약물 요법인 독약毒藥, 북방에서는 뜸 요법인 구설灸焫, 중앙에서는 운동 요법인 도인導引이 전해졌다. 핵심은 사람들이 살아가는 환경이 다르기 때문에 거기서 다른 치료법이 등장했다는 것이다. 달리 말하면 내가 살아가는 시공간으로부터 병이 생기고, 그 시공간을 정확히 파악해야 병을 고칠 수 있다는 뜻이다. 나와 우주시공간의 관계를 파악하는 것! 이 치료법들을 하나로 묶을 수 있는 개념적 사유를 제공했던 것이 바로 양생養生이다.

황제黃帝가 주인공으로 등장하는 이유도 이것이다. 황제는 중국인들의 시작이자 근원이다. 『황제내경』黃帝內經에서 그는 계속해서 양생養生에 대해 묻고 또 묻는다. 『황제내경』의 저자들은 그들의 시조를 이런 존재로 설정함으로써, 인간이 가야 할 보편적인 길이 양생임을 강조하고자 했다. 그런 점에서 동양의학의 시작이자 목표는 양생인 셈이다.

그런데, 여기 아주 중요한 문제가 하나 더 있다. 양생養生의 도道를 우리 몸에서 어떻게 설명할 수 있는가라는 문제다. 멋지고 훌륭한 개념이긴 한데 그것이 물질적인 토대 —— 몸에서 구체적으로 어떻게 작동하느냐는 것이다. 여기서 등장한 것이 바로 기氣와 순환循環, 경락經絡과 혈穴자리다. 『황제내경』은 이 키워드를 가지고 양생의 도를 찾는다. 이제 기와 순환, 경락과 혈자리가 『황제내경』의 양생과 어떤 관계인가를 파악할 차례다.

의사들의 메시지

기氣는 까다로운 개념이다. 유형이기도 하고 무형이기도 해서 그렇다. 유형으로 된 것도 기, 무형으로 된 것도 기, 모두 다 기다. 세상의 모든 것이 기로 이루어져 있다는 것이다. 우리가 살고 있는 시공간도 기로 만들어진 것은 물론이다. 그럼 우리 몸도? 그렇다. 유형인 몸, 무형인 정신, 이 둘이 분리되지 않도록 만드는 정신줄, 모두 기다. 가벼운 기는 위로 올라가서 무형이 되고, 무거운 기는 아래로 내려가서 유형이 된다. 하늘과 땅도 그렇게 만들어졌다. 기는 『황제내경』黃帝內經에서 처음 등장하는 개념이 아니다. 오래전부터 기는 동양 사유의 물질적 지반이었다. 그렇지만 기를 몸과 연결한 것은 『황제내경』이 처음이다.

순환 역시 오래전부터 있었던 개념이다. 자연이 봄·여름·가을·겨울 그리고 다시 봄으로 순환한다는 것은 고대인들에게 우주의 모든 것이 결국 순환한다는 생각을 불러왔다. 곧 우주시공간의 작동원리를 순환으로 생각했다는 것이다. 그런데 이 순환은 마디를 타고 다닌다. 사계절이라는 마디, 열두 달이라는 마디, 365일이라는 마디……, 이 마디들을 거치면서 매번 새로운 국면으로 되돌아오는 것, 그것이 순환이다. 차이와 반복! 이것이 우주의 순환이라면 우리 몸에서는 12개의 경맥과 365개의 혈자리가 순환의 마디를 이룬다. 이 마디를 끊임없이 돌고 돌면서 우주의 순환리듬과 소통하게 만드는 것이 기氣다. 정리해 보자. 양생養生이라는 철학적 사유, 기라는 물리적 토대, 순환이라는 시공간의 윤리. 이 셋이 결합해서 탄생한 것이 경맥經脈과 혈穴자리다.

1972년, 중국에서는 마왕퇴馬王堆의 한묘漢墓, B.C. 186년 전후가 발굴된다. 여기서 비단에 적힌 의서 두 권이 발견되는데 그것이 경맥과 혈자리에 관련된 문서였다. 그런데 이 의서에 등장하는 경맥의 숫자는 11개이다. 이 가운데 오장육부와 연결된 경맥은 4개뿐이다. 이뿐만이 아니다. 이 11개의 경맥들은 서로 이어져 있지도 않고 오행五行개념과도 연결되어 있지 않다. 결정적인 건 순환론 자체가 없다는 것이다. 『황제내경』黃帝內經은 아마도 한묘가 만들어진 다음 한참 후에 편찬되었을 것이다. 왜냐하면 한묘에서 나온 의서들과는 비교도 할 수 없을 정도로 완성된 체계를 갖추고 있기 때문이다. 『황제내경』에서 경맥은 기氣와 순환을 완벽하게 구현한 체계로 등장한다. 11개였던 경맥이 12개가 된 것은 물론 오행과 오장육부와도 딱딱 들어맞게 배치된다. 무엇보다 중요한 건 여환무단如環無端이라는 개념의 등장이다. '둥근 고리처럼 끝이 없다'는 이 개념은 우리 몸의 12경맥과

365혈이 끊어지지 않고 연결되어 있다는 것, 기는 이 길을 따라서 끝이 없이 순환한다는 것, 그리고 이 기가 우주의 변화와 늘 관계한다는 사유를 가능케 했다. 양생-기-순환이라는 『황제내경』의 핵심이 우리 몸에 경혈經穴로 구현되어 있음을 말하고 있는 것은 아닐까.

경락經絡은 흔히 서양의 해부학과 비교되곤 한다. 서양의 해부학은 서양의학의 최종 단계에서 출현했다. 병의 원인이 병원균이라고 생각하는 서양의학의 패러다임 안에서, 눈으로 병원균이 침투한 위치를 확인하는 것이 해부학이다. 앞서 봤듯이 동양의학은 오래전 이러한 방식의 해부학과는 다른 길을 걸어왔다. 대신 경맥과 혈자리라는 카드를 꺼내들었다. 오해하지는 말라. 서양의학과 동양의학 가운데 어느 것이 더 나은가라는 걸 말하고자 하는 게 아니다. 서양의학의 패러다임 안에서 해부학이 최종 단계였듯, 동양의학의 패러다임 안에서 도달할 수 있는 최종 단계이자 종합판이 경락과 혈자리라고 말하고 싶다. 기氣와 순환, 제자백가의 사상, 소수의학들을 아우르면서 만들어진 경혈經穴. 『황제내경』黃帝內經은 이 경혈의 길 위에서 양생養生의 도를 묻는다.

우리는 처음, 양생養生이 무엇인가라는 질문으로부터 출발했다. 양생이란 기氣를 잘 관리하면서 살아가는 문제라고도 했다. 이제 여기서 한 발 더 나아가 보자. 기는 순환한다. 우주는 기의 순환을 통해서 계절을 만들고 공간의 변화를 가져온다. 봄의 초록빛 땅, 여름의 뜨거운 땅, 가을의 풍성한 땅, 겨울의 언 땅. 모두 기의 흐름을 타면서 순환한다. 양생은 이 기의 흐름, 곧 시간의 순환리듬과 궤를 같이 하는 것을 또 하나의 핵심으로 삼는다. 봄엔 봄의 리듬을 타고 여름엔 여름의 리듬을 타는 것. 다른 계절도 마찬가지다. 그럼 왜 계절의 흐름을 타는 것, 시간의 리듬을 타는 것을 이토록 강조하는 것인가. 그건 계절에 맞지 않게 살아간다는 것이 그만큼 많은 양의 에너지를 소모하게 만들기 때문이다. 단순하게 생각해 보라. 한겨울에 미니스커트를 입고 거리를 활보하면 내 몸은 체온을 유지하기 위해 얼마나 많은 에너지를 써야 하는가. 내 안의 생명에너지를 낭비 없이 제대로 쓰기 위한 생명 차원의 전략이자 지혜, 그것이 곧 양생이다. 『황제내경』黃帝內經을 통해 의사들이 우리에게 전하고 싶었던 건 우주로부터 얻은 이 앎을 누구하고나 공유하는 일이었다.

몸, 시간의 길 그리고 경혈

내 몸은 시계다!

시간^{時間}은 말 그대로 '때와 때의 사이'다. 때를 가리키는 시^時는 '해 일 ^日'과 '발 지^止' 그리고 '마디 촌^寸'이 모여서 만들어진 글자다. 그런데 이렇게 늘어놓고 보니 뜻밖에 멋진(?) 구절이 탄생한다. '해^[日]가 걸 어가는^[止] 마디들^[寸]'. 여기서 중요한 것은 때가 해와 관련되어 있다 는 사실이다. 해가 어느 마디에 있는가, 어디로 움직일 것인가. 이것 이 때를 오고 가게 만든다. 그리고 때에 맞춰 몸도 마음도 변한다. 생 각해 보라. 해가 춘분점을 향해 가면 봄의 생명들이 솟아난다. 그들은 봄에 맞는 몸으로 태어나 봄의 기운을 한껏 뿜어내며 살다가 죽는다. 생로병사^{生老病死}가 곧 '해가 걸어가는 마디'의 영향을 받는다는 것이 다. 사람도 마찬가지다. 봄에 태어난 사람과 겨울에 태어난 사람은 서 로 다른 몸, 다른 기운으로 살아간다. 이 원리를 운명과 연결시킨 것 이 사주명리학^{四柱命理學}이다._{고미숙 외, 『몸과 삶이 만나는 글, 누드글쓰기』, 북드라망,}

2011 참조. 사주명리의 핵심은 간단하다. 내가 태어난 날은 나와 비슷한 몸의 리듬을 가진 만물이 펼쳐지는 때라는 것이다. 이때를 잘 관찰하면 자신의 운명과 삶의 궤적을 읽어 낼 수 있다. 결국 운명이란 '해가 걸어가는 마디'를 포착하는 것이다.

재밌는 것은 간間이라는 글자다. '간'은 '문 문門'과 '달 월月'이 합쳐진 글자다. 아니 버젓이 문門 사이에 해日가 들어 있는데 무슨 소리냐고? 간間은 간閒이 변해서 생겨난 글자다. 왜 모양이 바뀌었는가. '달 월月'과 '해 일日'의 생김새가 비슷해서다. 월과 일이 비슷한 모양 때문에 혼동되어 쓰이다가 어느 순간 일로 바뀌어 버렸다는 것!(글자의 운명도 계속해서 변한다) 그럼 간閒의 원래 뜻은 무엇인가. '문틈 사이[門]로 비치는 달빛[月]'. 밤이라는 얘기다. 흥미롭게도 간閒에는 '한가하다'는 뜻이 있다. 아니 원래 '한가하다'는 뜻으로 쓰이는 한閑은 간閒의 잘못된 표기다. 이건 뭘 의미하는가. 달빛이 문틈 사이로 비치는 시간에는 한가하게 몸을 쉰다는 의미일 것이다.

시간時間은 해와 달의 궤적, 해와 달이 번갈아가며 낮과 밤을 만드는 변화가 무한히 반복된다는 의미다. 단 이것은 매번 차이를 만들며 되돌아온다. 어찌 어제 아침과 오늘 아침이 같을 수 있겠는가. 그래서 답한다. 시간이란 무엇인가. '때와 때의 사이'란 무엇인가. 그것은 해와 달 그리고 별들이 만나서 생기는 하루의 변화, 열두 달의 변화, 1년 365일의 변화다. 시시때때로, 중중무진重重無盡으로 변화하는 이 우주의 중심에 내가 서 있다. 모든 것은 원래 중심이 있어야 좌표와 벡터가 구성된다. 중심으로서의 내가 있어야 시간은 흐른다. 내가 우주의 변화와 접속해서 생긴 변화들. 우리는 이것을 시간이라고 부른다.

동양에서는 이 변화의 마디를 숫자 대신 상징으로 처리했다. 왜 그런 것인가. 변화의 실감을 주기 위해서다. 아니 변화란 모름지기 이 정도는 되어야 한다고 말하기 위해서다. 쥐의 시간, 소의 시간, 호랑이의 시간, 토끼의 시간……. 쥐가 소가 되고, 소가 호랑이가 되고, 호랑이가 토끼가 되는 것, 그것이 시간이 만들어 내는 변화라고 생각했던 것이다. 이것이 곧 12시時로, 자축인묘진사오미신유술해子丑寅卯辰巳午未申酉戌亥로 자리 잡았다. 해와 달을 포함한 별들의 운행을 열두 마디로 구획한 것이다. 그런데 의사들은 이 12시時를 곧바로 몸에 적용해 버렸다. 『동의보감』東醫寶鑑에는 하늘과 우리 몸의 관계를 이렇게 설명한다. "하늘에 12시十二時가 있듯이 사람에게는 열두 개의 경맥經脈이 있다. 하늘에 24기二十四氣가 있듯이 사람에게는 스물네 개의 수혈輸穴이 있고 하늘에 365도가 있듯이 사람에게는 365개의 마디가 있다." 그들은 우리 몸의 경혈經穴이 시간의 길이자 마디라고 생각했다. 이 길과 마디는 내 몸에 펼쳐져 원을 그리며 순환한다. 우리의 몸은 우주의 길, 우주의 시간, 해와 달 그리고 별들로 이루어져 있다. 내 몸은 변화무쌍한 우주의 흐름에 반응하는 시계다.

경혈 이야기

경혈經穴은 경락經絡과 혈穴을 합쳐서 부르는 말이다. 경락은 다시 경맥經脈과 낙맥絡脈으로 나뉜다. 경맥이 우리 몸의 세로를 흐르는 큰 줄기라면 낙맥은 가로로 흐르면서 경맥과 경맥을 이어주는 지류다. 우리 몸에는 12개의 경맥과 8개의 기경맥奇經脈: 기항지부(奇恒之府)와 연계되어 있는 경맥이 흐른다. 그리고 15개의 낙맥이 이들을 그물처럼 잇는다. 마치 씨줄과 날줄처럼! 그런데 한 가지 궁금하다. 맥脈이란 뭘 말하는 것인가. 한의원에 가면 맥을 짚는다고 하지 않는가. 맥은 줄기라는 뜻이다. "원래 맥은 피를 뜻하는 혈血과 시냇물이 여러 갈래로 흐르는 모양인 파派가 합쳐진 글자였다. 하지만 나중에 혈이 몸을 뜻하는 육肉=月으로 변했다. 맥은 물길처럼 여러 갈래로 퍼져서 몸을 흐르는 피를 상형한 글자다."류시성·손영달 지음, 『갑자서당』, 북드라망, 2011, 270쪽 맥脈이란 곧 우리 몸의 피[血]와 기氣가 흘러 다니는 수로다. 이 수로의 흐름을 파악하기 위해서 맥을 짚는 것이다.

12개의 경맥은 하루 12시子丑寅卯辰巳午未申酉戌亥와 대응한다. 그리고 오장육부五臟六腑와도 동급이다. 가령 폐肺의 경맥은 가슴 부위에서 시작해 팔을 따라 엄지손가락 끝에서 끝난다. 이걸 그냥 '폐肺다'라고 이야기한다. 폐가 아프면 당연히 이 경맥도 아프고 경맥이 다치면 폐도 다친다. 경맥이 오장육부와 같다는 것을 잊어버릴까 걱정했는지 경맥의 이름에도 장부를 넣어 놨다. 아래 경맥의 이름들을 한번 소리 내어 읽어 보라! 자기 이름을 불러 주면 거기에 반응한다.^^

수태음폐경手太陰肺經, 수양명대장경手陽明大腸經, 족양명위경足陽明胃經, 족태음비경足太陰脾經, 수소음심경手少陰心經, 수태양소장경手太陽小腸經, 족태양방광경足太陽膀胱經, 족소음신경足少陰腎經, 수궐음심포경手厥陰心包經, 수소양삼초경手少陽三焦經, 족소양담경足少陽膽經, 족궐음간경足厥陰肝經

그리고 다시 수태음폐경手太陰肺經으로 이어진다. 이 이름들은 그 경맥의 특성과 위치를 알려주는 지도에 해당한다. 가령 족태양방광경足太陽膀胱經은 족足+태양太陽+방광膀胱+경經이 만나서 생긴 말이다. 방광은 겨울의 수水 기운이다. 이 수의 기운이 담당하고 있는 길[經]로 태양太陽의 기운이 흘러간다. 태양은 한겨울의 차가운 기운을 의미하는 한수寒水에 해당한다. 그래서 태양방광경은 차가운 기운들로 이루어진 길이 된다. 이 길은 머리로부터 등을 타고 내려가서 다리로 흘러가기 때문에 족足이라는 장소성을 표시했다. 다른 경맥들에도 모두 이런 식으로 이름이 붙었다.

여기서 문제가 되는 것은 육기六氣다. 육기는 궐음풍목厥陰風木, 소음군화少陰君火, 소양상화少陽相火, 태음습토太陰濕土, 양명조금陽明燥金, 태양한수太陽寒水로 구성되어 있다. 육기는 땅의 기후변화를 포착하기 위해 만들어진 시스템이다. 봄은 바람의 계절이기 때문에 풍목, 여름은 뜨거운 불의 기운이 지배하기 때문에 군화와 상화, 늦여름은 장마가 오고 습한 날씨가 이어지기 때문에 습토, 가을은 건조하고 메마르기 때문에 조금, 겨울은 차가운 기운의 한수. 이 여섯 개의 기후가 1년 동안 순환한다. 12경맥의 이름 안에 천지의 기후가 들어와 있다는 것은 경맥들 또한 이런 기운들과 조응한다는 것을 의미한다. 또한 이 기운의 변화가 곧 마음, 감정, 몸의 상태를 변하게도 만든다.

우리 몸의 기氣는 몸속의 12경맥을 하루에 50번을 돈다. 하루를 분으로 계산하면 60분×24시간=1,440분, 1,440분을 기가 하루 동안 우리 몸을 도는 횟수인 50으로 나누면 28.8분이 나온다. 기가 온몸을 한 번 도는 데 걸리는 시간이다. 약 30분마다 몸 전체의 순환이 반복되고 있다는 뜻이다. 달리 말해, 몸에 다른 식의 순환리듬을 부여하려면 최소한 30분은 해야 한다는 뜻이기도 하다. 호흡을 하건, 책을 소리 내서 읽건, 운동을 하건. 그래야 기존과는 다른 순환의 리듬을 몸에 자리 잡게 할 수 있다. 한 가지 더! 눈치가 빠른 독자라면 눈치 챘을 것이다. '경맥이 손과 발을 왔다 갔다 하는구나.' 그렇다. 경맥은 손발에서 시작하거나 끝난다. 그래서 손과 발을 자주 주물러 주는 것만으로도 기의 순환에 큰 도움이 된다. 경맥은 손발로 갈수록 그 폭이 좁아지고 몸에 가까워질수록 넓어진다. 쉽게 물길을 떠올리면 된다. 샘에서 시작한 물이 시내, 하천, 강, 바다로 이어지는 것처럼 말이다. 샘은 손발의 끝에 있고 바다는 우리 몸통에 있다. 이 바다가 오장육부五臟六腑다.

혈穴은 구멍이다. 더 정확히 말하면 기氣가 모여 있는 구멍이다. 실제로 혈에 침을 놓아 보면 이 말을 실감하게 된다. 혈에 제대로 들어간 침은 기가 '쑥' 하고 빨아들인다. 그래서 통증도 거의 느끼지 못하고 그저 좀 뻐근하다는 느낌을 받는다. 병이 어느 정도 진행된 상태에서는 시원하다는 느낌을 받기도 한다. 마치 가려운 곳을 긁어 주는 것처럼! 그러나 이 구멍에 침이 제대로 들어가지 않으면 정말 아프다. 아니 몸이 거부한다. 우리 몸에는 이런 구멍들穴이 365개나 있다. 언제 이걸 다 찾았냐고? 이미 『황제내경』黃帝內經에 대부분 언급되어 있다. 그러니까 2000년 전쯤?^^ 그래서 편작扁鵲이 투시 능력을 가지고 이 혈자리를 다 찾아냈다고 호들갑을 떨었던 것이다. 앞으로 우리는 이 가운데 중요한 혈자리 60개를 공부하게 될 것이다. 이름하여 오수혈五輸穴! 이제 오수혈 이야기를 시작해 보자.

오수혈(五輸穴), 병리와 생리가 만나는 길

스물한 살, 허리디스크라는 판정을 받았다. 그로부터 숱한 병원을 들락거리며 '투병 생활'을 시작했다. 그러나, 병원문이 닳도록 들락거려도 디스크는 좀처럼 내 몸을 떠날 기미조차 보여 주지 않았다. 주변에서는 혀를 찼다. "젊은 나이에⋯⋯." 그럴수록 나는 더 의사에게 매달렸다. "선생님, 어떻게 해야 나을 수 있나요?" 최첨단의 장비들과 최신 시술들을 이용해 병을 고치겠노라고 호언장담하던 의사의 한마디는 "아이 돈 노!".

나는 곧 한의원을 찾았다. 기적이 일어났느냐고? 물론 아무 일도 생기지 않았다. 그리하여 지금도 이 고질병을 몸에 달고 산다. 비가 오면 허리가 쑤신다는, 할머니 같은 말을 내뱉으면서 말이다. 한의사는 허리가 아프다는 나에게 팔과 다리를 내놓으라고 요구했다. 이윽고 팔과 다리에 수북이 침 세례가 쏟아졌다. "선생님, 전 허리가 아프거든요?" "알아! 기다려 봐!" 팔과 다리에 침을 꽂고 치료는 끝이 났다. 그러기를 수차례. 나의 조급증은 이 지극히도 느린 의학에 금방 싫증을 내 버리고 말았다.

그러나 한의사는 내게 병의 길을 보여 주었다. 그는 종종 말했다. "병의 뿌리를 뽑아야 허리도 낫는다." 나는 되물었다. "어디가 좋지 않은 건가요?" "신장腎臟이 좋지 않아. 그래서 허리가 아픈 거야. 신장이랑 허리랑 연결되어 있거든." "그럼 신장에 침을 맞아야 하나요?" 한의사는 아무 대꾸도 하지 않았다. 이제 그의 침묵을 이해한다. 한의학은 병이 오장육부五臟六腑로부터 생겨난다고 말한다. 오장육부의 병이 몸의 병과 직결된다는 것이다. 이 회로를 알아야 병도 낫는다. 그럼 오장육부의 병은 어떻게 고칠 수 있다는 말인가. 우리가 배우는 경혈학經穴學에서는 팔과 다리에 있는 경락과 혈자리로 고친다. 경락은 오장육부와 동급이다. 몸 중앙에 있는 오장육부가 온몸에 뿌리를 내리듯이 팔다리로 퍼져 있는 것이 경락이다. 혈穴은 그 뿌리의 마디다. 뿌리[經絡]에 있는 마디들[穴]을 자극시켜서 오장육부라는 열매의 병을 고치겠다는 계산이다. 그러니 나의 질문은 얼마나 무식한 것이었는가.

이 치유의 핵심엔 오수혈五輸穴이 있다. 오수혈은 병의 진단으로부터 치료까지를 포괄하는 혈자리다. 몸 안에서 생긴 병이 어느 정도 진행되었는가를 보여 주는 바로미터이자 병을 치료하는 데 중심적으로 사용되는 혈자리라는 뜻이다. 곧 병과 치료, 생리生理와 병리病理가 만나는 자리에 오수혈이 있다.

오수혈, 진단과 치료의 맥점

오수혈五輪穴은 간단히 말하자면 각각의 12경맥 안에 목화토금수木火土金水의 성질을 가진 혈들의 묶음이다. 오행혈五行穴이라고 불리는 것도 이 때문이다. 주목해야 할 것은 오행에 의해 분류된 12경맥 안에 또 오행의 매트릭스를 펼쳐 놓았다는 점이다. 왜 이렇게 한 것인가? 오수혈은 어디든 음양오행陰陽五行의 리듬이 있다는 중국 사유의 현현顯現에 가깝다. 경락이라는 큰 줄기를 음양과 오행으로 나누고 그 안에 또 오행의 리듬이 있다고 보는 사유인 오수혈은 거시에서 미시를 관통하는 다섯 리듬을 표현해 내고 있다.

오수혈五輪穴을 가장 먼저 언급한 텍스트는 『황제내경』黃帝內經이다. 그럼에도 이 책에는 오수혈의 원리를 설명하는 대목은 아예 없다. 대신 이런 문장만 등장한다. "오장五臟에는 각각 오수혈이 있어 모두 25개의 수혈이 있고, 육부六腑에는 오수혈과 따로 원혈原穴: 장부(臟腑) 의 원기(原氣)가 경맥(經脈)에 머물러 있는 곳의 혈자리이 있으므로 모두 36개의 수혈이 있다." 곧 육부에 하나씩 있는 원혈을 뺀 나머지 55개의 혈자리가 오수혈의 초기 형태였다는 뜻이다. 그런데 왜 360여 개의 혈자리 가운데 오수혈이라는 묶음이 필요했던 것일까?

단서는 이름에 있다. 오수혈五輪穴은 '병이 옮겨 가는[輪] 다섯 개[五]의 혈자리[穴]'라는 뜻이다. 간혹 오유혈五兪穴이라고 불리기도 하는데 뜻은 얼추 비슷하다. 유兪라는 글자 또한 나아간다는 의미를 갖고 있기 때문이다. 몸에서 병이 옮겨 가고 진행되는 경락의 마디가 오수혈인 셈이다. 핵심은 여기다. 오수혈은 병이 밟아 가는 다섯 가지

코스를 표현한다. 다시 말해 병의 봄·여름·가을·겨울이 오수혈로 표현되어 있다는 것이다. 봄에 새싹이 돋듯이 병이 시작되고 여름처럼 맹렬하게 몸을 뒤흔들어 놓았다가 가을에 열매를 맺듯이 뚜렷한 증상으로 드러나고 겨울에 몸속 깊은 곳으로 들어가 다른 병으로 전이될 씨앗이 된다. 거기엔 흐름과 마디가 있다. 이 변화의 변곡점 혹은 마디들이 바로 오수혈이다. 병이 겉에 있느냐 더 진행되어 오장육부로 들어갔느냐도 오수혈로 진단한다. 가령 감기에 걸린 경우, 폐경의 오수혈을 누르는 것으로 감기가 어느 정도 진행되었는가를 파악한다. 다른 병들도 마찬가지다. 결국 오수혈이 일종의 진단 체계이자 병의 진행을 파악하는 체계로 고안되었다는 것이다.

　한데 이 마디들은 치료의 장소로도 이용된다. "병이 오장에 있으면 정혈井穴을 취하고, 병으로 안색이 변하면 형혈滎穴을 취하고, 병이 덜했다 심했다 하면 수혈輸穴을 취하고, 병으로 음성에 문제가 생기면 경혈經穴을 취하고, 경맥이 그득하여 어혈이 있거나 병이 위胃에 있거나 음식 조절을 잘못해서 병이 생긴 것이면 합혈合穴을 취한다."『황제내경』(黃帝內經), 「영추」(靈樞), '순기일일분위사시'(順氣一日分爲四時) 여기에 나오는 정형수경합井滎輸經合이 바로 오수혈五輸穴 각각의 이름이다(이는 뒤에서 좀더 자세히 살펴볼 예정이다). 곧 오수혈엔 병리病理와 생리生理가 뫼비우스의 띠처럼 공존하고 있는 것이다. 요컨대 오수혈은 병과 치료의 차서次序이자 마디다. 이 마디에 개입하기 위해 오수혈이라는 체계가 발명됐다. 이는 동양의학의 오래된 사유, 생리와 병리가 서로 다르지 않다는 것을 그대로 보여 준다. 나를 살게 하는 생리적 리듬이 곧 병리적 고통과 함께 간다. 생리이자 병리인 삶. 이 삶의 리듬과 순서, 흐름을 파악하는 것. 이것이 동양의학이 다룬 앎의 대상이다. 오수혈은 그 앎의 의지로부터 탄생했다.

음경과 양경 혹은 강밀도

오수혈五輸穴의 위치를 가늠하는 것으로부터 시작해 보자. 오수혈은 팔꿈치와 무릎 아래에 몰려 있다. 왜 이 위치에 있는 혈만을 골라 오수혈로 채택한 것일까? 그 이유는 천지天地와 가장 가까운 곳에 위치한 혈들이기 때문이란다. '무릎 아래로는 땅에 가깝고 팔꿈치 아래로는 하늘에 가깝다.' 발이 땅과 가깝다는 것은 이해가 되는데 손이 하늘과 가깝다? 선뜻 납득이 안 된다. 더구나 고전들은 이에 대해선 묵묵부답이다. 답은 손을 들어 보면 알 수 있다. 그러면 손은 머리보다 하늘에 더 가까이 있다. 즉, 오수혈은 인간을 천지天地와 통通하는 존재로 구성하기 위한 일종의 기획이었다. 몸은 자연이다. 이 명제를 위해 동양의학은 거의 모든 앎을 동원한다. 오수혈 또한 이 명제를 위해 천지와 가장 가까운 팔과 다리에 터를 잡았다.

재밌는 것은 손가락과 발가락이 마치 안테나처럼 보인다는 사실이다. 사실, 우리는 이 안테나로 천지天地의 오행五行과 교신한다. 바깥의 천지만이 아니다. 내 안의 오행, 오장육부五臟六腑 또한 손과 발에 연결되어 있다. 손발이 안팎의 천지를 통하게 하는 안테나인 셈이다. 이 교신에 문제가 생겼을 때 손발이 가장 먼저 저려오는 것도 어찌 보면 당연한 일이다. 불통즉통不通則痛! 그리고 보면 영화 〈E.T.〉에서 소년과 E.T.가 주고받았던 손가락 교감은 판타지가 아니다. 오수혈五輪穴의 세계에서 이 광경은 지극히 자연스럽다. 다만 여기서 분명하게 짚고 넘어가야 할 것은 손끝과 발끝에서 음경陰經과 양경陽經의 기운이 교차하면서 흐름이 전환된다는 점이다.

12경맥經脈은 6개의 양경陽經과 6개의 음경陰經으로 이루어져 있다. 우리 몸에서 양경陽經은 바깥쪽으로, 음경陰經은 안쪽으로 흐른다. 양경이 몸의 바깥쪽을 돌면서 단단한 피부를 형성한다면 음경은 몸 안쪽으로 돌면서 부드럽고 야들야들한 피부를 관장한다. 팔을 펴 보라. 어깨부터 손등으로 이어지는 라인이 바깥에 해당한다. 반면 겨드랑이에서 손바닥으로 이어지는 라인은 안쪽이다. 바깥쪽은 단단하고 안쪽은 부드럽다. 즉, 양은 굳세고[剛] 음은 부드럽다[柔]는 음양의 성질을 그대로 따라간다. 양경은 몸의 상부에서 아래로 내려가는 흐름을, 음경은 하부에서 위로 올라가는 흐름을 탄다. 그런데 뭔가 좀 이상하다. 양陽은 위로 올라가려는 성질이고, 음陰은 아래로 내려가려는 성질이다. 그런데 이게 반대로 작동한다고? 믿기지 않지만 사실이다. 그래야 몸이 지금과 같은 형태를 유지할 수 있기 때문이다. 생각해 보라. 양경이 올라가는 리듬을 타고 음경이 내려가는 리듬을 탄다면 우리 몸이 어떻게 될지. 아마도 음양이 분리되면서 몸은 형체도 없이 사라져 버릴 것이다. 그렇기에 몸은 이런 반대의 흐름으로 작동하고 있는 것이다.

음경陰經과 양경陽經의 오수혈五輪穴이 서로 다른 오행의 배열을 갖는 것도 이런 이유다. 오수혈의 정형수경합井滎輸經合에서 음경은 목화토금수木火土金水의 순서로, 양경은 금수목화토金水木火土의 순서로 배열된다. 같은 정혈井穴이라도 음경의 정혈은 목의 기운을, 양경의 정혈은 금의 기운을 갖는다는 말이다. 겉으로 보기에는 양경의 오행이 음경의 오행을 극하는 구조로 되어 있다(금극목, 수극화, 목극토, 화극금, 토극수). 그런데 편작이 지었다는 『난경』難經에서는 이를 천간합天干合으로 설명한다. 가령 음경의 목木은 천간의 을목乙木에 해당하고 양경의 금金은 천간의 경금庚金에 해당한다. 이 둘은 서로 인력이 작동하는 합合의 관계를 형성한다.

양경陽經의 오행과 음경陰經의 오행이 서로 합合을 하는 이유는 무엇일까. 그것은 음경과 양경의 배치에서 비롯되었다. 양경은 양의 기운이 흘러 다니는 길이라 밖으로 튀어나가려는 성질을 갖는다. 반면 음경은 안으로 들어가려고만 한다. 이를 합의 관계, 즉 서로 끌어당기는 인력의 관계로 풀면, 양경은 음경을 향해 안쪽으로 기운을 돌리고 음경은 양경을 향해서 바깥쪽으로 기운을 돌린다는 것이다. 결국 이 또한 몸의 구조를 유지하기 위한 음양의 배치다.

한 가지 덧붙이자면 태극太極이 꼭 이런 모습이다. 음陰이 양陽을 품고 양이 음을 품고 있듯이 음경 안에 양의 흐름을, 양경 안에 음의 흐름을 배치하는 것, 이건 일종의 전략과도 같다. 이렇게 되면 한순간도 반대되는 벡터를 가지지 않고서는 작동이 불가능하다는 것을 적나라하게 보여 줄 수 있기 때문이다. 몸이건 사는 것이건 모두 음과 양, 태극의 운동으로 굴러간다. 결국 음양이 같이 있어야 생生이 구성된다. 오수혈五輸穴 안에도 이 원리가 새겨져 있다.

경락의 길은 손끝과 발끝으로 갈수록 좁아진다. 손끝으로 향하는 음경은 폭이 넓은 길에서 좁은 길로 거슬러 올라간다. 반면 손끝에서 몸으로 향하는 양경은 폭이 좁은 길에서 넓은 길을 따라 내려간다. 발은 반대다. 양경은 폭이 좁아지는 길로 내려가고 음경은 넓어지는 길을 타고 올라온다. 좁아졌다 넓어졌다, 이 반복되는 리듬 위에서 음경과 양경의 강밀도가 계속해서 변주된다. 좁은 길로 갈 때는 기가 응집되고 넓은 길로 들어서면 기가 분산되는 것이다. 이 응집과 분산의 반복적이면서 연쇄적인 리듬이 우리 몸을 구성하는 경락의 흐름이다. 그것은 또한 일상적 리듬이기도 하다. 일과 휴식, 집중과 산만, 응집과 분산……. 이 흐름을 반복하는 것이 삶의 전형적인 모습 아닌가. 그런 점에서 경락의 흐름 자체가 삶의 강도와 밀도를 결정한다고 봐도 무방하다. 흐름이 막히면 강도와 밀도는 떨어지고 통하면 높아진다.

　주목해야 할 것은 손[手]과 발[足]이다. 이곳에서 흥미진진한 일이 벌어진다. 손끝과 발끝은 음양陰陽의 흐름이 전환되는 곳이다. 손끝으로 가면서 음경陰經은 양경陽經으로 전환되고, 발끝으로 가면서 양경은 음경으로 전환된다. 핵심은 이 전환에 있다. 흔히 손은 섬세함을, 발은 활동성을 상징한다. 손은 음경의 기운이 응축되는 곳이므로 음의 섬세함이 드러나고 발은 양경의 기운이 응집되는 곳이므로 양의 활동성이 강하게 드러난다. 손과 발은 섬세함과 활동성이 맞물리고 음양의 흐름이 전환되는 현장이다. 더구나 우리 몸에서 손과 발은 가장 자유로운 활동이 가능한 신체 부위에 해당한다. 그렇다면 이렇게 이야기할 수 있지 않을까. 음양의 기운이 가장 강렬하게 부딪히고 전환되는 장소야말로 가장 자유로운 활동이 가능한 곳이라고. 몸에서도 그렇듯 삶에서도 이 강밀한 음양의 전환이 일어날 때 존재가 자유로워진다고. 요컨대 자유는 강도와 밀도로부터 온다. 오수혈五輪穴은 우리 몸에서 그 강도와 밀도가 만들어지는 장소다.

정형수경합, 오수혈의 지도

오수혈五輪穴의 강도와 밀도는 정형수경합井榮輪經合이라는 이름으로
표현된다. 정형수경합은 경락의 편폭을 그대로 보여 준다. 손끝과 발
끝에서 시작되는 우물[井], 물이 넘쳐서 흐르는 작은 물줄기[榮], 물줄
기들이 모여서 이루어진 냇물[輪], 냇물이 모여서 이루는 강[經], 강이
모여서[合] 바다[五臟六腑]로 흘러들어가는 것. 이 공간적 지형도가 기
氣의 강밀도와 연결되어 있다. 넓은 곳에서 좁은 곳으로, 좁은 곳에서
넓은 곳으로 이어지는 흐름은 기의 응집과 분산을 조절한다. 이 응집
과 분산을 표현하면서 치료의 맥점이 되는 것이 정형수경합이다.

그럼 정형수경합井榮輪經合 각각의 특징들을 좀 살펴보자. 정혈井
穴은 손발의 끝에 있다. 기운이 막 솟아나오는 것이 물이 샘솟는 우물
같다고 해서 이렇게 이름을 붙였다. 정혈은 병이 시작될 때 주로 쓰
는 혈자리다. 모든 병의 초기 증상은 가슴 밑이 그득한 심하만心下滿
이라는 증상이다. 이때 정혈에 침을 놔서 뭉친 기운을 푼다. 정혈의
특징 가운데 주목해야 할 것은 정혈이 정신병과 구급병救急病을 치료
하는 데 쓰인다는 점이다. 정혈은 우리 몸에서 기운이 가장 응축되어
있는 곳이다. 갑자기 졸도하거나 급하게 먹어서 체했을 때 사지의 끝
손끝과 발끝을 따는 것도 이 때문이다. 형혈榮穴은 정혈에서 모인 기운이
고여 있는 상태를 뜻한다. 주로 몸에서 열이 나는 증상인 신열身熱을
치료한다. 수혈輪穴은 시냇물처럼 기운이 힘차게 흘러가는 단계를 의

미한다. 수혈은 보통 체중절통體重節痛이라고 불리는 삭신이 쑤시고 몸이 묵직한 증상을 치료한다. 각종 관절염이나 신경통에도 수혈이 이용된다. 경혈經穴은 정혈에서 시작된 기운이 커다란 물줄기를 이루는 단계다. 기침이 나오고 몸이 뜨거워졌다 식었다를 반복하는 증상에 주로 쓰인다. 합혈合穴은 오장육부五臟六腑로 들어가기 바로 전 단계의 오수혈이다. 이 합혈은 주로 기氣가 역류해서 생기는 두통이나 심한 설사 등에 쓰인다. 또 합혈에서 기억해야 할 것은 주로 만성병慢性病을 다스리는 데 쓰인다는 점이다. 오랫동안 주기적으로 치료해야 하는 만성병의 경우엔 기가 완만하게 분포된 합혈로 치료한다. 그러

경락		合(水, 土)	經(金, 火)	輸(土, 木)	榮(火, 水)	井(木, 金)
金	수태음폐경	척택(尺澤)	경거(經渠)	태연(太淵)	어제(魚際)	소상(少商)
	수양명대장경	곡지(曲池)	양계(陽谿)	삼간(三間)	이간(二間)	상양(商陽)
土	족양명위경	족삼리(足三里)	해계(解谿)	함곡(陷谷)	내정(內庭)	여태(厲兌)
	족태음비경	음릉천(陰陵泉)	상구(商丘)	태백(太白)	대도(大都)	은백(隱白)
火	수소음심경	소해(少海)	영도(靈道)	신문(神門)	소부(少府)	소충(少衝)
	수태양소장경	소해(小海)	양곡(陽谷)	후계(後谿)	전곡(前谷)	소택(少澤)
水	족태양방광경	위중(委中)	곤륜(崑崙)	속골(束骨)	통곡(通谷)	지음(至陰)
	족소음신경	음곡(陰谷)	부류(復溜)	태계(太谿)	연곡(然谷)	용천(涌泉)
火	수궐음심포경	곡택(曲澤)	간사(間使)	대릉(大陵)	노궁(勞宮)	중충(中衝)
	수소양삼초경	천정(天井)	지구(支溝)	중저(中渚)	액문(液門)	관충(關衝)
木	족소양담경	양릉천(陽陵泉)	양보(陽輔)	임읍(臨泣)	협계(俠谿)	규음(竅陰)
	족궐음간경	곡천(曲泉)	중봉(中封)	태충(太衝)	행간(行間)	대돈(大敦)

고 보면 정형수경합은 병이 발생해서 만성이 되어 가는 과정을 따라 간다. 이런 오수혈의 원리를 통해 만들어진 것이 왼쪽의 표이다.

여기에 나와 있는 혈이 오수혈五輸穴의 전부다. 도합 60개. 표는 복잡해 보이지만 실은 단순하다. 수태음폐경手太陰肺經으로부터 시작 해서 족궐음간경足厥陰肝經으로 끝나는 세로축은 12경맥의 전체 흐름 ─이를 12경맥유주十二經脈流注라고 한다 ─을 보여 준다. 가로 축은 각 경맥 안의 오수혈을 정리하고 있다. 수태음폐경은 팔꿈치 부 위에 있는 척택(합혈)으로부터 시작하여 손끝에 있는 소상(정혈)에서 끝난다(손끝으로 향하는 음경은 폭이 넓은 길[합혈]에서 좁은 길[정혈]로 거 슬러 간다고 했다. 발은 반대다). 이 흐름은 수양명대장경手陽明大腸經으 로 이어진다. 손끝에 있는 상양(정혈)에서 팔꿈치 부위에 있는 곡지 (합혈)로 수양명대장경의 기가 흘러간다. 이어지는 경맥들도 '갈 지 之' 자 형태로 표의 좌우를 왔다 갔다 한다. 주의해야 할 것은 이런 흐 름 안에서 양경陽經과 음경陰經의 오행 배열이 서로 달라진다는 점이 다. 앞서 봤듯이 '정형수경합' 하에서 음경의 오수혈은 목화토금수木 火土金水의 흐름을 이룬다면 양경의 오수혈은 금수목화토金水木火土의 흐름으로 구성되어 있다. 따라서 정형수경합의 괄호 속 앞의 오행은 음경, 뒤의 오행은 양경을 의미한다. 이 표는 우리 몸에 있는 오수혈 을 한눈에 볼 수 있는 지도다. 이 책의 순서 또한 이 흐름을 따르고 있 다. 고로 책을 읽는 동안 이 표를 반복해서 살펴보기를!

오수혈五輸穴은 병리病理와 생리生理가 만나는 길이다. 이 길은 오 행과 시공간, 음양과 태극의 배치를 종횡무진 넘나든다. 그 길의 흐름 을 따라잡기란 좀처럼 쉬운 일이 아니다. 마치 하나의 미로처럼 다가 오기도 한다. 미로는 전체를 봐야 출구를 찾을 수 있다. 우리는 이제야 이 미로의 전체적인 밑그림을 그렸다. 이 지도를 가지고 길을 떠나기에 앞서 하나의 글을 소개하고자 한다. 길에 대한 이야기다. 그것은 앞으로 우리가 가야 할 길의 전경들을 보여 줄 것이다.

걸어가느냐 아니면 비행기를 타고 위를 날아가느냐에 따라 시골 길이 발휘하는 힘은 전혀 달라진다. …… 비행기로 여행하는 사람은 오직 길들이 풍경 속을 뚫고 나가는 모습만을 볼 뿐으로 그의 눈에 길은 그것을 둘러싸고 있는 지세와 동일한 법칙에 따라 펼쳐진다. 길을 걸어가는 사람만이 길의 지배력을 알며, 비행기를 타고 가는 사람에게는 그저 쭉 펼쳐져 있는 평야에 불과한 지형들로부터 마치 병사들을 전선에 배치하는 지휘관의 호령처럼 원경들, 전망대, 숲 속의 공터, 굽이굽이 길목마다 펼쳐진 멋진 조망을 불러낼 수 있다.

발터 벤야민, 『일방통행로』, 조형준 옮김, 새물결, 2007년, 27쪽.

◈ 혈자리를 잡기 전 알아 두어야 할 Tip

■ 혈자리의 위치를 잡을 때 몸의 앞쪽이라 함은 가슴과 배 쪽을, 몸의 뒤쪽은 척추 쪽을 가리킨다. 또 안쪽이라고 할 때에는 몸통을 향하는 쪽을, 바깥쪽이라고 할 때는 몸통의 바깥쪽을 가리킨다. 손을 예로 들자면, 엄지는 안쪽, 새끼손가락은 바깥쪽에 해당한다. 경락은 음경락(陰經絡)과 양경락(陽經絡)이 흐른다. 몸 앞쪽에는 음경락이, 몸 뒤쪽에는 양경락이 흐른다. 오수혈이 분포한 팔과 다리의 경우, 안쪽에는 음경락이 흐르고, 바깥쪽에는 양경락이 흐른다.

■ 혈자리의 위치를 잡으려면 골도법(骨度法)을 알아야 한다. 골도법은 사람마다 체형이 다르기 때문에 인체의 각 부분을 일정한 규정 치수로 정한 다음 그 치수에 따라 거리를 등분하여 혈자리를 잡는 방법이다. 각 등분 단위는 편의상 치(寸), 푼(分)이라 부르는데, 이는 도량형법상의 척관법(尺貫法)에서 쓰는 치, 푼과는 다르다. 골도법에서의 1치는 규정 치수에서 나누어진 한 등분을 말한다. 푼은 치의 반이다. 따라서 치의 길이는 사람마다 다르고, 인체의 부위에 따라 다르다. 예를 들어, 오수혈이 분포한 팔꿈치 가로무늬에서 손목 가로무늬까지의 길이는 12치이고, 무릎 아래 안쪽 보골에서 안쪽 복사뼈까지의 길이는 13치이다.

■ 골도법만을 이용하여 혈자리를 잡기 어려울 때에는 손가락의 가로 너비나 손가락 마디의 길이로 측량하는 동신촌법(同身寸法)이 있다. 동신촌법을 쓸 때는 혈자리를 잡히는 사람의 손가락을 기준으로 한다. 동신촌법의 기준은 다음과 같다. 엄지손가락의 너비는 1치, 가운뎃손가락을 구부렸을 때 중간 마디의 길이는 1치, 둘째손가락에서 가운뎃손가락까지의 너비는 1.5치, 둘째손가락에서부터 넷째손가락까지의 너비는 2치, 둘째손가락에서 새끼손가락까지의 너비는 3치이다.

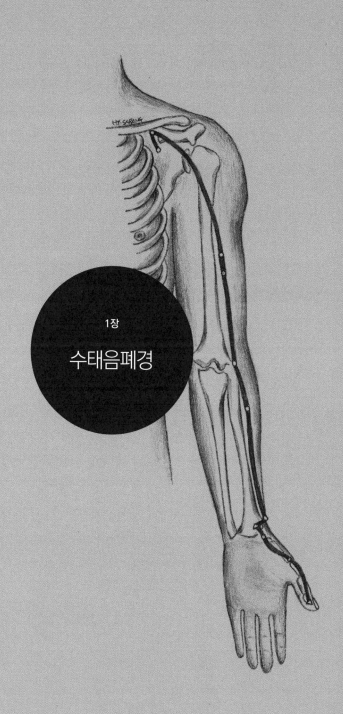

1장

수태음폐경

척택(尺澤), 생성의 물길을 열다

생성의 길, 삶의 길

영화 〈매드 맥스〉조지 밀러 감독, 2015의 배경은 핵전쟁으로 멸망한 22세기의 물이라곤 찾아보려야 찾아볼 수 없는 황량한 사막, 풀 한 포기 자라지 않는 땅이다. 때때로 거대한 모래폭풍이 불어 모든 것을 집어삼킨다. 바짝 말라 버려 언제 터질지 모르는 활화산 같은 땅. 지구는 간화상염肝火上炎: 기가 막혀 화로 변하고 그 열화가 위로 타오르는 병리 증상과 심번心煩: 열 때문에 가슴이 답답한 증상 상태다. 지구가 이러한데 거기에 사는 인간의 몸은 어떠할까? 모두 암적 존재로 태어난 워보이(warboy)들이다. 화기가 충천하고 열증이 심해서 염증과 암을 달고 산다. 머리는 벗겨졌고 피부는 분칠한 피에로처럼 희다화극금(火剋金). 자연의 기氣가 몸을 변형시키고, 자연의 몸과 똑같이 인간의 몸 또한 사막이 되었다. 이렇게 사막화한 몸은 생명을 잉태하지 못한다. 불임의 지구, 불임의 인간! 사령관 퓨리오사가 물과 기름을 독점한 독재자 임모탄의 다섯 아내와 함께 도주한 이유가 여기에 있다. 다른 인간들은 생명을 잉태하지 못하는 불임의 인간들이었던 것이다. 그렇다면 불임의 신인류 워보이가 자신의 존재성을 드러낼 수 있는 방법은? 독재자 임모탄을 향한 넘치는 충성, 아니면 죽어서 천국에 가는 길밖에 없다. 물 기운이 사라진 몸(지구 혹은 인간)이 어떠한지 이토록 잘 보여 주는 영화도 없다. 이제야 알겠다. 『동의보감』東醫寶鑑에서 정精: 수 기운을 아끼라고 누누이 강조하는 연유를. 생명이 살아간다는 것은 정으로 생성을 계속 해나가는 길이다. 생성은 관계성에서 탄생된다. 분리되어 있던 하늘과 땅의 기운이 만나면 비가 내리듯이 생성은 관계하는 사이에 자연스럽게, 저절로 일어난다. 그러니 아무것도 생성할 수 없는 몸은? 존재의 명령을 심각하게 훼손한 것이며, 그 몸으로는 도저히 살아갈 수 없다.

『동의보감』에서는 이러한 생성의 길을 여러 가지 버전으로 보여준다. 그 중심에는 오장육부五臟六腑가 있다. 화극금의 전형적인 몸과 삶을 보여 준 영화 〈매드 맥스〉를 따라 그 기운과 장부에 대해서 이야기해 보자.

천지의 기를 받아 태어난 몸

고대 철학자들은 세상의 모든 것이 기氣로 이루어졌다고 인식하였다. 천지만물의 생성 역시 모두 기에서 근원한다. 기가 만물을 화생化生하는 메커니즘은 '음양교감'陰陽交感이다. 하늘의 양기는 하강하고 땅의 음기는 상승하여 천지간에 음양이 교합하고 감응하여 만물을 만들어 내는 것이다. 이러한 생각은 그대로 천지만물에 조응되어 "천지의 기를 이어받아 태어나는 것을 사람"이라고 하였다. 사람은 천지의 기가 결합하여 태어나고, 천지의 기는 인체를 구성하는 가장 기본적인 물질인 것이다.

인체를 구성하는 기氣에는 두 가지 형태가 있다. 장臟·부腑·규竅: 눈·코·입·귀와 같은 구멍·정精·혈血·진액津液과 같이 이미 모여서 형태를 이룬 것과 원기元氣: 만물이 자라는 데 근본이 되는 정기·종기宗氣: 비위에서 소화 흡수된 음식물의 기와 호흡을 통해 흡입한 대기가 결합하여 형성된 기·위기衛氣: 몸 겉면에 분포된 양기와 같이 흩어져 있어 직접 그 형태를 관찰할 수 없는 것이다. 한의학에서는 주로 확산된 상태의 기를 다루지만 형태를 이룬 것도 기의 산물임을 잊지 말아야 한다. 기는 끊임없이 운동하므로 사물 또한 끊임없이 운동하고 변화한다. 진액이 위기가 되기도 하고, 원기가 정이 되기도 한다. 형과 기가 끊임없이 전변되고 인체와 자연이 끊임없이 교류한다. 이 유동하는 기를 가장 잘 보여 주는 것이 호흡이다.

사람은 반드시 천지의 기[淸氣]를 흡입해야만 생명을 유지할 수 있다. 청기淸氣를 흡입하고 탁기濁氣를 내보내는 기의 출입을 통해 자연계와 기체를 교환함으로써 생명을 유지한다. 하지만 호흡만으로 생명을 유지할 수 있을까? 먹어야 산다. 음식물을 먹고 그 기운을 받아야 살아갈 수 있다.

우리 몸은 자연의 기가 모여서 화생된 음식물을 섭취하면서 살아간다. 위에서 음식물을 소화시킨 후 정미 물질은 흡수하고 찌꺼기는 배설하는데, 음식물 속의 정미를 곡기穀氣라고 한다. 곡기는 후천의 정精이라고도 하는데, 배태되면서 부모로부터 받은 선천의 정과 달리 살아가면서 계속 공급해 줘야 한다. "보통 사람은 음식을 먹지 않고 7일이 지나면 죽는데, 이는 수곡정미가 끊어져 장부가 영양을 받지 못하기 때문이다."손일규(孫一奎), 『의지서여』(醫旨緒餘), 「원호흡」(原呼吸) 이로써 인체의 기는 선천의 정기, 후천의 정기, 자연계의 청기에서 비롯된다는 것을 알 수 있다.

화기는 '폐'가 망신!

생성의 길의 동반자는 유·무형의 에너지, 기氣다. 기는 끊임없이 운동한다. 이러한 기의 운동성을 간단히 말하면 승강출입升降出入운동으로 요약된다. '승'은 기가 아래에서 위로, '강'은 위에서 아래로, '출'은 내부에서 외부로, '입'은 외부에서 내부로 흐르는 것을 말한다. 신腎의 정기, 비위脾胃에 의해 화생된 음식물의 정기, 폐肺로 흡입된 청기는 모두 승강출입운동을 통해 전신으로 산포됨으로써 각각의 생리 기능을 발휘한다. 또한 혈액과 진액도 기의 승강출입운동을 통해 끊임없이 순환하며 전신에 영양을 공급한다. 장부, 체형, 구규九竅: 인체에 있는 아홉 개의 구멍, 경맥이 서로 영향을 미치고 협조하는 관계는 사실상 모두 기의 운동을 통해 이루어진다. 그러므로 인간의 생명은 곧 기의 승강출입운동에 의해 유지되는 것이다. 인체와 외부환경 사이에서도 기의 승강출입은 매우 중요한 역할을 한다. 예를 들면 청기를 흡입하고 탁기를 내뿜는 것, 음식물을 섭취하고 대변을 배설하는 것, 수액을 마시고 땀이나 소변을 배출하는 것은 모두 인간과 자연 간의 물질교환으로서, 승강출입운동에 의해 나타나는 구체적인 현상이다.

그렇다면 우리 몸에서 기氣를 주관하는 장부는 어디일까? 『황제내경』黃帝內經서는 "폐는 군주심장을 뜻함를 보좌하는 재상과도 같다. 온몸의 기를 주관하고 인체 내부와 외부, 상하부의 활동이 모두 폐의 조절에 의해 이루어진다"「소문」(素問) '영란비전론'(靈蘭秘典論)고 하였다. 폐는 군주인 심장 주위를 위쪽과 좌·우로 둘러싸서 보좌하고, 군주를 도와 몸 안의 기를 통치하는 실질적인 일을 한다. 생명활동의 전면에 나서서 일을 하는 폐는 오장육부 중에서 가장 높은 곳에서 천기天氣를 받아들이고, 기의 승강출입을 조절한다. 생명활동이 곧 기의 활동이므로 기를 주관하는 폐의 병은 모든 병의 원인이 된다.

온몸을 두루 돌면서 생을 유지시켜 주는 것은 기氣이다. 진실로 속으로 상한 바가 없고, 겉으로 사기에 감염된 바가 없다면 어찌 기병氣病이 생기겠는가? 지금 냉기冷氣·체기滯氣·역기逆氣·상기上氣라는 것들은 모두 폐가 화사火邪를 받아 기가 타오르게 되어, 기가 위로 올라가기만 하고 내려오지 않아 청도淸道: 숨쉴 때 공기가 통하는 길를 훈증하는 것으로, 이것이 심해지면 심한 병이 된다.『동의보감』(東醫寶鑑), 「내경편」(內經篇), '기'(氣)

기氣의 운동성이 잘 유지되려면 기의 승강출입운동 간에 협조와 균형이 이루어져야 한다. 하지만 우리 몸에서는 기의 승강출입운동이 균형을 잃거나, 기가 원활히 소통되지 않거나 지체될 때가 많다. 냉기, 체기, 역기, 상기의 상태가 그것인데, 이때 금金의 장부, 폐肺에서는 화火의 사기를 받아 기가 타오른다. 화사火邪는 열이 극에 달한 것으로 달구어 타오르는 성질이 있다. 이렇게 화가 상염하게 되면 폐기는 내려가지 못한다. 폐기가 내려가지 못하면 어떻게 될까? 보통 폐로 들어온 기는 전신에 흩어져 쓰인다. 간肝에 들어가면 간기가 되고, 심心에 들어가면 심기가 되어 각 장부가 그 역할을 다하도록 운동성을 부여한다. 이 운동성을 만드는 기가 내려가지 않으니 오장육부의 운동성이 올스톱 상태가 된다. 화사는 쉽게 진액津液을 핍박하여 밖으로 새어나가게 하고 진액을 졸인다. 부족해진 진액은 근맥筋脈을 자양하지 못하므로 사지가 당기고 경련이 일어난다. 또 화사가 혈분血分에 침입하면 피부가 짓무르고 가려움증, 화농성 염증이 생긴다. 이는 모두 기를 주관하는 폐에 화기가 침범하여火克金 일어나는 도미노 현상이다. 화사로 인해 우리 몸의 재상인 폐가 체면이 말이 아니게 되었다. 명예회복을 위해 이제 혈자리, 척택尺澤이 나설 차례다.

폐열 잡는 물의 궁성, 척택

척택尺澤의 '척'尺은 길이를 나타내는 단위로, 손목에서 팔꿈치까지의 길이를 '1척'이라고 한다. 또, 손목 부위를 가리켜 촌寸이라 하고, 팔꿈치 부위를 척尺이라 한다. '택'澤은 물이 모이는 연못이며, 궁宮의 이름이다. 척팔꿈치 부위의 형상이 연못처럼 낮은 웅덩이 같고, 그것이 물의 궁성과도 같아서 척택이란 이름이 붙여졌다. 팔을 살짝 안으로 구부려 보라. 다른 손으로 구부린 팔의 안쪽, 즉 팔꿈치 안쪽을 만지면 단단한 힘줄이 느껴질 것이다. 이 힘줄 정중앙에서 몸 바깥쪽(엄지손가락 방향)으로 손가락 반 마디쯤 떨어진 곳이 척택이다. 이곳은 동맥이 지나는 곳이므로, 손가락 끝으로 잘 더듬으면 맥이 뛰는 것이 느껴진다.

척택尺澤은 수태음폐경手太陰肺經의 오수혈五輸穴 중 패기 넘치는 '보스'쯤 된다. 척택은 정형수경합井榮輸經合 중 합혈合穴이다. 합合이라는 글자에서 보여지듯 기氣의 흐름이 우물[井]에서 시작해 조금씩 커진 물줄기가 모여, 큰 강을 이루어 바다로 들어가는 곳이다. 기가 바다를 이룬 입구쯤이라고 보면 되겠다. 오수혈은 손가락 끝에서 샘솟듯 시작해 손바닥, 손목으로 점점 나아가는데, 증세가 가벼운 병일수록 사지 말단의 정혈을 쓰고, 만성적인 병에는 합혈을 쓴다.

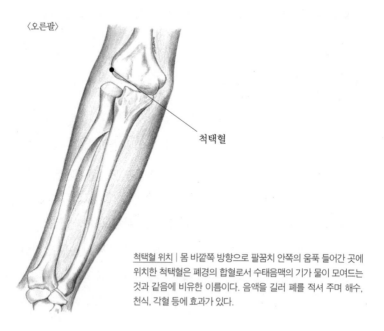

〈오른팔〉

척택혈

척택혈 위치 | 몸 바깥쪽 방향으로 팔꿈치 안쪽의 움푹 들어간 곳에 위치한 척택혈은 폐경의 합혈로서 수태음맥의 기가 물이 모여드는 것과 같음에 비유한 이름이다. 음액을 길러 폐를 적셔 주며 해수, 천식, 각혈 등에 효과가 있다.

그런데 척택尺澤이 어떻게 폐의 열을 내려 줄까? 척택이 가지고 있는 기운의 배치를 풀어 보자. 태음습토太陰濕土의 토土와 폐肺의 금金, 음경陰經의 합혈은 오행상 수水에 속하니, 토와 금의 기운이 흐르는 경맥에 수 기운을 조절하는 혈이다. 수태음폐경手太陰肺經은 태음의 습기를 유지시켜 폐가 천기를 흡입하고 탁기를 배출하는 호흡 기능을 잘 할 수 있게 도와준다. 하지만 태음습토는 장마철의 습한 더위의 기운이기 때문에 대지의 열기와 땅속의 습기, 여기에 장마로 인한 습기가 보태진다. 가히 습기와 열기의 진풍경이 펼쳐진다. 따라서 폐의 금 기운이 태음습토의 기운을 조절하지 못하면 수태음폐경은 습열에 휩싸이기 쉽다. 습은 열기로 전화되고, 열은 이내 화기로 충천한다. 충천한 화기는 진액을 고갈시키고 폐는 윤택함을 잃는다. 장부로 표현하면, 심화心火가 들떠 폐금肺金으로 그 열기를 전한 상태. 화극금의 전형적인 코스다. 이렇게 되면 아래로 내려가야 할 폐기는 상역하고, 열기로 들떠 폐열 상태가 된다. 폐열 상태가 되면 호흡은 짧아진다. 천기를 효과적으로 받아들일 수도 없지만 기를 내릴 수도 없기 때문이다. 기침이 나고 천식이 일어난다. 이럴 때 필요한 건 바로, 수태음폐경의 화기를 가라앉힐 수 기운! 척택의 수 기운은 폐열을 내리고 거스르던 기가 순행하도록 폐기를 돕는다. 폐열을 식힘으로써 기침을 멎게 하고 천식을 진정시킨다. 그밖에 힘줄을 이완시켜 통증을 멎게 하므로 팔꿈치 관절에 경련이 발생하면서 아픈 경우나, 팔의 경련을 치료한다. 또한 각종 피부병을 치료하므로 미용 마사지 요법에서 상용常用된다.

척택尺澤이 수水 기운을 쓴다는 것은 우리 몸의 기를 안팎으로 교류하면서 살아가고 있음을 말한다. 삶은 나 혼자 존재하지 않는다. 꿩이 새장 속에서 사육될 때는 실컷 먹고 마실 수 있어서 기력이 왕성하겠지만, 꿩은 오히려 못 가에서 소요하며 자유를 누리기를 바란다. 천지만물의 해방은 언제나 홀로 이루어질 수 있는 것이 아니다. 따라서 자유는 '~로부터의 자유'가 아니다. 우리는 공동체로부터 벗어남으로써 자유를 누리는 것이 아니라, 공동체를 구성함으로써만 자유를 누릴 수 있다. 그런 단독자의 자유란 이 자연 안에선 불가능한 꿈이다. 그런 자유가 있다는 믿음이 오히려 '만인의 만인에 대한 전쟁'을 낳는다. 인간이 독불장군처럼 혼자살기를 구가한 끝에 영화 〈매드맥스〉에서처럼 핵전쟁이 일어나 불임의 몸이 되지 않았는가. 따라서 자유와 능동을 위한 인간의 관건은 어떻게 타자와 공통의 관계를 맺는가에 달려 있다. 그것을 위해 가장 필요한 것은 몸과 자연의 끊임없는 기의 교류, 관계맺기에 있다. 그것만이 우리에게 생성과 자유를 준다.

경거(經渠), 열정 사용설명서

"어디 안 좋으세요?"

"폐가 좀 안 좋아요."

"안됐네요. 그래서 의사가 되신 거군요. 몸이 아파서."

"그런 셈이죠. 태어나서 처음 배운 말도 주사였대요. 난 누군가에게 도움이 되는 사람이 되고 싶어요."

"시간 낭비 마세요."

"네?"

"삶은 고통이니까요."

"네. 아주 엿 같죠. 매 순간 숨쉬기 위해서 싸워야 하니까요. 매 순간 숨쉬기 위해서." 영화 〈모터사이클 다이어리〉(월터 살레스 감독, 2004) 중에서

여기 치료를 거부하는 환자와 병에 걸린 의사가 있다. 환자는 나병癩病에 걸려서 고통스러워하고, 의사는 태어나면서부터 천식을 달고 사는 중이다. 마치 인생은 '누구에게나' 고통스러운 것이라고 가르쳐 주려

는 듯이 말이다. 우리는 누구나 태어남과 동시에 온갖 병들과 함께 살아간다. 태어나자마자 주사를 맞아야 했던 영화 〈모터사이클 다이어리〉의 주인공처럼 태어나서부터 늙어서 죽는 순간까지 병은 일상과 분리되지 않는다. 태어남-삶-질병이 운명적으로 연결되어 있다는 뜻이다. 산다는 건 이 병들과 함께 살아가는 방법을 배우는 과정인지도 모르겠다.

영화의 주인공은 체 게바라Che Guevara, 1928~1967다. 지난 세기, 그는 청년정신의 상징이자 혁명의 아이콘이었다. 제국주의와 맞서 싸우며 혁명에 혁명을 거듭해 가는 인간. 동시대를 살아가던 젊은이들에게 그의 삶은 자유를 향한 열정으로, 불같은 뜨거움으로 다가왔다. 하지만 이 완벽할 것 같은 인간에게도 삶은 병을 선물했다. 의사이기도 했던 체 게바라는 평생 천식으로 고통받으며 살았다. 그의 말마따나 매 순간 숨쉬기 위해서 싸워야 하는 삶. 나는 감히 그가 그의 병으로부터 이 세계를 살아가는 방식을 찾았다고 생각한다. 자유롭게 숨쉬며 살아갈 수 있는 세상. 숨 막히게 하는 현실과는 맞서 싸워야 한다는 신념. 그때 비로소 삶의 혁명이 일어난다는 것. 천식으로 고통받으면서도 혁명의 전사가 되어야 했던 이유도 이것일 것이다.

천식喘息은 어떤 병일까? 우선 그 글자들에 주목해 보자. 천喘은 '입 구口'와 '끝 단耑'이 합쳐진 글자다. 입과 코의 끝으로 거칠게 숨을 쉰다는 뜻이다. 식息은 코를 그린 자自와 심장을 그린 심心이 만나서 생겨난 글자다. 심장이 쉬지 않고 뛰듯이 코로 쉼 없이 호흡한다는 뜻이다. 글자 그대로 천식은 호흡이 입과 코의 끝에서 이루어지고 있는 상태다. 보통 호흡은 가슴과 배까지를 이용해서 이루어지는데 천식환자들은 호흡이 얼굴 부위에서만 일어난다. 정도가 심한 경우엔 어깨를 들썩이고 숨을 가쁘게 몰아쉬는데 그때마다 고통스럽게 몸이 비틀리기도 한다. 호흡이란 원래 온몸을 다 써서 하는 것임을 보여 주기라도 하듯이 말이다. 그렇다. 호흡은 온몸으로 해야 한다. 그것이 호흡의 생리이기 때문이다.

호흡, 음란하면 곤란하다

호흡에서 '호'呼는 날숨이고 '흡'吸은 들숨이다. 자, 심호흡을 한번 해보자. 흡~, 호~. 깊게 호흡을 하다 보면 이런 소리가 몸에서 절로 나온다. 숨을 들이마실 때는 흡, 숨을 내뱉을 때는 호. 호와 흡 가운데 무엇이 먼저일까? 답은 흡이다. 우리 몸에 있는 횡격막을 무언가가 밑으로 잡아당기면 공기가 폐로 들어오면서 '흡' 소리를 낸다. 반대로 무언가가 횡격막을 슬며시 놓으면 '호' 하고 공기가 빠져나간다. 곧 호흡이란 공기가 들어오고 나가는 일정한 율동이자 리듬의 다른 이름이다. 여기서 중요한 건 이 리듬감을 조율하는 그 '무언가'이다.

우리는 세 가지 기운으로 살아간다. 하늘[天]과 땅[地]과 사람[人]. 하늘의 기운은 호흡으로, 땅의 기운은 음식물로, 사람의 기운은 살을 부대끼며 지지고 볶는 과정으로부터 얻는다. 여기에 하나라도 문제가 생기면 몸의 기운이 빠지고, 삐쩍 마르고, 심지어는 우울해지기도 한다. 가장 중요한 건 단연 호흡이다. 1분만 숨을 참아도 몸에서 이상 현상들이 일어나기 때문이다. 호흡이 기본 중의 기본인 것. 호흡에 따라 삶의 질이 좌우되고, 세상 모든 수련의 초식이 호흡인 이유도 이

것이다.

그럼 호흡은 어떤 원리에 의해서 이루어지는 것일까? 우리 몸에서 호흡은 폐肺가 주관하고 신腎이 돕는다. 폐가 호흡한다는 건 알겠지만, 신장이 호흡에 관여한다는 것은 좀 낯설다. 이 원리를 이해하려면 음양陰陽, 기혈氣血, 오장五臟과 오행五行의 관계를 좀 살펴야 한다. 먼저 음과 양. 음은 유형이고 무거워서 아래로 내려가는 기운이다. 반대로 양은 무형이고 가벼워서 위로 올라가는 기운이다. 그럼 기와 혈은? 공기와 물로 생각해 보면 쉽다. 공기는 가벼워서 위로 올라가고, 물은 무거워서 아래로 내려간다. 그래서 기는 양이고 혈은 음이다. 양기陽氣와 음혈陰血.

다음은 오장과 오행이다. 오장은 우리 몸의 간심비폐신肝心脾肺腎을 말한다. 각각은 목화토금수木火土金水의 오행과 연결되어 있다. 그래서 이들을 간목肝木, 심화心火, 비토脾土, 폐금肺金, 신수腎水라고 부른다. 이 가운데 간심肝心이 연결된 목화木火는 양의 기운이다. 흥미롭게도 이 양의 기운을 가진 오장에는 음혈陰血이 가득 차 있다. 간이 핏덩어리인 이유, 심이 혈血로 가득 차 있는 이유도 이것이다. 반대로 폐와 신이 연결된 금수金水는 음의 기운이다. 이 음의 기운을 가진 오장은 양기陽氣를 담당한다. 폐는 호흡으로 기를 받아들이고, 신은 그 기를 저장한다. 그럼 비는? 비는 토土의 기운으로 목화木火와 금수金水, 음양을 매개한다. 정리하자면 호흡은 음의 기운인 폐와 신의 공동작업에 의해 이루어진다. 무거운 금수의 기운이 횡격막을 밑으로 잡아당겼다 놓으면서 호흡이 이루어지는 것이다.

보다시피 호흡을 조율하는 그 '무언가'의 정체는 음기陰氣다. 위로 올라가려는 성질이 강한 양기를 금수金水의 기운이 몸속 깊은 곳으로 끌고 가는 것, 그것이 호흡이다. 이 호흡을 통해 폐肺는 몸의 기氣를 관리하고 신腎은 몸의 보배인 정精을 만든다. 그런데 이 호흡이 제대로 이루어지지 않는다면? 일단 몸의 근본이 되는 정精과 기氣가 부족해진다. 몸이 제대로 힘을 쓸 수 없게 되는 것은 물론이고 혈액순환도 제대로 이루어지지 않는다. 양기陽氣가 밑으로 내려가서 음혈陰血을 끌고 올라오지 못하기 때문이다. 이 상태가 오래 되면 양기는 위에 떠 있고 음혈은 아래에 고여 있게 된다. 그러면 조금만 움직여도 숨이 가쁘고 잠을 자도 몸이 천근만근이다. 거기다 피부까지 거칠어지고 푸석푸석해진다. 피부는 폐가 관리하고, 피부의 촉촉함은 신의 수水 기운에서 얻기 때문이다.

이 호흡을 방해하는 것은 바로 열熱이다. 한증막에 들어가면 숨쉬기 어려운 것을 떠올리면 된다. 양기인 열이 깊은 호흡을 방해하는 것이다. 같은 원리로 폐肺나 신腎의 기운이 약하고 몸에 열이 치성하면 호흡은 코끝이나 입에서 머문다. 이 증세가 천식이다. 『동의보감』東醫寶鑑에서도 천식의 원인은 화火와 열로 지목된다. '기氣가 화로 인해서 울체鬱滯'되거나 '화기火氣가 심해짐에 따라 기'가 망동하거나 '열증熱症'을 느끼는 병을 앓게 되면 기가 성盛해지고 숨결이 거칠어진다.' 화열로 인해서 음기陰氣가 어지럽혀질 때 천식이 발생한다는 뜻이다. 곧 '음란'陰亂하면 호흡이 곤란해진다.^^ 그럼 이 거친 숨소리와 열을 어떻게 해결해야 할까? 이때 필요한 혈자리가 경거經渠다.

경거, 내 몸의 소방차

『동의보감』에 따르면 경거經渠는 "촌구맥寸口脈 가운데 있다"고 한다.
흔히 맥을 짚을 때 가운뎃손가락이 닿는 부위가 경거의 위치다. 경거
는 이곳의 모양을 보고 이름을 붙인 혈자리다. '경'經은 세로를 뜻하는
글자이고, '거'渠는 도랑을 뜻하는 글자다. 즉, 세로로 흐르고 있는 도
랑이라는 게 경거라는 이름의 뜻이다. '거'渠를 파자해 보면 그 위치가
더 명확해진다. '거'渠는 '물 수氵'와 '클 거巨', '나무 목木'이 합쳐진 글자
다. 나무를 양쪽에 대서 만든 수로로, 나룻배가 지나갈 정도의 물길이
'거'渠에 해당한다. 주먹을 쥐고 팔 안쪽으로 약간 당겨 보라. 그러면
손목 부위에 굵은 힘줄이 두 개 튀어나온다. 이 가운데 엄지손가락 쪽
의 힘줄과 뼈 사이에 수로처럼 들어간 곳에 경거가 있다.

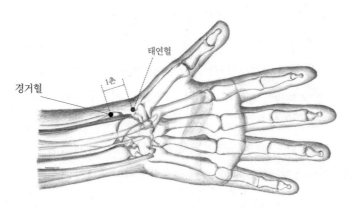

경거혈 위치 | 몸의 열을 잡는 데 특효이며, 태연혈의 1촌 위 지점에 위치한다. 몸속에서 차
가운 기를 통하게 한다.

경거經渠는 수태음폐경手太陰肺經의 경혈經穴이자 금金의 기운이 모인 혈자리다. 폐肺는 오행 중 금에 배속된 장부이고, 오수혈五輸穴 중 경혈로 또한 금의 기운이다. 다른 혈자리에 비해 금의 기운이 강하다는 뜻이다. 금은 가을의 기운이다. 가을은 어떤 계절인가. 여름의 열기와 무성함을 단칼에 제압해 버리는 계절이 아닌가. 경거는 이 가을의 기운으로 우리 몸의 열을 제압한다. 방향 없이 산만하게 흩어지려고 하는 화火의 기운을 꼼짝 못하게 만드는 것이 경거의 힘이다. 열로 인해서 생기는 천식에 경거를 써야 하는 이유가 바로 이것이다.

열이 난다는 것은 우리 몸과 외부의 기운이 만나서 협상 중이라는 신호이기도 하다. 같이 살 것이냐, 말 것이냐. 이러다 보면 언성이 높아지고 열이 뜨기 마련이다. 같이 못 살겠다는 결론이 나면 몸은 온 기운을 다 동원해 외부의 기운을 몰아내기 위한 전투를 벌인다. 감기에 걸렸을 때 열이 나면서 몸에 힘이 없어지는 이유도 이것이다. 게다가 열이 계속되면 염증이 생긴다. 하여 염증의 '염'炎은 화火가 쌓여 있는 모양의 글자가 됐다. 재밌는 것은 염증이 우리 몸을 휘저으면서 경거망동하는 열을 한 지점에 붙잡아 놓은 형국이라는 점이다.

과립구와 세균의 싸움은 화농성 염증을 일으켜 치유하는 형태로 나타난다. 상처가 화농하거나 수술 후 상처가 화농하는 것은 모두 과립구가 싸우는 현장이라는 뜻이다. 또 눈에 보이는 부분뿐 아니라 장 점막이 염증을 일으키거나 궤양이 형성되는 경우도 있는데, 그것은 세균이 항상 존재하는 장기에서 과립구가 싸우고 있기 때문에 염증이 생긴 것이다. 아보 토오루, 『면역혁명』, 이정환 옮김, 부광, 2003, 228쪽 염증은 몸의 면역체계가 활발하게 작동하고 있다는 신호다. 몸의 면역체계가 왕성하게 활동하고 있을 때 염증이 일어나는 것이기 때문이다. 그런데 요즘엔 이 염증을 어떻게든 빨리 가라앉히려고 안달이다. 염증이 조금만 생겨도 스테로이드제를 가지고 가라앉혀 버린다. 물론 그렇게 하면 몸은 금방 편해진다. 하지만 다음에 이런 상황이 발생하면 몸이 싸우지 않는다. 으레 약이 와서 치료해 주겠거니 생각하는 것이다(우리 몸은 생각보다 영악하다). 그래서 오히려 몸이 건강한 사람일수록 병을 격렬하게 앓는다. 감기 정도로도 아무 일도 못하고 쓰러진다. 몸이 병에 제대로 반응하고 있다는 뜻이다.

경거經渠는 약을 쓰지 않고 차가운 기氣를 통해 염증을 가라앉힌다. 특히 공기가 드나드는 인후나 편도선의 염증을 가라앉히는 데 탁월한 효과를 발휘한다. 그렇다고 염증만 생기면 경거를 사정없이 눌러대진 말자. 좀 겪자. 병도 겪을 만큼 겪어야 몸도 건강해진다.

호흡은 금수金水의 기운에 의해 이루어진다. 금수는 차갑고 무거운 기운이다. 또한 냉철하고 논리적이면서[金] 유연하고 지혜로운[水] 기운이다. 호흡을 깊이 한다는 건 몸 안을 이런 기운들로 가득 채운다는 뜻이다. 아니 그런 기운들을 쓸 때 호흡 또한 깊어지고 차분해진다. 체 게바라는 이런 말을 한 적 있다. "뜨거운 가슴과 냉철한 이성으로 언제나 세상 모든 불의에 맞서 그대가 분노할 수 있다면 우리는 하나다!" 혁명은 뜨거움과 차가움이 동시에 작동할 때 일어난다. 그런 점에서 호흡은 혁명의 한 축이다. 하여, 체 게바라는 우리에게 되묻는다. 그대는 매 순간 이 세계에서 숨쉬기 위해 싸우는가, 자신을 혁명하고 있는가, 라고.

태연(太淵), 서왕모의 거처

생명의 여신, 서왕모

동양 신화에 서왕모西王母라 불리는 여신이 있다. 이름을 풀면 서방의 여왕. 그녀가 사는 곳은 곤륜산 꼭대기에 있는 연못이다. 이 연못은 요지瑤池라고도 하고, 천지天池라고도 하고, 태연太淵이라고도 한다. 각각 옥구슬 연못, 하늘 연못, 크고 깊은 연못으로 풀이할 수 있겠다. 지금부터 살펴볼 혈자리 태연혈太淵穴의 원류는 서왕모가 사는 연못, 태연과 이렇게 닿아 있다.

중국 고대의 지리서 『산해경』山海經에 기록된 서왕모의 모습은 우리가 상상하는 아름답고 우아한 '여왕'과는 거리가 멀다. 사람처럼 생겼지만 호랑이 꼬리에 표범의 이빨을 한 반인반수이고, 머리는 봉두난발에 옥비녀를 꽂았다. 여신의 취미는 휘리릭 휘리릭 휘파람 불기. 여왕이 휘파람이라니 왠지 경박스러워 보이지만, 고대 중국에서 휘파람 불기는 어엿한 음악의 한 갈래였다. 소보嘯譜라는 휘파람 악

보까지 전해 내려오고 있단다. 이 휘파람 불기는 음악으로 즐기기도 했겠지만, 내면의 기운과 정신을 다스리는 수련 방식의 하나였다. 곤륜산 꼭대기 태연가에 앉아 휘파람을 불고 있는 서왕모를 상상하며 휘파람을 불어 보자. 아랫배가 올라갔다 내려갔다 하면서 깊은 호흡을 하게 된다. 명상한답시고 몇 시간씩 앉아서 졸기만 할 필요가 없다. 대신 휘파람을 불자. 휘파람을 불면서 호흡이 깊어지면, 그 호흡을 관찰하자. 모든 수련의 초식은 '깊은 호흡하기'와 '호흡 관찰하기'니까.

여신 서왕모西王母는 어떤 일을 했을까? 그녀는 하늘의 형벌과 돌림병 같은 재앙을 관장하는 무시무시한 신이었다. 하늘의 형벌 즉, 천벌은 인정사정 없고 무지막지하고 잔인하다. 아무렇지 않게 코를 베고 손발을 자른다. 서왕모는 이 형벌에 관한 기운을 관장하는 여신이었다. 왜 이런 살풍경한 이미지가 그녀에게 덧씌워진 것일까? 그것은 고대 중국에서 서쪽이 상징하는 의미가 반영되었기 때문이다. 해의 그림자를 보고 방위를 인식한 고대인들에게 서쪽은 해가 지는 곳, 즉 어둠과 죽음의 땅이었다. 그래서 재앙과 형벌같이 죽음을 불러오는 일들을 서쪽의 여신 서왕모가 맡게 된 것이다. 그러나 그녀는 죽음을 관장했기에 죽음을 극복할 수 있는 힘도 가진 존재였다. 곤륜산에 있는 불사수不死樹에서 얻은 열매로 만든 불사약不死藥은 그녀를 영생과 불사의 능력을 지닌 생명의 여신으로 탈바꿈시켰다. 인간의 두 가지 모순적인 본능, 자기를 보존하려는 삶의 본능 에로스와 자기를 해체하려는 죽음과 휴식의 본능 타나토스를 서왕모는 탁월하게 표현하고 있는 것이다.

따라서 서왕모西王母는 서방의 여왕이면서 서쪽을 의미하는 상징들을 지녔다. 그녀가 꽂은 옥비녀는 옥이 가진 금金 기운을, 취미인 휘파람 불기, 즉 깊은 호흡은 폐의 속성을, 직업인 재앙과 형벌은 버릴 것은 버리고 거둘 것은 거두어 들이는 가을 기운을 상징하며, 불사약은 가을에 거두어 들인 열매, 즉 죽일 것은 죽여야 얻을 수 있는 결실인 것이다. 결국 서왕모는 서쪽 방위와 금 기운, 계절로는 가을, 몸으로는 폐의 속성, 죽음과 재생이라는 의미망으로 연결된다. 태연太淵은 서왕모가 거처하는 곳. 당연히 서왕모의 속성을 태연혈 또한 품었으리라.

수태음폐경의 원천, 태연

태연太淵의 '태'太는 크다는 뜻의 '대'大에 점丶을 더해 참으로 크다는 말이다. '태'奉의 약자라는 설도 있다. '태'奉는 정면으로 선 사람의 상형인 '대'大, 물을 움키고 있는 두 손 '공'廾, 그리고 '물 수水'를 합한 글자다. 두 손으로 막아내기에는 너무 큰 물이라서 '크다, 심하다'라는 뜻을 갖는다. 연淵은 네 귀퉁이 기슭으로 물이 몰려 들어 빙빙 도는 모습과 그 사이에 깊은 못이 있는 모양을 형상화한 글자다.

정리해 보면, 태는 '크다'와 '심하다', 연은 '물줄기가 모여 있다'와 '깊다'는 뜻이다. 여기서 '심하다'는 건 크다는 걸 강조한 말일 테고, '물줄기가 모여 있다'는 것은 기운이 집중적으로 응축되어 있다는 뜻일 게다. 그래서 태연太淵에는 크고 깊은 샘, 태천太泉이란 별명도 있다. 그러나 혈자리에서 '크다'라는 말은 혈의 크기나 넓이가 크다는 게 아니다. 그 기운이 크게 작용한다는 말이다. 태연은 신화로 보든 속뜻으로 보든, 작용 범위가 큰 혈자리인 것은 분명하다.

태연太淵은 이렇게 크고 깊은 데다가 원천수原泉水까지 머무는 혈자리다. 원천수가 머물기 때문에 원혈原穴이라 한다. '원'이란 글자를 잠깐 보자. 원은 바위[厂] 밑에서 솟아나는 샘[泉]이 물줄기의 근본이 된다고해서 근원이라는 뜻을 갖게 된 글자다. 그래서 원혈은 근원의 샘줄기, 원천수가 머무는 혈을 말한다. 이 근원의 샘줄기, 원천수는 무엇을 말하는 것일까?

우리는 일평생을 사용할 수 있는 근원 에너지를 받고 태어난다. 예를 들면 살아가는 동안 쓸 배터리를 충전받고 태어나는 것이다. 그렇게 충전된 기운을 정精이라고 하는데, 원래부터 하늘이 준 기운이라 해서 선천지기先天之氣라고도 한다. 이 충전된 기운, 정을 가리켜 근원의 샘줄기, 원천수原泉水라 표현한다. 정은 실제로 물과 같은 액체다. 그래서 수水를 관장하는 신장에 저장되어 있다. 정이란 글자도 액체 상태를 말해 준다. 정은 푸른 빛[靑]이 감돌 정도로 맑은 쌀[米]이다. 쌀이 맑다는 것은 무슨 말일까? 쌀을 씻어 솥에 앉히면 밥이 되면서 맑은 밥물이 생긴다. 쌀이 맑다는 건 이 맑은 밥물, 진액津液을 말하는 것이다! 한의학에서는 이 진액[精]을 참으로 귀하게 여겼다. 이 것은 하늘이 이미 결정해 준 것이어서, 사람이 모자란다고 채워넣을 수도 없기 때문이다. 그래서 정을 아끼라는 말이 『동의보감』東醫寶鑑에 숱하게 나온다.

선천지기先天之氣는 한곳에 저장되어 있는 것이 아니라 몸의 부속들인 각 장부를 작동시키는 에너지로 공급된다. 이 에너지를 공급해 주는 길, 그 공급 통로가 삼초三焦다(삼초에 대한 자세한 설명은 10장 수소양삼초경을 참고). 정精은 신장에 저장되어 있다가 공급 통로인 삼초를 통해서 각 장기로 전달되는데, 그 접속지점이 바로 원혈原穴이다. 이 말은 폐와 연결된 수태음폐경手太陰肺經의 원혈 태연太淵으로 신장의 정기를 공급받는다는 말이다. 원혈은 각 장부에 하나씩 밖에 없기 때문에 해당 장부의 상태를 원혈로 확인할 수 있다.

> 원기란 배꼽 밑의 신간腎間에서 나와서 삼초를 통해서 사지에 산포하는데, 그 기가 머무는 곳이 원혈이다. 진월인, 『난경입문』; 정진명, 『우리 침뜸의 원리와 응용』, 학민사, 2011, 267쪽에서 재인용.

여기서는 선천의 정을 원기原氣로 바꿔 놓았다. 선천의 정은 하늘로부터 받은 으뜸이 되는 기운, 원기와 같은 말이다. 다시 인용문을 자세히 보자. 원기는 두 개의 신장 사이에서 나와, 삼초를 거쳐 각 장기로 그 기운이 전달되고, 그 기운은 똑같이 사지에 산포하는데 그 정기가 머무는 곳이 원혈原穴이라는 말이다. 이것은 태연太淵에 침을 놓거나 마사지를 하면 태연과 연결된 장기인 폐에 침을 놓거나 마사지를 하는 것과 마찬가지라는 말씀! 더 중요한 것은 이 원기는 고유한 정으로 있다가 장기에 전달되어 폐肺면 폐, 간肝이면 간의 에너지로 쓰이기 때문에, 폐에 가면 폐의 기운이 되고 간에 가면 간의 기운이 된다는 것이다.

그러니 장기의 원기가 머무는 원혈原穴이 고장 나면 하늘의 기를 받을 데가 없어진다. 그래서 원혈이 중요하다. 각 장臟의 원혈을 살펴

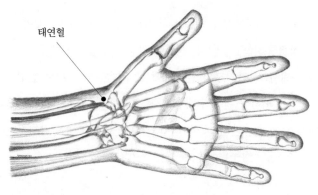

태연혈

태연혈 위치 | 몸의 기운을 전체적으로 보하는 혈자리로, 엄지손가락과 손목이 만나는 지점이다. 흔히 한의원에서 맥을 짚을 때 태연혈을 잡는다.

보면 폐는 태연太淵, 간은 태충太衝, 심은 신문神門, 심포는 대릉大陵, 비는 태백太白, 신은 태계太谿이다. 한눈에 봐도 크다는 뜻의 '태'나 '대'자가 붙어 있다. 그만큼 해당 경맥의 기혈을 깊이 간직하고 쓰임도 많아서 붙여진 이름들이다.

원혈原穴은 기본적으로 손목이나 복사뼈 관절 부위에 있다. 연못처럼 움푹 들어간 곳이다. 마치 사지四肢의 깔때기 같다. 깔때기의 아래쪽이니 원기가 깊이 머물러 지나갈 수 밖에 없다. 태연은 엄지쪽 손목 부위인데, 한의원에서 진맥할 때 잡는 곳이다. 정확하게는 촌구寸口: 맥을 보는 부위의 하나. 촌구를 다시 촌, 관, 척으로 나눈다에 해당한다. 왼손은 심장을, 오른손은 폐의 상태를 알 수 있다.

다른 식으로 태연혈太淵穴을 찾아 보면, 우선 주먹을 가볍게 쥔 상태에서 손목을 굽혀 보라. 그러면 손목 관절에 가로무늬가 죽죽 생기면서 힘줄이 두 개 불끈 튀어나온다. 태연혈은 바로 엄지쪽 힘줄

가로무늬에 위치한다. 맥을 관찰하기에 최상인 곳, 맥기를 깊이 간직한 곳이 태연이다.

맥 집합소에서 맥을 짚다

'맥脈은 태연太淵에 모인다'는 말이 있다. 과연 맥이 무엇일까? 맥이 빠진다, 맥이 없다, 맥이 끊긴다 등등 맥과 관련된 말은 많지만, 정작 맥이 무엇이냐 물으면 할말이 없다. 다시 맥이 들어간 말들을 읊어 보자. 이때 맥을 '기운'이나 '힘'으로 바꿔 말해도 의미가 크게 다르지 않다. 그러니 맥은 일상생활 속에서는 기운이나 힘으로 읽어도 무방하겠다. 그런데 몸으로는 맥을 어떻게 읽어야 할까?

맥脈은 몸[月] 속에 흘러다니는[派] 것을 말한다. 몸속을 흘러다니는 대표적인 것은 피[血]다. 그리고 한 가지 더! 기氣가 있다. 혈과 기가 흘러다니는 통로가 맥인 것이다. 그래서 맥을 짚는다는 것은 기혈의 흐름을 느껴보는 것이다. 기혈의 흐름이 원활하지 못하면 맥이 없고, 온몸에 열이 나는데 손발은 차거나, 심신이 무기력하다. 이때 태연太淵을 자극하면 맥과 기운이 살아난다. 마치 메트로놈처럼 좌우로 왔다갔다하는 움직임이 울결된 기의 흐름을 흩어줘 열을 내리고 맑고 서늘하게 한다.

맥脈은 혈血의 흐름과 관련이 깊기 때문에, 혈맥을 주관하는 장기인 심장의 상태를 짐작할 수 있다. 언제든지 오른손을 왼손의 손목 위에 얹고, 직접 자신의 심장이 뛰는 것을 느껴보라(왼손의 태연太淵은 심장의 맥이다). 만약 심장박동이 일정치 않거나 평형을 잃었다고 생각되면, 침대에 누워 2~3분 정도 태연을 부드럽게 문질러 준다. 그러면 이내 평온을 되찾게 될 것이다. 심장박동이 일정치 않는 것은 심계心悸: 가슴이 두근거리면서 불안해 하는 증의 일종이다. 가장 큰 원인은 심기부족! 심장이 펌프질을 잘할 수 있도록 기운을 북돋아 줘야 한다는 말씀. 이때 맥의 집합소 태연太淵을 자극하면 기의 운행이 촉진되고 기가 위로 올라가게 된다.

태연太淵은 폐의 원기와 맥기를 깊이 간직하고 있는 혈자리다. 그래서 태연은 소상少商이나 어제혈魚際穴처럼 콕 집어서 이러저러한 데 특효가 있는 혈이라기보다, 수태음폐경手太陰肺經의 기혈을 전체적으로 보하는 혈자리다. 그래서 폐나 폐기와 관련이 깊은 호흡기병, 해수, 천식과 기혈의 부조화로 생기는 심장병, 심혈관 질환에는 태연을 기본으로 쓴다.

서왕모西王母는 곤륜산崑崙山에 있는 죽지 않는 나무에서 얻은 열매로 죽지 않는 약을 만들어 지니고 다녔다. 그 여신의 거처는 태연太淵. 그것이 우리 몸에서는 태연혈이다. 순환을 상징하는 기와 혈이 모인 자리, 죽음과 재생이라는 삶의 순환을 닮은 불사약과 같은 혈, 태연이다.

어제(魚際), 풍요의 언덕

어부지리, 어제

어부지리漁夫之利라는 고사성어가 있다. 때는 바야흐로 연燕나라 소왕昭王 28년, 제齊나라를 치기 위해 연나라와 연합한 조趙나라가 연을 배신하고 연나라를 칠 계획을 품게 되는데, 소왕은 이 싸움을 원치 않았다. 그리하여 언변 좋은 재상 소대蘇代를 조나라에 보낸다. 소대가 조나라 혜문왕惠文王에게 들려주는 얘기다.

"제가 오늘 역수를 건너오다 이런 광경을 보았습니다. 큰 조개 하나가 개펄에 올라와 햇볕을 쬐고 있는데 지나가던 황새 한 마리가 벌어진 조개의 속살을 긴 부리로 쪼았습니다. 이에 놀란 조개는 껍질을 닫아 황새의 부리를 꼭 조여 버렸습니다.

둘이 옥신각신 다투고 있는데 마침 옆을 지나가던 어부가 둘을 몽땅 챙겨 집으로 가더이다. 지금 왕께서 연나라를 치려 하시는데 두

나라가 서로 다투느라 군사들이 지쳐 버리면 강성한 진나라가 어부 노릇을 하지 않겠습니까?"

이 말을 들은 혜문왕은 무릎을 치며 연을 공격하려던 계획을 철회하게 된다. 어부의 횡재[漁夫之利]란 말은 이렇게 생겨났다. '양쪽이 싸우거나 다투는 와중에 엉뚱한 사람이 힘들이지 않고 이득을 얻는 것'을 가리키는 말이다.

혈자리에도 한 곳을 잘 다스리면 다른 장부까지 힘들이지 않고 이득을 볼 수 있는 곳이 있으니, 바로 어제혈魚際穴이 그러하다. 이곳은 한 혈자리에 특성이 다른 세 가지의 기운이 있는 보약 같은 자리다. 폐경肺經의 형혈滎穴인 어제혈에는 오행 중 금金, 화火, 토土의 세 기운이 한데 머물고 있다. 어부지리 고사에 등장하는 조개, 황새, 어부를 예로 들어 살펴보자. 조개는 갑각류로 껍질이 딱딱하다. 딱딱한 것은 오행의 사물 분류상 금에 배속된다. 또 황새는 깃털 달린 날짐승이니 조류이다. 날짐승은 날개를 움직이는데, 그것은 몸의 위쪽, 상체에 해당된다. 위는 양이고 가장 높이 올라가 있으므로 화火에 배속한다. 사람어부은 오행의 기를 두루 갖추고 있어 중정한 자리에서 목화금수의 기를 매개하는 토에 배속된다. 조개-금, 황새-화, 어부-토. 어제혈이 품고 있는 세 가지 기운이 다 들어 있다. 이제 어부가 되어 어제혈을 낚아 보자.

물고기 자리

어제魚際의 '어'魚는 물고기의 모양을 본떠 만든 상형문자이다. '제'際는 음과 뜻이 합쳐진 형성문자로 '언덕'이라는 뜻을 나타내는 좌부변 阝=阜과 제사를 뜻하는 소리 글자 '제'祭가 합하여 이루어졌다. 다시, 제는 손을 뜻하는 '우'又와 '고기 육'肉의 합자로, 제단을 나타내는 '시' 示를 붙여 제단에서 신에게 손으로 고기를 바치는 모양을 나타냈다. 그래서 제際는 제사를 지내는 언덕으로 언덕의 끝자리, 언덕의 경계 다. 하늘과 언덕이 만나는 경계, 그 꼭대기에서 두 손을 높이 들고 신에게 제사를 올리는 제사장의 모습이 그려지는가? 하늘과 땅과 인간

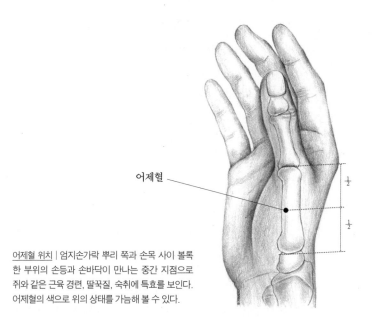

어제혈

어제혈 위치 | 엄지손가락 뿌리 쪽과 손목 사이 볼록한 부위의 손등과 손바닥이 만나는 중간 지점으로 쥐와 같은 근육 경련, 딸꾹질, 숙취에 특효를 보인다. 어제혈의 색으로 위의 상태를 가늠해 볼 수 있다.

이 공존하는 공간, 신과의 접속을 간절히 구하는 공간인 셈이다. 인간이 언덕에 올라 제를 지내는 이유는 대지의 풍요를 기원하기 위함이다. 천지신명의 보살핌으로 대지가 풍요로워지고 결국 내 몸과 삶을 풍요롭게 해주길 기원하는 기복 행위인 것이다. 경계지이기에 가능한 접속과 합쳐짐. 그래서 어제혈은 그 어원만큼 두둑한 곳에 자리한다. 우리 손에서 물고기의 모양을 닮은 곳이 어디일까? 손을 펴 보자. 엄지손가락 마디가 끝나는 안쪽 볼록한 부위의 손등과 손바닥이 만나는 중간 지점, 그곳이다. 귀신도 울고 가는 혈자리, 소상혈少商穴에서 손목 방향으로 올라오다 엄지손가락 뿌리 부분의 두툼한 곳 중간에 위치한다. 적백의 경계지이자 음陰: 손바닥과 양陽: 손등이 만나는 경계의 가운데 지점으로, 융기한 근육이 물고기의 배처럼 통통하다. 금, 화, 토의 세 기운이 모여든 만큼 후덕한 언덕 아닌가? 그래서 살집이 있고 탄력이 좋을수록 건강하다.

한 지붕 세 가족

어제혈魚際穴에는 세 가지 기운[金·土·火]이 모여 있다. 어제혈은 수태음폐경手太陰肺經의 혈로 오수혈五輸穴의 형혈榮穴이다. 우리 몸의 12경락은 오행五行과 육기六氣가 함께 배합된다. 즉 혈의 위치, 오행오장五行五臟, 육기가 합하여 혈자리의 성격을 결정한다는 말이다. 수태음폐경으로 풀어 보자. 수手는 손, 태음太陰은 육기, 폐肺는 오행오장, 경經은 경맥을 나타낸다. 이름 안에 뜻이 다 담겨 있다.

폐肺는 오행오장으로 금金의 기운이다. 역易에서 보면 한 점 태극에서 음양陰陽이 나온다. 음양이 상대적이고 변화무쌍한 개념이라면, 오행五行은 형形의 성쇠盛衰이고 우주 변화의 기본 원리이다. 『황제내경』 (黃帝內經), 「소문」(素問), '운기'(運氣) 참조 오행은 시간 속에서 끊임없이 굴러가는 굴렁쇠 같은 것이다. 시작도 끝도 없이 자기 질서에 따라 순행하는 원리이다. 목화토금수, 간심비폐신, 동서남북중앙, 봄여름장마가을겨울 등등. 가을의 건조한 금 기운을 가진 폐는 심장을 잘 달래 양기를 가라앉히고 열을 식히는 숙강肅降 기능과 호흡으로 몸에 들어온 기天기를 온몸에 퍼뜨리는 선발宣發 기능을 한다. 그래서 폐는 기를 주관하는 장기이다.

다음은 태음습토太陰濕土. 육기六氣로 보면 태음은 토의 기운이다. 태음습토는 습한 기운이 많은 땅이라는 말이다. 땅이 습기를 머금어 곡식을 심고 잘 길러 수확하니 창고가 그득하겠다. 토는 창름倉廩이라고 하여 곡식을 쌓아 두는 창고를 말한다. 창고는 풍요의 상징이기도 하다. 장부로는 비위에 해당하니 신체에 꼭 필요한 음식물을 소화·흡수하고 운반하는 기능이 있다. 일단 잘 먹어야 때깔도 곱고 기운도 쓸 수 있다. 그래서 비위에 병이 나면 먹은 음식을 소화·흡수하지 못하여 병은 더 깊어지기 마련이다. 오행은 그릇이요, 육기는 담긴 내용물이라고 하니 금이라는 건조한 그릇에 축축한 흙이 담겨진 형상으로 마르고 습한 정도가 조화로우면 건강한 상태일 것이다. 김홍경, 『사암침법으로 푼 경락의 신비』, 식물추장, 2002 참조.

어제魚際는 수태음폐경手太陰肺經 오수혈 중 형혈이다. 정혈井穴에서 시작한 샘물은 형혈에 오면 약수를 받아 먹을 수 있을 정도로 쫄쫄 흐르게 된다. 형혈은 정혈 다음으로 기가 조금 커진 것으로 음경

陰經의 경우, 화火의 기운이 흐르는 혈이다. 정혈을 통해 우리 몸에 침투한 외부의 사기邪氣: 병을 일으키는 요인도 형혈에 와서 그 세력을 모으고 힘을 키우게 된다. 이럴 때 몸은 열을 내는데 형혈에는 화를 다스리는 기능이 있다. 맑은 콧물이 흐르고 콧소리가 나면서 으슬으슬 춥다면 몸에 한기가 들어온 것이다. 이때 몸을 덥게 하는 형혈[火]인 어제혈을 엄지손가락 쪽으로 세게 지압해 주면 좋다. 반대로 침투한 사기를 물리치기 위해 몸에서 열이 나거나 끈끈한 콧물이 흐르기도 한다. 이때 어제혈을 자극함으로써 우리 몸은 자기조정능력을 회복하게 된다. 열은 곧 화火이니 형혈은 화의 기운을 다스린다. 이렇게 수태음폐경의 어제는 태음습토太陰濕土로서 토, 폐의 장부로서 금, 형혈로서 화의 기운을 갖고 있다. 토·금·화가 한데 어울려 한 지붕 세 가족을 이루고 있는 것이다.

건강의 바로미터

어제혈魚際穴의 색으로는 위장의 건강 상태를 가늠해 보기 좋다. 『동의보감』에 따르면 비위가 차면 어제혈에 푸른 빛이 나고, 열이 있으면 붉은 빛이 난다고 한다. 검은색일 땐 위의 기능 저하가 만성화된 상태이다. 어제에 검붉은 자색이 보이면 하리下痢 —— 이질 —— 이다. 하리는 폐肺, 심장心臟과 짝을 이루는 대장大腸, 소장小腸에 사기가 침투해서 생기는 질병이다. 더운 여름이라도 어제에 푸른빛이 돈다면 냉장고에서 막 꺼낸 찬물과 아이스크림은 NO! 회식자리에서의 차가운 맥주는 정중히 사양하는 것이 미덕이다. 또 밀가루 음식엔 눈길도 주지 않는 인내가 필요하다. 비위가 허하고 차가운 사람에게 밀가루 음식은 담음을 유발하기 쉽기 때문이다.

어제魚際의 살집과 탄력성으로도 건강 상태를 살필 수 있다. 일단 어제에 살이 없고 빈약하다면 토의 창름 기능이 떨어질 것이니 저장된 기운도 적을 수 밖에 없다. 그래서 매사 의욕이 없고 정력도 약한 편이다. 두텁지만 탄력이 없다면 기능적으로 원활한 상태는 아닌 것. 또 잔무늬나 어지러운 잔선이 많은 것은 간염, 만성 위염, 당뇨병, 암 등의 질환에서 볼 수 있다. 당뇨는 췌장에서 인슐린을 원활히 분비하지 못할 때 발병하는 것으로 비장의 기능 이상으로 생기게 된다. 건강 상태가 궁금하다면 편작의 마음으로 어제 부위를 잘 망진하자.

어제魚際는 몇몇 증상의 특효혈로도 유명하다. 흔히 쥐가 난다고 표현하는 근육 경련이 일어나면 응급조치로 어제혈을 지압해 주면 좋다. 쥐가 나는 이유는 근육을 관장하는 목의 기운이 실하기 때문인데, 어제혈을 지압함으로써 뭉친 근육을 풀어 주는 효과가 있기 때문이다.

어제魚際는 딸꾹질이 날 때도 요긴하게 쓰인다. 딸꾹질에는 여러 원인이 있지만 가장 흔한 것은 폐의 아랫부분에 있는 횡격막의 조절 기능 이상이다. 횡격막은 숨을 쉴 때에 사용하는 근육으로 횡격막 신경에 의해 수축이 조절된다. 이 신경이 자극되어 수축 작용이 원활하지 못해 공기의 유입과 차단에 이상이 생기면 딸꾹질이 나는 것이다. 공기가 제대로 고르게 들고 나지 않는다는 얘기다. 이때 폐를 다스리는 어제를 지압하는 것이다.

어제혈魚際穴은 과음 후 숙취에 좋은 혈로도 유명하다. 폭음과 폭식으로 불균형해진 위장을 잘 달래 준다. 이제 술자리에서 술만 마시지 말고 숙취 해소에 좋은 어제혈도 지압해 주시라. 마사지하기가 번거롭다면 시원한 성질을 가진 파스를 구입해 손톱만 한 크기로 잘라 혈자리에 붙여 자극을 주는 것도 숙취 해소에 효과가 있다고 한다. 세 가지 기운이 고루 흐르는 어제혈은 침으로 다스려도 부작용이 적은 곳이라 하니 힘들이지 않고 이익을 얻는 어부가 되길 마다할 이유가 없다. 삶의 풍요는 건강을 얻는 데서 시작될 테니 말이다.

소상(少商), 울(鬱)을 풀다

너무 먹거나 급하게 먹거나, 이러면 꼭 체滯하게 된다. 그럴 때는 보통 엄지손톱 위쪽을 따거나 양 옆을 딴다. 그리고 검은색 피가 한두 방울 나오면 안도한다. '이거 봐! 시커먼 피가 나오잖아. 체한 게 분명해!' 사실 거긴 언제 따도 검은색 피가 나온다. 온몸을 돌고 온 정맥이 흐르는 곳이기 때문이다. 그런데 얼마 후, 저 깊은 곳으로부터 참을 수 없는 울림트림이 전해져 온다. 꺼억! 이 호쾌한 소리가 나오고 나면 언제 그랬냐는 듯이 속도 편안해진다. 손가락 하나를 땄을 뿐인데 체한 게 내려간 것이다. 대체 어떻게 된 일일까?

사실 체滯했다는 건 음식물이 소화기관에 그대로 머물러 있다는 뜻이 아니다. '음식물의 기氣'가 흩어지지 않고 소화기관에 뭉쳐 있다는 뜻이다. 곧 체기滯氣는 뭉친 기氣가 몸의 통로를 막아서 생기는 현상이다. 한의학에서는 이런 현상을 울鬱이라고 부른다. 우리가 흔히 쓰는 우울憂鬱이라는 말도 같은 맥락이다. 몸의 어딘가가 콱 막혔다는 것. 그런데 어떻게 엄지를 따는 것만으로 이 '울'한 상태가 해소되는 것일까? 엄지에 특별한 비밀이라도 숨겨져 있는 것일까?

울에서 적취로

'울鬱'이라는 것은 맺히거나 몰려서 흩어지지 않는 것을 말한다. 즉,
올라가야 할 것이 올라가지 못하고, 내려가야 할 것이 내려가지 못
하며, 변화되어야 할 것이 변화되지 못하는 것이다. 이렇게 전화傳化
가 제대로 되지 못하여 여섯 가지 울증鬱證에 따른 병이 나타나는 것
이다. 『동의보감』(東醫寶鑑), 「잡병편」(雜病篇), '적취'(積聚)

보다시피 울鬱은 정체된 상태다. 기가 맺혀서 소통이 불가능한 상태
라는 뜻이다. 이러면 기가 내려가지도 올라가지도 못할뿐더러 변해
야 할 것들이 변하지 않는 상태로 방치된다. 이 상태가 바로 울인 셈
이다. 울은 주로 무질서한 생활 습관 아래, 감정이나 음식 조절에 실
패했을 때 생겨난다. 곧 삶의 무질서가 몸의 무질서로 전이되면 울하
게 되는 것이다. 그런 점에서 우울한 상태를 해결하려면 먼저 일상의
무질서부터 바로 잡아야 한다. 우울도 근본적으로 이 무질서에서 비
롯되기 때문이다.

문제는 울鬱이 해소되지 않을 때 걷잡을 수 없이 커진다. 울이 적
취積聚로 전환되기 때문이다. 적취란 몸에 유형의 덩어리가 형성됐다
는 뜻이다. 뭉친 기氣가 풀리지 않아서 형체를 갖춘 덩어리로 발전한
것이다. 적취는 주로 아랫배에 자리 잡으면서 가슴을 답답하게 하고
뭔가가 걸려 있는 것 같은 느낌을 준다. 오래되면 음식을 먹어도 살

로 가지 않거나 여성의 경우 심할 때에는 출산과 월경에도 문제를 일으킨다. "부인의 자궁에 들어 있으면 아이를 낳지 못하고, 포락包絡: 자궁으로 이어진 경맥에 들어 있으면 월경月經이 막힌다." 『동의보감』, 「잡병편」, '적취' 심지어 암도 적취의 일종이다. 그런 점에서 스스로 흩어 버릴 수 없는 것들은 생리에 치명적이다. 현대인들이 암과 우울에 시달리는 것도 이와 무관하지 않다.

울鬱은 보통 여섯 가지 형태로 나타난다. 기울氣鬱, 습울濕鬱, 열울熱鬱, 담울痰鬱, 혈울血鬱, 식울食鬱이 그것이다. 종류는 많지만 모두 기울에서 비롯된다. 앞서 본 것처럼 기가 뭉친 것이 습으로, 다시 열로, 담으로 전환되면서 몸의 울체들을 키워 간다. 어혈 또한 이 울의 종류이고 체한 것도 식울로 분류된다. 따라서 울을 해결하려면 기를 고르게 해주는 것이 급선무다. 모든 것이 기가 울한 것에서 출발하기 때문이다. 이때는 자극적인 음식을 최대한 줄이고, 감정의 동요도 피해야 한다. 자극적인 음식과 정서적 동요가 울을 더 조장하기 때문이다. 체했을 때 주로 죽 같은 음식을 먹게 하는 것도 이런 맥락이다. 최대한 담담하게 생활하라는 뜻이다. 혈자리에서는 이럴 때 소상少商이라는 혈을 쓴다. 소상은 엄지에 있는 혈자리다. 엄지를 따는 이유가 바로 여기에 있는 것이다.

폐기와 소상

『동의보감』에 따르면 소상少商은 "엄지손가락의 안쪽 손톱눈 모서리에서 부춧잎만큼 떨어진 곳에 있다". 생소하지만 손톱눈은 손톱의 양

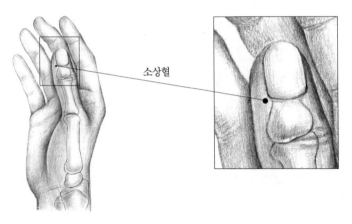

소상혈

소상혈 위치 | 엄지 손톱눈의 안쪽 부분에 위치한 소상혈은 열을 배출하고 구멍이 막힌 것을 열며, 목구멍을 편하게 해주고 경련을 진정시키는 효능이 있다.

쪽 가장자리와 살 사이의 위치를 뜻한다. 이 양쪽 손톱눈 가운데 몸쪽에 있는 가장자리가 안쪽에 해당하고, 검지 쪽에 있는 가장자리가 바깥쪽이다. 몸의 안과 밖을 판별할 때도 마찬가지다. 몸 쪽이면 안, 반대이면 밖. 그러니 소상은 몸 쪽 손톱 가장자리로부터 부춧잎의 두께만큼 떨어진 곳에 있다.

수태음폐경手太陰肺經은 폐肺에서 시작해 팔 안쪽을 타고 내려가 엄지손톱 옆에서 끝나는 경맥이다. 소상은 이 끝에 위치한 혈穴이다. 경맥은 손끝이나 발끝으로 갈수록 폭이 좁아진다. 따라서 폐의 경맥은 폭이 넓은 곳에서 좁은 곳으로 흘러가는 경맥이다. 이 좁아지는 곳의 끝을 정혈井穴이라고 부른다. 정혈은 우물[井]처럼 경맥의 기氣가 응축되어 있는 곳이라는 뜻이다. 그러니 소상은 폐의 기운이 가장 강하게 응축된 곳이다. 달리 말하면 폐를 자극하는 데 가장 강력한 힘을 발휘하는 자리라는 뜻이기도 하다. 그럼 폐는 몸에서 어떤 작용을 하는가?

폐肺는 몸에서 활발한 기氣의 교환이 일어나는 곳이다. 호흡이 이루어지는 곳이기 때문이다. 우리는 보통 1분에 18번 숨을 쉰다. 이 과정에서 이산화탄소를 비롯한 몸의 탁기濁氣를 배출하고 산소를 비롯한 청기淸氣를 받아들인다. 하루 24시간 동안 이 교환은 무려 25,920번이나 일어난다. 그래서 폐라는 글자 자체에 교환이 활발하게 일어나는 시장이라는 뜻을 담았다. "폐는 '육달 월月=肉'과 '저자 시市'로 이루어진 글자다. '시'市는 옷을 차려 입고[巾] 장을 보러 간다는 뜻으로 시장을 의미한다."류시성·손영달, 『갑자서당』, 94쪽

폐肺는 이 교환으로 온몸의 기氣를 주관한다. 이를 '폐주기'肺主氣라고 부른다. 따라서 앞으로 기의 문제라면 반드시 폐를 떠올려야 한다. 체기滯氣와 울鬱에 폐경肺經의 소상少商을 쓰는 이유도 바로 이것이다. 폐는 호흡을 통해 기를 전신으로 산포하는 역할도 한다. 온몸의 피부가 촉촉하게 유지되는 것도 이 작용에 의해서다. 이런 작용은 '폐주선발'肺主宣發이라고 부른다. 달리 말하면 울과 체는 선발 작용에 문제가 생겼다는 뜻이다. 그렇기에 기가 온몸으로 골고루 퍼지지 않고 뭉치고 울체되는 것이다.

뭉친 것을 흩어 버릴 때는 목木의 기운을 써야 한다. 봄철의 싹이 두터운 땅을 뚫고 올라오듯이 목 또한 뚫고 소통시키는 힘을 가지고 있기 때문이다. 폐경肺經 가운데 바로 소상少商이 이 목木의 기운을 가진 오수혈五輸穴이다. 더구나 소상은 앞서 봤듯이 폐경의 정혈井穴이다. 정혈은 주로 급성병에 사용된다. 따라서 기울과 같은 초기 단계

의 병을 치료하는 데 가장 적합한 혈자리가 소상이 되는 셈이다. 좀 더 나아가자면 어딘가 막힌 것 같을 땐 그저 소상만 잘 눌러 줘도 금세 효과를 볼 수 있다. 그만큼 소상은 기의 문제에 있어서 꼭 기억해야 할 혈자리인 것이다.

귀신도 울고 갈 소상

소상少商은 귀신鬼神이라는 별명을 가진 혈자리이다. 몸에 있는 365개의 혈자리 가운데 귀鬼가 들어간 별명을 가진 혈은 13개다. 이들을 한데 묶어서 '십삼귀혈'十三鬼穴이라고 부른다. 이 혈들은 고대로부터 정신질환을 고치는 데 사용되어 온 혈자리들이다. 그런데 왜 '귀'鬼라는 글자를 공통적으로 쓴 것일까? 고대인들은 정신질환이 귀신[鬼]과 관련되어 있다고 생각했다. 귀신이 앙심을 품고 달라붙어서 정신병이 생긴다고 본 것이다. 의역학적으로 귀신은 음기陰氣 덩어리다. 한 자리에 뭉쳐서 흩어지지 않는 상태라는 것이다. 귀신이 늘 일정한 장소에 출현하는 이유도 이것이다. 그런 점에서 정신병과 울鬱은 같은 메커니즘에서 작동한다. 귀신이란 별명은 바로 이 상태를 푸는 데 탁월한 효과를 발휘한다는 의미다.

소상少商은 귀곡鬼哭이라는 별명도 가지고 있다. 글자 그대로 귀신이 운다는 뜻이다. 왜 귀신이 운다는 별명이 붙었는지는 직접 소상을 눌러 보거나 자극해 보면 알 수 있다. 소상은 귀신도 울고 갈 만큼, 잘못 찌르면 기절할 만큼 아픈 자리다. 직접 보면 알겠지만 살점이 거의 없다. 여기에 침을 놓는다고 생각해 보라. 그래서 이런 농담

마저 생겼다. '너무 아파서 아픈 곳을 잊게 만드는 혈자리!' 사실 귀곡의 원래 의미는 귀신도 울고 갈 만큼 효과가 좋은 혈이라는 뜻이다. 그래서 소상은 다방면에서 활용되는 혈자리 가운데 하나다. 급체나 정신병에도 효과가 좋지만 감기, 기침, 중서中暑: 더위를 먹어서 정신을 잃는 상태, 혼궐昏厥: 갑자기 쓰러져서 사지가 차가워지고 의식을 잃어 인사불성이 되는 증후, 중풍中風, 인후가 부어오르고 아픈 증상, 실신失神 등에도 소상이 사용된다.

재밌는 건 재물을 잃거나 직장에서 해고를 당해서 생긴 마음의 병도 소상少商으로 치료한다는 것이다. 경맥에서는 엄지로 상재商材가 흐른다고 본다. 폐肺의 기운이 교환의 기운이자 금전과 관련된 금金의 기운이기 때문이다. 따라서 엄지가 유독 크고 튼실하면 평생 굶어죽을 걱정은 하지 않아도 된다. 얼마나 커야 하냐고? '엄지손가락을 내밀라니까 왜 엄지발가락을 내밀었어!'라는 말을 들을 정도면 그야말로 최고다. 그렇다면 평생 집에 양식 떨어질 걱정은 하지 않아도 된다. 대개 이런 사람들이 동작도 굼뜨고 느긋하다. 재물도 잃고 직장을 잃었을 때 이 엄지에 서려 있는 기운을 이용해서 마음을 느긋하게 해준다는 것이다.

소상少商은 어떻게 자극해야 할까? 침을 놓을 때는 오랫동안 꽂아 두어서는 안 된다. 기氣가 응축되고 강하게 모인 곳[井穴]이기 때문이다. 소상에 오랫동안 침을 맞으면 기가 다 빠져나가 버린다. 침이 없을 때는 지압을 해주는 것이 좋다. 엄지와 검지로 반대편 엄지를 잡고 꾹꾹 눌러 주면 된다. 백 번만 하면 침을 맞는 것과 같은 효과를 낸다.

체했다는 건 소통불능 상태에 빠졌다는 뜻이다. 기운들이 변해야 할 때 변하지 못하고 '꽁' 하고 뭉친 상태이기 때문이다. 거꾸로 말하자면 삶의 변화를 경험해야 할 때 우리는 종종 울체를 경험하게 된다. 낯선 환경에 접속했을 때나 이전까지는 경험해 보지 못한 일들, 관계의 혼란 등에서 울이 만들어지기 때문이다. 이 울한 상태를 풀려면 소극적이어선 곤란하다. 이 혼란의 상태에 적극적으로 개입해서 스스로 교통정리를 해야 한다. 길을 찾으려면 길에 뛰어들어야 한다. 이것이 우리가 소상少商에서 배워야 하는 울의 해법解法이다. 소상은 울체를 두려워하지 않는다. 한겨울을 뚫고 솟아오르는 새싹처럼!

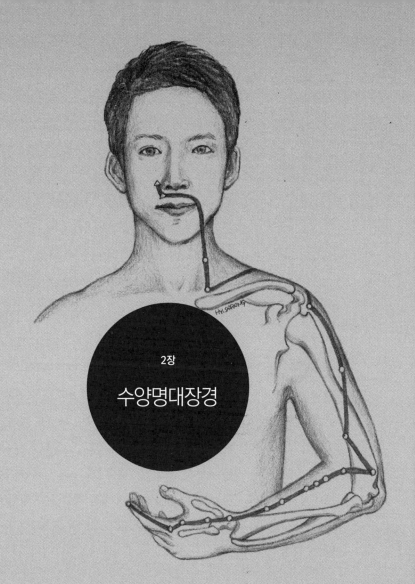

2장

수양명대장경

상양(商陽), 순환으로 잡는 비만

"날씬한 몸매를 원하십니까?"라는 문구는 진부해 보이지만, 여전히 한 줄기 구원의 빛처럼 사람들을 유혹한다. TV에는 각종 몸짱들이 등장해서 옷을 벗어 던지고 자신의 몸을 과시한다. 반면 뚱뚱한 사람들은 웃음거리가 되기 일쑤다. 뚱뚱함은 곧, 자기관리에 대한 소홀함이자 치부로 여겨지기까지 한다. 정도에 따라 경도-중등도-고도비만이란 무시무시한 등급들과 함께, 성인병에 걸리고 싶지 않으면 살과의 전쟁을 벌이라는 조언과 함께 말이다. 이게 우리 시대가 몸을 보는 한 단면이다. 근육에 대한 찬사와 살에 대한 저주. 한데 정작 비만이 어떤 상태인지에 대해선 잘 모른다. 그저 체중의 문제라고 짐작할 뿐. 정말 그럴까?

지방과 물

일반적으로 비만은 지방의 문제로 취급된다. 체중이 많이 나가는가,

적게 나가는가만이 기준이 되지 않는다. 말라 보여도 근육은 생존에 필요한 정도가 전부이고, 체지방이 몸을 뒤덮고 있다면 마른 비만이라고 불린다. 반면 체중이 많이 나간다고 하더라도, 신체가 근육으로 충만하다면 비만이라고 보지 않는다. 즉, 우리에게 비만이란 지방과 근육의 밀당 관계로 인식되고 있다는 것이다.

하지만 한의학에서는 좀 다르다. 비만肥滿은 물[水]의 문제다. 체내의 수분대사에 문제가 생기고, 그로 인해 노폐물이 정체되어 있는 상태를 비만으로 규정하기 때문이다. 한자를 풀어 보면 비만의 비肥는 고기나 살을 뜻하는 '육'月=肉과 물건의 알맞은 모양이라는 뜻을 가진 '파'巴가 합쳐진 글자다. 곧 살이 알맞게 찐 상태가 '비'肥라는 것이다. 과거엔 준마駿馬를 표현할 때 주로 이 글자를 썼다. 적토마의 토실토실한 엉덩이를 떠올려 보라. 그것이 '비'의 상태다.

반면 만滿은 물을 뜻하는 수水와 좌우 구분 없이 많다는 뜻을 가진 만㒼이 합쳐진 글자다. 물이 구석구석까지 꽉 차 있는 상태가 바로 만滿이다. 따라서 비만肥滿이란 몸에 꽉 차 있는 물 때문에 살이 오른 것처럼 보인다는 뜻이다. 지방과 근육량의 불균형을 비만으로 보는 우리와 비만을 규정하는 관점이 아주 다르다. 한의학에서는 비만 역시 순환이라는 관점에서 접근하기 때문이다. 그래서 해결하는 방법 또한 전혀 다르다.

지방이 우리 몸에 축적되는 과정은 간단하다. 체내에 축적되는 지방은 먹은 열량 중 에너지로 소비하지 않은 것에서 비롯된다. 남은 에너지가 고스란히 옆구리에, 아랫배에, 온몸에 지방으로 저장된다. 이렇게 저장된 지방은 운동이나 고된 노동을 30분 이상 지속해야 에너지로 다시 전환되는 일종의 비상식량과도 같다. 그러고 보면 지방과 현대인의 삶은 밀착되어 있다. 당장 쓰지도 못할 것들이라도 계속해서 쌓고 축적해야 한다고 믿는 것이 현대인의 심리이기 때문이다. 우리는 돈이건 집이건 공부건 심지어 연애마저도 다다익선多多益善이라고 생각한다. 이 회로가 그대로 몸에서 작동하는 것이 지방의 축적이다. 그래도 지방은 어느 정도 축적되면 흩어 버릴 생각들을 한다. 그리고 별짓을 다 한다. 뛰고 달리고, 그것도 모자라면 인위적으로 뽑아내기도 한다. 그런 점에선 쌓고 축적하는 것보다 흩어 버리는 게 더 어렵다. 몸에서도, 삶에서도 말이다.

물 또한 쌓이면 문제를 일으킨다. 물은 언제나 흘러야 맑고 깨끗해지기 때문이다. 반대로 고여 있는 물은 악취를 풍기고 금방 썩어 버린다. 몸에서도 마찬가지다. 몸 밖으로 배출되어야 할 물이 몸 안에서 정체되고 쌓이면, 썩으면서 독소가 발생한다. 이러면 정상적으로 가동되어야 할 통로들이 노폐물에 의해 좁아지고 과부하가 걸린다. 이때 불필요한 열이 발생하면서 물을 졸이고 정체를 유발한다. 쌓이고 열나고 다시 막히는 악순환이 반복되는 것이다. 이 상태가 비만이다. 물이 곳곳에 뭉쳐서 흩어지지 않고 있는 상태. 그로 인해서 몸의 순환체계가 멈춰 버린 상태. 어떻게 해야 물이 흐르게 될까?

대장, 물의 진원지

물의 문제를 풀기 위해선 먼저 물과 관련된 장부들부터 살펴야 한다. 몸에서 수분 조절을 주도하는 것은 신腎과 방광膀胱이다. 오행상 수水

에 배속된 이 장부들은 혈血을 제외한 모든 수액水液들을 관리하고 조절한다. 물에 문제가 생겼다고 하면 가장 먼저 떠올려야 하는 것도 신과 방광이다. 우리는 신과 방광을 기껏해야 오줌을 만들고 배출하는 기관으로 생각하지만, 한의학에서는 이들이 온몸의 물을 주관한다. 더 나아서는 생식을 주관하고 몸의 중심인 허리를 관리하는 것도 신과 방광이다. 물의 문제도 전혀 다른 차원에서 접근해야 한다는 뜻이다. 그런 점에서 신과 방광 이외에 주목해야 할 기관이 더 있다. 바로 대장大腸이다.

대장大腸은 배꼽을 중심에 두고 축구 골대와 같은 모양(ㄇ)으로 등뼈에 붙어 있다. 똥을 제대로 싸지 못하면 허리가 아프거나 결리는 이유도 이것이다. 또 대장의 전체 길이는 약 7m가량 되고 무게는 약 1.6kg 정도다. 의학 고전들에는 대장이 음식물을 약 34리터, 물을 약 13리터 수용할 수 있다고 기록되어 있다. 그만큼 큰 장부라는 뜻이다. 대장은 주로 똥을 만들고 음식물에서 수분을 재흡수하는 역할을 담당한다. 여기서 흡수된 물은 몸에 필요한 만큼 사용되고 신腎과 방광膀胱으로 보내져 몸 밖으로 배출된다. 물의 문제에 있어서 대장이 그 진원지이기도 하다는 뜻이다. 그럼 대장은 어떻게 물을 흡수하는가? 의역학적으로 대장은 금金의 기운을 가진 장부다. 금은 건조한 가을의 기운이다. 여름이 지나고 남은 화火의 기운을 갈무리해서 응축시키는 것이 금의 작용이다. 대장은 금의 건조함과 응축하는 힘으로 수분을 흡수하고 수액량을 조절한다.

재밌는 것은 대장이 따뜻한 것을 좋아하고 습한 것을 싫어한다는 점이다. 대장이 음식물의 찌꺼기에서 수분을 흡수할 때 기화氣化

라는 방식을 취하기 때문이다. 기화란 물을 수증기 상태로 만든다는 뜻이다. 이 상태에서 대장이 수분을 흡수한다. 따라서 대장은 기본적으로 열이 있어야 수분을 원활하게 흡수할 수 있다. 반대로 대장이 차가워지면 설사를 하게 된다. 아랫배가 차거나, 여름에 덥다고 배를 내놓고 잔 다음 날 설사를 하는 것은 이런 이유 때문에 발생한다.

문제는 과도한 열에 있다. 대장에 열이 치성해지면 물을 필요 이상으로 재흡수하기 때문이다. 이러면서 생기는 것이 변비다. 대변에 적당히 있어야 할 수분이 너무 흡수돼서 딱딱하게 굳어 버린 상태. 곧 변비가 물의 문제와 밀접하게 관련되어 있다는 뜻이다. 실제로 설사로 고생하는 이들은 대개 얼굴이 수척하다. 반대로 변비로 고생하는 이들의 얼굴은 퉁퉁 부어 있는 경우가 대부분이다. 과도하게 흡수된 수분이 몸 곳곳에서 붓기를 유발한 탓이다. 이것이 어느 한곳에 뭉치고 쌓여서 노폐물들을 축적하고 있으면 비만으로 발전한다. 곧 대변과 함께 빛을 봐야 할 수분들이 '뚱'하게 우리 몸을 차지하고 있는 것이다. 따라서 비만을 다스리려면 몸 안에 정체되어 있는 물부터 해결해야 한다. 즉, 대장부터 손을 봐야 한다는 뜻이다.

물 잡는 상양

상양商陽은 몸에서 금金의 기운이 가장 강한 곳이다. 수양명대장경手陽明大腸經의 정혈井穴이자 오행상 금의 기운을 가진 혈자리이기 때문이다. 따져 보면 쉽다. 대장大腸은 기본적으로 금에 배속된 장부다. 거기다 대장경으로 흘러 다니는 양명陽明의 기운 또한 조금燥金의 성질을

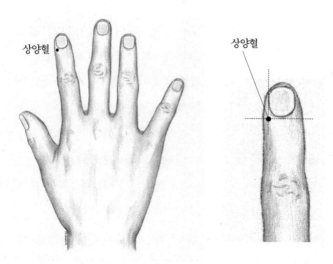

상양혈

상양혈

상양혈 위치 | 검지손톱의 안쪽 모서리에 위치한 상양혈은 몸속의 불필요한 물을 제거하는 데 있어 특효다. 또한 목이 붓고, 잇몸이 아프고, 코가 막혔을 때에도 쓴다.

가지고 있다. 조금이란 서늘하고 건조한 가을의 기후를 뜻한다. 여기에 오수혈五輪穴의 기운마저 금이다. 따라서 온통 금의 기운으로 가득한 혈자리가 되는 것. 몸 구석구석의 불필요한 물을 제거하는 데 있어서 최고의 전문가가 상양인 셈이다.

몸에서 물을 다스리는 문제는 곧 불을 다스리는 문제와도 직결된다. 물과 불은 음양처럼 맞물려 있기 때문이다. 상양商陽은 정체된 물을 다스리기도 하지만, 이를 양산하는 대장의 열을 잡는 데도 효과적인 혈자리다. 금金의 기운으로 화火의 기운을 식히고 갈무리하기 때문이다. 입이 마르는 것이나 몸에서 주기적으로 열이 날 때 상양을 쓰는 이유도 이것이다. 상양은 어디에 있을까?

상양商陽은 "집게손가락 내측 손톱눈 모서리에서 부춧잎만큼 떨어진 곳에 있다".『동의보감』 쉽게 말해 검지의 안쪽(엄지 쪽) 손톱눈 가장자리에서 약간 떨어진 곳에 있다는 뜻이다. 엄지에 있는 소상少商과 마찬가지로 누르기만 해도 통증이 심한 곳이 상양이다. 하지만 강한 기운을 머금은 만큼 지압만으로도 놀라운 효과를 볼 수 있다. 몸에 가을의 금金기운이 필요하다면 상양을 적극적으로 활용하라.

비만은 근본적으로 물의 문제다. 물을 순환시키면 자연스레 해결될 수 있는 문제인 것이다. 물의 생명력은 흐름에서 나온다. 비만에서 벗어나려면 흘러가는 기술, 흘려보내는 기술을 터득해야 한다는 뜻이다. 그러려면 먼저 무작정 쌓고 축적하는 것이 최선이라는 욕망의 회로부터 바꿔야 한다. 그래야 물도, 몸도 그 생명력을 발휘할 수 있기 때문이다.

이간(二間), 지평(地平)을 열어라

"금요일이에요. 칼퇴와 함께 FAD(Friday Alcohol Delicious)를 외치며 삼겹살에 소주를 들이켜요. 2차로는 치킨과 맥주를 퍼부어요. 3차로 자리를 옮겨요. 순간, 내일 친구들과 갈비를 먹기로 한 것이 떠올라요. 갈비를 먹기 위해선 기력을 남겨 둬야 할 것 같아서 3차는 자제하기로 해요. 자리를 빠져나와 집으로 향해요. 갑자기 왠지 모를 허기가 엄습해 와요. 안 되겠어요. 입가심으로 라면이라도 하나 끓여 먹어야겠어요. 아, 이제야 좀 행복해져요. 졸음이 몰려와요. 기절해요.

다음날이에요. 생전 보지 못한 얼굴이 거울 앞에 등장해요. 악! 눈에 손톱만 한 다래끼까지 솟았어요. 이런 피부 상태로는 절대 어디도 갈 수 없어요. 하지만 오랜만에 만나는 친구들과의 수다, 갈비의 유혹이 마음을 요동치게 만들어요. 결국 얼굴을 최대한 가리는 중무장 코디를 하고 친구들에게로 향해요. 친구들이 얼굴이 왜 그 모양이냐고 물어요. 어제의 식단을 쭉 읊어 줘요. 그랬더니 친구들이 코를 막으면서 얼른 갈비나 먹으러 가자고 해요. 갈비집에 도착했어요. 또 언제 망설였냐는 듯이 질주해요. 친구들과의 수다는 잊은 지 오래예요. 냉면도 한 그릇 말아먹어요. 곧 얼른 집으로 들어가 눕고 싶어져요. 친구들이 2차를 가자는 것을 뿌리치고 집에 돌아와요. 기절해요.

다음날이에요. 눈을 뜰 수가 없어요. 다래끼는 주먹만 해졌어요. 엄마에게 어떻게 하면 좋냐고 물어요. 엄마도 어제 친구들과 같은 반응이에요. 코를 막고 알아서 하라고 윽박질러요. 아, 다래끼도 병이니까 먹어야 빨리 나을 거 같아서 이것저것 챙겨먹어요. 또 졸음이 몰려와요. 기절해요."

요즘 우리의 음식문화가 대충 이렇다. 먹고 또 먹고. 온통 먹는 것으로 시작해서 먹는 것으로 끝난다. 대체 왜 이렇게들 먹어 대는 걸까? 간단하다. 스스로 멈출 수가 없기 때문이다. '먹는 것 하나 내 뜻대로 못하겠어?' 싶겠지만 절대로 안 된다. 의지와 상관없이 몸이 이미 그런 배치 속에 놓여 있기 때문이다. 보라. TV 속이건 밖이건, 아침부터 새벽까지 정말 쉬지 않고 먹고 있다. 이 속에서 어찌 먹지 않고 버틸 수 있단 말인가!

의역학적으로 따져 봐도 그렇다. 눈으로 보고 있으면 먹고 싶어진다. 눈과 입 그리고 위胃가 하나의 그룹으로 연결되어 있기 때문이다. 물론 그렇다고 해서 모두가 폭식과 과식을 하게 된다는 건 아니다. 일단 몸 안에 그런 회로가 만들어져야 그렇게 먹게 된다. 역시 문제는 몸에 있는 셈이다. 음식프로그램들이 우후죽순으로 생겨나는 것도 이 때문이다. 몸에 이 회로가 만들어지면 사람들이 엄청나게 먹어 댄다는 걸 알기 때문에. 그런데 눈-입-위처럼 멀리 떨어져 있는 것들이 어떻게 하나의 그룹을 이루는 것일까? 또 폭식 이후에 다래끼가 솟아오르고 입냄새가 나는 이유는 무엇일까?

다래끼와 입냄새의 역습

결론부터 말하자면 다래끼와 입냄새의 원인은 열熱이다. 특히 위胃와 대장大腸의 열이 그 주범이다. 어떻게 이 열이 눈과 입까지 올라와서 난동을 부리느냐고? 이 메커니즘을 이해하기 위해선 눈과 입에 대해 살펴봐야 한다.

> 오장육부의 정기精氣는 모두 위로 올라가기 때문에 눈에는 각 장부들의 정기가 나타나게 된다. 정기의 보금자리가 곧 눈인 셈이다. 신장腎臟의 정기는 눈동자가 되고, 간肝의 정기는 검은자위가 되고, 심장心臟의 정기는 혈락血絡이 되고, 폐肺의 정기는 흰자위가 되고, 비장脾臟의 정기는 눈꺼풀이 된다. 눈은 오장육부의 정기가 모인 곳이며, 영·위기와 혼백魂魄이 항상 빛나는 곳이고, 신기神氣가 나오는 곳이다. 『동의보감』(東醫寶鑑), 「외형편」(外形篇), '안'(眼)

보다시피 눈은 오장육부의 공동출자로 만들어졌다. 눈동자는 신腎, 검은자위는 간肝, 흰자위는 폐肺, 눈의 가장자리는 심心, 눈꺼풀은 비위脾胃. 달리 말하면 '본다'라는 사건은 눈-시신경-뇌-인식이라는 우리의 통념을 넘어서 있다. 의역학적으로 우리는 뇌로 보는 것이 아니라 오장육부로 '본다'. 종종 끔찍한 사건이나 사진들을 보면 눈부터 감는 이유도 이것이다. 그 충격으로부터 오장육부의 기운을 보호하겠다는 것. 반대로 어떤 것을 보느냐가 오장육부의 기운 자체를 달라지게도 한다. 이뿐만이 아니다. 눈은 모든 경맥과 연결되어 있다. 경맥은 온몸을 촘촘하게 감싸고 있는 기氣의 통로이자 정보망이다. 즉, 눈의 반응이 금방 몸 전체로 전달된다. 그래서 '몸이 1000냥이면 눈이 900냥'인 것이다.

눈은 몸에서 양기陽氣가 가장 센 곳이다. 양기는 밝고 가벼워서 위로 올라가는 기운이다. 얼굴의 가장 높은 곳에서 사물을 밝게 분별하고, 칠흑 같은 어둠 속에서도 어렴풋이 앞을 볼 수 있는 이유도 눈이 양기로 가득 차 있기 때문이다. 그만큼 기가 세고 강렬한 양기가 뿜어져 나가는 곳이 눈이다. 그렇기에 눈이 너무 크면 손해가 이만저만이 아니다. 특히 요즘처럼 눈이 얼굴의 반을 차지하는 '캔디형' 이목구비는 치명적이다. 몸의 양기가 눈을 통해 다 새어 나갈 소지가 크기 때문이다. 더구나 자극적인 볼거리들로 넘쳐나는 요즘 같은 경우엔 눈이 큰 것이 더더욱 불리하다. 그럼에도 어떻게든 크게 하지 못해서 안달이다. 백 번 양보해서 눈이 크면 예뻐 보인다고 하자. 그다음은? 눈이 크다고 해서 뭐가 더 잘 보이는 것도 아니고 시야가 넓어지는 것도 아니다. 그러나 잃는 건 너무 많다.

일단 오장육부의 기운이 다 틀어진다. 성형수술로 눈이 갑자기 커지면 오장육부에서 눈으로 보내야 할 기운이 그만큼 많아지기 때문이다. 당연히 다른 곳으로 가야 할 기운은 부족해진다. 그러니 눈이 커지면 상대적으로 쉽게 피곤해지고 빨리 늙는다. 몸 이곳저곳의 기운을 끌어다 써야 하기 때문이다. 그럼 태어날 때부터 눈이 큰 사람은 어떻게 하냐고? 걱정할 것 없다. 눈의 크기를 감당할 수 있을 만큼의 기운을 가지고 태어난다. 다만 눈을 억지로 째서 키우면 오장육부의 기운장이 바뀌면서 얼굴 자체도 다 변한다. 눈 하나 했는데 얼굴이 다 바뀐다고? 그렇다. 오장육부는 눈뿐만 아니라 입, 귀, 코, 광대뼈, 볼살, 턱, 입술 등등 얼굴 전체와 연결되어 있기 때문이다. 그리고 얼굴 전체를 관장하는 것은 위胃다.

> 수족手足의 육양경六陽經은 모두 머리로 올라가지만, 족양명위경맥足陽明胃經脈은 코에서 일어나 콧마루에서 교차한 뒤, 윗니 속으로 들어가 입을 따라 돌고, 협거혈頰車穴을 지나 귀 앞으로 올라가서 객주인客主人을 지난다. 얼굴에 그물처럼 얽혀 있기 때문에 얼굴병은 오로지 위胃에 속한다. 풍열이 들어와 얼굴이 붓거나, 얼굴과 코가 자색紫色을 띠거나, 여드름이나 두드러기가 돋거나, 얼굴에 열이 나거나, 얼굴이 차가울 때는 족양명위경의 증상으로 보고 치료한다. 『동의보감』, 「외형편」, '면'(面)

보다시피 얼굴에서 생기는 병은 다 위병胃病이다. 위胃의 경맥이 얼굴 전체를 감싸고 있기 때문이다. 흔히 경험하는 여드름이나 뾰루지를 비롯해 다래끼와 입냄새 또한 이 위열로부터 생겨난다. 위열이 생기는 이유는 명확하다. 음식을 절제하지 못해서다. "음식을 절제하지 않으면 위에 병이 생긴다. 위에 병이 생기면 숨이 짧아지고 정신이 없으며 열이 심하게 난다. 불꽃이 올라와 얼굴을 달아오르게 할 때도 있다."「동의보감」, 「외형편」, '면' 요즘처럼 열량이 높은 음식들과 술, 탄산음료 등은 금방 위열을 만들어 낸다. 위열이 위경을 타고 얼굴로 올라와서 온갖 증상들을 만들어 낸다. 달리 말하면서 얼굴의 상태가 곧 내 위의 상태이기도 하다.

열은 양기陽氣다. 양기는 어디로든 튀어나가려고 하는 성질을 가지고 있다. 위胃는 몸에서 피부 밑에 있는 살들과도 연결된다. 즉, 위에서 생긴 열은 살들을 끌고 피부 밖으로 돌출되기도 한다. 이것이 눈꺼풀에서 나타나는 것이 다래끼다. 등창이나 얼굴에 나는 여드름도 같은 원리다. 다래끼뿐만 아니라 입도 그렇다. 입은 식도를 통해서 위와 바로 연결된다. 위가 뜨거워지면 열이 이 통로를 타고 올라간다. 그럼 당연히 입이 건조해진다. 입의 침이 마르면서 악취가 만들어진다. 그러니까 다래끼와 입냄새는 지금 과식과 기름진 음식으로 위가 열 받았다는 신호를 아주 거칠게 표현하고 있는 셈이다.

위胃를 열 받게 만드는 또 다른 원인이 있다. 대장大腸의 열이 그것이다. 대장은 우리 몸에서 똥을 만들고 내보내는 중요한 기관이다. 한데 대장에서 똥을 제대로 내보내지 못한다면? 소화된 것들의 잔해가 부패하고 썩으면서 열이 발생한다. 이 열이 위로 올라가면서 두통과 뾰루지들을 만든다. 똥을 못 누면 얼굴이 푸석푸석해지는 이유도 이것이다. 그럼 어떻게 대장이 위를 열 받게 한다는 것인가. 그 위치 때문이다. 대장은 위의 바로 아래쪽에 자리 잡고 있다. 그래서 간혹 밥을 많이 먹으면 소화도 안 됐는데 똥이 마려운 경우가 있다. 위가 축 쳐져서 대장을 압박하기 때문이다. 반대로 대장에서 똥이 잘 나가지 못해서 열이 생기면 금방 위로 전달된다. 너무 많은 음식을 먹고 마셔서 생기는 위열과 밖으로 내보내지 못해서 생기는 대장의 열. 그 대부분은 우리의 과식이 불어온 음식의 역습이다.

'이간'질 하라

과식으로 열 받은 위胃와 대장大腸을 식히는 데 이간二間만큼 좋은 혈도 없다. 이간二間은 수양명대장경手陽明大腸經의 형혈滎穴이자 수水의 기운을 가진 혈자리다. 이간은 수의 기운으로 대장의 열을 내린다. 대장의 열이 빠지면 당연히 위도 열 받는 일이 없어진다. 아니 대장이 상대적으로 차가워지면 위의 열 또한 중화된다. 즉, 몸 안에서 자체적으로 열을 순환하게 만드는 것이다. 그래서 이간은 열로 인한 눈의 통증, 입이 마르는 것, 치통 같은 증상 등에도 많이 활용된다. 위열로 생기는 입냄새와 다래끼 또한 이간으로 치료한다.

일단 다래끼가 솟았다면 이간二間을 찔러서 피를 한두 방울 내면 좋다. 이렇게 하고 하룻밤이 지나면 다래끼가 현저하게 줄어든다. 『동의보감』에 따르면 이간은 "집게손가락 밑마디 앞 안쪽 우묵한 곳

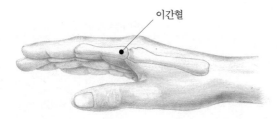

이간혈

이간혈 위치 | 오수혈의 오행상 물의 기운을 가진 이간혈은 대장경의 형혈이며 열을 식히고 부은 것을 가라앉힌다.

에 있다". 하지만 이 말만으로는 그 자리를 찾기가 쉽지 않다. 그림을 참고하여 손가락으로 검지의 안쪽을 타고 손목 쪽으로 올라간다. 그러다 손등과 검지가 만나는 관절 앞에 이르면 깊고 오목한 곳이 만져진다. 바로 여기가 이간이다.

이간二間은 졸음을 쫓는 데도 효과적인 혈이다. 보통 많이 먹고 움직이지 않으면 병든 닭처럼 졸게 된다. 특히 봄에서 여름으로 바뀌는 때는 식후에 고개가 꽉꽉 꺾인다. 밥을 먹고 난 다음 졸음이 몰려오는 건 소화기에서 기운을 쓰고 있기 때문이다. 이때 발생하는 소화열이 경맥을 타고 머리 쪽으로 올라오면 졸음이 쏟아진다. 이때 이간의 수水 기운으로 졸음을 깨우는 것이다.

우리는 음식의 기운으로 살아간다. 음식에서 가장 많은 에너지를 얻기 때문이다. 거꾸로 말하면 음식 때문에 겪게 되는 몸의 문제가 가장 많다는 뜻이기도 하다. 가장 이로운 것은 가장 해로운 것과 맞물려 있다. 과거엔 음식을 너무 먹어서 다래끼가 나면 발바닥에 글자를 썼다고 한다. 위쪽 눈꺼풀에 다래끼가 나면 천평天平이라고 쓰고, 아래쪽 눈꺼풀에 나면 지평地平이라고 적었단다. 이걸 보고 한참 웃었다. 미신이라고 생각해서다. 하지만 한편으론 되묻게 된다. 지금 우리는 음식에서 평안平安함을 얻고 있는가, 폭식과 다이어트라는 지옥을 오가고 있는 것은 아닌가라고.

삼간(三間), 슬픈 치아를 위로하라!

아직 둘째가 없던 무렵의 이야기다. 어느 더운 여름, 그 전 주부터 살금살금 아려 오던 아래쪽 잇몸과 왼쪽 어금니가 도무지 나을 기미가 안 보였다. 평소 양치질을 게을리하지 않았는데도 이가 이상했다. 더운 날은 계속되고 있었고, 몇 가지 회사일도 뒤엉킨 채 내 손을 기다리고 있던 터라, 마음은 몹시 조급하고 무거웠다. 퇴근 후에 아내에게 받은 얼음봉지를 손수건으로 둘둘 말아 입에 대기도 했지만, 그때만 잠시 통증이 사라질 뿐이었다. 겨우 잠이 들어도 이른 새벽이면 어김없이 찾아오는 통증 때문에 식은땀과 신음소리를 짜냈다. 졸음이 찾아 와도, 옆으로 누우면 또 어김없이 치통이 뛰쳐나와 졸음을 쫓아버렸다. 마치 물을 마시려 고개를 숙이면 물이 저 아래로 달아나 버리더라는 그리스 신화의 탄탈로스와 흡사했다. 잠은 오는데 잘 수는 없는, 참으로 비극적인 '불면 생지옥'이 여러 날 계속되었다.

그러나 그때만 해도 끔찍한 파국이 기다리고 있을 줄은 꿈에도 몰랐다. 그날도 치통으로 이 세상을 떠나고 싶은 심정이었다. 여름 이 불에 그려진 원숭이 엉덩이를 보며, '참 속 편한 놈일세'라며 눈물을 흘리며 부러워했던 기억이 난다. 그런데 이날 새벽엔 아랫배를 바늘로 찌르는 고통도 같이 찾아왔다. 그 통증은 서너 시간에 걸쳐 십 분 주기로 찾아왔다. 계속 꾸르륵거리더니, 마침내 설사가 정신없이 쏟아져 나왔다. 아뿔사, 장염이었다. 이제 똥구멍까지 터진 것이다. 생각해 보니 전날 뒷골목 술자리에서 급하게 들이켰던 식은 찌개가 좀 이상하긴 했다. 그래도 회식의 막판은 항상 밥과 찌개로 마무리해야 한다는 오랜 철칙 때문에 바닥이 보일 때까지 먹었다. 그게 탈이었나 보다. 급기야 새벽 5시쯤부터는 변기에 살다시피 앉아 있어야 했다. 입구멍과 똥구멍의 연대는 실로 대단했다. 처음엔 어느 정도 간격을 두고 둘이 왔다 갔다 하면서 공격하더니만, 나중엔 완전히 파상공세다. 나로선 그 근처에 있는 혀나 입술과 신성동맹이라도 맺어야 할 판이었다. 하지만 혀는 노란 쓴물만 내뱉고 있었고, 입술은 바싹바싹 마른 채 도무지 동맹을 맺을 태세가 아니었다. 나는 완전히 홀로 되어 가련하기 짝이 없었다. 이와 대장, 입구멍과 똥구멍, 이들이 이토록 무서운 놈들이란 것을 난생 처음 알았다. 나의 비겁한 '혓바닥'은 "제발, 제발……"이라는 소리를 연신 내뱉을 뿐이다. 결국 나는 혼절하고 말았다. 아마도 '파국'의 리얼리티를 체험한 것은 이때가 처음이지 싶다.

치아, 나는 너의 슬픔을 몰랐다

사실 치아만큼 안타까운 녀석이 또 있을까. 도대체 무슨 귀신 씻나락

까먹는 소리인가 싶을 것이다. 하지만 이 녀석의 생애를 묵상해 보자. 태어난 지 6개월 된 사람의 몸에 돋아나서 8~9년 정도 쓰이다, 쓸쓸히 퇴장해야만 했던 젖니. 이[齒]의 삶은 갈수록 윤택해지는 삶이 아니라 쓸쓸히 퇴장당하는 삶이다. '32개의 영구치'로 힘겹게 환생한 이후에 주인에게 사랑받으려고 무지 애쓰지만, 그런 요구는 대개 깡그리 무시되기만 한다. 젊은 주인은 양치하라는 말은 안 듣고, '혀'만 사랑하여 매일 육류, 단맛 나는 과자, 아이스크림 같은 것들만 잔뜩 집어넣어 씹으라 하고, 술, 담배 같은 것들을 수도 없이 집어넣어 물라 한다. 그러다 젖니가 전생에 그랬던 것처럼 하나씩 하나씩 퇴장하고 만다. 물론 영구치들도 처음엔 주인의 명령을 묵묵히 수행한다. 앞니절치와 송곳니견치는 제 주인이 대책 없이 들이민 음식물을 단단하게 잡아 주고, 어금니구치 큰놈, 작은놈은 그것들을 알아서 작은 조각으로 갈고 부숴 준다. '저작'咀嚼이란 노동만큼 슬픈 노동이 어디 있을까 싶다. 자신의 노동을 자기를 위해 쓰는 법이 없다. 오히려 노동의 산물인 음식물을 자기 곁에 두었다가는 자기 몸만 아프게 될 뿐이다. 매번 음식물을 잘게 부수어 혀로, 위로 넘기기 바쁘다.

그래서 치통이란 치아들의 슬픈 몸부림이다. 이들도 당연히 신경과 혈관을 통해서 자신이 느낀 울분을 토로한다. 이는 대개 잇몸 밖으로 나와 있는 '치관'齒冠(우리는 대개 이것을 두고 '치아'라고 말한다), 잇몸에 살짝 들어가 있는 '치경'齒莖, 그리고 뼈에 지탱하고 서 있는 '치근'齒根: 이뿌리, 이렇게 세 부분으로 이뤄져 있다. 흔히 신경과 혈관은 치관과 치근에 걸쳐 있는 '치수강'齒髓腔이라고 부르는 것 안에 자리하는데, 이것들이 이의 슬픔을 우리들에게 알려주는 것이다. 대개 치통이라고 하면 충치가 치수강 안에 있는 신경과 혈관에 염증을 일으켜 생기는 통증으로 알려져 있다. '치수강'이라는 밀실 속에 들어 있는 신경이 뇌신경과 직접 연결되어 있어서 충치가 찌르르 아리는 것을 바로 느끼게 되는 것이다. 그래서 사람들은 양치질을 하루 세 번 열심히 하면 충치 같은 것은 싹 사라지는 것으로 안다. 음식물 찌꺼기에 의한 충치는 그걸로 해결될 수 있을 것이다. 그런데 문제는 양치질도 게을리하지 않고, 평소 충치도 없었던 경우인데도 웬일인지 이가 마구 슬퍼한다는 데 있다. 나의 경우가 그랬다.

수양명대장경, 대장과 이를 이어놓다

치아는 수양명경맥手陽明經脈과 족양명경맥足陽明經脈이 지나는 곳이다. 윗잇몸은 곤토坤土에 속하고 족양명위경足陽明胃經이 통하는 곳인데, 정지한 상태로 있고 움직이지 않는다. 아랫잇몸은 음식물을 씹는 곳으로서 쉴 새 없이 움직이는데, 수양명대장경맥手陽明大腸經脈이 통하는 곳이다. 『동의보감』(東醫寶鑑), 「외형편」(外形篇), '아치'(牙齒)

신기하게도 아랫잇몸은 대장과, 윗잇몸은 위와 연결되어 있다. 아랫잇몸과 연결되어 있는 부위를 죽 연결해 보면 한쪽에 20개 혈자리양쪽 40개 자리가 나오는데, 이를 '수양명대장경'手陽明大腸經이라고 부른다. 이 경맥은 체내에서는 대장大腸에 속하고 폐장肺臟에 연락連絡한다. 다시 말하면 대장을 주관하고, 폐와 이어져 있다. 좀더 말해 본다면 이 자리들 전체가 하나의 큰 대장이다. 이것은 둘째손가락 손톱 끝에서 시작하여 옆을 달려 올라가 콧날개에 가서 끝난다. 엎어 놓은 ㄷ자 모양으로 뱃속에 자리 잡은 것만이 대장인 것은 아니다. 손가락에서 코에 이르는 이 경맥의 자리들 역시 모두 대장인 셈이다. 대장의 형태 변환들이라고나 할까.

그런데 이 경맥에는 폐로 이어지기 전에 쇄골 오목한 곳에서 갈라져 나간 가지가 하나 있는데, 이게 요상하게 움직여 입으로 들어간다. 그러니까 목과 볼을 지나고 아랫니의 치은을 지나서 입을 돌아 코와 입술의 중앙으로 쏘옥 빠진다. 내가 알고 싶었던 비밀이 여기 있었다. 하루 종일 양치질을 해도 이의 슬픔을 위로해 주지 못한 이유를 말이다.

아무튼 우리는 치아에 대해 묵상 중이었으니 돌아가 보자. 치아齒牙의 '치'齒는 가지런한 앞니 모양을 본뜬 글자이고, '아'牙는 날카롭게 생긴 송곳니와 어금니를 가리킨다. 이 모양을 봐도 알 수 있지만, 앞니는 채소 같은 부드러운 것들을 자르고, 어금니는 곡식들을 갈아서 죽처럼 만들어 주고, 송곳니는 고기 찢기에 알맞다. 사랑니 4개는 제쳐두고 어금니가 24개, 송곳니가 4개인 것을 보고 채식과 육식의 비율은 6:1이 적당하다고 보는 사람도 있다.

치통이 생기는 원인을 단순히 음식물 찌꺼기 때문이라고만 말해선 안 된다. 우선 치아는 뼈의 나머지로 신腎에 속한다. 따라서 신이 허약하면 이 사이가 벌어지고, 그 사이로 음식물 찌꺼기가 쌓이기 쉽다. 이보다 더 심각한 것은 위장과 대장이다. 경맥의 이름이 알려주는 바와 같이, 대개 대장에 이상이 생기면 수양명대장경手陽明大腸經의 혈자리들이 문제를 일으킨다. 혈자리들이 바로 대장들이니까 말이다. 얼굴이나 코, 치아 질환들은 십중팔구 대장의 문제다. 그리고 이 경맥이 양경陽經이다 보니, 음경陰經보다 체표를 비롯한 양적인 부위에 증상이 나타난다. 그 증상들은 대부분 양명경의 열 때문이다. 수양명대장경은 양명조금陽明燥金의 금金 기운과 대장의 금 기운이 흐른다. 대장이라는 금기를 머금은 그릇에 습기를 쫙 빨아들여 건조시키는 양명조금의 기운이 경맥을 지배한다. 하여 수양명대장경은 대체적으로 건조하고 메마른 기운이 흐르는 경맥이다. 사실 양명조금의 기운은 대장이 수분을 흡수해서 대변이 잘 나올 수 있는 환경을 마련해 주지만, 이것이 태과하면 변비가 생길 뿐 아니라 대장이 열기의 도가니로 변하기 십상이다. 그래서 수양명대장경과 함께 양명조금의 기운을 가지고 있는 족양명위경足陽明胃經도 위경의 열로 인한 병증이 많다.

하여 위장과 대장에 독소가 쌓여 양명경의 열이 위로 올라오면 아닌 밤중에 홍두깨처럼 가만히 있던 잇몸에 통증이 발생한다. 평소 양치질을 열심히 하는데도 아랫잇몸이 고통스럽다면 대장에 문제가 없는지 살펴봐야 한다. 음식찌꺼기가 없는데도 입냄새가 많이 난다면 이때도 이를 의심해 봐야 한다. 그렇다면 독소란 무엇인가? 독소는 순환하지 않고 정체된 음식물이 만들어 내는 독한 기운이다. 독한 기운은 쌓인다. 쌓이면 열이 난다. 과열은 화기로 바뀐다. 화기는 위로 올라오는 성질이 있다. 따라서 위와 대장이 힘들어지면 열이 나고, 그 열이 올라와서 잇몸을 아프게 한다. 더군다나 신이 약해 이가 벌어지고, 그로 인해 음식물이 잘 끼는 사람이라면 상황은 최악이다.

대장에 이상이 생기면, 어깨와 팔 특히 둘째손가락으로 이어지는 줄기가 아플 때가 있다. 이럴 때 배꼽 양옆의 천추혈天樞穴과 허리 띠가 닿는 부분의 대장수혈大腸兪穴을 눌러 보면 아주 민감하게 반응하는데, 대장에 이상이 생긴 게 틀림없다. 그런데 이런 경우는 동시에 치통이 같이 오는 경우가 허다하다. 아마도 치통이 먼저 오기 십상일 것이다. 왜냐하면 대장에 쌓인 독소를 치우라고 주인에게 악을 써야 하니 말이다. 그것은 일종의 메시지인 셈이다. 안타깝게도 나는 그 슬픈 소리를 듣지 못했다. 그러니 아무리 얼음봉지를 갖다 대도 도통 낫지 않았던 것이다. 결국 입구멍과 똥구멍, 이것들이 연합해서 나를 공격한 것은 다 이유가 있었다. 그들은 주인을 보기 좋게 전복했고, 또 성공했다.

삼간, 슬픈 '이'를 위로하다

그럼 이것들을 어떻게 다스려야 할까? 일단 반성하라. 치아의 슬픔에 대해 묵상하고 그의 삶에 대해 존중하는 마음은 치통을 앓는 자로서 당연한 자세다. 다음, 수양명대장경手陽明大腸經의 혈자리를 찾아야 한다. 자, 손을 들어 보자. 손을 약간 구부려 보면 집게손가락 세번째 마디 뒤쪽으로 엄지손가락과 집게손가락의 뼈가 갈라지는 지점이 있다. 여기가 삼간三間이다. 집게손가락의 세번째 마디와의 사이에 위치하므로 '삼간'이라 하였다. '삼三'은 세번째를 가리키고, '간間'은 장소를 뜻한다. 그래도 감이 안 잡히면 다음과 같이 만져 보라. 오른손을 펴서 집게손가락에 연결된 손등뼈 안쪽을 손가락 끝으로 가볍게 대고 손목 쪽에서 손가락 쪽으로 살며시 밀고 가면 손가락과 관절이 되

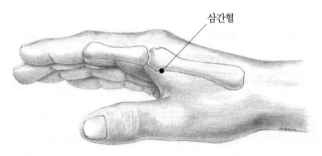

삼간혈

삼간혈 위치 | 열을 배출하여 부어오른 것을 가라앉히는 삼간혈은 집게손가락 세번째 마디 뒤쪽에 자리하고 있다. 설사와 코피를 멎게 하며 눈이 아프고 목구멍이 부은 데에도 쓴다.

는 곳에서 툭 나온 뼈가 만져지는데 이 뼈의 바로 뒤쪽이 삼간이다.

삼간은 수양명대장경의 오수혈五輸穴 중 수혈輸穴이다. 수혈은 경락의 기가 시냇물이 되어 힘차게 흘러가는 단계이다. 대부분 팔목 아래, 발목 아래 우묵한 곳에 있다. 대개 기혈이 한 곳에 머물러 염증을 일으키거나 통증을 일으킬 때 그 경락의 수혈로 다스린다. 삼간은 목木 기운을 간직한 수혈이다. 양경의 목 기운이니 기혈의 정체를 뚫고 전진하는 힘이 강력하다. 나의 경우, 아랫잇몸에 염증이 난 치통이니, 이와 연결된 수양명대장경의 기혈이 정체를 빚어 생긴 것이었다. 따라서 대장경의 막힌 기혈을 뚫어 줄 강력한 목기, 삼간을 이용해야 했던 것.

그 사이에 나는 둘째도 얻었고, 술과 담배도 끊었다. 요즘엔 웬만해선 치통이나 장염에 걸리지 않는다. 그래도 그때만 생각하면 끔찍해서 소름이 돋는다. 우리는 대개 이가 있는 것을 당연한 것이라고 생각하면서도 별로 신경을 쓰지 않는다. 기껏해야 양치질하는 정도일 것이다. 그러고는 온갖 육류와 과자를 집어넣고, 그것도 모자라 술과 담배까지 입에 물리고는 모른 체한다. 양치질만 잘 하면 된다는 생각이 입에 재갈을 물린 격이다. 사람들이 이런 염치 없는 짓을 하는 것은 치아가 당연히 자신을 위해 태어난 것인 줄 알기 때문이다. 그러나 이가 있어야만 음식을 먹고 살아갈 수 있기 때문에 사실대로 말하면 인간을 위해 이가 만들어진 게 아니라, 이에 의해 인간이 만들어져 가고 있다고 해야 맞다. 만들어져 가고 있음! 그것은 살아가는 데에는 과정만 있음을 말한다. 이와 몸 사이에서 이가 몸을 만들고, 몸이 이를 만드는 과정. 그것은 매번 달라지고 매번 새로운 관계 맺기이다. 독소가 쌓이지 않도록 수양명대장경手陽明大腸經의 순환을 만드는 매일 매일의 새로운 관계맺기. 이와 몸, 삼간三間 사이에서 터득한 이치다.

양계(陽谿), 변비와 설사를 잡다

SBS스페셜 〈균이 당신을 지배한다──세균숲 이야기〉라는 다큐멘터리가 화제다. 몸속 세균생태계가 무너진 상황을 다룬 이 다큐멘터리는 세균이 박멸돼야 할 대상이 아니라 공존해야 할 대상임을 역설한다. 세균이 없어진 몸은 생명력을 발휘할 수 없기 때문이다. 우리 시대가 흔히 앓고 있는 과민성대장증후군, 아토피, 건선 등의 질병들도 세균생태계가 무너지면서 생겨난 질병들이다. 이 다큐멘터리에서 특히 눈길을 끄는 건 좀처럼 '건강한 똥'을 찾기 쉽지 않다는 대목이었다. 왜 이렇게 된 것일까? 답은 음식에 있었다. 수많은 정크푸드들이 세균이 살지 못하는 몸을 만든다는 것이다. 최근 들은 충격적인 이야기도 이런 정황을 그대로 보여 준다. 요즘 청소년들은 컵라면에 삼각김밥을 넣고 거기에 소시지나 치즈까지 넣어 먹는다고 한다. 이걸 하루에 한 끼 정도 먹는 게 요즘 청소년들의 식생활이란다. 이러면 몸 자체에 세균이 살기는커녕 음식으로 몸을 해치는 꼴이 된다. 2030년 이후엔 대장암이 대세가 될 것이라는 연구 보고들도 이런 현실을 반영한다. 즉, 현대인들의 대장이 위험에 처했다는 뜻이다.

하지만 우리는 대장大腸에 대해 아는 것이 거의 없다. 단순히 똥을 만들어 내는 기관이라고 생각하는 것이 전부다. 세균들의 보고寶庫라는 대장은 몸에서 어떤 역할을 하는 장부일까? 또한 건강한 똥을 생산하지 못할 때 몸에선 어떤 일들이 벌어질까?

대장에 관하여

대장大腸은 각 부위별로 재밌는 이름들을 가지고 있는 장부다. 소장과 이어져 있는 곳은 '난문'闌門이라 불리는데, 가로막는[闌] 문[門]이라는 뜻이다. "대장과 소장이 각각 음식물을 받아 이동시키면서 변화시키되 여기서 서로 만나서는 찌꺼기를 대장으로 들이고 물은 방광으로 들여 빗장을 걸듯이 나누어 막기에 난문이라고 부른다."이천(李梴), 『의학입문』(醫學入門) 난문이 음식물의 찌꺼기와 물의 역류를 방지한다는 의미다. 한편 대장의 끝은 항문肛門이라고 불린다. "그곳이 수레바퀴통을 끼우는 곳의 철로 만든 관 모양을 닮았기 때문"에 항문이라는 이름을 붙였다. 『황제내경』黃帝內經에서는 항문을 하나의 장부로 취급하기도 한다. 이름하여 추장墜臟. '떨어뜨리는[墜] 장부[臟]'라는 뜻이다.

그럼 난문과 항문 사이는? 여긴 광장廣腸이라고 불린다. 소장보다 훨씬 넓다는 의미에서 광장이라는 이름을 붙였다. 그런데 이 광장엔 별명이 있다. 백문魄門이 그것이다. 폐肺가 백魄을 대장에서 갈무리한다는 뜻에서 붙여진 이름이다. 이런 부분은 현대의학이 밝혀낸 대장의 역할과도 맞닿아 있다. 한의학에선 백을 몸의 본능적 감각이나 지각능력에 관여하는 것으로 파악한다. 현대의학에서도 온몸의 신경세포들 가운데 80% 이상이 위-소장-대장에 자리잡고 있다고 한다. 곧 대장이 정신활동과 밀접하게 관련되어 있다는 뜻이다. 이 대장의 전체는 회장廻腸이라고 불리기도 한다. 복부를 빙글 도는[廻] 장腸이라는 의미다. 요컨대, 대장은 난문-광장-항문의 순서로 되어 있고 복부를 빙글 돌고 있는 장이면서 음식물의 찌꺼기와 물, 백을 갈무리하는 곳이다.

대장大腸의 주된 역할은 전도傳導작용이다. "대장은 전도의 소임[傳道之官]이니 변화變化가 나온다."『황제내경』(黃帝內經), 「소문」(素問), '영란비전론'(靈蘭秘典論) 즉, 대장이 전해 주고[傳] 이끌어서[導] 소통시키는 일을 주관하는 관리이자 변화된 물건을 몸 밖으로 내보내는 일을 책임지고 있다. 달리 말하면 "소장의 음식물이 대장에 이르러 정즙精汁은 모두 기화되고 찌꺼기는 배설된다"배병철, 『기초 한의학』, 성보사, 2010, 212쪽는 뜻이다. 여기서 말하는 정즙이란 음식물의 찌꺼기에서 마지막으로 짜낸 물이다. 이 물이 곧 진액津液이 된다. 대장은 소장으로부터 받은 음식물에서 수분을 흡수하여 진액을 만들고 그것을 관리한다. 또한 "대장과 폐는 표리 관계로서 폐가 기氣를 주관하여 진액을 기화氣化하니 대장의 설사와 변비는 모두 진액으로 인해 발생하며 진액은 대장이 주관한다."장경악(張景岳), 『유경』(類經), 「십이경병」(十二經病) 곧 전도 작용이 제대로 작동해야 몸 안의 물 또한 순환할 수 있는 셈이다. 그럼 대장의 전도 작용에 문제가 생기면 어떤 일이 발생할까?

일단 변비와 설사가 발생한다. 내보내지 못하거나 쏟거나.『동의보감』東醫寶鑑에는 이 둘을 이렇게 구별한다. "대변을 이틀에 한 번 보는 것은 순조로운 것이고, 사나흘 동안 보지 못하는 것은 변비이며, 하루에 서너 번 보는 것은 설사이다." 특히 변비의 치료법은 무시무시하다. 이름하여 유장법油醬法! 작은 대롱을 항문 안에 삽입하고, 참기름과 간장을 각각 1홉씩 섞은 것을 대롱에 흘려 사람에게 불게 하여 점차 들어가게 한다. 환자는 그 기름이 항문 속으로 들어올 때 지렁이가 조금씩 위로 올라가는 듯한 느낌을 가지는데, 잠시 후에 검은 똥이 나오고 안정된다. 변비는 대장의 전도 작용이 제대로 작동하지 못해서, 진액이 부족해지고 장이 건조해지면서 발생한다.

> 진액으로 적셔 주면 대변이 정상적으로 나오지만, 만약 지나치게 굶주리거나 너무 배부르게 먹거나 힘든 일을 하거나, 혹은 맵고 뜨거운 음식을 먹어서 화사火邪가 혈血 가운데 잠복하게 되면 진음眞陰을 소모시키고 진액이 적어지기 때문에 대변이 굳어지고 마르게 된다. 『동의보감』, 「내경편」(內經篇), '대변'(大便)

肺와 위胃의 기가 위로 치솟아서 하강하지 못하는 경우에도 장 내울결이 일어나고 변비가 생긴다. 변비는 반대로 폐와 위의 기를 상역하게 만들기도 한다. 똥을 못 누면 얼굴에 열꽃이 피는 것도 상역의 결과다. 전도 작용이 잘 이루어져야 폐와 위 또한 제대로 된 기능을 수행한다는 것이다. 이 가운데 가장 큰 문제는 똥을 누지 못하는 상태다. 대장이 마른 똥으로 가득 차게 되면 몸의 기氣가 꽉 막혀 버리기 때문이다.

똥과 광증의 역학관계

오랫동안 똥을 못 누면 열이 발생하면서 몸을 뜨겁게 만든다. 똥과 함께 대장의 열이 빠져나가야 하는데 그것이 제대로 이루어지지 못하기 때문이다. 이럴 때 흔히 조열潮熱이라는 증상이 나타난다.

> 조열潮熱이란 조수潮水가 밀려오는 것처럼 일정한 시간에 열이 나는 것이다. 즉, 하루 한 번씩 제 시간에 열이 나는 것을 조열이라 한다. 그러나 하루에 3~5번씩 열이 나는 것은 '발열'發熱이지 '조열'이 아니다. 조열은 양명병陽明病에 속하고 반드시 일포日晡: 해가 기울 무렵에 열이 나는 것이다. 『동의보감』, 「잡병편」(雜病篇), '한'(寒)

지속적으로 열이 나는 것이 아니라 해가 질 무렵만 되면 열이 난다는 것이 특징적이다. 이런 열은 양명경陽明經에 열이 몰린 결과로 나타난다. 경맥에서 양명경은 위胃와 대장大腸에 연결되어 있다. 곧 위와 대장에서 생긴 열 때문에 주기적으로 조열을 경험하게 되는 것이다. 문제는 이 경맥들의 열이 정신질환으로 이어진다는 점이다. "양명경에 병이 드는 것은 위가胃家: 위와 대장에 열사熱邪가 몰리기 때문인데, 이렇게 되면 헛소리를 한다." 『동의보감』 심지어는 "어떤 사람이 …… 대변을 보지 못하고, 해질 무렵이 되면 조열이 나며, 옷을 훑어 내리거나 헛손질을 하며, 눈을 움직이지 못하고 멍하게 몹시 숨차하였는데, 여러 의원들이 다 포기하고 가 버렸다". 『동의보감』 곧 똥을 못 싸서 생기는 열은 의원들도 포기하고 돌아갈 만큼 위중한 증상이라는 것이다. 주목해야 할 것은 이때 일어나는 증상들이다. 헛소리는 물론 눈에 초점을 잃고 멍하게 있는 상태가 반복되는 것. 시쳇말로 정신줄을 놓친 상태가 발생한다. 달리 말하면 안에 있는 것을 제대로 비워내지 못했을 때 몸에선 이런 증상들이 일어난다는 것이다. 그런데 이게 끝이 아니다. 이 열을 내리지 못하면 좀더 심한 증상으로 발전한다. '발광'發狂이라는 증상이 그것이다.

위胃에 있던 열독이 심心에까지 들어가서 정신을 혼미하게 함으로써 진정하지 못하여 말과 행동이 급하고, 헛소리를 하고 헛웃음을 짓는 것인데, 심하면 높은 곳에 올라가서 노래하고, 옷을 벗고 뛰어다니며, 담장을 뛰어넘고 지붕에 올라가며, 먹지도 않고 자지도 않는다. 『동의보감』, 「잡병편」, '한'

위胃와 대장大腸의 열이 심心까지 옮겨가 이제 완전히 정신을 놓아 버린 증상들이 발생한다. 거기다 자거나 먹는 일상생활 자체가 불가능한 상태에 빠져 버린다. 그런 점에서 우리 시대의 현대인들이 앓는 많은 정신질환들 가운데 일부가 이런 양명병陽明病에 속하는 것은 물론이다. 이럴 땐 어떻게 해야 하는가? "이런 경우는 크게 토하게 하거나 설사시키지 않으면 멎지 않는다."『동의보감』 해법은 일단 다 비워내야 한다는 것. 대장을 꽉 막고 있는 것이건 위에 꽉 차 있는 것이건 비워 내야 열이 빠지면서 정신이 돌아온다. 재밌는 건 현대인들이 수시로 겪는 조급증이나 답답한 증상들도 대부분 여기에 그 뿌리를 두고 있다는 점이다. 다시 말해, 그것들 또한 꽉 막힌 통로에서 발생하는 열 때문에 생긴다. 그런 점에서 이런 정신질환들을 치료하는 데 있어서 핵심은 어떻게 비워낼 것인가를 고민하는 것에 있다고 할 수 있다. 이런 상황일 때 한의학에서는 양계陽谿라는 혈자리를 사용한다. 양계가 대장에 쌓인 열을 내리는 역할을 담당하기 때문이다.

양계, 열을 내리다

양계陽谿는 수양명대장경手陽明大腸經의 경혈經穴이자 오행상으로는 화火의 기운을 가진 혈자리다. 대장경에 화 기운을 불어넣을 수도, 뺄 수도 있는 혈자리라는 뜻이다. 양계를 보補하면 대장경에 화 기운을 불어넣어서 대장을 따뜻하게 만든다. 한기가 들어서 설사를 하면 이 방법을 써야 한다. 반대로 양계를 사瀉하면 대장경의 화 기운을 빼서 대장에 몰려 있는 열을 식힌다. 변비나 체내에 열이 쌓여 생기는 증상들에는 사법을 써야 한다. 그럼 보법과 사법은 어떻게 하는 것인가? 방법은 간단하다. 수양명대장경은 양손의 검지에서 시작해서 팔을 타고 어깨로 올라와 코의 양옆에서 끝난다. 이 방향으로 자극을 가하면 보법이고 반대 방향으로 자극해 주면 사법이 된다.

그렇다면 양계陽谿는 어디에 있을까? 『동의보감』에 따르면 "손목 위쪽 두 힘줄 사이 우묵한 곳에 있다". 그림을 보라. 손가락을 힘껏 펴면 손목 부위에 엄지로 향하는 두 개의 힘줄이 선명하게 드러난다. 이 두 힘줄 사이에 쑥 들어간 곳이 바로 양계의 자리다. 양계라는 이름도 이런 위치 때문에 붙여졌다. 손등[陽]에 있으면서 두 힘줄 사이에 계곡[谿]처럼 자리 잡고 있다고 해서다.

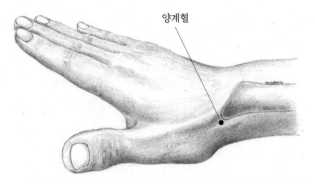

양계혈

양계혈 위치 | 엄지손가락의 뿌리와 손목이 연결되는 지점(손등 쪽)에서 쑥 들어간 곳에 위치한 양계혈은 양명경의 열을 흩어 주어 변비에 도움을 준다.

양계陽谿는 양명경에 쌓인 열을 흩어 버릴 뿐 아니라 얼굴의 종기나 음식을 잘못 먹어서 생기는 체기에도 많이 사용된다. 특히 어린아이들이 소화를 시키지 못할 때 마사지해 주면 효과를 볼 수 있다. 또한 해열 작용을 하므로 고열을 수반하는 질병에도 많이 사용되니 몸에 열이 자주 난다면 양계를 꼭 기억해야 한다. 마음이 어수선하고 답답할 때도 양계를 눌러 주면 조급함이나 초조함이 사라진다.

대장大腸은 몸에서 가장 큰 통로다. 이 통로엔 온갖 세균들이 다 모여서 살아간다. 몸 안에서 가장 많은 타자들이 우글거리는 장소인 셈이다. 이 타자들의 힘에 의해 본능적 감각이나 지각능력이 발휘된다. 그래서 자신 안의 본능적 감각과 지각을 일깨우고 싶다면 타자들과 함께 살아가는 법부터 배워야 한다. 세균들과 뒤섞여 사는 것, 그것이 대장의 생리이기 때문이다. 이 대장을 건강하게 하려면 비우고 채우는 일을 반복해야 한다. 그래야 공간 자체에 생기가 돈다. 잘 먹고 잘 싸는 것. 이 평범함이 모든 양생養生의 기본이다.

곡지(曲池), 바람을 부리다

'불인'한 욕망

박완서의 「친절한 복희씨」라는 단편소설은 중풍에 걸린 남편을 보는 아내복희의 내면 이야기다. 물욕, 식욕, 성욕과 같은 삶의 욕구가 강렬했던 사내남편는 반신불수가 되어 말도 제대로 못한다. 몸도 불통不通, 의사소통도 불통인 지금, 사내는 자신의 욕망을 채울 길이 완전히 막혀 버린 것이다. 몸도 말도 불통인 상태, 이것이 중풍中風이다. 한의학에서는 이럴 때 쓰는 멋진 말이 있다. 불인不仁! 어질지 않다는 것. 인仁은 두二 사람イ 사이에 일어나는 어진 마음을 말한다. 사람과 사람 사이를 소통시키는 마음, 그 사람됨의 근본이 되는 마음이 작동하지 않는다는 것이다. 이것은 마음과 몸이 연결되어 있다는 전제가 없다면 쓸 수 없다. 몸이 불통인 것은 마음이 불인하기 때문이다. 뒤집어서 마음이 불인하기 때문에 몸이 불통이라는 것이다.

그래서 작가는 복희씨를 친절하다고 한 것일까? 『설문』說文에 이르기를, 인은 '인'人과 '이'二의 두 글자가 합해서 된 것이기도 하지만, '친親하다'는 뜻도 있단다. 비록 남편은 불인의 상태가 되어 버렸지만 복희씨는 그러한 남편을 인仁한 마음으로 친절하게 보살핀다는 것인 가. 하지만 그 마음에는 뭔가 불순한 욕망이 숨어 있다. 그래서 복희 씨는 불안不安하다. 늘 남편의 욕구를 충족시켜 주는 전유물에 불과 했던 복희씨. 남편이 불통이 되어 버린 지금이야말로 그녀만의 욕망 을 충족시킬 때라고 생각한다. 그건 자신을 능멸했던 남편에 대한 복 수, 남편의 불통을 완전한 불통으로 만드는 것이다. 남편에게 늘 친절 할 수밖에 없었던 복희씨는 이제 그 욕망에 시달리며 불안해한다. 중 풍과 욕망, 그 불인하는 마음은 남편과 복희씨를 이렇게 한통속으로 묶어 놓고 있다.

바람의 욕망

복희씨의 남편은 중풍中風으로 거동이 불편하다. 흔히 중풍은 '바람 맞았다'고 한다. 바람[風]으로 생긴 병이다. 바람은 어떻게 몸을 이 지 경으로 만드는가?

『황제내경』黃帝內經 「소문」素問에 바람은 모든 병의 시작이고 우 두머리라고 한다. 그리고 옮겨 다니기도 잘하고, 변하기도 잘한단다. 정해진 방향도 없이 여기저기 옮겨 다니면서 병을 일으키니 잡기도 힘들 뿐 아니라 그 범위도 광범위하다. 또 바람에도 안과 밖이 있다. 이름하여 외풍外風과 내풍內風이다. 밖에서 불어온 바람을 맞은 것이 외풍, 몸 안에서 일어난 바람을 맞은 것이 내풍內風이다. 복희씨의 남편은 내풍을 맞은 거다. 외풍이나 내풍이나 풍의 성질은 바뀐 게 없다. 단지 안이냐 밖이냐의 차이만 있을 뿐.

외풍外風은 상체의 피부나 땀구멍으로 들어와 그 넘치는 양기로 쉽게 이동하면서 몸의 깊은 부위로 들어간다. 풍은 사기邪氣: 병을 일으키는 요인 중에서 양陽의 기운을 가졌다. 그래서 끊임없이 움직인다. 이 왕성한 활동성으로 몸에서 가장 바깥에 있는 대문이라고 할 수 있는 피부를 벌컥벌컥 잘도 열고 들어온다. 여기서 끝이 아니다. 알토란 같은 기氣와 혈血을 가지고 그 문으로 다시 빠져나간다. 그래서 외풍이 피부 표면에 머물면 위기衛氣: 피부표면을 지키는 양기와 싸우면서 열이 나고 땀이 줄줄 흐른다. 기혈이 빠져 나가는 중이다. 마침내 열린 문으로 위기가 빠져나가면 오한이 난다. 설령, 위기가 외풍을 이겨 땀구멍이 닫히더라도, 집중포화를 막기 위해 몰려 있던 위기가 울결되어 열이 나고 답답하다. 양의 기운을 가진 외풍은 몸의 상부인 얼굴이나 양경맥, 피부 표면에 자주 출몰한다. 이렇게 상부와 겉에서 시작된 외풍은 점점 깊은 부위로 들어간다.

깊은 부위로 들어간 외풍外風은 몸 구석구석을 돌아다닌다. 역마살도 보통 역마살이 아니다. 관절과 관절을 돌아다니며 온몸에 관절통을 만들고, 경맥에 침입해 가려움과 두드러기를 만든다. 물론 이 증상도 불규칙하게 나타난다. 여기 갔다, 저기 갔다 하면서 정신 못 차리게 만드는 것이 풍이다.

우리 몸을 더 힘들게 하는 것은 풍風이 다른 나쁜 기운, 한·습·조·열·화寒濕燥熱火와 연합하는 것이다. 한을 부추겨 연합하면 풍한風寒, 습을 부추겨 연합하면 풍습風濕이 된다. 그래서 한의학에서는 풍을 만병의 으뜸이라고 한다. 풍이 다른 사기들을 선동해서 병을 야기하기 때문이다.

이 외풍外風의 성질을 고스란히 몸 안에서 일으키는 것이 내풍內風이다. 몸 안에서 바람이 저절로 일어나다니 언뜻 이해가 안 된다. 하지만 자연에서 바람이 일어나는 원리를 연상해 보면 간단하다. 햇볕이 내리쬐면 지구 표면이 데워지고, 그 위에 있는 공기도 데워져 기온이 올라간다. 수면도 데워지지만, 지면의 온도보다는 낮다. 이 온도 차이가 바람을 일으키는 결정적 역할을 한다. 지표면에서 가열된 공기는 가벼워져서 위로 올라간다. 그러면 공기의 양이 적어져서 저기압이 된다. 반대로 지표면보다 차가운 수면의 공기는 상대적으로 고기압이 된다. 이때 공기의 양이 많은 고기압 지역에서, 공기의 양이 적은 저기압 지역으로 공기가 이동한다. 이 기압 차이로 생긴 공기의 흐름이 바람인 것이다.

몸 안에서도 이 기압 차이로 인한 흐름이 일어난다. 기혈의 흐름이 그것이다. 몸이 건강하면 순풍에 돛을 단 배처럼 기혈의 흐름이 원활하다. 그런데 나이가 들면 몸이 허약해지면서 기혈의 흐름이 원활하지 못하게 된다. 이는 기능이 저하된 장기의 온도가 낮아져 정상인 장기와의 온도 차가 급격히 벌어졌다는 말이다. 이렇게 편차가 급격해지면 바람은 삿된 바람으로 돌변한다. 삿된 바람은 습기가 오래 머물러 생기는 습담濕痰과 피가 제대로 돌지 못하고 한곳에 맺혀 있는 어혈瘀血을 몸 여기저기에 만든다. 그래서 중풍의 전조 증상에는 팔다리가 저리거나 힘이 떨어지기도 하고, 마비와 언어장애가 생기기도 하고, 입이 한쪽으로 살짝 돌아가기도 하고, 사물이 이중으로 보이기도 하고, 하품간기가 울결되어 퍼지지 못하면 그 기의 부족을 하품으로 대신한다 횟수가 늘어나기도 한다. 모두 습담과 어혈로 생기는 증상이다. 이 삿된 바람을 더욱 부채질하는 것은 감정이다. 과도한 스트레스나 지나친 긴장은 진액과 원기를 소모시키며 위로 올라가려는 성질을 띤다. 몸속에 불을 확 댕겨 버리는 것이다. 말이 좋아 스트레스와 긴장이지 본질은 욕망이다. 혈기血氣 방장한 젊은 시절에는 색욕에 물들기 쉽고, 나이 들어 혈기가 쇠했을 때는 욕망이 깊어지기 쉽다. 무엇이든 자기 소유에 집착하게 되는 것이다. 내가 얻어야 할 것은 놓칠 수 없고, 내가 가진 것은 더더욱 놓을 수 없는 것이다. 몸속의 혈기가 쇠하고 있지만 마치 그걸 채워넣기라도 하듯 욕심을 부리는 것이다.

중풍中風을 서양의학에서는 뇌졸중腦卒中으로 본다. 뇌졸중은 뇌혈관이 막힌 뇌경색이나 뇌혈관이 터진 뇌출혈이 원인이 되어 발생하는 증상이다. 내풍內風이 일어나 그것이 점점 커져 태풍이 되어 몰아치는 곳이 뇌인 것이다. 이 한 번의 기습적인 폭풍은 생명을 앗아가기도 하고, 팔다리를 못 쓰게 만들기도 하고, 정신을 둔하게 만들기도 한다. 운이 좋으면 며칠 만에 일어날 수도 있지만, 대다수가 십수 년을 자리보전하게 만든다.

사람을 이렇게 만들어 버리는 것이 바람의 욕망일까? 바람은 그저 막힘 없이 흘러가고 싶을 뿐이다. 그 흘러감의 자유, 그 유연한 아름다움을 누구보다 갈망하는 것이 바람이다. 바람을 삿되게 만드는 것은 우리가 먹은 고량진미와 절제하지 못한 욕망이다. 바람은 절대로 우리를 쓰러뜨리려고 하지 않는다. 그건 전적으로 우리가 욕망한 것이다.

똥의 욕망

바람은 불시에 찾아오는 데다 공격력 또한 막강하다. 그래서 연세 드신 분들은 풍風을 무서워한다. 중풍中風은 단일 질환으로는 국내 사망원인 1위다. 그래서 찾아봤다. 풍을 예방하는 방법!

> 의사 1. 차가운 곳, 과식 피하고 변비가 생기지 않도록 조심하라.
>
> 『경향신문』, 1996년 6월 3일자 기사.
>
> 의사 2. 중풍 소인이 있는 사람은 변비를 적극적으로 치료해야 한다.
>
> 『경향신문』, 1996년 6월 3일자 기사.
>
> 의사 3. 시원한 대소변이 풍 치료의 첫걸음이다.
>
> 『경향신문』, 1999년 12월 6일자 기사.

하나같이 똥을 잘 눠야 한다는 주문이다. 똥만 잘 누면 된다니 생각보다 너무 쉽지 않은가. 그런데 그게 그렇게 쉽지가 않다. 자, 자신의 똥을 간단히 점검하고 넘어가자.

> 질문 1. 하루에 한 번씩 일정한 시간에 똥을 누는가?
>
> 질문 2. 똥을 눌 때 시원하게 누는가?
>
> 질문 3. 똥의 색깔이 누런가?
>
> 질문 4. 똥의 굵기가 가래떡 정도 되는가?
>
> 질문 5. 누고 난 똥 모양이 돌돌 말려 올라가 있는가?

다섯 가지 질문에 모두 예스로 답하기가 쉽지 않을 것이다. 사실 건강한 똥을 누는 사람이 생각보다 많지 않다. 이 말은 곧, 우리는 언제든지 풍을 맞을 수 있다는 말이기도 하다. 몸이 허약해졌을 때, 균형이 깨졌을 때, 기습적으로 풍이 우리 몸을 쓰러뜨릴 수 있다는 말이다. 똥이 우리 몸에서 어떤 역할을 하기에 풍을 예방할 수 있다는 건가? 이제 똥의 욕망을 들어볼 차례다.

똥은 음식물이 소화되는 과정에서 만들어진 최종 결과물이다. 소장小腸에서 내려온 음식물의 찌꺼기를 대장大腸이 받아들여, 그 속의 수분은 흡수하고 최종 건더기만을 항문으로 배출한 것이다. 똥은 나가려는 욕망을 가지고 있다. 들어오는 것이 있으면 나가는 것이 있는 게 만물의 이치기 때문이다. 이것이 몸의 순환 원칙이다. 똥은 받은 대로 돌려주는 놈이다. 몸에 이로운 것을 먹으면 이로운 똥으로 돌려준다. 그래서 똥은 우리 몸을 원래대로 되돌려서 어제와 같은 몸을 유지할 수 있게 한다. 똥은 순환의 결과를 보고 싶어 한다.

그런데 열렬하게 밖으로 나오고 싶어 하는 똥의 욕망을 거스르는 자, 누구인가? 아무리 힘을 줘도 나오지 않는 똥의 슬픈 운명, 이름하여 변비! 대장에 오래 머물수록 똥은 점점 딱딱해진다. 대장大腸이 수분을 몽땅 흡수하기 때문이다. 딱딱한 똥은 기어코 사고를 친다. 대장벽을 자극하고 눌러 버린다. 그러면 주변의 혈관이 눌리게 되고, 결과적으로 대변이 들어찬 부위 주변의 혈액순환이 나빠진다. 물론 기의 흐름도 나빠진다. 똥을 잘 눌 수 있게 만들어 주는 기는 폐기와 위기인데, 흩어 주고 내려 주는 폐기와 위기도 막혀 버리는 것이다. 이러면 기가 내려가다 도로 올라가 버리는 상역上逆이 생긴다. 몸의 순환 고리에 적체가 생긴 것이다. 이렇게 기혈의 순환에 불통이 생기면, 풍風은 제멋대로 망동한다. 이리 뛰고 저리 뛰면서 몸을 휘젓고 다닌다. 똥이 몸 밖으로 나가지 못해 생긴 불통을 풍은 온몸으로 전달시킨다. 대장과 풍이 이렇게 연결되듯, 수양명대장경手陽明大腸經과 풍도 인연이 깊다. 그중에서도 곡지혈曲池穴은 풍의 삿된 기운을 흩어 주니 더욱 그러하다.

곡지의 욕망

곡지曲池는 우리 몸의 막힌 기혈을 뚫어 주는 혈자리다. 그래서 중풍에 효험이 있다고 알려진 7개의 혈자리百會, 曲鬢, 肩井, 風市, 足三里, 絶骨, 曲池 중 하나다. 한의학에서 다루는 병의 거의 대부분이 기혈에 관한 것들이고 보면, 곡지는 보배 중의 보배라고 하지 않을 수 없다.

곡지曲池는 문자 그대로 굽힌다는 의미의 '곡'曲과 연못처럼 움푹 패여 고인다는 의미의 '지'池가 합쳐져 만들어진 이름이다. 팔꿈치를 구부리면 두 뼈 사이에 가로로 생기는 몸 바깥쪽 금의 끝으로 움푹 패인 곳이 만져지는데 이곳이 바로 곡지혈이다. 곡지는 귀신鬼臣, 귀거鬼巨라는 별명도 가지고 있다. 귀신도 울고 갈 만큼 효과가 좋다는 귀혈鬼穴, 귀혈에 대한 설명은 소상편을 참고 중 하나다.

곡지曲池는 수양명대장경手陽明大腸經의 합혈合穴이다. 양명조금陽明燥金의 금金과 대장大腸의 금, 합혈의 토土 기운이 모인 자리다. 곡지는 팔을 굽혔을 때 움푹 패인 곳에 있어서 이 경맥을 흐르는 기운이 못의 물처럼 고여 있기 쉽다. 이것은 수양명대장경맥을 흐르는 기운

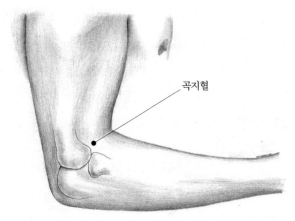

<u>곡지혈 위치</u> | 몸의 '바람기' 풍사를 물리치는 데 특효인 곡지는 팔꿈치 바깥의 보골과 팔꿈치 뼈 사이에 있다. 치통, 설사병, 열병을 주로 치료한다.

이 곡지에 몰려 있다는 말이다.

바람이 때에 맞는 방향에서 불어오면 실풍實風이라고 하는데 발생
을 주관하여 만물을 자라게 하고 길러 준다. 바람이 상충되는 반대
방향에서 불어오면 허풍虛風이라고 하는데 사람을 해치는 바람으로
서 죽이고 해를 입힌다. 『황제내경』, 「영추」(靈樞), '구궁팔풍'(九宮八風)

때에 맞게 부는 바람은 만물을 만들고 자라게 한다. 바람은 이처
럼 구체적인 물物을 만들어 내고 그 물物을 충실하게 만든다. 그래서
바람은 오덕五德 중 인仁에 배속되었다. 그런데 인仁한 바람이라도 때
를 거스르고 방향을 거슬러 불면 허풍虛風으로 돌변한다. 이것은 곡
지曲池에 몰려 있는 대장경맥의 기운이 사람을 해치는 바람으로 돌변

하는 것과 같다.

수양명대장경手陽明大腸經은 수렴하는 금金 기운이 왕성하다. 대장大腸은 소장小腸에서 내려온 음식물의 찌꺼기를 받아들이고, 그 속의 수분을 대부분 흡수하므로 대변을 만들어 배설한다. 양명조금陽明燥金의 건조하고 메마른 기운과 대장의 차고 단단한 금 기운이 합세하여 만들어 낸 결과다. 한데 이 금 기운이 과열되면 열이 대장에 결집하여 대변이 단단해진다. 이렇게 변비가 생기는 것으로만 끝나면 좋은데 그렇지가 않다. 대장은 폐와 표리관계에 있는 장부다. 폐는 기氣를 주관하여 맑은 기는 흡입하고 탁한 기는 내보낸다. 대장이 열기에 휩싸여 있으니 폐의 기 흐름도 어지러워진다. 이내 몸 전체의 기혈 순환에 이상이 생긴다. 대장경맥의 기운이 허풍虛風으로 돌변하는 순간이다. 이때는 습기를 대장으로 보내어 수양명대장경이 너무 건조하지 않게 해야 한다. 곡지의 토 기운이 상염하는 대장의 열기를 식히는 것이다. 허풍을 고기압에서 저기압으로 돌리고, 대장에 몰려 있는 열기도 식히며, 바람을 잠재운다. 곡지曲池는 바람을 부릴 줄 아는 것이다. 곡지가 풍을 안다는 것은 바람을 포획할 수 있는 그물코를 움켜쥐고 있다는 것일 거다. 그 얇은 바람과 존재의 관계에서, 모든 존재를 살리려는 인仁한 마음이다.

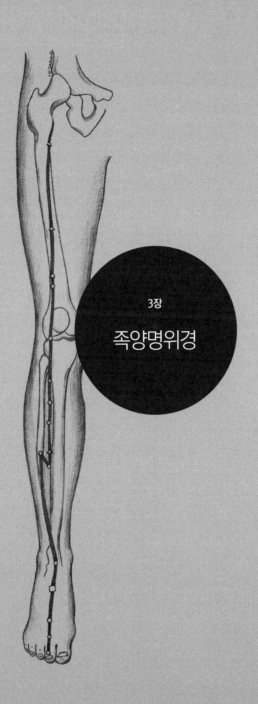

3장

족양명위경

족삼리(足三里), 장수로 통하는 길

1844년 일본의 도쿄. 에이타이^{永代}라는 다리의 개통식이 열렸다. 그러나 이날 최고의 화제를 모은 건 다리가 아니었다. 관심은 온통 한 가문의 세 커플에게로 쏠려 있었다. 이유인즉슨 이 커플들의 나이가 너무 많다는 것. 기록에 따르면 이들의 연세(!)는 자그마치 이러했다. "만페이^{萬平}의 나이는 243세, 그의 처는 242세. 아들 만키치^{萬吉}의 나이는 196세, 만키치의 처는 193세. 손자 만조^{萬藏}의 나이는 151세, 만조의 처는 148세." 평균연령 195.5세. 무슨 뱀파이어들도 아니고 인간이 이렇게 오래 살 수 있단 말인가. 당시에도 이게 무척이나 궁금했던 모양이다. 급기야 개통식에 참석한 지체 높은 장군이 이들을 불러들인다. "어떻게 해서 그대들은 그렇게 오래 살아 있는가?" 만페이가 대답했다. "매달 1일부터 6일까지 왼쪽과 오른쪽 다리의 삼리혈^{三里穴}에 뜸을 뜹니다. 이것이 무병장수하는 비결입니다." 족삼리^{足三里}와 뜸. 이 단순한 조합이 끔찍하게도 오래 사는 비법이었던 것. 이후 일본에는 한동안 족삼리-뜸 열풍이 몰아친다. 만세가 평안하려면 족삼리에 뜸을 떠야 한다는, 이른바 만평삼리구萬平三里灸! 그런데 왜 그 많은 혈자리들 가운데 유독 족삼리였을까? 족삼리와 장수는 대체 무슨 관계가 있는 것일까?

족삼리와 어록들

족삼리足三里는 다리에 있는 혈자리이다. "무릎에서 아래로 3촌† 내려가 정강이뼈 바깥쪽 면 두 근육 사이 우묵한 곳에 있다."『동의보감』(東醫寶鑑) 삼리三里란 이름을 붙여진 이유가 이것이다. 3촌이란 어느 정도 길이인가. 자, 손을 펴보라. 이 상태에서 엄지를 뺀 나머지 네 손가락

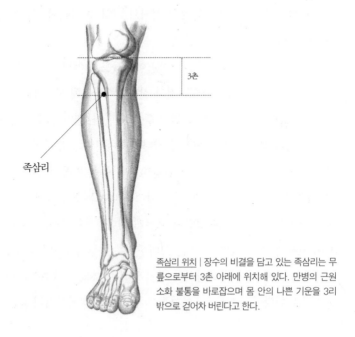

3촌

족삼리

족삼리 위치 | 장수의 비결을 담고 있는 족삼리는 무릎으로부터 3촌 아래에 위치해 있다. 만병의 근원 소화 불통을 바로잡으며 몸 안의 나쁜 기운을 3리 밖으로 걷어차 버린다고 한다.

을 붙이면 그 너비가 3촌에 해당한다. 실제로 족삼리를 찾을 때는 무릎에 손바닥을 대서 찾는다. 이름만 듣고도 혈자리의 위치를 가늠할 수 있도록 한 것이다.

그런데 족삼리足三里라는 이름이 다른 이유에서 붙여졌다는 설이 있다. "삼三은 크다는 뜻으로 천天·지地·인人을 가리키므로 중요하다는 의미다. 리里는 논밭의 두렁[土]을 나타내는 말로 인체에서 위장胃腸을 가리킨다. 즉 위장과 깊은 관계를 갖는 중요한 혈穴이라는 뜻이다. 이 혈은 상·중·하 세 부위의 모든 질환을 통치하지만 위치가 하지下肢에 있기 때문에 족삼리足三里라고 하였다." 천지인을 관통하고 모든 병을 다스리는 혈자리이기에 삼리三里라고 했단다. 이게 끝이 아니다. 또 다른 설에 의하면, 족삼리를 지압하면 사지四肢에 쌓여 있는 나쁜 기운들을 3리里 밖으로 걷어차 버릴 수 있어서 삼리라 했다고도 한다.

그래서일까. 족삼리足三里에 관한 어록들도 넘쳐난다. "족삼리를 항상 눌러 주면 씨암탉을 먹는 것과 같다." 족삼리에 사위에게나 잡아 준다는 씨암탉의 기운이 온전히 들어 있단다. 게다가 "몸을 편안하게 하려면 삼리를 가만두면 안 된다", "복부腹部는 모두 삼리에 머문다"……, 족삼리를 괴롭히면 괴롭힐수록 몸은 편해진다는 이 역설. 이뿐만이 아니다. "사람이 서른 살이 지나서는 족삼리에 뜸을 뜨지 않으면 기氣가 눈으로 치밀어 오르게 된다." 아주 구체적이다. 체력이 서서히 하향곡선을 그리는 30대부터는 족삼리를 집중공략해야 한다는 충고다. 급기야 족삼리는 과거 일본 여자들의 신부수업 과목이기까지 했다. "일본에서는 여자들이 시집가기 전 족삼리에 뜸을 뜨는 법을 배워서 갔다." 또 "선비들이 과거를 보러 갈 때 족삼리에 침을 놓거나 뜸을 뜨면 한양 천릿길이 힘들지 않았다", "족삼리에 뜸을 뜰 줄 모르는 인간과는 같이 여행하지 말라". 그런데 이 어록들에는 공통점이 있다. 바로 족삼리가 다리, 복부와 관련이 깊은 혈자리라는 것이다. 그렇다면 이 셋을 어떻게 관리하느냐가 장수와도 관련되어 되어 있을 터! 이 미스터리한 관계망을 파헤치려면 먼저 족삼리와 복부의 관계부터 살펴야 한다.

소화는 위의 힘

복부腹部는 배다. 배 안에는 몸의 소화기관들이 다 담겨 있다. 구체적으로는 위-소장-대장으로 이어지는 라인이 꼬불꼬불 배를 채우고 있다. 실상 이 라인은 일종의 통이다. 그것도 처음과 끝이 뻥 뚫려 있는 통이다. 생각해 보라. 입에서 항문까지 뚫려 있지 않은가! 그래서 한의학에서는 아예 이 소화기관들을 내 몸 안의 외부라고 부른다. 소화기관들은 입과 항문에 의해 열리고 닫히긴 하지만 근본적으로 외부와 연결되어 있기 때문에 몸의 바깥에 해당한다는 것이다. 그래서 소화기에 해당하는 육부六腑는 양陽이다. 양은 바깥이고 발산하려는 성질을 갖고 있기 때문이다. 입으로 들어온 음식물은 소화기를 거쳐서 똥으로 배출된다. 배를 '복'腹이라는 한자로 쓴 이유도 이것이다. 복腹은 몸을 뜻하는 '육달 월月=肉'과 발로 바람을 일으키는 풀무의 상형인 복复이 합쳐진 글자다. 바람이 들었다 빠졌다 하는 것처럼 음식물이 들어왔다가 나갔다 하는 통로가 배라는 뜻이다.

그런데 『황제내경』黃帝內經에서는 이 소화기관들을 모두 위胃의 한 부류라고 부른다. "대장大腸과 소장小腸은 모두 위에 속한다."『황제내경』, 「영추」(靈樞), '본수'(本輸) 엄연히 다른 소장, 대장을 왜 모두 위에 속한다고 하는 것일까? 이유는 같은 기능을 수행하기 때문이다. 위, 소장, 대장은 모두 소화를 담당한다. 그렇기에 이 소화기관들은 모두 위라고 해도 무방하다는 것이다. 여기서의 핵심은 모양이나 형태보다 기능상의 분류가 훨씬 중요한 가치를 지닌다는 점이다. 외형보다는 그것이 어떻게 활용되고 연결되는가가 가치를 결정하는 기준이다.

그럼 왜 소장小腸이나 대장大腸이라고 하지 않고 위胃라고 했을까? 기능이 같은데 말이다. 위는 몸의 소화기관이 음식물을 받아들이는 첫 관문이다. 위에서 제대로 음식물을 받아들이지 못해서 내려 보내지 않으면 소장과 대장은 손가락을 빨고 있어야 한다. 배가 고프다고 항문으로 먹을 순 없지 않은가! 위를 후천지본後天之本: 태어나서 살아가는 데 필요한 생명력을 얻는 근본이라는 부르는 이유가 이것이다. 살아가는 데 필요한 에너지는 위에서 시작되고 위의 힘으로 소화된다. 장수와 연결되는 지점도 여기다. 태어나서 살아가는 동안 우리는 전적으로 위에 의지해야 한다. 먹는 것부터 싸는 것까지 위의 작용에 의해 이루어지기 때문이다.

그렇다면 위胃가 주관하는 소화消化란 무엇인가? "소消는 물[氵]이 수증기처럼 작은[肖] 크기의 물방울로 변하여 '사라짐'을 말한다."하영삼, 『한자야 미안해, 너무 쉬워서』, 랜덤하우스, 2007, 216쪽 즉, 음식물이 잘게 부서지고 물방울처럼 작게 변하는 과정이 '소'라는 것. 위는 입이 대충 씹어서 넘긴 것들도 잘게 부수고 걸쭉한 죽처럼 만든다. 심장 다음으로 근육질 몸매를 자랑하는 것도 이 때문이다. 달리 말하면 소화에 엄청난 에너지가 소모된다는 뜻이기도 하다. 밥만 먹으면 졸린 이유도 여기에 있다!

그럼 음식물이 부서지는 과정에 왜 '물 수氵'변이 들어간 글자를 쓴 것일까? 음식물의 영양분은 몸에서 물의 형태로 흡수된다. 그리고 이곳저곳으로 가서 몸을 살찌운다. 그게 바로 정精이다. 정은 생명력의 원천이자 몸을 구성하는 기본 질료다. 정액부터 혈액, 몸의 뼈, 골수, 살에 이르기까지 모두 정에 해당한다. 따라서 정이 고갈되면 고목나무마냥 말라 비틀어진다. 대를 이을 수도 없다. 그런 점에서 소화는 생명의 근간인 정을 쌓는 일부터 후사를 잇는 문제까지 관여한다. 이과정의 중심에 위胃가 있다. 그러면 화化란 무엇인가?

화化는 '서 있는 사람[亻]'과 '거꾸로 선 사람[匕]'을 상형한 글자로, 재주놀이의 한 장면에서 유래하였다는 설이 그럴듯하다. 왜냐하면 본뜻이 '변화'이기 때문이다. 갑골문의 첫번째 자형을 보면 거꾸로 선사람 위에 다른 사람이 서 있는 형태이니 쉽게 흉내낼 수 없는 대단한 기술이 아닐 수 없다. 김언종, 『한자의 뿌리』 1권, 문학동네, 2009, 314쪽.

화化란 모름지기 신체적 변용을 수반해야 한다. 장자莊子가 나비가 되거나 나비가 장자가 되듯이 말이다. 소화도 마찬가지다. 소화가 잘 되지 않아서 밥을 며칠 굶으면 금세 얼굴이 몰라보게 달라진다. 반대로 소화가 너무 잘 돼서 이것저것 마구 들이켜면 사람의 몸이 저렇게도 될 수 있다는 것을 몸소 체험하게 된다. 달리 말해 몸의 변화 또한 위胃의 힘에 의지한다는 뜻이다. 그래서 소화가 되지 않고 위의 기운이 약하면 변화에 대처하는 능력이 떨어진다. 시시각각 변화되는 상황에 제대로 적응하지 못하는 것이다. 생각해 보라. 위는 몸으로 들어오는 타자들(음식)과 가장 먼저 만나는 곳이다. 낯선 것들과 만나서 몸 안에 필요한 에너지로 변환하는 힘이 위에서 발휘된다. 이게 제대로 작동하지 않으면 당연히 섞이고 변하는 것을 두려워하게 된다. 일단 소화가 잘 되지 않으면 사람들과 잘 섞이지 못한다. 말도 하기 싫고 움직이기도 싫다. 아니 그럴 힘도 나지 않는다. 즉, 위의 소화력을 바탕으로 삶에서도 타자들과 관계 맺으며 살아갈 수 있는 셈이다. 그럼 점에서도 소통하려면 소화부터 원활해야 한다.

위胃는 몸에서 크게 두 가지 기능을 담당한다. 하나는 수납受納이고 다른 하나는 통강通降이다. 수납은 우리 몸으로 들어온 음식물을 모두 위에서 받아들인다는 의미다. 통강은 그것을 밑으로 내려가게 해서 통하게 만들고 궁극적으로는 외부로 내보낸다는 의미다. 이 위의 기능에 의해 소화기관들은 채움과 비움을 반복한다. "음식물이 위에 가득 차면 장이 찌꺼기를 배설하여 비고, 위에서 소화되어 내려온 음식물이 장에 가득 차면 위가 빈다. 번갈아 비고 번갈아 차므로 기가 상하로 소통되는 것이다."『황제내경』,「영추」, '평인절곡'(平人絕穀) 쿵짝쿵짝, 위와 소장小腸-대장大腸이 박자를 타듯이 움직인다. 이 리듬에 문제가 생기면 잘 먹지도 못하고 싸지도 못한다. 이게 모든 병의 근원인 소화불량이다. 한의원에 가면 제일 먼저 소화가 잘 되느냐고 묻는 것도 이 때문이다.

족삼리足三里는 소화의 힘을 북돋고 소화불량을 해소하는 혈자리다. 족삼리는 족양명위경足陽明胃經의 혈자리로 토±의 기운을 가진 혈이다. 토의 기운인 위胃를 건강하게 하는 데는 족삼리만 한 혈도 없다. 실제로 소화기 계통에 문제가 생기면 먼저 족삼리에 침을 놓거나 마사지를 하는 것부터 시작한다. 몸의 정精을 쌓고 변화를 만들어 내는 위-족삼리로 기초를 다지고 시작하는 것이다. 이 변화의 힘, 소화의 힘을 기반으로 몸의 병을 고치고 건강한 몸으로의 변화를 꾀한다. 그러니 족삼리를 어찌 그냥 가만히 둘 수 있겠는가. 장수의 기본은 위에 있다. 위는 족삼리에서 가장 큰 힘을 얻는다. "복부는 모두 삼리에 머문다."

걷는 힘

우리를 낯선 환경 속에서도 꿋꿋이 살아가게 만드는 것은 위胃의 힘이다. 여기에 하나를 더해 보자. 몸의 장부와 경맥은 서로 하나다. 가령 폐肺의 경맥은 가슴 부위에서 시작해 팔을 따라가서 엄지손가락 끝에서 끝난다. 이 경맥 자체를 '폐'라고도 한다. 그래서 폐가 아프면 당연히 이 경맥도 아프고 경맥이 다치면 폐도 다친다. 같은 기운으로 연결되어 있기 때문이다. 실제로 폐경肺經이 지나는 팔 부위를 살살 두들겨 주면 폐가 건강해진다. 이 원리로 만들어진 것이 경락마사지고 경락체조다. 위와 위경도 마찬가지다. 위경의 큰 흐름은 눈 밑에서 시작해서 둘째발가락 끝에서 끝난다. 머리로부터 다리로 뻗어 있는 것이다. 다리와 장수, 위胃의 소화가 연결되는 것도 이 지점이다.

　물론 다리에는 위경胃經뿐만 아니라 비경脾經이나 방광경膀胱經,

신경腎經, 간경肝經 등 많은 경맥들이 지난다. 중요한 것은 위경이 토土의 성질을 가지고 있다는 것이다. 토는 오행상 중앙이자 다른 오행들, 목木·화火·금金·수水를 묶어 주는 힘을 가지고 있다. 이 토의 작용이 없으면 목·화·금·수 또한 방향을 잃고 흩어져 버린다. 몸의 중심이자 다른 오행들을 하나로 조화시키는 것이 토의 작용인 셈이다. 또한 토는 저장과 변화의 운동을 대표한다. 뭐든 받아들여서 그것을 다른 것으로 변화시키는 것이 땅土이 가진 힘이다. 위경이 토에 배속된 것도 이런 기운의 배치와 상응하기 때문이다. 소화와 변화. 그래서 과격하게는 이렇게도 말할 수 있다. 소화와 변화의 힘, 조화를 만들어 내는 것은 다리를 움직이는 것으로부터 시작한다, 고.

걷는다는 것은 우리를 낯선 환경 속으로 밀어 넣는 일이다. 지금은 교통수단이 발달하여 걷는 일이 급격하게 줄어들어서 잘 실감이 나지 않지만 옛날 사람들에게 걷는다는 건 자기가 살고 있는 곳에서 낯선 곳으로 이동한다는 의미였다. 가령 한양으로 과거시험을 보러 간다거나 전국을 유람할 때는 오로지 다리의 힘에 의지해야 했다. 그러니 다리가 약하면 어디도 갈 수 없다. 다른 세계를 만나는 것 자체가 불가능하다는 것이다. 몸은 끊임없이 다른 것과 만나야 살 수 있다. 매번 계절마다 다른 음식들을 먹고 매일 흐름이 바뀌는 공기를 들이마셔야 한다. 다른 사람과 만나고 다른 곳으로 이동도 해야 한다. 이것이 생명의 본질이다. 이 흐름이 막혀 버리면 몸은 금세 불통 상태에 빠진다.

다리를 움직인다는 것은 이 낯섦들과 만나는 일이자 순환의 힘을 만들어 내는 일이다. 다리를 많이 움직이면 몸에서 위로 뜨기 쉬운 기氣가 밑으로 내려간다. 위로 올라가려는 성질을 가진 기가 밑으로 내려가면 몸의 순환은 저절로 이루어진다. 걷는 것이 곧 몸의 순환을 이루는 기본 중의 기본이라는 뜻이다. 더구나 다리는 우리 몸에서 쓰고 남은 정精을 저장하는 곳이다. 특히 허벅지는 정을 저장하는 대형 창고다. 그래서 꿀벅지를 보면 끌린다^^. 그것이 바로 그 사람이 건강하다는 증거, 정精이 많다는 몸적인 표현이기 때문이다. 결국 걷는다는 건 몸의 순환을 만들어 내는 것, 그 순환의 힘으로 몸의 건강을 지키는 것, 이 건강함으로 이질적인 것들과 함께 호흡하며 살아간다는 의미다. 우리는 한 가지 방식으로만은 살 수 없다. 위경胃經은 삶의 변화, 몸의 변화를 만들고 그것을 다시 우리 삶의 힘으로 전환하는 기운들이 모인 통로다. 그래서 위경은 강하다. "황무지에 내던져지더라도 살아날 수 있는 끈질긴 생활력, 밭을 일구어 자식들을 길러 내는 어머니의 강인함이 바로 건강한 위경락의 기운이다." 김홍경, 『사암침법으로 푼 경락의 신비』, 108쪽.

앞서 봤듯이 위경락을 건강하게 하는 데는 반드시 족삼리足三里를 써야 한다. 족삼리는 모든 혈자리들의 기본이다. 소화와 순환의 동력이 족삼리에 깃들어 있기 때문이다. 장수와 족삼리가 연결된 것도 같은 맥락이다. 그런 점에서 장수란 특별한 게 아니다. 기본에 충실한 것. 이 기본에 충실해야 변화와 순환의 리듬을 탈 수 있다. 만페이 집안 사람들이 장수할 수 있었던 것도 기본에 충실했기 때문이다.

그래서일까. 족삼리足三里의 쓰임은 너무 광범위하다. 복통, 사지권태, 신경통, 소화불량, 위경련, 변비, 눈질환, 빈혈, 고혈압, 반신불수, 불면증, 무릎과 다리 통증, 편두통, 현훈, 하지마비, 급성·만성위염, 장염, 설사, 구안와사, 중풍 ……, 또 있다. 화가 심하게 났을 때도 삼리三里를 자극해 주면 화가 내려간다. 침에 대한 공포가 있는 사람에게는 삼리부터 침을 놓기도 한다. 거의 모든 방면에서 쓰이는 셈이다. 그래서 족삼리의 '리'里를 '리'理로 보기도 한다. 몸을 건강하게 하는 데 이치가 되는 혈자리라는 것. 그 숱한 어록들도 그냥 만들어진 것이 아니다. 족삼리, 다리에 장수로 통하는 길, 삶의 기본으로 통하는 길이 있다.

해계(解谿), 감기를 품다

'오뉴월 감기는 개도 안 걸린다.' '감기엔 약이 없다.' 많이 들어본 말들이다. 하지만 현실은 정반대다. 여름감기가 극성을 부리고 감기약은 셀 수도 없이 많다. 대체 왜? 사실 저 말들의 진의는 따로 있다. '당신은 당신의 몸을 사랑하지 않았어!'라는 것이다. '오뉴월 감기는 개도 안 걸린다'는 말은 원래 이런 뜻이기 때문이다.

감기에 잘 걸리지 않는 여름에 감기에 드는 것은 그만큼 그 사람의 됨됨이에 문제가 있는 것으로 여겨 그런 사람을 비웃는 데 쓰는 속담이다. 간혹 여름감기는 개도 조심해야 할 정도로 매우 고약함을 뜻하기도 하고, 추운 겨울에 감기를 앓는 것보다 여름에 감기에 걸리면 손을 쓰기가 어렵다는 뜻으로 쓰기도 한다. 『한국세시풍속사전』, 국립민속박물관, 2009.

여름엔 개도 감기에 걸리지 않기 위해 자기관리를 한다. 한데 이

걸 제대로 못해서 감기에 걸렸으니 비웃음을 당할 수밖에. 특히 요즘 처럼 에어컨이 빵빵한 시대엔 겨울보다 여름이 더 위험하다. 우리 몸 은 여름에 땀을 배출하기 위해 최대한 땀구멍을 열어 둔다. 그렇게 해야 몸의 열기가 밖으로 빠져나가면서 적당한 체온을 유지할 수 있 기 때문이다. 이 열린 땀구멍으로 찬바람이 지속적으로 스며들면 바 로 감기에 걸린다. 이런 사실도 모른 채 늘 시원한 곳만 찾아들어가 니 여름감기가 기승을 부릴 수밖에 없는 것이다. 결국 여름감기는 이 런 몸에 대한 무지로부터 출발한다. '감기엔 약이 없다'는 말도 같은 뜻이다. 이 무지와 몸을 소외시키는 생활 습관에서 탈출하지 않고서 는 감기로부터 벗어날 수 없다는 뜻. 그런 점에서 감기뿐 아니라 병 이 낫는다는 건 몸에 대한 무지와 소외로부터 벗어나는 과정이라고 도 할 수 있다.

그럼 이런 상황에서는 어떤 혈자리를 써야 할까? 바로 해계혈解 谿穴이다. 해계가 감기 증상, 특히 열이 오락가락하면서 근육통까지 수반하는 감기에 특효이기 때문이다.

해계, 근육과 열을 풀다

해계解谿는 발목에 있는 혈자리다. 의자에 앉아서 발등을 들어 올려 보라. 그러면 발목 근처에 두 개의 딱딱한 힘줄이 튀어나온다. 이 두 힘줄 사이에 푹 들어간 곳이 해계다. 『동의보감』엔 "발목 위의 짚신 끈을 매는 곳에 있다"라고 되어 있다. 요즘으로 치면 운동화 끈을 묶 는 부위인 셈이다. 계곡을 뜻하는 계谿를 혈자리 이름에 쓴 것도 이런

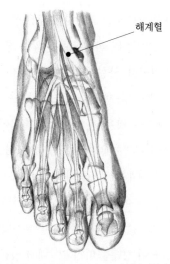

해계혈

<u>해계혈 위치</u> | 발목 상단의 움푹 들어간 곳에 위치해 있으며 감기 예방에 특효인 혈자리가 해계다. 또한 발목을 삐었을 때나 아이들의 성장통에도 효과가 좋다.

위치 때문이다. 재밌는 건 '해'解라는 글자다. 원래 '해'는 소[牛]의 뿔 [角]을 뽑을[刀] 만큼 힘이 센 사람을 의미하는 글자였다. 그리고 본래의 뜻은 '뽑다'였는데 나중에 뜻이 파생되어 '풀다'라는 뜻으로 쓰이게 됐다. 그럼 왜 이 글자를 발목에 있는 혈자리에 쓴 것일까? 해계는 근육과 관절을 부드럽게 풀어 주는 효능을 가진 대표적인 혈자리다. 실제로 발목을 삐었을 때 놀란 근육을 푸는 데는 해계만 한 혈이 없다. 즉, 해계가 경직된 것을 푸는 기능을 하기 때문에 해解라는 글자를 쓴 것이다.

그래서일까. 해계解谿는 성장통을 앓는 아이들에게도 유용한 혈자리다. 성장통은 뼈가 자라나는 속도를 관절이나 근육이 따라가지 못해서 생긴다. 특히 요즘처럼 영양분이 많은 음식들을 일찍부터 과다하게 먹고 자란 아이들일수록 성장통을 앓는 경우가 많다. 즉, 과잉이 통증의 원인인 것이다. 사실 우리는 잘 모른다. 과잉된 정서나 업무가 몸을 경직시키는 것과 마찬가지로 과잉된 영양분 또한 몸을 긴장시키고 아프게 한다는 것을. 음식을 먹으면 몸이 편안해져야 하는데 오히려 그 반대의 현상이 일어나는 것이다. 바로 이런 경직, 심하면 경련이 일어날 때 해계를 사용한다.

해계解谿는 위열胃熱이 심해서 헛소리를 지껄일 때도 사용되는 혈자리다. 해계가 속한 족양명위경足陽明胃經은 머리에서 발끝까지 이어져 있는 경맥이다. 이 경맥을 따라 위胃에서 생긴 열이 머리 위까지 올라간다. 이 열이 정신을 산만하게 만들면서 자기도 모르는 소리들을 내뱉게 하는 원인이다. 정신질환도 대개는 열 때문에 생긴다. 또한 머리가 무겁고 두통을 자주 앓는 것도 열이 원인이다. 해계는 열을 내리고 정신을 맑게 해준다. 그런데 해계가 어떻게 감기도 잡는다는 것일까? 이를 알기 위해선 족양명위경과 해계의 관계를 살펴야 한다.

같이 살자, 감기!

해계解谿는 족양명위경足陽明胃經의 경혈經穴이자 화火의 기운을 가진 혈자리다. 여기서 위경은 토土의 성질이고 양명은 금金의 기운이다. 그러니 해계는 금+토+화의 조합으로 이루어진 혈자리다. 바로 여기가 중요한 포인트다. 감기는 흔히 찬바람을 과도하게 맞았을 때 발생한다. 찬바람은 목木과 수水의 기운이 만나서 생겨난다. 목은 바람, 수는 차가움과 연결되기 때문이다. 이 두 기운이 만나서 생긴 찬바람이 몸으로 들어와서 오행의 균형을 무너뜨린다. 즉, 감기란 내 안의 균형 상태가 무너졌다는 일종의 신호인 셈이다.

해계解谿가 감기를 해결하는 원리는 간단하다. 찬바람을 중화시키는 것이다. 어떻게? 다른 기운들을 불어넣어서! 찬바람은 균형을 이루고 있던 우리 몸의 목木과 수水 기운을 태과하게 만든다. 이때 해계가 가지고 있는 금金-토土-화火의 기운을 북돋아서 태과된 목-수의 기운과 균형을 이루는 것이다. 특히 해계의 화 기운이 찬바람을 중화시키는 데 주도적인 역할을 담당한다. 이는 감기를 몰아내겠다는 것이 아니라 감기와 함께 살게 만든다는 의미에 가깝다. 병과의 공존 형식을 만들어 내는 것. 한의학에선 이런 것을 화해법和解法이라고 부른다.

사실 한의학에서 병을 일으키는 사기邪氣와 몸을 지키는 정기正氣의 구분은 모호하다. 정기가 갑자기 사기로 돌변하기도 하고 반대로 사기가 정기를 강화시킬 때도 있기 때문이다. 자가면역질환들이 정기가 사기로 작동하는 대표적인 예다. 내 몸을 지켜야 하는 면역체계[正氣]가 도리어 내 몸을 공격하면서[邪氣] 병을 일으키기 때문이다. 반면 사기의 힘을 이용해서 몸의 정기를 북돋는 것은 감기 같은 질병을 앓을 때다. 감기처럼 치사율이 높지 않은 질병들은 몸으로 들어와 오히려 정기를 북돋는 역할을 한다. 그런 점에선 좀 아파야 한다. 그래야 몸 안의 정기도 활발하게 작동한다. 달리 말하면 병이라고 해서 무조건 없애 버려야 한다는 사고는 무의미하다. 병과 건강의 경계가 선명하지 않듯이 말이다.

한의학에서는 병이 머물러 있지 않고 다른 양상으로 변해 가는 것을 전변轉變이라고 부른다. 병 또한 천지자연의 산물이기 때문에 이리저리 구르면서 변해 간다는 뜻이다. 그래서 의사의 덕목 가운데 가장 중요한 건 병이 어디로 '튈지'를 아는 것이다. 그래야 병을 진두지휘할 수 있기 때문이다. 또한 그 경로를 알아야 사기와 정기의 싸움에 적극적으로 개입할 수 있다. 이와 같이 병에 대한 전제가 다르기 때문에 "치료란 질병의 미래를 미리 알고서 현재의 시간과 공간이라는 좌표계에 개입하는 것이라고 할 수 있다."가노우 요시미츠, 『몸으로 본 중국사상』, 46쪽 따라서 치료는 병을 없애는 과정이 아니라 병의 진행 과정을 따라가면서 잃어버린 균형을 찾아가는 행위에 가깝다.

해계解谿에 침을 놓거나 지압을 통해서 감기를 극복하겠다는 것도 이런 발상에서 출발한다. 감기 자체가 나쁜 것이 아니라 지금 내 안에 무너진 균형, 여기에 개입할 수 있어야 한다는 것이다. 해계는 그 일환이자 임시방편에 해당한다. 중요한 것은 이 불균형의 배치를 계속해서 만들어 내는 습관을 점검하는 일이다. 여름에 찬 음식을 많이 먹어서 체온을 떨어뜨린다거나 그런 상태로 에어컨 바람이 쌩쌩 나오는 곳에서 오들오들 떨고 있다거나 하는 것 말이다.

감기는 우리가 평생을 같이해야 할 병인지도 모른다. 감기가 올 때마다 우리는 스스로 물어야 한다. 삶이 어느 한쪽으로 치우쳐 버리지는 않았는가. 생활이 무너져 버리진 않았는가. 감기와 함께 살아간다는 건 이 물음과 함께한다는 뜻이기도 할 것이다. 또한 감기는 우리에게 삶의 방식을 바꾸고 스스로의 몸에 대해서 배우라고 충고한다. 몸을 떨리게 하고 쉬게 만들고 심하면 앓아눕게 하면서 말이다.

함곡(陷谷), 소화의 재발견

뭉치면 죽고 흩어지면 산다

소화消化란 말만큼 자주 쓰는 말도 드물다. 그만큼 우리 삶에서 중요한 단어다. 소화의 '소'消는 '물[氵]이 작은[肖] 크기로 변하여 사라진다, 적어진다'는 의미다. '초'肖는 몸을 뜻하는 '육'[肉=月]과 '작을 소小'로 이루어진 글자로 육이 쇠한다, 흩어진다는 뜻이다. 물이 흩어진다니? 물만 먹은 것도 아닐 텐데 말이다. 우리가 먹은 음식물은 식도를 타고 위胃로 내려가면 걸쭉한 액체의 상태가 된다. 그 물이 간肝에서 혈血로 저장되고 신腎에서 정精으로 저장되어 에너지[氣]를 만드는 원료로 쓰인다. '화'化는 사람[人]이 모양을 바꿔 다른 사람[匕]이 된다는 뜻을 합한 글자로 '되다', '변하다'라는 뜻이다. 한 물질이 전혀 다른 물질로 변이한다는 의미다.

  그러니 소화란, 한 물질이 자신의 정체성을 해체해 완전히 다른 물질이 되어 몸속으로 흡수되고 나오는 과정을 말한다. 『황제내경』黃

帝內經에서는 먹고 흡수되고 오줌과 똥으로 배설하는 전 과정을 소화라 한다. 밥이 창자를 한 번 돌아 똥이 되어 다시 밥이 될 수 있는 거름으로 잘게 부서지는 것, 그것이 '우주의 섭리'다. 소장小腸과 대장大腸을 도는 동안 밥의 기운을 다 빼고 거름으로까지 내놓는 살뜰함! 반면 먹은 밥이 다 소화되지 않은 채로 나오는 것은 손설飧泄이라 한다. 손설하면 똥을 제대로 만들지 못한 채 배설되어 '우주의 섭리'를 흐리게 된다.

소는 풀을 먹은 후 끊임없이 되새김질을 한다. 소의 위는 네 개인데, 소가 먹은 풀은 부지런히 네 개의 위를 돌아가며 소화의 과정을 거친다. 소가 풀만 먹고도 그 큰 몸을 토실토실 유지할 수 있는 것은 아마 씹어서 부수는 힘이 아닐까 싶다. 그렇게 충분히 씹어 다른 물질로 변이시키기를 거부하지 않는 몸. 그래서 농사를 지을 때 소똥은 바로 거름으로 내도 작물에 피해를 주지 않는다. 우주적 순환 과정에 충실한 행위이다. 또 성격이 유순한 소의 똥은 냄새가 구수하다.

반면 장이 짧아 먹은 것을 충분한 소화 과정 없이 바로 배출하는 닭의 똥은, 냄새도 코를 찌르지만 2년 이상 부숙 과정을 거쳐야 거름으로 쓸 수 있다. 닭은 날짐승으로 화火에 배속되고 양기가 넘친다. 새벽을 깨우느라 기염을 토할 뿐 아니라 성격도 까칠하다. 닭부리에 한 번 쪼여 보시라. 통증 며칠 간다. 사람 역시 잘 먹고 소화 잘 시키는 사람이 살집도 좋고, 단연 성격도 좋다. 위의 기능이 좋아야 속이 편하니, 성격도 몸 따라 가는 것이다.

소화를 담당하는 위胃는 늘 새로운 것을 받아들이는 장부다. 위는 낯선 물질을 받아들여 내 몸에 맞게 변화시키고 아래로 내려 보내 배설하도록 하는 궂은일을 한다. 비단 먹을 것에만 국한된 이야기가 아니다. 감정의 문제도 마찬가지다. 위가 다른 맛을 받아들이는 행위는 사람을 사귀는 과정에도 동일하게 적용된다. 타인을 만나 사귐에 인색하지 않고, 서로 다른 감정 흐름과 성격도 잘 버무려 반죽할 수 있는 힘이 위에서 나온다는 것일 터. 나 아닌 외부와 소통하는 힘이 부족할수록 소화능력은 떨어진다. 그 역도 마찬가지이다. 가리지 않고 잘 먹고, 반죽이 좋은 사람을 보면 "비위가 좋다"고 표현하는 이유가 그런 것이다. 걱정과 잡념이 많을 때 소화가 안 돼서 고생한 경험이 한 번씩은 있을 것이다. 해소하지 못한 감정의 찌꺼기를 내보내야 하는데 위의 통강通降 기능이 구실을 하지 못해 감정의 잉여가 위에서 뭉쳐 소화를 방해하는 것이다.

소화의 사전적 의미 중에는 배운 지식이나 기술 따위를 충분히 익혀 자기 것으로 만든다는 뜻도 있다. 새로운 지식, 낯선 사고를 자의식 없이 버무리는 과정도 소화란 말이다. 배우기만 하고 스스로 익힐 시간을 갖지 못한다면 소화가 아니다. 나의 지식과 사고만이 옳다고 고집하는 것 또한 소화와는 거리가 멀다. 앎과 앎이 교차할 때 새로운 생성이 일어난다. 허겁지겁 먹기만 하는 지식, 저장하고 내놓지 못하는 지식, 나의 앎을 타인에게 강요하는 지식, 이 모두가 소화 안 된 지식의 모양새다. 소의 되새김질처럼 미력한 풀을 먹고도 잘게 씹고 부수어 자신을 토실토실 살찌우는 정성으로 앎을 분해하고 선별하고 버리는 과정이 필요한 것이리라. 통하면 아프지 않다고 했던가. 이쯤에서 소화하지 못해 막혀 버린 속을 뚫어 줄 혈자리를 찾아보자.

내 몸의 뚫어뻥, 함곡

먹은 것도, 감정도 잘 배설하는 힘, 이것을 보해 줄 수 있는 혈자리가 있으니 그것이 함곡陷谷이다. 함곡은 족양명위경足陽明胃經의 수혈輸穴이다. 양명조금陽明燥金의 금金 기운과 위의 토土 기운, 수혈의 목木 기운을 가진 자리이다. 족양명위경은 우리 몸에서 가장 긴 경맥이다. 코에서 시작하여 입가를 지나 아래턱으로 내려와 젖꼭지를 지나고 넓적다리 앞을 지나 둘째발가락에 이른다. 지맥 중 하나는 턱 아래에서 갈라져 나와 귀 앞을 지나 머리카락이 난 부위에 이른다. 결국 머리부터 발끝까지, 몸 전체를 관통하는 긴 경맥인 것이다. 이것은 위의 통강通降 기능을 잘 보여 준다. 위경은 몸 앞쪽을 위에서 아래로 쭉 뚫어 주는 기능을 가진 것이다. 그럼 이제 혈자리 함곡을 살펴보자.

함곡陷谷은 발등에 있는 혈자리다. 발을 들어 발가락을 꼼지락 꼼지락거려 본다. 둘째발가락과 셋째발가락으로 연결되는 뼈가 보인다. 그 뼈가 발가락 쪽으로 갈라지기 시작하는 지점이 바로 함곡의 자리이다.

함陷은 언덕[阝]과 '떨어지다'라는 뜻을 나타내는 글자 '함정 함臽'으로 이루어져, 높은 곳으로부터 떨어진다는 뜻이다. 높은 곳에서 낮은 곳으로 내려가는 것 또한 '함陷'이라고 한다. '곡谷'은 골짜기, 산 사이에 물이 흐르는 길을 이른다. 이름만으로는 함정에라도 빠질 듯하다. 함곡은 경기經氣가 발등 높은 곳에서부터 둘째, 셋째발가락의 우묵한 구덩이로 내려가니, 그 기운이 깊고 강할 뿐만 아니라 위치를 나타내는 데 합당한 이름이다. 또한 『금침매화시초』金鍼梅花詩鈔 '함곡

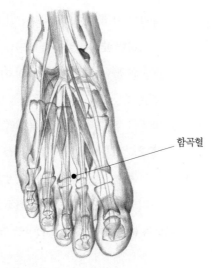

함곡혈

함곡혈 위치 | 음식은 물론 감정이 뭉친 데에도 효능을 발휘하는 함곡혈은 발등의 둘째, 셋째발가락 사이의 우묵한 곳에 있다. 기혈의 수승화강에도 도움을 준다.

조'陷谷條에서 "땅이 오목한 곳이 물을 수용할 수 있듯이 수종水腫은 함 곡陷谷으로 수용할 수 있다"고 했다. 몸 안에 체액이 머물러 있어 몸이 붓는 수종을 함곡이 다스릴 수 있다는 의미다.

위경胃經은 오행으로 보면 토±의 자리, 땅을 의미한다. 토는 조화 를 이루는 힘이고, 키워 내는 힘이고, 저장하는 기운이다. 땅에 씨앗 을 심으면 땅은 저장된 양분으로 씨앗을 싹틔운다. 이것을 비육시켜 열매로 전화하고 새로운 것을 생성한다. 음식이 똥이 되듯, 땅은 무엇 이든 다 받아들이고 저장하였다가 다른 모양을 만들어 내놓는다. 그 런데 받아들이기만 하고 내놓지 않으면 그것은 바로 담痰이 된다. 먹 은 음식을 내놓지 못해 체하듯 말이다. 체기도 결국 위담胃痰이다. 위장에 탈이 나면 흉골 위가 아프고 편두통이 있고 입 주변에 여드름 같은 것이 생기고, 심하면 토사곽란이 일어난다. 이럴 때 위경 중 목木 기운을 가진 함곡혈陷谷穴이 요긴하다. 목의 가장 큰 기능은 소설疏泄 기능, 즉 흩어 주는 기능이다. 감정이 뭉친 것도, 위에 음식이 뭉친 것도 함곡을 눌러 풀 수 있다. 이것이 함곡혈의 가장 중요한 기능이라고 할 수 있다. 중초中焦인 위가 막혀 위아래로 소통이 안 될 때, 목이 위장의 담을 흩어 주는목극토 역할을 하여 상하의 통로를 열어 주는 일, 상하의 소통기능, 먹고, 소화시키고, 싸고 버리는 과정을 막힘없이 해낼 수 있도록 뚫어 주는 기능을 함곡은 목의 기운으로 해내는 것이다.

붓거나 화내거나

함곡혈陷谷穴은 오행 중 토土, 금金, 목木 기운을 가진 혈자리라 하였다. 화와 수의 기운이 우리 몸에 지나치게 많은 경우 상체는 덥고 하체는 냉한 상태가 된다. 한의학 용어로 수승화강水昇火降이 안 되는 상태가 되는 것이다. 화로 물을 데워 온몸으로 순환시켜야 하는데 위아래가 따로 노는 형국이다. 상체로 열이 몰려 두통이 생기거나 얼굴에 열이 오르고, 감정이 넘쳐올라 화를 내기도 한다. 반면 하체는 냉하기 때문에 수水가 운동성을 잃고 물이 고여 수종水腫이 생기고 다리와 발이 붓는다. 기혈 순환, 음양 교류가 되지 않는 것이다.

　사람의 몸으로 말하자면 육부의 기氣는 중앙의 위토胃土에서 생기고 나오고 자라고 흩어진다. …… 만약 천天의 화火가 상부에 있고 지地의 수水가 하부에 있으면 천지가 교통하지 못하고 음양陰陽이 돕지 못한다. 이렇게 되면 만물의 도가 끊어지고 대역大易의 이치가 소멸된다. 이동원(李東垣), 「내외상변혹론」(內外傷辯惑論) ; 장기성, 『한의학의 원류를 찾다』, 정창현 외 옮김, 청홍, 2008, 426쪽에서 재인용.

육부六腑의 기氣가 중앙의 위토胃土에서 생멸한다고 하니, 음양 교류에 토가 중요한 매개 역할을 하고 있는 것이다. 오행의 관계에서 보면 토는 화의 도움으로화생토 땅을 따뜻하게 데우고 물은 순환하도록 상충하는토극수 기능을 한다. 토가 화와 수를 매개하는 것은 몸 전체의 순환을 만드는 운동성이다. 함곡혈陷谷穴을 보해 주면 토, 금, 목의 기운이 더해져 한열음양의 밸런스를 맞추게 되어 오행 역시 균형을 이루게 된다. 보할 땐 발가락쪽으로 세게 지압하면 된다. 또 한열이 불규칙하게 교차하는 질병에도 효능이 있다. 몸을 벌벌 떨며 주기적으로 열이 나는 학질에, 오한과 발열이 불규칙한 상태일 때도 함곡으로 다스려 준다. 얼굴이 붓는 것과 결막염에도 좋다.

함곡혈陷谷穴로 소화의 의미를 짚어 보았다. 그것은 몸의 원리이며, 우주의 섭리다. 음식물이 몸속에 들어가 전혀 다른 물질로 변이하듯, 나를 버리고 전혀 다른 나로 변이하는 것. 그러고 보면 변화하는 것이 항상성을 만든다. 변화하는 가운데 소통이 있고 소통하는 가운데 순환이 있으므로.

내정(內庭), 게으름뱅이들의 시크릿 가든

게으름뱅이는 어떻게 사는가

동화책 하나 읽고 시작하자. 제목은 '소가 된 게으름뱅이'. 이야기는 이렇다.

> 일하기를 너무너무 싫어하는 게으름뱅이가 있었다. 하는 일이라고는 밥 먹고 방안에서 이리 뒹굴, 저리 뒹굴 빈둥거리는 것이 전부. 하루는 어머니의 잔소리가 듣기 싫어 집을 나와 어슬렁거리다 나무 그늘 밑에서 낮잠을 자고 있는 황소를 보고 부러워한다. 그러다 소 모양 탈을 만들고 있는 할아버지를 만나 탈을 써 보게 되었는데, 그 길로 진짜 소가 되어 버렸다. 할아버지는 소가 된 게으름뱅이를 장터로 끌고 나가 농부에게 팔아 버리곤, 무를 먹으면 죽으니 절대 무를 먹이지 말라고 당부한다.
> 소가 된 게으름뱅이는 이른 새벽부터 저녁 늦게까지 논밭을 갈며

죽도록 일을 해야 했다. 이렇게 사느니 차라리 죽는 게 낫겠다는 생각이 들자, 자신이 팔려올 때 할아버지가 농부에게 무를 먹이지 말라고 했던 말이 떠올랐다. 무밭으로 달려간 게으름뱅이는 와작와작 무를 씹어 먹었다. 그러자 게으름뱅이의 머리에 씌워져 있던 탈이 벗겨지고 다시 사람이 되었다. 집으로 돌아온 게으름뱅이는 잘못을 깨닫고 부지런한 사람이 되었다고 한다.

나는 이 동화에서 몇 가지 키워드를 얻었다. 게으름뱅이, 밥과 국과 잔소리, 그리고 무. 이 키워드들로 혈자리 내정內庭을 꾀부리지 않고 부지런하게 풀어 보겠다.

흔히 하는 일 없이 먹고 빈둥거리는 사람을 게으름뱅이라고 한다. 한마디로 움직이기 싫어하는 족속들이다. 이들의 욕망은 '어떻게 하면 안 움직이고 편안하게 놀고먹을까?'일 것이다. 많은 사람들이 이 욕망에 꺼들린다. 나 또한 아니라고 말 못한다. 그런데 그 좋은 걸 동화에서는 하지 말라고 한다. 게으르면 소가 된다고 겁까지 준다. 어릴 적에 '누워서 밥 먹으면 소가 된다'는 말을 들었다. 너무 궁금했다. 정말 소가 되는지. 그래서, 해봤다. 완전히 눕는 게 께름칙해서 엉거주춤 팔을 괴고 밥을 입 속에 넣는 순간, '음매' 하고 밥이 튀어나왔다. 옆에서 보고 있던 엄마가 등짝을 후려쳤기 때문이다. 결과적으로 소가 되는지 안 되는지는 더 두고 봐야 한다. 일단, 게으름뱅이들을 들여다보자.

게으름뱅이들은 많이 먹는다. 걸판지게 먹고 그대로 드러눕는다. 다음은 방 안에서 이리 뒹굴, 저리 뒹굴 하거나 껌딱지처럼 바닥에 붙어 있다. 그래야 몸은 더 오래 에너지를 저장할 수 있기 때문이다. 등 따습고 배부르고, 상팔자가 따로 없다. 이런 상팔자가 소가 된다니 말도 안 된다. 그런데 이 상팔자의 습성은 오랜 역사와 함께 한다. 호랑이 담배 피우던 그 먼 시절, 원시인들은 한번 먹었다 하면 30Kg을 먹어 치웠다고 한다. 그렇게 먹고는 며칠씩 잠만 잤단다. 언제 다시 먹게 될지 기약이 없기 때문이다. 그 시절의 굶주림에 대한 공포는 인류의 오랜 무의식으로 남아, 게으름뱅이의 습성으로 남게 된 것이다. 생존을 위한 원시인들의 습성이 이제 게으름뱅이라는 이름으로 불리게 된 것이다.

상황은 많이 변했다. 지금 천지는 먹을 것으로 차고 넘치는데, 사람들은 아직도 원시의 기억을 떨쳐 버리지 못하고 우걱대며 먹는다. 그러곤 며칠씩 안 먹는 것도 아니다. 먹고 또 먹는다. 그리고 움직이지 않는다. 게으름뱅이의 몸은 둔해진다. 어떻게든 소화시키기 위해 피는 위장으로 몰린다. 피가 위장에 몰리다 보니 머리는 멍해지고, 사지에는 피가 통하지 않아 저리다. 감각 기능은 떨어지고 사물에 대한 판단력도 흐려진다. 계절이 가는지 오는지, 황소가 낮잠을 자는지 자기가 자는지, 밥맛이 있는지 없는지, 꿈인지 생시인지 분간할 수 없다. 게으르면 소가 되는 것이 아니다. 바보 된다! 엄마가 등짝을 후려친다. 꿈 깨라고.

밥 먹기와 잔소리의 철학

소가 된 게으름뱅이는 어머니가 해주는 따뜻한 밥과 모락모락 김이

나는 국과 그렇게 듣기 싫던 잔소리를 그리워한다. 그리워한다는 건 그 맛을 알게 되었기 때문이다. 어머니의 그 밥맛, 국맛, 잔소리맛을 깨달은 것이다. 우리는 매일 밥을 먹는다. 그런데 생각해 보라. 매일 먹는 밥맛을 느낀 적이 몇 번이나 있는지.

퇴계退溪 이황李滉과 같은 해에 나서 영남의 동서를 갈랐던 큰 선비 남명南冥 조식曺植은 고위 관리가 되어 찾아온 제자와 식사를 하다 말고, 호통을 친 적이 있다. 음식을 '등줄기'로 먹지 않고, '목구멍'으로 먹는다는 것이 이유였다. 이게 무슨 말인가? 우리가 밥 먹는 걸 한번 보자. 입에 밥을 넣고 몇 번 씹지도 않고 밥알이 채 목구멍으로 넘어가기도 전에 집어넣고 또 집어넣고 하지 않는가. 이것이 음식을 목구멍으로 먹는 것이다. 이에 반해 음식을 등줄기로 먹는다는 건 몸이 음식을 느낄 수 있도록 먹는 거다. 그야말로 온몸으로 밥을 먹어야 한다는 거다.

게으름뱅이가 밥을 많이 먹는 것도 음식 맛을 느낄 사이도 없이 먹기 때문이다. 몸이 음식을 느끼게 해주어야 한다. 밥맛, 국맛, 오미五末를 느끼는 몸은 필요 이상으로 음식을 탐하지 않는다. 그렇게 먹은 음식이라야 정精으로 차곡차곡 쌓여 신수腎水로 저장된다. 어머니의 잔소리도 이와 같다. 어머니의 잔소리는 마음의 정精으로 쌓인다. 잔소리 없이 자란 아이는 음식을 목구멍으로 먹고 자란 아이와 같다. 생각을 맺고 끊어 주는 어머니의 잔소리가 없으니 쓸데없는 데 마음을 빼앗긴다. 게으름뱅이가 소 탈을 뒤집어 쓴 것도 그것에 마음을 빼앗겼기 때문 아닌가.

나를 되살리는 소화

소가 된 게으름뱅이는 차라리 죽는 게 낫겠다 생각하고 무를 씹어 먹는다. 그러자 신기하게도 게으름뱅이의 머리에 씌어져 있던 탈이 벗겨지고, 자기의 본모습을 찾게 되었다. 무가 게으름뱅이를 탈바꿈시킨 것이다.

무에는 디아스타제diastase라는 소화효소가 있어 이것이 소화를 돕고 위장을 튼튼하게 만든다. 무는 중국 당나라 때 채소에서 한방약으로 격상된 식품이기도 하다. 또한 무는 혈액을 맑게 해서 혈액순환을 좋게 만든다. 무를 먹으면 체력이 붙는 느낌이 드는 것은 위장이 정돈되고 대사가 좋아지기 때문이다. 무에서 가장 주목할 포인트는 생즙이 몸을 따뜻하게 한다는 점이다. 생즙이 몸을 차게 만드는 채소는 적지 않지만, 무는 정반대다. 피의 순환을 좋게 해 몸을 따뜻하게 하고 내장의 기능을 강화시켜 준다. 내장의 기능이 정돈되면 변비가 개선되는 것은 물론 설사가 개선돼 좋은 변이 나오게 된다.

이 정도 되면 무는 거의 만병통치약 수준이다. 하지만 뭐니뭐니 해도 무의 최고 가치는 소화에 있다. 위胃에서 이루어지는 초보적인 소화 단계인 부숙腐熟을 촉진시켜 주는 것이다. 잘 만들어진 부숙은 피를 만들고 전신을 돌리는 에너지로 쓰인다. 게으름뱅이가 무를 먹고 자신의 본래 모습으로 돌아온 것은 제대로 된 소화를 거쳐 자신의 몸을 되살린 것과 같은 것이다.

시크릿 가든, 내정

내정內庭은『황제내경』黃帝內經「영추」靈樞 '본수'本輸에 이르길 "두번째 발가락 밖에 있다"고 한다.『동의보감』東醫寶鑑에는 "둘째발가락과 가운뎃발가락이 갈라진 사이의 우묵한 곳"에 있다고 씌어 있다. 발등에 서부터 발가락의 접점 안쪽에 숨어 있는 혈이다. 숨어 있어서 그런지 이름의 뜻도 그러하다. 안을 뜻하는 내內와 작은 뜰을 뜻하는 정庭. 숨어 있는 뜰, 시크릿 가든이다.

내정內庭은 족양명위경足陽明胃經의 형혈滎穴이다. 내정은 움직이기 싫어하는 사람들의 사지에 생기는 병을 치료한다. 한마디로 게으름뱅이들을 위한 혈자리다. 사람이 움직일 수 있는 건 팔다리에 관절

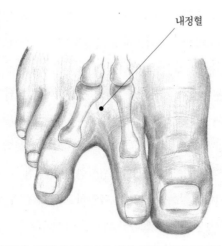

내정혈

내정혈 위치 | 둘째, 셋째발가락이 갈라지는 부위의 발등과 발가락의 접점 안쪽으로 숨어 있다. 그래서 이름도 '내정'이 되었다. 식욕 부진과 소화불량에 도움을 준다.

이 있기 때문이다. 관절은 뼈와 뼈를 연결한다. 그 사이에 연골과 윤활액이 작은 물주머니를 이루고 있다. 날계란의 흰자위처럼 맑고 투명하고 끈적거리는 진액이 윤활액이다. 이 연골과 윤활액은 우리 몸의 동작을 부드럽게 만든다. 움직이지 않는 게으름뱅이들은 특히 관절이 약해지기 쉽다. 관절이 약해졌다는 건 관절의 유연성을 유지해주는 진액이 부족해졌다는 말이다. 어린아이는 유연하고 탄력이 넘치는 관절을 갖고 있다. 그러나 나이가 들면 진액이 점차 줄어들고 관절뿐만 아니라 온몸이 건조해진다. 진액이 줄어들면 얼굴에 주름이 생기고, 신수腎水: 신장에 모여 있는 진액가 머리까지 올라오지 못해 머리가 하얗게 변한다. 관절 역시 진액이 말라 뻣뻣해진다. 내정은 이 진액에 해당하는 수水를 가진 혈이다. 이 물로 진액을 보충한다. 하지만 좀더 근본적인 처방은 장을 튼튼하게 하는 것이다. 한의학의 관점에서 볼 때 장의 흡수력[金]이 쇠하면 뼈[水]가 마르기 때문이다. 내정은 양명조금陽明燥金의 금金과 위경의 토土, 형혈의 수水를 가졌기 때문에, 이를 만족시키는 혈자리라 하겠다.

　　내정內庭은 족양명위경足陽明胃經의 혈자리이므로 위胃의 기능에 크게 기여한다. 위는 입으로부터 식도를 통과하여 들어온 음식물을 소화시켜 영양소를 만든다. 이것을 부숙腐熟이라고 한다. 이 부숙된 영양소는 비脾의 작용으로 혈액을 생성한다. 혈액은 전신에 영양을 준다. 탱탱한 피부, 검은 머리카락, 유연하고 탄력 넘치는 관절을 만든다. 이 때문에 음식이 중요하고 위가 중요한 것이다. 내정은 소가된 게으름뱅이를 탈바꿈시킨 무와 같은 역할을 한다. 위기胃氣를 통하게 해 식욕 부진을 해소시키고 소화불량을 치료한다. 내정혈로 위장을 보해주기 위해서는 위경락이 흐르는 방향에 맞추어 밀듯이 지압을 해주면 된다. 족양명위경은 눈밑의 승읍혈承泣穴에서 시작되어 발끝으로 가는 경락이니까 둘째발가락 쪽으로 밀듯이 지압해 주면 좋다.

혈자리 말고도 우리 몸에서 무와 같은 역할을 하는 것이 있다. 그것은 다름 아닌 팔다리다. 다리의 근육 조직 중 비복근腓腹筋: 장딴지 근육이라는 것이 있다. 한자 그대로 다리와 배라는 뜻이다. 다리와 밥은 소화시키는 위장과 연결되어 있다. 한의학적으로 밥은 팔다리로 먹는다고 한다. 이걸 생리적으로 표현하면 이렇다. 팔다리로 많이 움직여야 식욕이 생기고, 혈액순환도 좋아지고, 소화도 촉진된다는 것! 그러니 움직이지 않는 게으름뱅이에게는 내정도 무도 다 필요없다. 무조건 움직여라. 이게 기본이다!

여태(厲兌), 여름의 양기를 잡는 방법

아침 출근길의 지하철. 종종 이런 험악한 장면을 목격한다. "아, 왜 사람을 밀어요!" "니가 먼저 쳤잖아. 이 XX야!" 신기한 것은 똑같이 좁아 터진 지하철인데도, 겨울에는 이런 장면을 보기가 쉽지 않다는 점이다. 눈살 한 번 찌푸리고 말 일에 어깨를 밀치며 잔뜩 눈을 흘기고, 심지어는 고성과 몸싸움이 오가는 상황. 대체 이런 상황은 왜 여름에만 일어나는 것일까?

여름은 화火 기운의 계절이다. 화기火氣는 발산과 산포의 상징이다. 하루가 다르게 우거지는 풀과 나뭇잎이 화기의 전형적인 모습이다. 또한 화는 위로 올라가려는 성질을 가지고 있다. 캠프파이어를 하기 위해 지펴 놓은 커다란 불길을 떠올려 보라. 너울거리는 불꽃은 언제나 위를 향해 있다. 밤낮 없이 더운 여름도 이런 상태다. 뜨거운 공기는 위를 향해 올라가고 여기저기로 분산된다. 몸에서도 마찬가지다. 더운 여름엔 열기가 머리 꼭대기까지 올라가서 조금만 건드려도 짜증 섞인 말로 튀어나온다. 하여, 다른 계절과는 달리 『동의보감』

東醫寶鑑에서는 여름을 나기 위한 특별한 방법까지 제시하고 있다.

> 사계절 중 여름철이 조리하고 섭생하기 너무너무 힘이 드네
> 몸속에 묵은 추위 설사하기 아주 쉽네
> 신장 기운 보할 약은 없어서는 아니 되고,
> 차갑게 식은 음식 입에 대지 말아야지
> 심장 기운 왕성하고 신장 기운 쇠약하니,
> 정약을 아끼고 아껴 내보내지 말아야지
> 잠잘 때는 문을 닫고 마음을 고요하게
> 얼음물과 찬 과실이 지나치면 해로우니,
> 가을 되면 학질, 이질 생기기 십상이지

『동의보감』, 「잡병편」(雜病篇), '서'(暑)

여름은 심心의 기운이 강성해지는 계절이다. 천지에 가득 찬 화기火氣의 영향을 받기 때문이다. 반대로 신腎의 기운은 약해진다. 치성한 화기 때문에 물의 기운을 제대로 발휘할 수 없는 것이다. 따라서 신의 기운을 보하는 약이 없어서는 안 된다고 한 것이다. 과거에 오미자 같은 음료를 여름철에 자주 마셨던 이유도 이것이다. 하지만 요즘에는 커피와 탄산음료들이 가장 많이 소비된다. 문제는 커피와 탄산음료는 화기이자 양기陽氣라는 것이다. 곧 심의 화기를 더 요동치게 한다는 것. 그러고 보면 현대인들에게는 여름에 양생하기가 더 어려워진 셈이다.

　더구나 여름에는 덥다고 찬 것들을 주로 먹는다. 그러면 당연히

배탈이 잦다. 여름에는 겉은 뜨겁지만 속은 찬 상태이기 때문에 뱃속이 차다. 여름에 삼계탕 같은 음식을 먹는 이유가 바로 이것이다. 무엇보다 여름을 나는 데 가장 어려운 건 마음을 다스리는 일이다. 여름에는 일단 만사가 다 귀찮다. 오래 생각하는 것도, 뭔가에 마음을 온전히 쓰는 것도 힘들다. 온 천지의 양기陽氣가 마음까지 분산시키기 때문이다. 여름에 각종 사건, 사고들이 많은 것도 이런 양기 때문이다. 여름에 잦아지는 분노와 짜증도 양기에 해당한다. 분노는 목木의 기운과 연결되어 있다. 목은 쭉쭉 뻗어나가는 성질이 있다. 이것이 여름에 산포하는 화 기운의 땔감이 되어 불길에 박차를 가한다. 좋은 것 다 챙겨먹고, 찬 음식도 가리고 내 몸을 애지중지하면서도 지나가다 어깨 스친 사람에게 악을 쓰는 것은, 여름을 여름답게 사는 게 아니다. 여름의 화기에 마음을 놓친 것이다.

전광을 아시나요?

여름이라고, 덥다고, 거리의 유동인구가 줄어드는 법은 없다. 카페며 쇼핑몰이며 에어컨이 '빵빵'하니 그럴 법도 하다. 그래도 이상하지 않은가. 덥다고 불평을 하면서도 어딜 가나 사람은 많고, 그 사람들이 먹고 떠들고 마시면서 돌아다닌다는 사실이! 피서는 또 얼마나 가열차게 준비해서들 떠나는지, 매년 해운대에 몰려드는 인파를 보라. 덥고 힘들지만 그래서 제자리에 가만히 머물지 못하는 힘, 이것이 양기陽氣다.

　　양기陽氣가 주체할 수 없을 정도가 되면 정신을 놓게 된다. 폭발하는 양기로 인해 정신을 놓는 것을 한의학에서는 전광顚狂이라고 부른다. 잠깐 『동의보감』에 등장하는 전광의 모습을 들여다보자.

『내경』에는 "황제가 묻기를 '병으로 성내고 미치는 것이 있는데 이 병은 어떻게 하여 생기는가.' 기백이 대답하기를 '그 병은 양에서 생기는 것입니다. …… 또한 음이 양을 이기지 못하면 맥이 도는 것이 촉박하고 빠르며 겸하여 미치게 됩니다. 또한 옷을 제대로 입지 못하고 말을 허투루 하면서 친하고 낯선 사람을 가리지 못합니다. 이것은 정신이 착란된 것입니다'"고 씌어 있다.

광증[狂疾]이란 험하게 미친 것인데 가벼울 때는 자기만 잘나고 자기 말만 옳다고 하며 노래와 춤을 추기를 좋아한다. 심하면 옷을 벗고 달아나고 담장을 뛰어넘으며 또 지붕에 올라가기도 한다. 더욱 심하면 머리를 풀어 헤치고 큰소리로 외치며 물과 불을 가리지 못하고 심지어는 사람을 죽이려고 한다. 이것은 담화痰火가 몹시 성하기 때문이다. 『동의보감』, 「내경편」(內經篇), '신'(神)

자기만 잘 났다고 우기고, 어디서나 춤을 추고, 심하면 옷을 벗고 달리고. 여름엔 이런 사람들이 꼭 한두 명씩 등장한다. 전광顚狂의 직접적인 원인은 담화痰火에 있다. 담痰은 몸 안의 진액이 화火를 받아서 생기는 정체다. 이것이 경맥의 길을 막으면 위와 같은 증상들이 발생한다. 달리 말하면 몸의 통로가 막혀서 어떤 것과도 관계 맺고 살아갈 수 없을 때 이런 정신질환들이 발생한다는 뜻이기도 하다. 그리고 이 통로를 막는 담은 특히 양기가 치성한 여름에 많이 생겨난다.

이처럼 양기陽氣, 즉 화 기운이 지나치게 치성하면 자신도 모르는 사이 정신을 놓는다. 열이 머리로 올라왔다는 것은 단순히 붉어진 얼굴만을 의미하지 않는다. 앞서 말했듯 열은 위로 뜨는 성질을 가지고 있다. 우리 몸에서 가장 꼭대기는 머리다. 그래서 화열이 넘치면 정신이 혼탁해지기 쉬운 것이다. 겨울엔 몸과 마음이 다소 움츠러들지만, 머리가 멍해지는 일은 별로 없다. 여름의 산포와 대비되는 수렴의 계절이기 때문이다. 흥분한 사람에게 머리 좀 '식히라'고 달래거나 화가 나는 상황에서 반사적으로 튀어나오는 '미치겠다'는 등의 말은 몸의 흐름에서 비롯된 표현인 것이다. 또한, 혹 평소에 이런 말을 입에 달고 산다면, 극성한 화기를 주체 못하는 건 아닌지 몸을 살펴볼 일이다. 치성한 양기를 잡아 주는 혈자리는 없을까? 여태厲兌가 바로 그 혈자리다.

'여태', 안 찔렀니?

여태厲兌는 족양명위경足陽明胃經의 정혈井穴이자 위경이 끝나는 지점에 있다. 정혈은 우물에서 물이 솟아나듯, 기혈의 흐름이 강밀하게 모여 있는 곳이다. 주로 급성병에 많이 사용되는 오수혈인데 화기 충만한 여름도 급성병이 창궐하는 시기다. 그리고 이 급성병들은 대부분 양명경을 통해서 몸 안으로 들어온다. 여름에 잘 걸리는 식중독 같은 것이 그것의 일종이다.

족양명위경足陽明胃經은 얼굴에서 시작해서 발끝의 여태혈厲兌穴

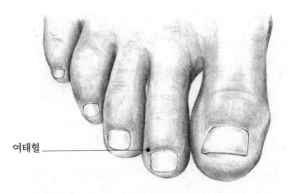

여태혈

여태혈 위치 | 두번째 발톱 바깥쪽 모서리에 위치한 여태혈은 위경의 정혈로서 낙맥을 소통시켜 닫힌 구멍을 열고, 양기를 회복시키는 기능을 한다. 입을 제대로 벌리지 못하거나 구안와사를 치료할 때도 쓴다.

에서 끝나는 경맥이다. 다른 경맥들에 비해 족양명위경은 쉽게 열이 뜨는 경맥이다. 따라서 몸에 화열이 생기면 이 경맥을 타고 열이 위로 올라간다. 잇몸을 들뜨게 하거나 두통이 생기는 것도 이 열에 의해서다. 양명경의 열이 더 위로 올라가면 급기야 정신에 문제가 생긴다. 이것이 앞서 본 전광癲狂이다. 그럼 여태는 어떻게 열과 양기陽氣를 잡는 것일까?

여태厲兌는 족양명위경足陽明胃經의 정혈井穴이면서 금金의 기운을 가지고 있는 혈자리다. 화기가 치성하고 열이 오른 데 이 금의 기운을 쓴다. 우리는 대개 불을 끄는 것은 물[水]이라고 생각하지만 금 또한 열을 내리고 화기를 잡는 데 유용하게 쓰인다. 금이 가을의 서늘한 기운을 가지고 있는 오행이기 때문이다. 이 가을의 기운으로 여태는 여름의 화기를 잠재우고 정신의 산만함을 제거한다.

그럼 여태^{厲兌}는 어디에 있을까? 여태는 "둘째발가락 발톱 바깥쪽 모서리에서 부춧잎만큼 떨어진 곳에 있다."『동의보감』 찾기는 그렇게 어려운 곳이 아니다. 머리에 열이 뜨거나 화가 치밀어오를 때 이곳을 발로 밟아 주는 것도 아주 효과적이다. 여름은 누구에게나 힘든 계절이다. 하지만 이 여름의 양기를 무사히 넘겨야 가을에 열매를 맺을 수 있다. 이 또한 하나의 과정이라는 뜻이다. 이 과정을 무사히 넘기려면 마음을 요동치게 해서는 안 된다. 만약 마음이 갈피를 잡지 못하고 요동친다면 여태의 금^金기운을 이용해 보라. 가을의 서늘함이 성큼 다가올 테니.

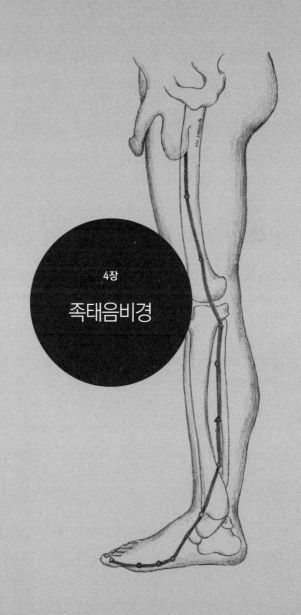

4장

족태음비경

은백(隱白), 출혈을 막아라!

피 없인 못 살아!

죽은 듯이 누운 사람에게 손가락을 째서 피를 먹이는 장면, 흡혈귀가 미녀의 목을 물어서 피를 빨아먹는 장면, 그때마다 참 궁금했다. 왜 저렇게들 피를 먹고, 피를 먹이는지. 대체 피가 뭐라고? 그런데 그게 남의 일만은 아니다. 어린 시절 사슴의 목에서 빼낸 피 한 사발을 단숨에 들이켜시던 아버지. 개를 잡던 날, 생간을 참기름에 찍어 먹던 나. 옆에서 눈에 좋다며 연신 생간을 입에 넣어 주던 엄마. 사람만 안 잡아먹었지 우리 가족 역시 흡혈귀들과 다를 바가 없다. 하지만 우리 가족만 그랬던 건 아닌 모양이다. 인류는 아주 오래전부터 피를 끔찍이도 사랑해 왔다.

고대 그리스 신화에서도 피는 기적의 약으로 등장한다. 머리카락 대신에 수많은 뱀들이 꿈틀거리는 고르곤 괴물 메두사의 목을 벤

페르세우스는 이 끔찍한 전리품을 여신 아테나에게 선물했는데, 아테나는 이것을 방패에 달고 다녔다. 아테나는 고르곤의 머리에서 흘러나오는 피를 아스클레피오스에게 주었으며, 아스클레피오스는 이 피로 죽은 자를 살리는 놀라운 치료 능력을 보여 주었다. 이 피 덕택에 아스클레피오스는 의학의 신이 되었다. 이로부터 뱀 한 마리가 휘감겨 있는 아스클레피오스의 지팡이는 지난 2000여 년간 의술의 상징이 되었다. 재컬린 더핀, 『의학의 역사』, 신좌섭 옮김, 사이언스북스, 2006, 248쪽.

의학의 신이 탄생하는 순간에도 피가 등장한다. 기독교에서는 아예 피를 "생명이자 건강일 뿐만 아니라 속죄와 영원한 구제"로까지 여겼다. 몸을 다루는 의학에서부터 마음의 영역을 다루는 종교까지, 거의 전방위적으로 피는 숭배의 대상이었다. 심지어 피의 색깔과 비슷한 포도주는 거의 만병통치약으로 취급되곤 했다. "흥분제, 진정제, 강장제, 소화제, 최면제 혹은 현실 도피의 약으로 사용되었다." 재컬린 더핀, 『의학의 역사』, 249쪽

그럼 동양에서는? 동양은 좀더 전위적이다. 먹고 마시는 것은 물론 핏속에 사람을 담가 놓기까지 한다. "남자는 암탉의 볏을, 여자는 수탉의 볏을 찔러 그 피를 입안에 떨구어 주면 곧 살아난다." 물에 빠져 죽게 된 사람에게는 "오리의 피를 입에 넣어준다". 여기까지는 해볼 수도 있겠다는 마음이 생기는데 그 다음은 엄두가 안 난다. 상처를 심하게 입고 아파하면서 답답해 죽을 것 같은 경우엔 "소를 한 마리 잡아 내장을 꺼낸 다음, 그 속에 상한 사람을 들어앉히되 뜨거운

피에 잠기도록 하면 살아날 수 있다"이천(李梴), 『의학입문』(醫學入門), 「급구제방」
(急救諸方)고 한다. 오! 대체 피가 어떤 것이기에 이렇게까지 해야 한단
말인가?

혈의 정체

한의학에서는 피를 혈血이라고 부른다. 혈血이라는 글자의 기원은 제
사였다. 과거엔 하늘에 제사를 올릴 때 반드시 혈을 함께 올렸다. 지
상에서 나는 고귀한 음식들 가운데 피가 빠질 수 없다고 생각했기 때
문이다. 이 제사로부터 혈이라는 글자도 만들어졌다. 그릇[皿]에 담겨
있는 '응고된 핏덩이[丿]'. 혈이 만들어지는 과정을 보면 왜 사람들이
이것을 그토록 고귀하게 여겼는지 이해가 된다.

> 중초中焦가 기氣를 받아 이를 변화시켜 붉게 만드니, 이를 혈血이라
> 한다. 날마다 음식으로 자양하기 때문에 양기가 생기고 음기가 불
> 어날 수 있는데, 음식물 중에서 정미로운 즙을 취하여 변화되어 붉
> 게 된 것인 혈이다. 『동의보감』(東醫寶鑑), 「내경편」(內經篇), '혈'(血)

보다시피 혈血은 중초비위에서 받아들인 음식물에서 생겨난다.
구체적으로는 위胃에서 부숙腐熟된 음식물에서 정기精氣: 정미로운 즙를
취해 비脾가 혈을 만든다. 즉, 우리가 먹은 음식에서 얻은 최고의 것
이 혈로 만들어진다는 뜻이다. 이렇게 만들어진 혈은 오장五臟에 의
해서 온몸으로 순환한다. "비脾에서 생화하여 심心의 통솔을 받으며,

간肝에 저장되고 폐肺에서 퍼지며, 신腎에서 빠져나가 온몸을 축여 준다.』『동의보감』, 「내경편」, '혈' 혈을 돌게 하는 데 온몸이 다 동원되는 셈이다. 곧 생명력의 정수가 혈이 되고, 혈을 운행하는 데 관여되고 있다는 것. 그래서일까. '피 없이는 못 산다'는 진술이 계속해서 등장한다.

전신에 흘러서 미치지 않는 곳이 없으므로 칠규七竅: 얼굴에 있는 일곱 개의 구멍의 영민함, 사지四肢의 운용, 근골筋骨의 유연함, 기육肌肉의 풍성함이 있게 되어 장부를 자양하고 신혼神魂을 안정시키며 안색을 윤택하게 하고 영위營衛를 충만토록 하며 진액이 소통되게 하고 이음二陰: 생식기와 항문이 조화를 이루도록 하는 것이다. 대저 형태와 성질 및 정신이 존재하는 데 있어 혈이 작용하지 않는 바가 없다. 이로써 사람에게 형체가 있는 것은 오로지 혈에 의존한다. 장개빈(張介賓), 『경악전서』(景岳全書), 「혈증」(血證)

간肝은 혈血을 얻어야 눈으로 사물을 볼 수 있고, 다리는 혈을 얻어야 걸을 수 있으며, 손은 혈을 얻어야 물건을 잡을 수 있고, 손가락은 혈을 얻어야 쥘 수 있다. 『황제내경』(黃帝內經), 「소문」(素問), '오장생성'(五臟生成)

뭘 하든 혈血이 기반이 되어야 움직이고, 보고 느낄 수 있다. 몸에서 혈을 운용하는 주체는 심心이다. 오장육부가 혈의 운행에 관여하고 있지만 그것을 주도하는 것은 심의 역할이라는 뜻이다. 심은 화의 기운을 가진 장부다. 이 화의 장부가 관리하는 것이기에 혈 또한 붉은색을 띤다. 혈이 심의 화 기운과 수 기운이 만나서 만들어진 것이라고 보기 때문이다.

심心은 혈을 통해 몸 전체를 조율한다. 혈이 곧 심의 메신저 역할을 하는 셈이다. "경맥을 따라 상하로 운행하면서 오장을 관통하고 육부와 연락하는 작용을 한다." 『동의보감』, 「내경편」, '혈' 다른 오장육부와 달리 심에는 '고기 육月=肉'이 붙어 있지 않은 것도 이런 이유에서다. 한곳에 귀속시킬 수 없고 혈맥으로 이어져 있는 몸 전체를 모두 심이라고 보기 때문이다. 그래서 몸에서 일어나는 미세한 반응들도 다 심으로 전달된다. 달리 말하면 일상에서 겪는 모든 일들은 심과 곧바로 연결되어 있다는 뜻이기도 하다. 이는 반대로 심의 상태가 일상생활에 곧바로 개입한다는 말이다. 심이 과도하게 뛰면 호흡이 빨라지고 덩달아 일상의 속도도 빨라진다. 심이 몸뿐만 아니라 삶의 주인이기도 한 것이다.

그래서 심心이 관장하는 혈이 비정상적으로 빠져나오는 건 대단히 위험한 증상이다. 여자들이 생리할 때가 아닌데 자궁출혈이 일어나면 심각한 증상으로 보듯이 말이다. 좀 과격하게 말하자면 그건 곧 심의 일부가 빠져나온다고 봐도 무방하다. 만약 이런 상황이라면 어떻게 해야 할까? 이때는 은백隱白이라는 혈자리를 써야 한다.

은백, 피를 제어하다

은백隱白은 몸의 비정상적인 출혈을 막는 혈자리다. 월경 과다나 자궁 출혈 등과 같은 여성 출혈에 효과가 좋다. 『침구대성』鍼灸大成에는

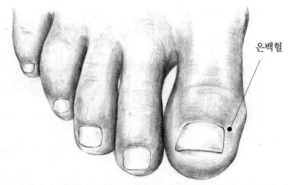

은백혈

은백혈 위치 | 혼미해진 의식을 맑게 하고, 혈을 조절하는 데 효능을 가진 은백혈은 엄지 발가락 안쪽 발톱 뿌리에서 옆으로 1푼쯤 떨어진 곳에 위치한다. 비장과 위의 열을 제거 하여 습관성 다래끼를 없애는 데에도 도움을 준다고 한다.

"부녀자의 월경이 과다하여 멎지 않는 경우"엔 반드시 은백을 써야 한다고 강조한다. 혈병血病으로 고생하는 여성들이라면 반드시 알아 둬야 할 혈자리인 셈이다. 그뿐만이 아니다. 소변에 피가 섞여 나오는 증상이나 피똥을 싸는 경우, 입으로 피를 토하는 경우에도 은백을 사용한다.

은백隱白은 엄지발가락에 있는 혈자리다. 『동의보감』에 따르면 은백은 "엄지발가락 내측 발톱눈 모서리에서 부춧잎만큼 떨어진 곳에 있다". 여기서 주의해야 할 것이 있다. 은백이 엄지발가락의 '안쪽'에 위치한다는 점이다. 이게 왜 주의해야 할 것이냐고? 엄지발가락의 '바깥쪽'에는 간경肝經의 혈자리가 있기 때문이다. 여길 은백으로 착각하면 의도하지 않은 효과(?)를 경험하게 된다.

은백隱白이라는 이름이 붙은 건 두 가지 이유에서다. "은隱은 숨긴다는 뜻이지만, 발足도 가리킨다. 백白은 적백육제赤白肉際를 말하므로 은백이라 이름 하였다." 적백육제란 발등과 발바닥의 경계를 의미한다. 즉, 발등과 발바닥의 경계, 적색의 피부와 백색의 피부가 만나는 곳에 은백이 자리 잡고 있기에 이렇게 이름을 붙였다는 것이다. 다른 설도 재밌다. "'은'은 감추는 것이다. 이 혈은 음경陰經의 하부에 거처하니, 잠룡潛龍이 숨어 있는 것과 같다." 얼마나 효과가 탁월했으면 웅크리고 있는 용[潛龍]에 비유를 했을까. 여기에는 그럴 만한 이유가 있다.

은백隱白은 족태음비경足太陰脾經의 정혈井穴이자 목木의 기운이 서려 있는 혈자리다. 용수철처럼 튀어 오르는 성질인 목과 용龍의 기운이 모여 있는 곳이 바로 은백이라는 것이다. 간혹 소화불량으로 더부룩할 때 은백을 따서 피를 내는 경우가 있는데 은백이 그만 한 힘을 가지고 있기 때문이다. 목과 용의 기운을 불러서 소화기에 정체된 기운을 뻥 뚫겠다는 것! 그런데 이런 은백이 어떻게 출혈을 멈추게 한다는 것일까?

앞서 봤듯이 몸의 혈血은 비脾에서 만들어진다. 한데 비에는 혈을 만드는 기능 이외에 혈과 관련된 중요한 기능 하나가 더 있다. 바로 비통혈脾統血이라는 기능이다. 비통혈은 말 그대로 비가 혈血을 통제한다는 뜻이다. "심心은 혈의 운행을 주관하고, 간肝은 혈을 저장하나, 혈을 통섭하는 기능은 역시 비에 있다." 흙[土]이 물[木]이 범람하는 것을 막듯이 몸에서 토土에 해당하는 비가 혈이 수로를 이탈하는 사태를 방지한다. 이때 은백을 쓰는 이유는 출혈이 급작스럽게 일어나는 사건이기 때문이다. 곧 비통혈의 기능을 재빨리 가동하기 위해서 비경을 강하게 자극할 수 있는 정혈을 쓴다는 것이다.

은백隱白은 귀루鬼壘라는 별명으로도 불린다. 귀신[鬼]으로부터 우리 몸을 보호하는 보루[壘]라는 뜻이다. 은백이 어린 아이의 경기驚氣나 흥분과 초조함을 안정시켜 주는 역할을 한다고 해서 붙여진 별명이다. 이밖에도 은백은 실신, 다몽多夢, 눈충혈, 눈다래끼, 복통, 간질 등에도 널리 쓰인다. 특히 혈血이 생명과도 같은 여성들에게 더없이 중요한 혈자리 가운데 하나다. 생리통에도 효과를 발휘한다고 하니 생리통이 있는 여성분들이라면 한 번쯤 은백을 눌러 보길!

대도(大都), 무기력한 신체에 역동성을!

무기력한 신체의 비밀

몸이 나른하고 잠이 많이 온다면 비위脾胃가 허한 상태다. 위胃는 우리가 먹은 음식물을 1차로 소화시켜 위기胃氣를 만든다. 이것은 비脾에서 우리 몸에 필요한 원기元氣로 화생된다. 원기는 생명의 원동력이 되는 기氣다. 주로 신腎의 정기로 이루어지는데, 이것이 원기로 화생되는 과정에서 신정腎精이 소모된다. 살아간다는 것은 원기, 곧 신정을 계속 소모하는 과정이다. 소모하는 것이 있으면 보충하는 것도 있어야 하는 법. 소모된 정기를 보충하는 것이 비의 수곡정기水穀精氣다. 비에서 생성된 음식물의 정기와 오장육부의 정기가 끊임없이 이를 보충하고 배양한다. 이렇게 함으로써 신정이 신진대사의 균형을 유지하고 원기를 계속 화생할 수 있다. 그러므로 선천의 정精이 부족하여 원기를 화생하는 기능이 저하되면 후천의 본[後天之本: 비위]으로 이를 보충해야 한다. 그만큼 후천의 본, 비위의 기능이 중요하다.

그러나 비脾의 기운이 떨어지면 음식을 먹어도 소화시키는 데 우선적으로 많은 에너지를 쓰게 된다. 그러고 나면 비의 운화 기능이 떨어진다. 운화 기능은 음식물을 소화·흡수한 정미물질을 전신으로 운반하는 기능이다. 비기脾氣가 허약하여 운화 기능이 저하되면 기氣·혈血·진액津液 등을 제대로 생성할 수 없다. 인체의 각 부위에 충분한 영양물질이 전달되지 못하므로 기력이 없고 사지가 무기력하며 몸이 야위는 등의 증상이 나타난다.

몸이 천근만근 무겁고 잠이 쏟아지는 것은 비기가 허약해서 청정한 기운을 머리까지 올려 주지 못해서다. 제 기운을 받지 못한 몸은 늘어져 나른해지고 몽롱한 머리는 졸음을 이기지 못하고 만다. 점심시간 후 5교시 수업시간 같은 상태. 깨어 있는 것도 아니고, 졸고 있는 것도 아닌. 이러한 상태에서는 잠을 자도 숙면의 단계에 이르기 어렵다. 자다 깨다를 반복하고 유쾌하지 못한 꿈 속을 헤매게 된다.

잠을 자는 행위는 먹는 행위만큼이나 자연스럽고 본질적이다. 잠을 잘 자고 나면 몸도 가볍고 머리도 맑다. 잠을 잔다는 것은 비우는 행위이기 때문이다. 깨끗하게 비울 수 있을 때 새로운 것을 받아들일 수 있다. 그래서 잠을 치유와 회복의 과정이라고 말한다. 잠을 잔다는 것에 대해 『황제내경』黃帝內經에서는 이렇게 말한다.

위기衛氣의 운행은 낮에는 양분陽分에서 운행하기 때문에 눈을 뜨고 깨어 있는 것이고 밤에는 음분陰分에서 운행하기 때문에 눈을 감고 자는 것이다. 『황제내경』, 「영추」(靈樞), '구문'(口問)

우리 몸을 외사外邪로부터 지키고 보호하는 위기衛氣는 낮에는 양에 해당하는 몸 겉을 돌아 깨어 있는 것이고, 밤이 되면 음에 해당하는 몸속 장부에 들어와 돌기 때문에 잠을 잔다. 낮과 밤에 따라 위기도 음양의 법칙을 따르는 것이다. 우리가 잠을 자는 것 또한 위기의 운행과 함께 한다. 그래서 『동의보감』東醫寶鑑에서는 "양기의 출입에 따라 깨어나거나 잔다"라고 하였다. 위기양기가 출입하는 것에 따라 활동하고 잠을 잔다는 것이다. 이렇게 비脾와 위기와 잠의 삼박자가 잘 맞아떨어질 때 무기력한 신체에서 벗어날 수 있다. 이럴 때 필요한 혈자리도 비경에 두었으니 대도大都가 그것이다.

비기, 변화 뛰어넘기

비脾는 춘하추동의 사계 중 간절기환절기를 의미한다. 네 개로 나뉘어 춘하추동의 사이 사이에서 계절의 변화를 매개하고 조절한다. 계주를 할 때 바통을 터치하는 순간을 생각하면 된다. 계주의 생명은 바통 터치가 아니던가? 앞의 주자가 달려와 다음 주자의 손에 바통을 건네는 그 순간이 변화의 지점이 된다. 그런데 가만히 보면, 바통 터치를 할 때 달려오는 쪽도 달리려는 쪽도 모두 속도를 떨어뜨린다. 전속력으로 달려서는 바통을 제대로 넘겨 주기 어렵다. 추운 겨울이 지나고 따뜻한 봄이 시작되는 사이, 뜨거운 여름이 지나고 서늘한 가을이 시작되는 사이 등 사계절의 사이는 양쪽의 기운이 모두 공존하지만 저하되어 있는 시기다. 변화는 이 사이의 시기에 이루어진다. 공존하되 기운을 뺀 상태! 이때는 천기天氣가 쇠하고 지기地氣가 왕성한 토왕土旺의 시기다. 이 지기地氣로 만물은 자라고 변화하게 된다.

몸에서도 비脾는 중앙이면서 매개자이다. 비기의 활동은 일상생활에서 식사를 통해 이루어진다. 식사의 첫 단계는 음식을 씹는 것이다. 그런데 이렇게 무언가를 씹어 먹는 행위는 그 물체를 죽이는 행위다. 물체를 죽임으로서 활동할 에너지를 얻는 관계. 이것은 죽음을 통해 생명을 얻는 변화 과정을 잘 보여 준다. 비의 활동은 그 자체가 변화 과정이다. 음식이 소화·흡수되는 과정에서 전혀 다른 기운으로 바뀌기 때문이다. 이렇게 변화된 물질은 폐에서는 기氣로, 간에서는 혈血로, 신에서는 정精으로 각 장부에 맞는 에너지로 다시 변화한다. 그러고 보면 변화라는 것은 상당히 복잡하고 힘이 많이 드는 과정이다. 그래서 비기를 튼실하게 한다는 것은 몸을 튼튼하게 할 뿐만 아니라 살아가면서 닥쳐오는 변화에 대응하는 힘을 가지는 것이고, 그 변화를 순조롭게 넘는 힘이 된다.

변화에 유연한 사람은 주변을 받아들이는 힘도 유연하다. 그것은 나와 다른 것을 수용하고 이해하는 힘이기 때문이다. 주변과 늘 관계를 맺고 살아가야 하는 우리에겐 무척 중요한 기운인 셈이다. 그런데 잠을 못 자고 피로하면 사람과 사람 사이의 관계도 틀어진다. 아니 관계를 제대로 보는 힘도, 대응할 힘도 떨어진다. 한없이 무기력한 신체가 되는 것이다. 토土는 마디를 넘는 변화의 힘이다. 대도大都는 그 마디를 선명하게 볼 수 있는 힘을 주는 혈자리다.

대도, 허한 비기에 역동성을

대도大都는 비경脾經의 오수혈 중 형혈滎穴에 속한다. 형혈은 주로 발가락이나 손가락 근방에 위치한다. 대도의 자리도 마찬가지다. "엄지발가락 안쪽으로 발바닥의 뒤 오목한 곳에 있다." 형혈은 화혈火穴이기에 여름에 발생하는 질병은 주로 형혈로 다스린다고 하였다. 여름은 뜨거운 계절이고 화혈인 형혈은 열을 다스리는 데 주효하기 때문이다.

대도大都는 족태음비경足太陰脾經이 가지는 태음습토太陰濕土의 토土와 비경의 토, 형혈의 화火로 토의 성질에 화의 기운을 더해 주는 혈이다. 비기脾氣가 허해 폐肺로 청기淸氣를 올려 주는 힘이 모자랄 때 대도는 화의 양기陽氣로 역동성을 더해 준다. 허약한 비기로 인한 무기력증에 활력을 불어넣어 주는 것이다. 이밖에도 대도는 땀이 나지 않

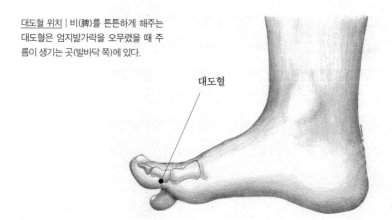

대도혈 위치 | 비(脾)를 튼튼하게 해주는 대도혈은 엄지발가락을 오무렸을 때 주름이 생기는 곳(발바닥 쪽)에 있다.

대도혈

는 열병, 배에서 소리가 날 때, 열이 오를 때, 가슴과 배에 통증이 있을 때, 열과 오한이 번갈아 올 때나 다른 장부와 연결된 복합적인 병증에도 좋은 혈자리다. 이것은 대도가 비경의 특성을 잘 드러내고, 비를 보하는 혈자리이기 때문이다. 사실 우리 몸은 비脾의 기육肌肉이나 마찬가지다. 몸이라는 토대는 오장육부로 보면 토기, 즉 비에 해당되기 때문이다. 그렇기 때문에 비에 오는 병은 다른 장부의 병과 함께 나타나는 경우가 많다. 이것은 비의 병을 치료하면 다른 장부의 병도 치료할 수 있다는 말이기도 하다. 비가 후천의 본이므로, 후천의 본을 우선 잘 치료하면 다른 장부의 기능도 좋아질 수 있기 때문이다.

대도大都의 '대'大는 성대한 것이고 풍부한 것이다. '도'都는 도회지이고, 쌓는 것이며, 연못이라는 뜻도 있다. 토기土氣가 풍부하게 쌓여 있는 곳을 가리킨다. 또 물이 연못으로 들어가는 것과 같이 경기經氣가 모여드니 큰 연못이라는 뜻도 있다. 게다가 엄지발가락에 있는 은백의 가라앉고 숨어 있는 기운이 대도에 와서 힘을 드러내니 그 기운이 배가 되는 자리다.

잠은 혈血과 관련이 있다. 혈은 잠을 자는 동안 간肝에 저장된다. 잠을 통해 혈을 생성하지 못한 신체는 낮에 무기력해진다. 물론 혈의 생성은 비기가 받쳐 줘야 가능하다. 토기가 풍부하게 쌓여 있어 큰 연못과 같은 대도혈은 허한 비기에 역동성을 불어넣는다. 졸리고 무기력한 나날을 넘어 변화하고 싶은가? 틀어진 관계를 맑게 만들고 싶은가? 이제 엄지발가락의 대도를 사정없이 눌러 주자.

태백(太白), 내란을 평정하는 흙길

고백건대 나는 몇 년째 임신(?) 중이다. 임신 5개월쯤 되는 배가 나와서 들어가지도, 더 나오지도 않는 상태다. 왜 이 지경에 이르고 말았는가. 변명거리는 많다. 함께 공부하는 학인들이 남기고 간 음식들을 먹어치우느라, 간식과 주식의 경계를 허물어 버리는 음식들의 덮침 속에서 사느라, 야식의 유혹을 뿌리치지 못해서……. 더구나 이 배는 허구한 날 괴성을 지른다. 꾸르륵 쾅쾅! 고요와 정적을 단번에 제압하고도 남을 이 괴성 때문에 도서관을 뛰쳐나와야 했던 대학 시절을 떠올리면 눈물이 앞을 가린다. 『동의보감』東醫寶鑑에 따르면 이 증상은 일명 장뇌명腸雷鳴이라고 불리는 질환이다. 장腸에서 번개[雷] 치는 소리가 울려[鳴] 댄다는 것이 그 뜻이다. 대체 내 뱃속에서 무슨 일이 벌어지고 있기에 이런 괴성과 두께를 한꺼번에 가지게 되었단 말인가. 하여 순전히 나의 양생養生을 위해 배에 대해 탐구해 본다. 결코 나만의 문제가 아님을 굳게 믿으면서!^^

습 & 습

임신을 의심케 하는 내 배의 정체는 창만脹滿이라고 불린다. 뱃속이 그득하게 차올라서 딴딴해졌다는 뜻이다. 『황제내경』黃帝內經에서는 이것을 고창鼓脹이라고도 부른다. "이것은 겉으로는 비록 단단하고 그득하나 속은 비어서 아무것도 없기 때문에 북과 같다 하여 고창이라고 한 것이다." 아, 북소리도 북소리지만 속이 비어 있어 이렇게 늘 배가 고픈 것이었다! 그런데 이어지는 말이 심상치 않다. "이런 병은 질기고 치료하기도 매우 힘들기 때문에 이것을 고蠱라고도 하는데, 그것은 벌레[虫]가 파먹어 들어가듯이 사람을 해친다는 뜻을 담고 있다." 대체 이 창만이라는 무시무시한 질환은 어떻게 발생하게 되는 것일까?

> 양陽은 양대로 떠오르고 음陰은 음대로 내려가게 되어 천지의 기가 어울리지 못하고 막히는 것과 같다. 이에 따라 청탁淸濁이 서로 뒤섞이고 혈맥이 막혀서 기가 화化하여 혈血이 흐려지면서 몰리기 때문에 열이 생기고, 이 열이 오랫동안 머물러 있게 되면 기가 화하여 습濕이 생기고, 습과 열이 상생하여 마침내 창만脹滿이 생긴다. 『동의보감』, 「잡병편」(雜病篇), '창만'(脹滿)

핵심은 간단하다. 막혔다는 것이다. 올라가려는 양陽도 내려가려는 음陰도 제대로 작동할 수 없게 되었다는 것. 더구나 음양陰陽이 길을 잃고 헤매다 보니 몸 안에서 깨끗한 기운[淸氣]과 탁한 기운[濁氣]도

덩달아 미아 신세가 되어 버렸다. 이게 끝이 아니다. 몸 안에서 길을 잃은 기氣는 이리저리 돌아다니면서 혈血마저 끈적하게 만들어 버린다. 한마디로 피떡이 몸 곳곳에 덕지덕지 붙어 있다는 얘기다. 이 피떡이 열을 발생시키고 열이 다시 습을 만들어 낸다. 그러니까 창만은 습과 열의 만남으로 생겨난 질병이라는 것이다. 그럼 습과 열이 만들어지는 근본적인 원인은 무엇일까?

답은 음식이다. 기름기가 좔좔 흐르고 열량이 높은 음식들을 아귀아귀 먹은 탓이다. 그것이 몸 안의 흐름을 정체시키고 열을 발생시키는 주된 원인이었던 것. 이 아수라장에서 열이 물을 만나면 그 물을 습濕으로 만들어 배를 뽈록 튀어나오게 만든다. 이유는 또 있다. "속에서 생기는 것은 날것·찬 것·술·국수 등이 비脾를 막아 습이 생기고 열이 몰리는데, 흔히 배가 불러 오른다." 이것들이 나도 모르는 사이, 아니 내가 모른 체 하고 있는 사이에 내 몸을 잠식해 온 것이다. 습이란 것의 생리가 원래 그렇단다. "풍風·한寒·서기暑氣는 갑자기 사람을 상하게 하기 때문에 곧 느끼지만, 습기濕氣는 훈습하여 서서히 침범하기 때문에 사람들이 잘 느끼지 못한다."『동의보감』,「잡병편」, '습'(濕)

알게 모르게 서서히 들어와서는 배를 완전히 장악해 버리는 습濕. 사실, 이건 순전히 우리들의 습習에서 출발한 것이다. 습은 '날개 우羽'와 '흰 백白'이 합쳐진 글자다. 새가 날기 위해서 날갯짓을 수백 번, 수천 번 연습한다는 의미가 이 글자에 담겨 있다. 그러니까 지금 내가 가진 습관들 대부분은 과거 수백, 수천 번의 필사적인 노력으로 몸-화化(!)된 것들이다. 이 습習은 음식을 먹을 때 가장 적나라하게 드러난다. 눈에 보이면 닥치는 대로 먹어치우는 것은 물론이고, 폭식에 이르는 습이 지금의 내 배를 만든 셈이다. 그러니 습濕을 곧 습濕이라고 불러도 좋을 듯하다.

수년째 임신 중이지만 내 배에는 아기 대신 물[濕]만 가득한 셈이다. 그것도 아주 탁하게 고인 물 말이다. 더구나 이 물은 열을 만나면 뱃고동소리를 울려 댄다. "배가 끓는 것은 올라가려는 화火와 내려가려는 수水가 서로 상박相撲되어서 끓는 것이다." 배가 튀어나온 것도 모자라 열과 습의 격전지가 되어 버린 상황. 열과 습의 앙상블, 화와 수의 부딪힘, 여기에 견고하게 자리 잡은 습濕의 삼각편대로 내 '배'는 좌초되기 일보직전이다. 그리고 그것은 "병의 뿌리가 깊고 완고하여 반드시 3~5년이 지나서야 나타난다". 아, 나의 과거여! 괴롭도다!

비토의 생리

창만脹滿은 비脾의 문제에서 출발한다. 습濕을 관리하는 것이 비의 역할이기 때문이다. 비가 제대로 작동하지 않을 때 몸에선 습이 뭉치고 배가 나온다. 비는 몸에서 어떤 역할들을 하는가? 비는 몸 중앙에 위치한 장부다. 중앙은 사방을 조율하는 힘을 가져야 한다. 그래야 중앙 혹은 중심이라고 할 수 있기 때문이다. 홀로 독보적인 존재가 되어야 세상의 중심이 되는 것이 결코 아니다. 오행으로는 토土가 이 역할을 수행한다. 몸에선 비脾가 조율의 힘을 발휘해서 오장육부의 기운들이 무리 없이 돌아가도록 해준다.

비脾의 중요한 기능 가운데 하나는 운화運化 기능이다. 운화란 말 그대로 운반하고 변화시킨다는 뜻이다. 무엇을 운반한다[運]는 것인

가. 비는 위胃에서 부숙된 음식물의 기운 가운데 맑은 것을 상부로 올리는 역할을 한다. 이걸 비주승脾主升이라고 부른다. 상부란 바로 폐肺를 가리킨다. 비에서 폐로 맑은 기운을 올려 보내면 폐는 그 기운을 신선한 공기와 함께 온몸으로 퍼트린다. 우리는 천기天氣에 해당하는 공기와 지기地氣에 해당하는 음식물의 기운이 어우러져야 살아갈 수 있다. 그런데 비주승이 제대로 이루어지지 않고 천기와 지기가 따로 놀면, 졸음이 쏟아지고 팔다리가 무력해지면서 사지가 권태로워진다. 음식에서 얻은 맑은 기운이 머리와 사지로 전달되지 않기 때문이다. 그래서 늘 머리가 멍한 상태고 팔다리에 힘이 없다면 비의 문제를 의심해 봐야 한다.

다음, 무엇을 변화시킨다[化]는 것인가. 비脾는 음식물에서 얻은 영양분을 몸에서 필요한 에너지로 전환하는 장부다. 비가 작동해야 기氣·혈血·진액津液과 같은 몸의 에너지들이 생산된다. 그래서 흔히 비를 몸의 공장이라고도 부른다. 또한 비는 다른 시공간에 처하게 되더라도 그 시공간에 맞게 몸이 변환될 수 있도록 몸의 에너지들을 조율한다. 몸은 변화되는 상황에 시시각각 대응하면서 살도록 설정되어 있다. 이것이 몸의 생리이자 삶의 생리다. 멈춰 있으려고 하거나 변화를 두려워하는 것은 몸에도, 삶에도 맞지 않다. 오로지 유동하는 흐름들만이 존재할 뿐이다. 이 변화와 유동의 힘을 만들어 내는 것이 몸에서는 비, 자연에서는 토土의 역할이다. 땅이 썩은 것을 받아서 새로운 생명으로 전환시키듯이 비토脾土는 땅의 생리를 따라간다. 그래서 토 기운과 비기脾氣를 제대로 쓰는 방법은 의외로 간단하다. 정체되고 반복되는 상태를 계속해서 무너뜨리려고 안간힘을 쓰는 것. 스스로 변화의 중심이 되려고 하는 것. 이것이 비의 운화 기능이 우리 삶에 요구하는 윤리이기도 하다.

비脾의 운화 기능에서 한 가지 더 기억해 두어야 할 것이 있다. 비가 음식물의 운반과 질적 전환을 주도할 뿐 아니라 수水와 습濕을 운반하고 변화시킨다는 점이다. 이를 운화수습運化水濕이라고 부른다. 한데 "비는 건조한 것을 좋아하고 습한 것을 싫어한다". 그래서 비에 습이 생기면 곧 운화 기능에 문제가 발생한다. 그것이 발전하면 창만脹滿과 장뇌명腸雷鳴이 되는 것이다. "비기脾氣가 왕성하면 수액이 체내에 비정상적으로 고이는 것을 방지하며, 또한 근본적으로 습, 담痰, 음飮 등의 병리산물이 생성되는 요건을 방지한다." 배병철, 『기초 한의학』, 33쪽.

문제는 비기脾氣가 허해져서 몸에 차곡차곡 쌓이기만 하고 필요한 에너지로 쓰이지 못하는 정체 상태다. 비기가 허약해지면 음식물뿐만 아니라 수습水濕도 정체된다. 연세 드신 분들이 드시지를 못해 병원에서 링거를 맞으면 복수가 차게 되는 이유도 이것이다. 비기가 완전히 저하된 상태에서 물을 돌릴 여력이 없기 때문에 그것이 그대로 배에 남게 되는 것이다. 창만脹滿과 장뇌명腸雷鳴도 마찬가지다. 즉, 이것들을 치료하려면 먼저 비기脾氣를 보충해 주고 통하게 해줘야 한다는 것이다. 이때 쓰는 것이 바로 태백太白이라는 혈자리다.

내란을 평정하는 힘

태백太白은 족태음비경足太陰脾經의 수혈輸穴이자 토土의 성질을 가진 혈자리다. 이 짧은 문장에 아주 중요한 정보가 담겨 있다. 태백이 오로지 토의 성질로만 이루어진 아주 특별한 혈자리라는 것이다. 태백이 속해 있는 비경脾經은 토의 성질을 가진 길이다. 이 길은 태음습토太陰濕土의 기운으로 가득 차 있다. 태음太陰은 음陰의 기운이 가장 크게 모여 있는 상태를 이르는 말이다. 여기에 습토濕土, 습기를 가득 머금은 땅의 기운이 같이 있다. 음의 기운과 습이 만나서 생긴 비옥한 땅이 바로 태음습토의 모습이다. 그래서 이렇게들 비유한다. "봄비에 땅이 촉촉이 젖은 듯한 느낌", "사람에게는 영양이 잘 공급되어 살이 통통히 오른 사람", "먹고 사는 문제가 잘 해결되니 굳이 돌아다니려고 하지" 않는 성질. 정진명, 『우리 침뜸의 원리와 응용』 참조. 따라서 족태음비경은 토의 기운이 가득찬 길, '토토로'土土路에 해당한다.

이 '토토로'土土路에 있는 태백혈太白穴은 그래서 토土의 기운을 불러일으키는 으뜸 혈자리이기도 하다. 또한 태백은 족태음비경足太陰脾經의 원혈原穴이다. 비경의 기운이 가장 크게 솟아오르는 근원이 되는 혈자리라는 뜻이다. 비기脾氣가 허해져서 운화 작용이 둔화되고 창만脹滿과 장뇌명腸雷鳴이 발생할 때 태백혈을 가장 먼저 떠올려야 하는 이유다. 이렇게 중요한 태백혈은 "엄지발가락 내측 도드라진 뼈 아래의 우묵한 곳에 있다"『동의보감』고 한다.

태백太白은 엄지발가락이 끝나는 지점에 위치한다. 여기가 크게 튀어나와 있다고 해서 '태'太 자를 쓰고 희고 밝은 곳이라고 해서 '백'白 자를 써서 태백이라는 이름을 붙였다. 다른 이야기도 있다. 태백은 원래 금성金星의 별명이었다. "옛날 점성가들은 태백을 군대의 상징으로 여겼으며, 내란을 평정하고 정통을 바로잡아 세우는 효능이 있

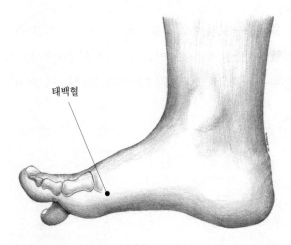

태백혈 위치 | 엄지발가락 안쪽 도드라진 뼈 아래의 우묵한 곳에 있는 태백혈은 비위를 조화롭게 하는 데 효능이 있다. 위통, 복창, 변비, 이질, 구토 및 설사, 배에서 소리나는 것 등등을 치료하는 데 쓴다.

다고 보았다." 태백금성이 몸 안에서 벌어지는 내란을 평정하는 기운을 가지고 있기에 이 혈자리를 태백이라고 이름 붙였다는 이야기다. 태백이 우리 몸의 안에서 일어나는 반란을 진압한다는 것이 재미있다. 태백이 치료한다는 창만脹滿과 장뇌명腸雷鳴, 이들 또한 내 몸 안에서 일어나고 있는 반란, 내란이 아니겠는가.

우리 몸 안에서의 내란은 아주 일상적인 반란이다. 먹고 마시고 또 먹고 마시는 사이, 아주 일상적이기에 의식조차 할 수 없다. 그것이 쌓이고 쌓이면 창만脹滿과 장뇌명腸雷鳴이 된다. 태백의 타깃은 우리가 의식하지 못하고 있는 사이에 쌓여 가는 내란의 기운인 것이다. 즉, 살면서 만들어진 견고한 습쩝일 것이다. 그것을 해결하지 않고는 어떻게 해도 평정을 되찾을 수 없으니 스스로 삶의 중심이 되기 위해

토의 기운을 이용해 보라는 것, 하늘의 별자리를 몸의 혈자리에 옮겨 놓으려고 했던 사람들의 의중은 이런 것들이 아니었을까. 몸은 삶의 문제 혹은 우주의 문제와 늘 직접적으로 연결되어 있으니 말이다.

상구(商丘), 공부의 처음과 끝

다산과 복사뼈

과골삼천踝骨三穿. 다산茶山: 정약용의 애제자인 황상黃裳의 글에 나오는 말이다. 황상은 70세가 넘어서도 독서와 초서抄書: 책의 내용 가운데 중요한 부분만을 뽑아 씀를 멈추지 않았다. 주위 사람들이 도대체 뭐하러 그 나이까지 책을 읽고 베껴 쓰느냐고 묻자 황상은 이렇게 대답한다.

"우리 선생님께서는 귀양살이 20년 동안 날마다 저술만 일삼아 복사뼈에 세 번이나 구멍이 났습니다과골삼천. 제게 삼근三勤: 부지런하고 부지런하고 또 부지런하라의 가르침을 내려 주시면서 늘 이렇게 말씀하셨지요. '나도 부지런히 노력해서 이것을 얻었다.' 몸으로 가르쳐 주시고 직접 말씀을 내려 주신 것이 마치 어제 일처럼 귓가에 쟁쟁합니다. 관 뚜껑을 덮기 전에야 어찌 그 지성스럽고 뼈에 사무치는 가르침을 저버릴 수 있겠습니까?"

귀양이 풀리자 다산은 232권의 경집經集과 260여 권의 문집을 들고 집으로 돌아왔다. 다산의 학문적 성과 뒤에는 세 번이나 구멍 난 복사뼈가 있었던 것이다. 그리고 복사뼈엔 혈자리 상구商丘가 있다. 복사뼈와 상구와 공부. 아무런 연관성이 없어 보이는 것들이 새로운 의미망으로 연결되었다. 혈자리 상구와 공부 사이에는 어떤 상관관계가 있을까?

비의 공부법

상구商丘는 족태음비경足太陰脾經의 혈자리다. 우리 몸에서 비脾는 위胃와 함께 몸의 한가운데에 있다. 그중에서 비는 왼쪽 횡격막 아래에 있다. 비위는 오행 중에 토土에 배속되어 있다. 비위는 왜 토에 배속되었을까? 그리고 토는 어떤 기운인가?

　비脾는 원래 돕는다[俾]는 뜻이다. 위胃 밑에서 피를 거르며 그 활동을 도와 음식이 잘 소화되게 한다는 뜻이다. 위는 주로 음식물을 받아들이고, 비는 주로 그것을 소화시켜 운반한다. 이것은 토土의 본성과 닮았다. 몸 한가운데서 아래 위를 연결하지만 머물지 않으려는 본성. 토는 화化를 이루는 과정이다. 끊임없이 뚫고 나가는 목木과 끊임없이 흩어지는 화火, 끊임없이 수렴하는 금金과 끊임없이 응축하는 수水를 부드럽게 달래며 중재하는 토. 그래서 소화가 이루어지는 비는 우리 몸의 목화금수의 전면전이 벌어지는 현장이다. 목화금수를 품고 변화를 일으키는 비의 현장은 생생한 삶의 현장이다.

　이중재李中梓는 『의종필독』醫宗必讀에서 "비를 어째서 후천지본이라고 하는가? 영아가 하루 동안 음식을 먹지 못하면 곧 굶주리게 되고, 7일 동안 먹지 못하면 비위가 말라서 죽게 된다. …… 신체는 반드시 곡기를 필요로 한다. 음식물이 위로 들어가면 육부에 흩어져서 기가 생기고 오장에서 조화를 이루어 혈이 생긴다. 이로써 사람은 생명을 유지하므로 비를 후천지본이라고 한다"고 하였다. 배병철, 『기초 한의학』, 151쪽.

한의학에서 기와 혈이 몸의 근본을 이룬다고 본다. 기와 혈을 만드는 공장이 비脾다. 그래서 비를 "후천지본"後天之本 혹은 "기혈생화氣血生化의 원천"으로 여겼다. 이를 좀더 자세히 설명하면 이렇다. 밥을 먹는다. 밥은 위로 들어가 초보적인 소화를 거친 후 아래에 있는 소장小腸으로 옮겨져 계속 소화된다. 이때 소장은 맑고 탁한 기운을 구별해 맑은 액체는 비로 보낸다. 이것은 비에 흡수되어 각종 영양물질로 변한다. 비는 이것을 폐로 운반한다. 이때 폐는 퍼트리고 내리는 작용을 한다. 안으로는 오장육부를 자양하고 밖으로는 기육肌肉: 살 혹은 근육과 주리腠理: 피부와 기육을 연결시키는 결체 조직, 피모皮毛: 피부와 털를 적셔준다. 탁한 것의 일부분은 땀으로 변해 체외로 배출되고, 일부분은 하행하여 방광으로 보내져 소변으로 나온다.

요약하면 비는 음식물을 소화하고 그 영양물질로 피를 만들고 인체 수액대사의 중요한 부분을 주관한다. 먹은 음식물을 흡수·운반·배설하는 이 수액대사 과정을 크게 소화 과정이라 할 수 있으며, 이 소화 과정은 비기脾氣의 운화 작용에 의해 완성된다. 이 운화 작용에 비脾의 공부법이 적용된다. 소화한 만큼 운용하고 소화한 만큼 써

먹는 공부, 그것이 비 공부법의 핵심이다. 탁상공론 같은 것은 끼어들 틈도 없다. 현장에서 아무짝에도 쓸모없는 공부를 해서 무엇하겠는 가. 그런데 비의 운화작용에 문제가 생기면 어떻게 될까?

상구의 공부법

상구商丘는 족태음비경足太陰脾經의 경혈經穴이다. 그 기운은 태음습토 太陰濕土의 토土와 비장脾臟의 토, 경혈經穴의 금金 기운이다. 족태음비 경은 토 기운이 강한 경락이다. 태음습토의 기운은 장마철의 습한 더 위를 연상하면 된다.

습濕은 축축한 물 기운이다. 습은 본래 토 기운이고 화와 열은 습 열濕熱를 만든다. 소화 과정에서 열이 몰리면 수 기운이 잘 돌지 못하 기 때문에 정체가 생긴다. 이때 비기脾氣가 왕성하면 수액이 체내에 정체되는 것을 막을 수 있지만, 비기가 허하면 수습을 운화하지 못하 거나 진액을 정상적으로 거둘 수 없다. 이때 작동하는 기운이 상구의 금 기운이다. 금의 본성은 거두어들이기다. 봄, 여름 동안 한없이 펼 쳐져 소모되었던 에너지가 가을에 갈무리되며 수렴되는 기운. 이때 발휘되는 금의 힘을 심평審平이라고 한다. 심평은 공평하게 심사해서 죽일 것은 죽이고 살릴 것은 살리는 것이다. 상구는 쌓인 수습을 말 리고 운화의 길을 터 준다. 또 공평하게 심사해서 진액을 만든다. 상 구가 건조하고 메마른 금 기운으로 습을 말림으로써 비의 운화 작용 이 순조롭게 운행된다. 그 결과 온몸으로 전해진 진액은 오장육부와 사지를 자양한다. 그러니 탄력있고 탱탱한 몸은 비의 운화기능과 상

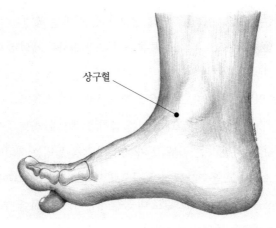

<u>상구혈 위치</u> | 소염 작용에 특효인 상구혈은 안쪽 복사뼈의 아래쪽(발등 방향)에 있다. 상구혈은 족태음비경의 금 기운으로 비장을 튼튼하게 하고 습사를 체외로 배출한다.

구의 합작품이다.

　상구혈商丘穴의 상商은 오음五音: 궁상각치우 중에서 금金에 해당되는 글자를 취했다. 앞으로도 이름에 '상' 자가 들어가는 혈자리를 보게 되면 '아, 이 혈은 금 기운을 가지고 있겠구나' 하면 거의 백발백중이다. '구'丘는 혈이 구릉처럼 융기한 안쪽 복사뼈에 있어서 붙여졌다. 상구는 금의 기가 구릉에서 발생하는 것과 같다고 여긴다. 구릉은 모래와 돌이 있는 높은 곳이고 굳세고 강한 금기가 만들어지는 곳이다. 토족태음비경가 금을 낳으므로, 금기가 강한 상구와 토는 상생한다.

　비장脾臟의 활동이 약해지면 혓바닥이 마비되거나 명치나 위의 주변이 묵직하게 아프다. 구역질과 트림이 나며 설사나 변비도 생긴다. 또한 발이 차고, 오래 서 있으면 살이나 무릎 양쪽이 붓는다. 몸이 나른하고 마디마디가 아프고 불면증이 나타난다. 비장의 병은 크게 소화에 관련된 것으로 습열로 인해 생긴다. 상구商丘는 족태음비경足太陰脾經의 금金 기운으로 비장을 튼튼하게 하고 습사를 체외로 배출한다.

토土는 땅의 기운이다. 그 기운을 고스란히 간직한 곡기를 먹는 우리 몸은 그 자체로 토다. 그래서 토는 몸이고, 몸으로 하는 공부는 토의 공부다. 토의 공부는 공부 그 자체가 내 몸을 돌리는 에너지로 작동한다. 소화하고 흡수하고 몸 곳곳으로 보내고 배설하는 과정을 완전히 마치는 공부, 그것이야말로 내 몸을 바꾼다. 그 완전한 마디를 완수해야만 새로운 몸으로 전이된다.

한데 우리 몸의 토土 작용이라 할 수 있는 운화 작용에 문제가 생기면, 소화 흡수과정에서 밀도가 떨어져 사지기육이 물렁해진다. 진액이 정체되어 사지말단까지 전달되지 못한 것이다. 이는 공부의 적체와 같다. 몸의 문제는 공부와 따로 놀지 않는다. 공부를 통해서 몸을 이해하고 몸을 통해서 공부가 무르익는다. 그러니 공부의 적체, 이것은 독이다. 막혀 있는 지식은 유통되지 못할 뿐 아니라 유통되더라도 탁한 기운은 담론을 흐린다. 그러니 공부의 습習이 기의 정체를 빚는 습濕이 되지 않도록 내 몸의 습習을 바꿔야 한다. 어떻게? 기의 흐름을 소통시켜야 한다. 막혀 있는 공부의 흐름을 바꿔야 한다. 하여 공부를 써먹자. 입으로 말하고, 글로 쓰고, 몸으로 표현하자. 그리하여 몸을 바꾸는 공부, 내 삶이 바뀌는 공부를 하자.

음릉천(陰陵泉), 유쾌한 '소변'씨를 위하여!

예부터 쾌식快食, 쾌면快眠, 쾌변快便해야 건강하다고 했다. 나는 평소 틈만 나면 나보다 잘 먹고, 나보다 잘 자고, 나보다 잘 싸는 사람 있으면 나와 보라고 떵떵거리곤 한다. 내세울 것이 별로 없는 나는 회사 회식자리든 일가친척 모임이든 그 자리에 모인 이들에게 이를 몇 번이고 반복해서 떠들어 댄다. 특히 대·소변이 오줌통과 똥통에 적당량이 차면 그것을 시원하게 내보내는 것만큼 상쾌한 일이 어디 있느냐고 힘주어 말한다. 유쾌, 상쾌, 통쾌, 그것은 다른 말로하면 쾌식, 쾌면, 쾌변이다.

그러나 사람들은 한데 모였다 하면 나도 바쁘다, 너도 바쁘다 떠들어 대기만 할 뿐, 누구도 내 말에 귀를 기울이지 않는다. 바쁘다고 떠들어 대는 것이 자꾸 반복되다 보면 얼굴도 정말 바쁜 것처럼 보인다. 술, 담배도 안 하고 줄기차게 소변 누는 이야기나 하고 있자면, 그들 가운데에는 나를 보고 팔자가 당신 정도면 얼마나 좋으랴 하고 말하는 이들도 있다. 하지만 아등바등하라고 누가 부탁한 것도 아니지 않은가. 좋아 보이면 그대로 하면 되지 않나. 그런데도 그들은 자기 몸이 감당도 못할 일들을 자기 멋대로 만들어 놓고 혼자 괴롭다, 힘들다 투덜거린다. 여름에 털옷을 입고 '덥다, 덥다' 하면서 야단하는 격이다. 나의 '유쾌-상쾌-통쾌론'은 모두들 귓등으로 흘려 버리고 "어이구, 비싼 술이야 마셔, 마셔" "이렇게 좋을 수가" "소맥 한 잔 더"와 같은 추임새와 술잔만을 주고받는다. 참으로 걱정스러운 모습들이다. 이쯤 되면 술자리는 점입가경이고, 나는 저 구석에 앉아 외톨이가 돼서 연신 물만 홀짝 홀짝 마시게 된다. 그 다음엔 가끔 화장실만 들락날락하면서 내 지론을 재차 확인할 뿐이다. 안타깝지만 할 수 없는 일이다.

그러던 어느 날 고향 사람들과의 술자리. 그날도 술자리는 한껏 무르익었고, 평소대로 사람들은 안색까지 '바빠진' 상태였으며, 나는 역시나 외톨이가 될 찰나였다. 항상 술판에서는 사람들이 내 쾌변론에 호응하지 않는 순간이 찾아온다. 바로 그때였다. 평소에 술도 잘 먹고, 넉살 좋아서 사람들에게 인기가 많은 고향 후배 하나가 내 자리 옆으로 치고 들어 왔다. 예전엔 자신의 쾌변력을 자랑하며 나를 아주 깔아뭉개던 녀석이었다. 그런데 오늘따라 아주 조용히 말한다.

"형님, 그… 그것 있잖아요…. 거… 있잖아요….."

"뭐? 뭐가 있다구? 뭐가? 술 한잔 따라 줘?"

"아니, 거 있잖아요…….."(숟가락을 들고 물 뿌리는 시늉을 한다)

"그래 소변 누는 거?"

"맞아요. 그거. 그… 그거 어찌하면 좋아지나요? 졸졸… 졸… 졸… 졸이에요. 환장하겠어요!"

나는 하마터면 입 안에 있던 음식물을 밖으로 뿜을 뻔했다. 이 친구, 몇 달 전부터 얼굴에 근심이 많더니, 이게 큰 걱정이었구나, 하는 생각에 웃음이 터져 나온 것이다. 지금의 얼굴은 거의 우주가 무너지기 직전을 바라보는 사람 같았다. 그 자랑해 마지않던 쾌변력은 어디 갔누. 이제 내 지론을 펼쳐 보여 줄 순간이 온 것이다.

소변불리, 우울한 '소변'씨의 자의식

방광 내에 소변이 적당량이 고이고, 내압이 일정 수준 이상이 되면 요의尿意를 느끼게 된다. 그런데 심한 스트레스로 과민해지면 방광 내의 오줌량이 많지 않은데도 압력이 증가해 요의를 일으키게 된다. 이럴 때 화장실에 가면 오줌량이 많지 않아 찔끔찔끔 누고 나오는 경우가 많다. 또 어떤 경우에는 하루 종일 물을 마셔 댔는데도 오줌을 누기까지 많은 시간이 소요되는 때도 있다. 정말 미치고 환장할 노릇이다. 이렇게 배설 욕구를 충족시키지 못하는 것을 통칭해서 한의학에서는 소변불리小便不利라고 한다.

소변불리小便不利란 소변이 이롭지 않다는 말이다. 이 말도 참 재미있다. 그럼 소변이 이롭다는 것은 무엇일까? 소변을 누면 상쾌해져 내 몸에도 이롭다는 것일까? '이'利의 뜻에는 통하다라는 의미도 있는 걸 보면 소변불리는 소변이 잘 통하지 않는 상태다. 오줌 줄기가 가늘어 방울방울 떨어지는 세뇨細尿와 요점적尿點滴, 화장실 출입을 잦게 만드는 빈뇨頻尿, 배뇨를 시작하기까지 많은 시간이 소요되는 지뇨遲尿, 오줌이 일단 마렵기 시작하면 도저히 참지 못하는 요급尿

急, 배뇨 후 곧바로 요의尿意가 있지만 실제로 오줌은 나오지 않는 재뇨의再尿意 및 배뇨 시 타는 듯한 통증이나 불쾌감 등을 모두 포괄하는 말이 소변불리다. 아마도 소변이 토라졌는지, 몸 밖으로 쉽게 나오지 않는 것이다. 이때가 되면 '소변'씨가 자의식에 갇혀 버린 채 우울해져 버린 느낌이다.

후배 말을 들어 보니, 후배에겐 세뇨細尿와 지뇨遲尿가 번갈아 있었다. 오줌 누기까지 시간도 많이 걸리고, 정작 누게 돼도 줄기가 너무 가늘어서 한참 걸린다는 것이다. 상상만 해도 정말 고통스럽겠단 생각이 들었다. 언제부터였냐고 물으니, 몇 달 전 회사에서 조그만 업무 실수가 있어서 열흘 정도 감사監査를 받았는데, 그때부터 폭포 같던 오줌이 졸졸졸 시냇물이 되었다는 얘기다. 가만히 들어 보니, 감사 기간 동안 결정하고 대처해야 할 사안이 너무 많아서, 하루 종일 문서를 만들었다, 고쳤다, 버렸다, 다시 고치기를 수도 없이 한 모양이었다. 어찌 어찌 감사는 끝났지만, 그때 이후로 웬일인지 오줌이 이 모양이 되더라는 것이다. 이 친구의 눈을 보니, 정말 울음이라도 터져 나올 태세다.

족태음비경, '소변'씨를 모시고 다니다

수태양소장은 홀로 양陽의 탁濁을 받아들이고, 수태음폐은 홀로 음陰의 청淸을 받아들입니다. 그 청한 것은 상승하여 공규空竅: 이목구비로 달려가고, 그 탁한 것은 모든 경맥으로 하행합니다. 모든 음은 청하지만 족태음비은 홀로 그 탁을 받아들입니다. 『황제내경』(黃帝內經), 「영추」

수태양경手太陽經은 소장小腸과 연결된다. 소장은 양陽의 장부인 위胃에서 거칠게 소화한 것을 받아들이므로, 양의 탁濁을 받아들인다고 하였다. 수태음경手太陰經은 폐肺와 연결되는데, 폐는 음陰의 장부이고 인체대사를 마친 가장 정미로운 물질을 받아들이므로, 음의 청淸을 받는다고 하였다. 그렇다면 족태음경足太陰經이 홀로 그 탁을 받는다는 것은 무슨 말일까?

족태음경足太陰經은 비脾와 연결된다. 비는 음식물을 소화한 정미물질을 전신으로 운반하는 기능, 즉 운화 기능이 있다. 운화를 주관하는 것은 비기脾氣이다. 비기가 음식물의 정미물질을 운화하는 기능이 왕성하면 정기를 화생할 수 있다. 그런데 이 운화 기능에는 우리가 쉽게 간과하는 것이 있는데, 바로 운화수액運化水液이다. 비脾가 수액도 흡수·운반·배설함을 의미한다. 따라서 "비가 운화를 주관한다"脾主運化고 하는 것은 음식물뿐 아니라 수액을 포함해서 양쪽을 동시에 진행하는 것을 뜻한다.

음료도 음식물과 똑같이 위로 들어간 후 그 정기精氣: 진액는 비에 의해 폐肺로 운반되고 폐의 선발·숙강 작용에 의해 내부로는 오장육부를 자양하며, 외부로는 피부, 털, 근육을 윤택하게 한다. 이렇게 하고 남은 탁한 것들은 일부분 땀으로 변하여 체외로 배출되고, 일부분은 아래로 내려가 방광으로 보내지는데 이것이 소변이다. 족태음경足太陰經이 홀로 그 탁을 받는다는 것은 비가 인체의 수액대사 과정에서 탁기인 소변의 운행에도 관여하기 때문이다.

그렇다면 모든 음陰이 청하다는 것은 무슨 말인가? 우리 몸에서 음의 장부, 오장五臟은 간심비폐신肝心脾肺腎이다. 간은 혈을 저장하고, 심은 혈을 운행시킨다. 비는 소화된 진액을 운행하고, 폐는 청기를 산포하고, 신은 정精을 저장한다. 모두 비의 정미물질이 운화하여 생성된 것이다. 그러니 오장의 정기는 모두 청한 것에서 비롯된다. 그 맑은 물질이 우리 몸을 살찌운다.

따라서 비기脾氣가 왕성하면 수액이 체내에 고이는 것을 방지한다. 근본적으로 습濕: 음의 사기. 기의 순환을 더디게 하고 머물러 있게 만든다 · 담痰: 진액이 일정한 부위에 몰려 걸쭉하고 탁하게 된 것 · 음飮: 수액 대사 과정에서 일정한 부위에 고여 있는 연하고 묽은 것 등의 병리 산물이 생성되는 요건을 막는다. 그러나 수습水濕을 운화하는 기능이 감퇴되면 수액이 체내에 정체되기 때문에 습·담·음 등이 형성된다. 비기가 운반 작업을 제대로 수행하지 못해서, 교통체증이 일어나는 것이다. 세뇨細尿니 지뇨遲尿니 하는 것이 바로 이런 현상이다. 비기가 허하여 비의 운화수액이 제대로 작동하지 않는 것이다. 수액이 정체되어, 나오는 데도 시간이 오래 걸리고, 또 그 양도 적다. 비기가 '소변'씨를 잘 모시고 가지 못하는 것이다.

이러한 비기脾氣의 작동은 감정과도 연결된다. '사'思는 비가 담당하는 정서다. 사는 심心에서 일어나고 비가 반응하게 되므로, 사는 비의 지志, 곧 마음이다. '사'는 사려·사고로서, "깊이 염려하는 것"深謨遠慮을 말한다. 사고는 사물을 인식하는 사유 활동이지만, 이것이 지나치면 깊이 염려하여 근심하게 된다. 근심하는 감정은 인체의 생리 활동에 영향을 준다. 그중에서도 기의 승강출입에 영향을 미쳐서 기의 울결을 야기한다. 그러므로 사려가 과도하면 비기가 울결되어 상승하지 못하므로 비의 운화에 영향을 미치게 된다. 아마 고향 후배는 이 부분에서 이상이 발생했을 것이다. 감사 때문에 마음을 졸이고 애를 태우다 심각한 상황이 오래되자, 결국 비기를 해친 것. 그것이 운화수액을 원활하지 못하게 하고, 소변 배출에까지 문제를 일으킨 것이다. 이른바 소변불리小便不利는 마음의 불리不利가 일으킨 몸의 현상이었던 것!

음릉천, 유쾌한 '소변'씨를 위하여!

그럼 어떻게 해야 불리不利를 유리有利로 만들 수 있을까? 해결책은 음릉천陰陵泉을 애용하는 것. 음릉천은 "무릎의 안쪽 정강뼈 아래 우묵한

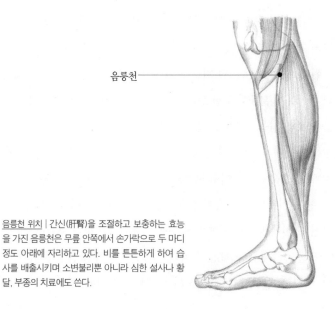

음릉천

<u>음릉천 위치</u> | 간신(肝腎)을 조절하고 보충하는 효능을 가진 음릉천은 무릎 안쪽에서 손가락으로 두 마디 정도 아래에 자리하고 있다. 비를 튼튼하게 하여 습사를 배출시키며 소변불리뿐 아니라 심한 설사나 황달, 부종의 치료에도 쓴다.

곳에 있다". 좀더 쉽게 설명하자면, 안쪽 복사뼈에서부터 몸 위쪽으로 쭉 올라오다 무릎 안쪽 아래로 쏙 들어간 부분이 음릉천이다.

음릉천陰陵泉의 '음'陰은 음측陰側, 곧 인체의 안쪽을 말한다. '능'陵은 언덕 혹은 높이 솟은 곳을 가리킨다. 또 임금이나 황제의 묘를 뜻하기도 한다. 그리고 '천'泉은 물이 구멍으로부터 솟아나는 샘, 수원水原이다. 즉 '음릉천'은 인체의 안쪽 언덕에서 솟아나는 샘이다. 뜻과 위치를 견주어 보건대, 혈이 무릎 안쪽, 높고 크게 솟아오른 곳의 아래에 있어서, 경기經氣의 흐름이 샘물이 밖으로 흐르는 것과 같은 혈자리다.

음릉천陰陵泉은 족태음비경足太陰脾經의 합혈合穴이다. 그 기운으로 보면, 태음습토太陰濕土의 토土, 비장의 토土, 합혈로서 수水 기운이다. 토 기운이 가득한 경락에 수 기운을 조절하는 혈이다. 족태음비경은 습토를 생성하고 습기를 유지시켜 비가 진액과 혈을 생산하는 총사령의 기능을 할 수 있도록 도와준다. 이는 앞서 본 운화 기능에서 비롯된다. 하여 비가 토의 기운을 가진 장부라고 하지만, 활동성에서 보면 화火의 성질을 내포한 토라 할 수 있다. 따라서 족태음비경은 뜨거운 습토의 기운이 흐르는 경락이다. 이 기운은 푹푹 찌는 장마철을 연상하면 쉽다. 장시간 내린 비로 습기는 가득한데 날씨마저 더워 땀이 비 오듯 하는 상태. 이럴 때 몸은 습열에 손상되어 수습을 운화하지 못한다. 이로 인해 수습이 정체되면 팔다리가 무겁고 피부도 축축 늘어진다. 비에서 영양물질을 온몸에 적셔주지 못하니, 몸은 금세 피곤하고 무기력해진다. 물론 수액대사도 정체되어 소변에 문제가 생긴다. 이럴 때 음릉천의 수 기운이 정체를 조절한다. 푹푹 찌는 장마철, 시원한 물 한 바가지가 얼마나 큰 청량감을 주는가. 서늘한 계곡 물은 또 얼마나 상쾌한가. 족태음비경은 신(腎)으로부터 조절을 받는다. 신은 오행상 수(水)에 배속된 장부다. 족태음비경은 토극수의 원리로 신에게 습기를 넘겨주어 자신의 기운을 조절한다. 음릉천의 수 기운은 습기가 가득한 몸에 청량감을 주는 한 바가지의 물과 같다.

재차 말하지만 유쾌, 상쾌, 통쾌 그것은 쾌식, 쾌면, 쾌변이다. 이 것만 해결해도 인생의 거의 모든 것은 해결된다는 것이 나의 강력한 주장이다. 이 지론은 지금도 크게 바뀌지 않았다. 그런데 가만히 생각해 보니, '소변'씨가 참 대단하다는 생각도 든다. 아마도 이 친구가 우리 몸에 머무는 시간은 그리 길지 않을 듯한데, 그 짧은 시간에 수많은 경맥과 장부를 움직이고 엮어서 한 편의 드라마를 만들고 나가니 말이다. 더군다나 나가는 길목 앞에서 막히면 온몸이 힘들 정도이니 과연 고개 숙이지 않을 도리가 없다. 앞으로도 계속 유쾌한 '소변'씨를 만나려면 몸과 마음이 정체되지 않도록 자신을 잘 관찰할 일이다. 이것이 바로 자기수행이고, 내 몸을 사랑하는 길이다.

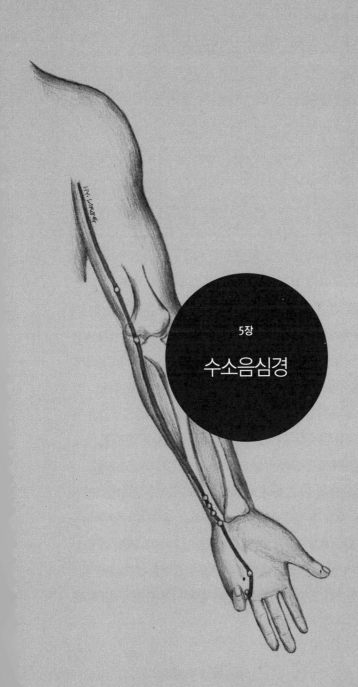

5장

수소음심경

소해(少海), 몸의 태평성세한 정치

요순시대의 정치

흔히 성군聖君, 하면 '요堯·순舜임금'을 첫 손가락에 꼽는다. 요임금과
순임금은 중국의 삼황오제三皇五帝가 활약하던 시기 태평성세를 구가
한 임금이다. '요순시대'라는 이상적인 정치가 베풀어진 시대를 말할
때도 그들의 이름을 떠올린다. 과연 그들의 정치는 어떠했을까?

　　요堯는 "하늘처럼 인자하고 신처럼 지혜로웠으며, 사람들은 마
치 태양에 의지하는 것처럼 그에게 가까이 다가갔고, 만물을 촉촉
이 적셔주는 비구름을 보듯이 그를 우러러 보았다"사마천, 『사기본기』, 정범
진 옮김, 까치출판사, 1996, 12쪽고 한다. 태양에 의지하듯 요임금에게 다가가
고, 비구름을 보듯 우러러 보았다니, 이게 무슨 말인가? 태양을 떠올
려 보자. 태양은 천지만물에게 없어서는 안 될 존재다. 매일 아침 동
쪽에서 떠올라 따뜻한 빛을 발사하니 만물은 생명을 얻고 살아간다.
그 빛을 받아 볼 수 있고, 그 열기를 받아 몸을 덥힌다. 그러므로 태양

에서 오는 빛과 열이 없다면 우리는 단 한 순간도 살아갈 수 없다. 그렇다면 비구름은 어떤가? 어느 시대든 좋은 정치는 백성들이 잘 먹고 잘사는 것이다. 잘 먹기 위한 최적의 조건은 풍작이 이뤄져야 하는 법. 그러기 위해서는 비가 적당한 때에 적절히 내려 줘야 한다. 나라에서 지내는 제사의 대부분이 기우제였던 것을 보면 비구름을 우러러 보지 않을 수 없다. 이렇듯 태양과 비구름은 늘 우리와 함께 호흡하면서 생명을 보존하고 살아가는 밑바탕이 된다. 이것이 바로 요임금의 정치였다.

그렇다면 순舜임금은? 후계자를 물색하고 있던 요임금에게 순을 천거한 대신이 이렇게 말했다. "순은 장님의 아들입니다. 아비는 도덕이란 전혀 모르는 자이고, 어미는 남을 잘 헐뜯는 자이며, 동생은 교만하지만, 그는 효성을 다함으로써 그들과 화목하게 지내고, 그들을 점점 착해지게 하여 나쁜 일을 하지 않도록 만들었습니다." 사마천, 『사기본기』, 15쪽.

도덕을 모르는 아비와 남을 잘 헐뜯는 어미, 교만한 동생 사이에서 순舜은 갖은 고생을 한다. 식량창고 지붕을 고치라 해서 지붕에 올라가니 창고에 불을 지르고, 우물을 파게 해서 우물 안으로 들어가니 돌로 우물을 메워 버리는 아버지의 악행에도 불구하고, 순은 여전히 부모에게 효도하고 동생과 사이좋게 지냈다. 마침내 순의 지극함은 악행을 저지르는 당사자까지 변화시켰다. 요堯임금은 순의 이런 성정과 기질을 높이 평가했고 그를 등용해 천자의 자리를 물려주었다. 과연 요임금의 안목은 적중했다. 순은 현실을 보는 남다른 감각과 풍부한 경험으로 확실한 업무 분장을 했다.

순임금은 3년마다 한 번씩 그들의 공적을 살폈고, 세 번 살핀 결과를 가지고 강등시키거나 승진시키니 경과 향의 백관들의 업적이 하나같이 올라갔다. ……이 스물두 명은 각자 공적을 세웠다. 사마천, 『사기본기』, 22쪽.

　　순은 각각의 능력에 따라 관직을 맡기고, 적어도 9년 동안 그들을 지켜보면서 평가했다. 서로에 대한 깊은 신뢰가 바탕이 되지 않으면 만들 수 없는 군신관계다. 9년이라는 적지 않은 시간을 믿고 지켜봐주는 순임금과 그 믿음에 부응하여 각자 공적을 세운 신하들. 순임금의 정치력은 한결 같은 믿음에서 비롯된 것이다. 요순의 정치는 드러내지 않는 한결같음에 있다. 자신을 내세우지 않고 자신이 할 일을 묵묵히 해내는 정치. 태평太平이라는 글자 그대로 아무 근심 걱정 없이 평안한 상태를 만들어 주는 배경과도 같은 정치. 우리 몸에도 요순의 정치가 이뤄지는 곳은 없을까? 있다면 어디일까?

심, 몸의 군주

우리 몸에서 임금이란 이름에 걸맞은 곳은 어디일까? 나라를 다스리고 백성들을 편안하게 잘 먹고 잘살게 하는 곳. 동양의학의 바이블 『황제내경』黃帝內經은 이를 서슴없이 말한다.

　　심心은 군주의 소임이니 신명이 나온다. 폐는 상부의 소임이니 치절이 나온다. 간은 장군의 소임이니 모려가 나온다. ……무릇 이 십이

관은 서로 각기 맡은 바의 소임을 잃어서는 안 된다. 따라서 군주가 밝으면 아래가 편안하니 이로써 양생하면 장수할 것이다. 군주가 밝지 않으면 십이관이 위태로워지고 도가 막혀서 통하지 않게 하여 형이 크게 상한다. 『황제내경』, 「소문」(素問), '영란비전론'(靈蘭秘典論)

『황제내경』은 열두 가지 장부들의 역할을 일일이 나열하면서 시작한다. 심을 필두로 한 12장부들의 열두 가지의 소임과 활동은 다음과 같다.

심心 – 군주君主 – 신명神命

폐肺 – 상부相傅 – 치절治節

간肝 – 장군將軍 – 모려謀慮

담膽 – 중정中正 – 결단決斷

전중膻中: 심포 – 신사臣使 – 희락喜樂

비위脾胃 – 창름倉廩 – 오미五味

대장大腸 – 전도傳道 – 변화變化

소장小腸 – 수성受盛 – 화물化物

신腎 – 작강作强 – 기교伎巧

삼초三焦 – 결독決瀆 – 수도水道

방광膀胱 – 주도州都 – 진액津液 – 기화氣化

재미있는 것은 몸의 작동 메커니즘과 사회의 작동 메커니즘이 곧바로 연결되어 있다는 점이다. 이것이 우리에게 시사하는 바는 무엇일까? 몸은 곧 사회와 연동된다는 것이다. 몸의 작동 원리는 사회의 작동 원리와 유기적으로 연결되어 작용한다는 것. 나아가 우주와도 연결된다. 이 유기적 작용은 대소의 차이만 있을 뿐 시스템 자체는 완벽하게 조응한다. 그래서 땅의 것은 하늘의 것이며 하늘의 원리는 땅의 원리다. 이 조응체계 안에 뭇 생명이 있다.

이러한 생명체계 속에서 당당히 맨 앞자리를 장식한 것이 심心이다. 심이 맨 앞자리를 차지했다는 것은 그만큼 중요하다는 뜻. 게다가 심을 군주라 이르지 않는가. 몸과 사회가 동시에 작동되는 체계 속에서 군주의 밝음과 내 몸의 편안함은 일맥상통한다. 그렇다면 생명 차원에서 군주란 무엇일까? 그 모습을 드러내면 우리 시대의 대통령이란 이름도 어떤 모습이어야 할지 드러나지 않을까.

내 몸의 트라이앵글

"심心은 군주君主의 소임이니 신명神明이 나온다." 심과 군주와 신명의 트라이앵글이 그려진다. 이 삼각구도에서 우선 심을 보자. 동양의학에서 오장육부는 유형의 물질이기도 하고 작용력을 나타내는 이름이다. 그래서 심은 유형의 물질인 심장을 나타내면서 심의 작용력을 말한다. 심장은 어떤 일을 하는가? 한마디로 온몸에 피를 뿌려 주는 일을 한다. 심장이 박동하면 온몸에 퍼져 있는 혈맥기혈의 통로을 통해 피라는 영양물질이 공급된다. 이러한 심장의 작용을 동양의학에서는 기혈氣血 작용이라 한다. 기란 심장을 포함한 오장육부를 순환하는 무형의 흐름이다. 심장의 박동은 이 무형의 흐름을 추동한다. 그 흐름에 탑재되는 것이 혈이다. 심장은 기혈의 흐름을 만들어 내는 근거지인 셈이다.

이러한 심장의 배치가 만들어 내는 작용력은 무엇일까? 심장은 우리 몸의 정신과 의식, 사유 활동에 영향을 미친다. 내 몸의 형상·안색·눈빛·언어·반응·팔다리의 활동과 같이 밖으로 드러나 보이는 것은 모두 심心의 작용력에서 비롯된다. 이와 같은 심의 작용력이 신神이다. 말하고 생각하고 글 쓰는 행위들의 바탕에 신이 있다. 신은 기혈氣血과 밀접한 관계가 있다. 기혈이 정상적으로 운행되고 수액이 제공하는 충분한 양분을 받으면 신은 자양된다. 그렇다면 트라이앵글의 두번째, 신명神明은 무엇일까? 중국 명나라 때의 저명한 의학자, 장경악張景岳: 장개빈(張介賓)의 말을 들어 보자.

심心은 일신의 군주로서 하늘로부터 명을 받아 조화創造하는 능력을 갖추어 하나의 이치로써 모든 기능에 응하니, 장부腸腑·백해百骸가 오직 심의 명령을 받으며, 총명함과 지혜가 이로부터 비롯되지 않는 것이 없다. 그러므로 신명이 이곳에서 나온다고 한다. 장경악, 『유경』(類經)

앞서 설명한 심心의 유형적·무형적 작용을 모두 아울러 신명神明이라 한다고 장경악은 말한다. 그래서 심의 유형적 작용심장은 장부와 연결되어 심의 명령을 받고, 무형적 작용[神]은 백해와 연결되어 심의 명령을 받는다. 심의 음양陰陽 작용, 이것이 신명이다. 신명은 생명 차원에서 하늘과 조응한다. 그래서 하늘의 이치는 그대로 내 몸에 새겨

져 몸의 조화와 정신의 총명함과 지혜로 드러난다. 이러한 신명의 작
용을 사회적 인격체로 명명한 것이 군주다. 생명 차원에서 보면 군주
역시 몸의 생리와 같다.

심心은 형체의 왕이다. 그리고 신명의 주인이다. 스스로 명령을 내
리고 스스로 명령을 받는다. 스스로 금하고 스스로 부린다. 스스로
빼앗고 스스로 취한다. 스스로 가고 스스로 멈춘다. 순자(荀子), 『순자』(荀
子), 「해폐」(解蔽)

심은 몸의 군주로서 모든 기관을 통솔하지만 군림하지 않는다.
이것은 스스로 배치를 만들어 내기 때문이다. 외부의 구속이나 제약
을 받지 않고 몸이 스스로 제어하는 자율성을 만들어 내는 배치. 이
자율성이라는 거대한 수레바퀴를 굴리는 자리가 군주의 자리다. 하
여 스스로 명령하고 스스로 명령을 받는 '스스로 시스템'을 운용하는
군주, 그것은 곧 생명이다. 심은 결코 우두머리로서의 군주가 아니다.
심을 우두머리로만 보는 것은 생명의 자율성을 심히 오해한 것이다.
하지만 몸은 유기적인 관계의 망에 있기 때문에 자칫하면 이 자율성
이 깨지기도 한다. 외사에 의해 이리저리 끌려다니는 몸이 되기도 한
다는 얘기다. 이럴 때 우리는 소해少海를 떠올려야 한다.

심경의 바다, 소해

소해少海의 소少는 수소음심경手少陰心經을 가리킨다. 해海는 백 갈래로 난 물길이 모인다는 뜻이다. 수소음경맥과 기가 모인 곳이어서, 기맥의 강성함이 마치 백 갈래 물길이 모두 모인 바다와 같다고 해서 붙여진 이름이다.

소해少海는 "팔꿈치 안쪽 가로금 끝의 오목한 가운데 있다". 팔을 구부렸을 때 팔 오금주름 안쪽 끝과 위 팔뼈 안쪽 위 관절 융기를 연결하는 선의 중점에 위치한다. 혈을 잡을 때 팔을 구부려 손이 머리에 닿게 한 다음, 잡으면 쉽다. 이런 위치 때문인지 팔을 굽혀 그 마디

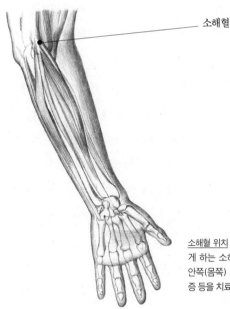

소해혈

소해혈 위치 | 기를 잘 흐르게 하여 혈을 조화롭게 하는 소해혈은 팔을 오무려서 생기는 주름 안쪽(몸쪽) 끝에 있다. 심통, 마목(마비), 수전증 등을 치료하는 데 쓰인다.

소해(少海), 몸의 태평성세한 정치 **227**

에 있는 혈, 곡절曲節이라고도 한다.

소해少海는 수소음심경手少陰心經의 합혈合穴이다. 소음군화少陰君火
의 화火 기운과 심장의 화 기운, 그리고 오수혈五輸穴 배열에서 음경락
의 합혈이므로 수水 기운을 갖고 있다. 화기가 가득한 경락에 수 기운
을 더한 혈이다. 경기經氣가 바다로 모여드는 합혈은 만성병을 치료
할 때 꼭 사용하는 혈이다. 심화로 인해 생기는 만성병에 소해의 수
기운은 불 기운을 조절하는 중화의 기운이다. 그래서 심화心火로 인
한 심통心痛, 심약心弱, 협심증, 두통, 이명耳鳴에 사용한다. 수가 심장의
열을 내려 주기 때문이다. 이밖에도 혈이 뭉쳐서 생기는 마비나 경련
에도 혈 주위 기혈을 원활히 소통시킨다. 이것이 심의 유형적 작용에
속하는 병리를 완화시킨다면, 신경쇠약이나 히스테리, 정신분열증,
전광癲狂: 정신에 이상이 생긴 병증과 같은 심의 무형적 작용[神]에 속하는 병
리도 안정시킨다. 소해가 몸의 조화를 만들면서 신명을 밝게 하는 것
이다.

요순시대는 백성들이 격양가擊壤歌를 부르던 세상이었다. "해가
뜨면 일하고, 해가 지면 쉬고, 우물 파서 마시고, 밭을 갈아 먹으니, 임
금의 덕이 내게 무슨 소용이 있으랴." 이는 백성들이 군주의 존재를
잊고, 정치를 한다는 생각조차 들지 않는 정치다. 이것은 심心이 몸의
군주로서 생명의 자율성을 만드는 배치와 같다. 스스로 일하고, 스스
로 쉬고, 스스로 물 마시고, 스스로 먹는 몸의 시스템. 심은 혈을 통해
몸의 순환을 만들고, 생생불식의 우주적 순환을 만들어 내는 능동적
활동을 한다. 그러므로 요순시대의 태평성세는 지금 우리 몸에 우리
가 만들어야 할 심의 정치다.

영도(靈道), 피 말리는 히스테리 퇴치혈

히스테리의 정체를 밝혀라

히스테리는 심리적 요인에 의한 정신장애로, 환경에 대한 부적응으로 일어나는 노이로제, 즉 신경증의 하나이다. 사소한 일로 분노를 터뜨리기도 하고, 언제 그랬냐는 듯 갑자기 마음을 바꾸어 어리광을 부리기도 한다. 이는 불안을 해소하기 위한 자기방어적 기제가 퇴행적으로 나타난 것이다. 또 백합병百合病이라는 히스테리 증상도 있다. 묵묵부답, 그저 침묵만 하고 말이 없으며, 말을 해도 겨우 한두 마디 던진다. 자꾸 자려고만 하는데 막상 자려고 하면 잠을 이루지 못하고, 움직이려고 하는데 움직여지지 않고, 먹으려 하는데 먹지 못하는 실로 종잡을 수 없는 병이다. 그야말로 백 가지가 합쳐진 듯이 나타나니 이름에 걸맞은 병증이다. 좋은 것이라고는 찾아볼 수가 없는 히스테리이지만 그 어원은 자못 숭고하다. 히스테리는 그리스어로 자궁이란 뜻을 가진 말, '히스테라'hystera에서 유래되었다. 그 증세는 고대 그리스의 히포크라테스와 그 학파에 의해 알려졌다. 주로 여성들에게 나타나므로, 자궁이 병의 원인으로 지목되었다. 자궁에 있는 병인이 온몸을 돌아다니며 병을 일으킨다고 생각한 것이다. 실제로 심한 히스테리 환자들은 아랫배에서 뜨거운 덩어리 같은 게 움직여 위로 뻗쳐올라가 목에 걸려 있는 것 같은 느낌을 받는다고 하니 아주 낭설은 아닌 듯하다.

히스테리를 처음으로 신경질환으로 본 프로이트Sigmund Freud, 1856~1939는 히스테리를 '일상적인 상황에서 억압받는 자아의 자기방어적 도피'지그문트 프로이트, 『정신분석 강의』, 홍혜경 외 옮김, 열린책들, 2004, 515쪽라고 말한다. 즉, 생활 속에서 감당 못할 힘든 일에 부딪혀 해결책을 찾지 못할 때 히스테리로 슬쩍 피해 버리는 것이다. 욕구나 소망은 강한데 채워지지 않을 때, 욕망은 히스테리로 전환된다. 히스테리는 시위적이고 연극적으로 표현된다. 심하면 졸도를 하거나 시력·청력·언어 등에 감각 장애가 올 수 있고, 구토·식욕 부진·발열 등의 병증으로 드러나기도 한다. 욕망의 왜곡된 배설 행위라고 할까?

동양에서는 히스테리를 어떻게 보았을까? 동양의 사유 구조에서 몸과 정신은 분리되어 있지 않다. 이름하여 심신일원론心身一元論. 몸이 아픈 것은 감정이나 정서적 문제와 연동되고, 정서적 문제가 몸에도 영향을 미친다. 하여 히스테리를 일으키는 심리적 원인만 따로 떼어 설명하지 않는다.

왼쪽 가슴에 손을 올려 보면 맥이 뛰는 것을 느낄 수 있다. 맥이 뛴다는 것은 혈血이 돌고 있다는 뜻이다. 그러나 혈은 심장의 펌프질만으로 돌지 않는다. 실제 혈을 끌고 가는 것은 기氣이다. 기가 우리 몸에 12개의 경맥을 따라 신체 곳곳에 혈액을 나르는 것이다. 혈과 기가 서로 분리되지 않고 혈액의 흐름에 기가 수반되듯, 혈의 흐름은 기를 발동시킨다. 신체를 움직여 혈을 흐르게 하고 기를 발동시킬 수 있다는 의미다. 그런데 혈이 모자라서 혈액 순환이 원활하지 못하면, 기를 추동할 수 없어 혈의 흐름이 느려지고, 혈이 정체되어 뭉친다. 오장육부의 기능 또한 떨어지는데, 혈이 모자라 오장육부를 영양하지 못하기 때문이다. 이렇게 혈 부족 사태가 장기화되면 기혈陰陽의 조화가 깨져 몸은 화기火氣 덩어리가 된다. 음혈陰血이 부족해서 양기를 잡아 주지 못하기 때문이다. 전문용어로 음허화동陰虛火動, 음이 허하여 화가 동하는 상태. 그러면 기의 흐름은 고요함을 잃고 요동친다. 감정도 기의 흐름을 따라 요동치게 되고 히스테리와 같은 예측 불허의 행태를 보인다. 불면과 꿈자리가 뒤숭숭한 다몽多夢에 시달리게 되는 것이다. 결국 히스테리의 근원에 혈이 있었다.

히스테리, 문제는 혈이다

그렇다면 왜 혈血이 문제라고 보았나? 꿈이 많아지는 이유를 좀더 보자. 『동의보감』東醫寶鑑에서는 혼백魂魄이 꿈이 된다고 했다.

대체로 꿈은 다 혼백이 사물에 영향을 받은 연고로 생긴다. 또 형체가 사물과 만나면 일이 되고, 정신이 사물과 만나면 꿈이 된다. ……사기가 침범하여 정신을 불안하게 하는 것은 혈기血氣가 적기 때문인데 혈기가 적은 것은 심心에 속한다. 심기가 허하면 그런 사람은 눈을 감고 자려고만 하면 먼 길 가는 꿈을 꾸어 정신이 흩어지며 혼백이 멋대로 돌아다닌다. 『동의보감』, 「내경편」(內經篇), '몽'(夢)

혈血이 적어 심기心氣가 허해지면 사기邪氣가 침범하기 쉬운데 그것이 혼백魂魄을 흩뜨려 잠도 못 들게 하고 꿈도 많아지게 한다는 것이다. 각 장부에는 그 기능에 맞는 정신이 깃들어 있다. 우리 몸을 이루는 중심축은 심신心腎의 상하축이다. 심心에는 신神이 깃들어 우리 몸의 모든 정신활동을 관장하고 신腎에는 정精이 있어 정신활동의 에너지를 만들어 준다. 몸에 상하축이 만들어지면 간폐肝肺의 좌우축이 들어선다. 간에는 혼魂이 들어 있다. 혼은 낮 동안 신神을 보좌하고, 신이 잠드는 밤이 되면 활동을 시작한다. 폐肺에는 백魄이 있다. 백은 정을 따라서 드나들며 정을 보좌한다. 마찬가지로 정이 휴식을 취하는 밤이 되면 활동을 시작한다. 낮 동안 정신精神 차리고 살다가 밤에는 혼백에게 자리를 내주는 것이다. 이때 정과 신의 힘이 튼실하면 밤에도 참모에 해당하는 혼백이 딴 짓을 못하도록 자면서도 단속한다. 그러나 혈이 적어 심기가 허해지면 밤 동안에 혼백이 주인을 얕잡아 보고 주인 행세를 하며 설치는데, 이럴 때 꿈을 많이 꾸며 숙면을 취할 수 없게 된다. 그러므로 혈이 부족하면 정신 작용에 문제가 생기고 그것이 판단과 행동으로 이어진다. 하나의 일을 도모하여 행하기까지는 온몸을 구석구석 돌아 오장육부의 모든 기운을 동원하는 혈의 성실함이 필요한 것이다.

우리 몸에선 심心이 혈맥血脈을 주관한다. 심은 혈을 통해서 우리 몸 전체를 조정한다. 혈은 "경맥을 따라 상하로 운행하면서 오장을 관통하고 육부와 연락하는 작용을 한다."『동의보감』, 「내경편」, '혈'(血) 혈은 우리가 먹은 음식물에서 만들어진다. 우리가 음식을 먹으면 그 정미로운 기운으로 비脾가 혈을 만든다. 이렇게 만들어진 혈이 온몸을 순환하는 데 오장五臟의 기운이 모두 동원된다. "비에서 생화하여 심의 통솔을 받으며, 간肝에 저장되고 폐肺에서 퍼지며, 신腎에서 빠져나가 온몸을 축여 준다."『동의보감』, 「내경편」, '혈' 그래서 이것을 심이 혈을 주관한다心主血脈고 하였다. "심은 맥을 저장하고 맥에 신神을 머물게 하므로 심기가 허하면 슬퍼하는 정서가 나타나며, 실하면 웃음이 그치지 않는다."『황제내경』(黃帝內經), 「영추」(靈樞), '본수'(本輸) 혈을 충실히 채워 군주인 심기心氣를 보하는 것이 심지心志를 굳건하게 하여 칠정七情에 흔들리지 않게 되는 것이다. 혈의 순환을 도와 신神의 조화를 이룰 수 있도록 돕는 혈자리가 있으니 수소음심경手少陰心經의 영도혈靈道穴이다.

피 말리는 마음의 행로를 바꾸는 영도

"양陽의 정기精氣를 신神이라고 하고, 음陰의 정기를 영靈이라고 한다." 『대대례』(大戴禮) 「증자편」(曾子篇) 심心은 군주의 기관으로 혈맥血脈을 주관한다. 맥에는 혈이 운행하고 혈에는 신이 머문다. 신을 음양陰陽으로 구분하면, 신과 영이 된다. 따라서 영도혈靈道穴의 '영'은 신과 음양으로 대대하는 뜻이 있다. 여기에 다른 뜻도 있다. '영'은 비가 오길 바라며 제단에 차례로 제물을 늘어놓은 모양인 '비올 령霝' 자에 무녀를 나타내는 '무'巫 자가 합자된 것으로, 제사장이 하늘에 비오기를 소망하여 비가 내리니 신령하다는 뜻도 있다. '도'道는 순조로움이고 만사가 통하는 길이다. 이로써 보건대 영도는 마음에 신령스럽게 작용해 만사가 통하게 하는 혈자리라 할 수 있겠다.

영도靈道는 수소음심경手少陰心經의 경혈經穴이다. 경혈은 금金의 성질이다. 소음경은 소음군화少陰君火와 심心의 화, 두 개의 불을 가지고 있는 더운 맥이다. 잘 다스리지 않으면 불길이 어디로 튈지 모를 일이다. 이때 영도혈이 금의 날카로움을 발휘해 뻗어 나가는 화기를 수렴하고 진정시켜 영靈이 제자리를 찾을 수 있도록 안내한다. 경혈은 특히 자고 나면 목이 따갑고 뻑뻑한 가을에 주로 쓴다. 오장의 금에 해당하는 폐에 사기가 들기 쉬운 때, 금기의 보사補瀉로 기운의 조화를 이룰 수 있기 때문이다.

영도靈道는 손바닥을 펴고 새끼손가락을 따라 손목으로 쭉 올라가다가 손목이 시작되는 곳에서 1.5치 위에 있다. 영도는 히스테리나 신경쇠약, 불면증 등 신神의 영역에도 작용을 하지만 혈이 뭉쳐 생기는 심장병을 다스릴 때도 쓰인다. 혈이 가장 문제를 일으키는 경우의 예를 들자면, 성공을 지향하는 남성들의 심혈관 질환이 그것이다. 목표를 향해 질주하는 욕망은 늘 피를 끓게 만드는 모양이다. 그것이 양적인 남성들에게 급성적인 심장병으로 드러나게 되는 것이다.

『동의보감』에서는 "칠정이 혈을 동하게 한다"七情動血고 하였다. 또 "마음이 맑은 사람은 병에도 걸리지 않고 건강하게 살 수 있다. 한 번이라도 나쁜 마음을 품으면 신은 밖으로 나가고, 기는 안에서 흩어지며, 혈은 기를 따라 흩어지고 영위가 혼란해져 온갖 병이 서로 다투어 생긴다. 이처럼 병은 모두 마음으로부터 생긴다"고 하였다.

한 번 나쁜 마음을 먹으면 신神과 기혈氣血이 흩어지고 온갖 병이

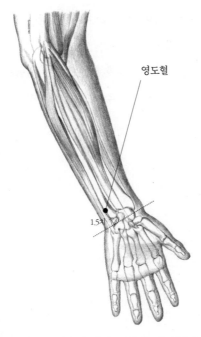

영도혈

1.5치

<u>영도혈 위치</u> | 심장병과 히스테리 치료에 주로 사용되는 영도혈은 손바닥을 편 상태에서 새끼손가락을 출발점으로 하여 쭉 올라가다가 손목이 시작되는 곳에서1.5치 위의 자리에 있다. 마음을 편안하게 하기에 불면증, 치매 등에도 효과적이다.

다투어 생긴다고 하니, 한 번의 히스테리가 기와 신을 흩뜨리고 얼마나 많은 피를 졸일 것인지 불 보듯 뻔하다. 그렇다면 이제 어떻게 할 것인가? 피를 말리는 내 마음의 행로를 바꾸어야 한다. 끓어 넘치는 신령神靈을 고요하고 담담하게 바꾸어야 한다. 『동의보감』에는 "마음 속에 있는 의심과 불평, 차별심을 다 없애고 평소 자신이 저질렀던 잘못을 깨달으면 저절로 마음이 편안해지고 성정이 화평하게 된다" 고 한다. 말은 쉽지만 실천하기는 어렵다. 그래서 삶은 끊임없는 자기

수행의 길이다. 오늘 마음의 불평 하나를 해소했다면 그걸로 충분하다. 내일 다시 차별심을 없애면 된다. 삶이 지속되듯 자기 수행도 매일매일 해나가는 것이다. 그러다 혹 히스테리가 재발하면 마음의 길을 따라 영도혈靈道穴을 어루만져 주자. 자기와의 정직한 투쟁은 계속된다.

신문(神門), 떨림과 강박으로부터의 해방

중학교에 다닐 적 아주 짧은 기간 동안 무척 가까웠던 친구가 있었다. 같은 동네에 살았을 뿐 아니라, 동네 낡은 독서실에서도 곧잘 옆자리에 앉았기에, 사실 눈 뜨고 깨어 있을 동안은 아빠, 엄마, 동생들보다 그 친구와 더 많은 시간을 보냈다. 부모님들끼리도 잘 아는 사이였는데, 어머니께서도 그 친구 부모님, 형, 누나들 전부 S대 출신 수재라며 그 친구랑 친하게 지내는 걸 드러내 놓고 좋아하셨다. 그러나 그 시절의 기억이 그 친구랑 여기 저기 싸돌아다니며 말썽 피우던 장면들로 채워진 것을 보면, 어머니 생각대로만 되지는 않았던 것 같다. 그 친구와는 마음이 맞아도 너무 맞아서, 그 친구가 고개를 들고 눈짓만 해도 앞으로 무슨 장난을 칠지 시나리오가 '팡!' 하고 떠오를 정도였다. 달리 모의하지 않아도 장난칠 것들이 척척 튀어나왔다. 그런 탓에 마치 놀 때, 밥 먹을 때를 가리지 않고 온종일 그 친구랑 한 몸처럼 있었다. 결국 어머니의 바람과 달리 공부는 늘 뒷전이 되었다. 이런 친구가 있는데 "We are friends" 따위를 암기하는 공부가 왜 필요했겠는가! '위 아 프렌즈'는 책 속에 있지 않고, 우리들 눈빛 속에 다 녹아 있었다.

하지만 그 친구에게 약간 이상한 버릇이 있었다. 이상하게도 시험 기간이면 책상에 30분 이상을 앉아 있지 못했다. 공부를 할 때면 책상에 앉은 지 30분만 지나면 다리를 덜덜 떠는 것이었다. 맨 처음 그 장면을 봤을 때, 나는 깜짝 놀라고 말았다. 30분쯤 조용히 공부하던 그 친구가 갑자기 다리를 떨기 시작하더니, 대략 20~30분간 정신없이 그랬다. 그 방식도 리드미컬했다. 처음엔 약하게 시작해서 점점 강해지며 격렬한 정점에 올랐다가 다시 점점 약해지고, 강해지기를 반복했다. 격렬해질 때는 바닥을 때리는 소리가 은근히 무섭기도 했다. 그 장면을 실제로 보면 정말 겁이 난다. 갈수록 증세가 심해지자, 그 친구는 온갖 방법을 강구해야 했다. 바닥이 부드러운 슬리퍼를 마련해서 아무리 떨어도 바닥 치는 소리가 들리지 않게 하였고, 책상과 다리 사이에 무거운 책가방을 올려놓고 움직이지 않게 막아 보려고도 했다. 하지만 그것도 한두 번이지 매번 통하지는 않아서 증상이 시작되면 몇 분 못 지나 혼자 옥상으로 올라가 한두 바퀴쯤 돌고 다시 자기 자리로 돌아오곤 했다. 그 친구는 30분 공부하고 20~30분은 쉬면서 그 긴긴 시간을 견뎌냈던 것 같다. 친구로서 내가 해 줄 수 있는 것은 없었다. 그 친구는 나랑 말썽피우며 싸돌아다닐 때만 그런 버릇을 잊어버릴 수 있었다.

엄마·아빠가 너무 잘났어!

나중에 커서 돌이켜보니, 그건 이른바 '틱 장애'였다. 우리 주변을 둘러보면 어린애들에게 그런 증상은 아주 흔하다. 눈 깜빡거림, 머리 흔들기, 입 내밀기, 킁킁거리기, 심지어 자신을 때리는 행동까지…… 증상도 천차만별이다. 하지만 어릴 때 누구나 약간씩은 그런 틱 증상들을 갖고 있었지 않았나 싶다. 다리 떨기나 어깨 흔들기 같은 아주 미미한 틱 증상들 말이다. 다만 버릇이라면 자신의 의지에 따라 멈출 수 있지만, 틱 장애는 자신의 의지와 상관없이 일정 시간 동안 반복된다는 차이가 있다. 그 친구의 어머니도 이것 때문에 스트레스를 많이 받으셨던 것 같다. 하지만 당시에는 이런 증상을 병으로 보지 못했기에, 그 친구의 어머니는 이 증상을 고쳐야 할 못된 버릇쯤으로만 다루셨다. 그래서 친구가 그런 행동을 보일 때면 "다리는 반듯해야지!"라며 큰 소리로 주의를 주곤 했다. 그러면 친구는 얼굴이 빨개지면서 참아 보려고 안간힘을 쓰다가, 결국 참지 못하고 일어나 방을 한 바퀴 돌곤 했다.

그 친구의 부모님이나 형, 누나를 만나 보면 그렇게 포근하고 훌륭할 수가 없었다. 당시의 어린 나는 우리 부모님과 맞바꾸고 싶은 마음이 들 정도였다. 그런데 어느 날 그 친구랑 이런 이야기를 할 기회가 생겼다. 그날도 친구는 독서실에서 다리를 떨다가 옥상에 올라갔는데 그때 나도 같이 올라갔다. 이런 저런 이야기를 하다가 부모님이랑 형, 누나 같은 가족 이야기가 나왔다. 내가 부러워하자, 그 친구 왈. "야, 그럼 네가 우리 집에 와서 살아. 완전 감옥이야!" 엥? 이게 무슨 소리? 부모님이나 형, 누나가 잘 못해 준다는 말이 아니었다. 오히려 너무 잘 해주고, 너무 잘나서 문제라는 것이다. 집에 가면 모두다 능력자인 데다, 성격까지 훌륭해서 자기 같은 사람은 비교가 되지 않는다는 것이다. 그래서 자꾸 '잘해야지' 하는 생각이 끊이질 않아서 가끔은 잠도 설친다는 말이었다. 정말 반전이었다. 나는 그 친구 집에 갈 때마다 이런 훌륭한 부모 밑에서 컸으면 하는 생각이 가득했는데, 그 밑에서 자란 친구가 이런 마음을 먹고 있다니, 기가 찰 일이었다.

간경? 아니 먼저 심경부터!

그 친구의 증상은 이른바 '근육틱'에 해당한다. 그래서 한의학에서는 틱 장애를 근육을 주관하는 간경肝經과 관련된 병으로 본다. 특히 움직임이 심한 것은 풍風에 원인이 있다고 본다. 우리가 흔히 이상한 행동을 하는 사람을 보고 "저 사람 간이 부었나?"라고 하는데, 이 말은 틱 증상을 보이는 사람에게도 적용될 수 있다. 하지만 지금 생각해 보니, 그 친구는 형, 누나보다 못하면 어쩌지 하는 강박증과 불안이 더 컸던 것 같다. 그러다 어느 순간 그 불안과 강박증이 다리 떨기로 나타났다는 생각이 들었다. 현상적으로는 근육 이상이지만, 그 출발을 따지면 정신적인 것에서 비롯된 것이었다.

현대 의학에서도 불안이나 강박증은 스트레스로 인해 자율신경계 중 교감신경이 긴장하면서 생긴다고 한다. 교감신경이 긴장하면 근육의 세동맥은 확장되고, 심장 박동수가 증가한다. 혈압이 상승하고, 따라서 피부나 위장관의 혈액이 뇌, 심장, 근육으로 집중되는 현상이 일어난다. 결국 스트레스로 인해 전신의 혈류가 나빠지고 늘 맥박이 빠르게 뛰며 심장의 두근거림이나 불안감이 느는 것이다.

『황제내경』黃帝內經에 보면, "심心은 군주의 소임이니 신명神明이 나온다"고 해서 심을 매우 중히 여겼다. 여기서 신명이라는 것은 정신이 밝다는 것인데, 심이 뇌의 기능, 즉 운동, 감각, 지각, 판단, 정서 같은 역할을 담당하는 것을 말한다. 그래서 "심이란 것은 삶의 근본이며, 신神이 변한 것이다. 그 정화는 얼굴에 있고, 그 충실함은 혈맥에 있다"고도 했다. 마음이 편안하고 걱정도 없으면, 얼굴이 밝아지고 윤기가 나며, 혈액 순환도 잘 된다는 말일 터. 사실 그것은 얼굴에만 나타나는 것이 아니라, 갖가지 행동으로도 드러난다. 반듯한 걸음걸이, 편안한 숨소리, 맑은 눈빛 같은 것들이 바로 신명이 제대로 작동하고 있다는 반증이다. 아마도 그 친구의 틱 장애는 이 신명이 제대로 작동하지 않아서, 그 불안감 때문에 불필요한 강박증이 발생하고, 그 강박이 근육 움직임으로 나타난 것이 아닐까 싶다. 이럴 경우 근육에 생긴 문제더라도 간경肝經보다 심경心經부터 다스려야 한다.

신문, 기분 좋아지는 혈

심心을 주관하는 경맥은 수소음심경手少陰心經이다. 『황제내경』에서는 아주 오묘한 말을 한다. 심은 오장육부의 대주大主: 큰 주인이고 정신精神이 머무르는 곳이기 때문에, 그 장藏이 견고해서 사기를 받아들이지 않는다는 것이다. 심장 그 자체에는 사기가 들어가지 못한다는 말이다. 즉, 심장은 병들지 않는다. 아니, 병들지 못한다. 왜냐하면 그렇게 쉽게 사기가 들어간다면 심이 상하고, 심이 상하면 신이 떠나며, 신이 떠나면 생명 자체가 죽어 버리는 사태를 맞이하기 때문이다. 그럼 심에는 병이 아예 없는 것인가?

> 그 밖으로 경經은 병들고 장臟은 병들지 않았으므로 오로지 손바닥 뒤쪽 예골의 끝에서 경락을 취합니다. 나머지, 경맥의 출입, 굴절과 운행의 느리고 빠름은 모두 수소음심주의 경맥과 같이 행합니다. 『황제내경』(黃帝內經)

"경은 병들고 장은 병들지 않았다"는 것은 심장 자체가 병든 것이 아니고, 경락이 병든 것이다. 따라서 심心에 이상이 생기면 심장 자체를 치료하는 것이 아니라, 심과 관련하여 지나가는 경락을 다루어야 한다. 그래서 심장을 치료하려면 심장을 호위하는 수궐음심포경手厥陰心包經으로 다스리라고도 한다. 그만큼 심장은 민감하고 중대한 장부이다. 『황제내경』에서는 심의 병을 다스리기 위해서 "손바닥 뒤쪽 예골의 끝에 있는 경락"을 취하라고 지시하고 있다. 바로 이곳이 신문혈神門穴이다. 손바닥을 폈을 때 새끼손가락의 내측 연장선과 만나는 손바닥 쪽 손목 부분이다. 그곳을 손가락으로 살며시 눌러 보면 아마 맥박이 뛰는 것을 느낄 수 있을 것이다. 일명 태충兌衝 또는 중도中都라고도 한다.

신문神門의 신神은 귀신, 신령, 영묘한 존재로서 혼魂, 심心이란 뜻이다. 문門은 심장으로 통하는 문으로서 신神=心의 출입문이다. 한의학에서 신이라고 말하면 심을 가리킬 때가 많다. 심은 화에 속하고

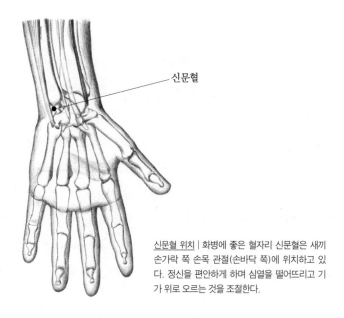

신문혈

신문혈 위치 | 화병에 좋은 혈자리 신문혈은 새끼 손가락 쪽 손목 관절(손바닥 쪽)에 위치하고 있다. 정신을 편안하게 하며 심열을 떨어뜨리고 기가 위로 오르는 것을 조절한다.

양陽이다. 양기는 만물생장의 근본이다. 이 양기가 바로 신이다. 몸에서 심양心陽은 양중의 양이므로 울결되는 것을 가장 두려워한다. 그래서 심양에 문제가 생기면 심계정충心悸怔忡: 심장이 두근거리고 공포감을 뚜렷하게 자각하는 증과 불면, 심하면 섬어발광譫語發光: 헛소리를 하거나 발광하는 증이 발생한다. 따라서 『황제내경』의 말대로 불안해서 가슴이 두근거리거나 초조할 때 혹은 기분이 들떠 있을 때는 이 신문혈을 잘 다루어야 한다. 심장으로 가는 문을 잘 정돈하여 심기가 울결된 것을 풀어내는 것이다. 심기를 열어 주는 큰 길을 잘 청소하는 셈이다. 신문을 시작으로 팔목으로 올라가는 방향으로 통리通里와 영도靈道가 있는데 이들 역시 모두 예지나 심리와 관련된 혈자리들이다. 마음이 불안해지고 답답해질 때 이 혈들을 잘 다루면 마음이 편안해진다. 신명이 밝아지는 것이다.

　　아무튼 그 친구와는 두세 달 정도 같이 잘 지내다가, 친구 아버지가 서울로 전근 가시는 바람에 금방 헤어지고 말았다. 어린 마음이었지만 가장 좋아하는 친구와 헤어진다는 생각에 한동안 서로 끌어안고 슬픔을 이기지 못했다. 내 어깨는 들썩거리고, 그 친구는 다리를 떨고……. 아무튼 둘이 눈물을 펑펑 흘리며 다짐했다. 커서 꼭 다시 만나자고 말이다. 절대 우리의 우정을 잊지 말자고 다짐하고 또 다짐했다. 하지만 지금은 그 친구 이름조차 아물아물하다. 언제 그런 일이 있었는가 싶기도 하다. 그래도 이제라도 만나면 신문혈神門穴을 꼭 잡고, 이런 말을 해주고 싶다. "떨지 마! 친구야, 신문혈이 있잖아!"

소부(少府), 심장의 소리를 멈춰라

심장은 원래 두근거린다. 다만 평온한 상태에서는 심장의 두근거림을 거의 느끼지 못한다. 언제나 뛰고는 있지만, 우리가 그것을 지각하게 되는 순간은 극히 드물다는 뜻이다. 반면 심장이 뛰는 속도가 빨라지고 쿵덕거리는 소리가 들릴 때도 있다. 가령 짝사랑하는 사람을 예상치 못한 장소에서 만났을 때나, 인터넷서핑 중 갑자기 눈앞에 펼쳐지는 살색(?) 사이트를 볼 때, 출근길에 이번 버스를 못 타면 지각인데 내 앞으로 스무 명쯤이 줄을 서 있을 때, 그것도 아니면 내가 찍은 후보가 뒤지고 있는 대선 개표방송을 지켜볼 때 등등……. 또 많은 사람이 모여 있는 곳에 나서서 말을 해야 할 때도 입이 마르고 심장이 뛴다. 그 순간엔 정말 심장이 쿵쾅거리는 소리가 마구 들려온다. 대체 왜 이러는 것일까?

두근거림의 이유

심장이 두근거리는 이유는 여러 가지다. 앞서 예를 든 이유들로 심장이 두근거린다면 지극히 정상이다. 그럼 무엇이 문제가 되는가? 바로 끈질기고도 반복적인 두근거림, 나를 지치게 하는 그런 두근거림이 문제다. 예를 들자면 자기 귀에만 계속해서 심장박동 소리가 들리고, 온몸이 계속해서 울리는 것 같고, 잠까지 오지 않는다면 이건 정말 심각하다. 한의학에서는 이렇게 반복적으로 심장이 두근거리는 소리가 들리는 것을 심계心悸라고 부른다. 그리고 그 원인을 화火에 문제가 생긴 것으로 본다.

화火는 수水와 더불어 생명력의 원천이다. 또한 가장 양적인 형태의 에너지여서 제어하기 쉽지 않은 것도 화의 기운이다. 작은 자극에도 마구 타오르는 것이 불이요, 연료가 없으면 금방 꺼져 버리는 것도 불이다. 요즘엔 예전보다 화기에 문제가 생기기 쉬운 세상이다. 심장을 자극하는 요소들이 도처에 널려 있기 때문이다. 야동은 물론, 술과 커피, 각종 오락거리들. 심지어 요즘엔 영화뿐만 아니라 TV도 3D로 보는 세상이다. 한층 화려해진 시각적 자극은 심장을 들뜨게 한다. 심의 화기를 망동하게 하는 것이다. 이렇게 되면 '피가 마른다'. 혈血은 음액陰液에 속하는데 심화心火가 치성하면 진액이 줄어들면서 혈이 줄어들기 때문이다.

또한 음양의 균형이 흐트러지고 화기火氣가 혼자 나대게 되면 잠을 잘 수도 없다. 음기가 양기를 끌어안아야만 잠이 오는 것이기 때문이다. 우리가 깨어 있는 낮 동안에는 위기衛氣가 피부 쪽에 머물면서 사기가 침입하지 못하도록 지키고, 활동을 돕는다. 그러나 밤이 되면 위기도 혈관 안으로 들어와 영기營氣와 함께 쉬어야 한다. 그런데 화기가 지나치게 치성하면 양기는 그득하고 양기를 다독일 음기는 부족하니 자리에 누워도 정신이 말똥말똥하다. 자려고 누웠는데 잠이 안 오면 그 순간부터 망상에 시달리기 시작한다.

대개 망상은 낮에 있었던 일들을 곱씹는 것으로부터 시작된다. 그러다가 점점 지나간 일을 후회하며 자책하기도 하고, 기억을 되짚다 누군가를 탓하며 미워하기도 한다. 실제 일어난 일에 살을 보태 감정적인 추측을 하거나 아니면 완전히 이 세계와 단절된 망상에 빠져들기도 한다. 게임 속 세계 혹은 좋아하는 연예인과 남쪽 어느 섬에 있는 상상 등등. 요컨대 나를 미워하거나, 남을 미워하거나, 이 세계와 단절되거나. 이것이 잠 못 이루는 밤의 풍경이자 치성해진 양기의 모습이다.

이런 망상은 신체적으로 칠정七情을 엄청 소모하게 한다. 망상의 대부분이 감정들과 똘똘 뭉쳐 있기 때문이다. 이렇게 해서 과도하게 칠정을 소모하면 또 다시 심장에 불이 붙으며 불면의 악순환이 시작된다. 심장이 몸의 칠정을 총괄하기 때문이다. 한데 칠정으로 심장이 요동치고 화가 망동하면 음이 점점 졸여지다 못해 고갈되어 버린다. 칠정뿐만이 아니다. 심心을 열 받게 하는 건 다 이런 회로를 밟아간다. 그래서 몸의 차원에선 '열심'熱心, '열광'熱狂과 같은 것은 죽으려고 작정한 것이나 다름없다. 몸 안의 음액을 다 졸이는 일이기 때문이다. 이렇게 온몸에 진액이 마르고 혈血까지 뜨거워진 상태까지 가면 심장에서 온몸으로 이상 신호를 전달한다. 그것이 바로 내 귀에 들릴 정도로 쿵쾅거리는 심장의 박동, 심계항진心悸亢進이다.

심장은 군주지관君主之官이라 하여 몸의 우두머리다. 우두머리는 무게를 잡는 것이 중요하다. 무게를 잡는다는 말은 늘 중심을 지켜야 한다는 뜻이다. 그것이 바로 심장이 하는 일이다. 환경이 바뀌어도 유연하게 대처하며, 일정한 박동을 묵묵히 유지하는 것. 심장이 몸의 군주로 불리는 것은 이 항상성 때문이다. 거꾸로 말하자면 항상성을 갖는 것이 어느 곳에서든 주인이 될 가능성이 크다. 뭔가 특별하고 특이한 것이 주인이 되고, 권력을 갖는 것이 아니라는 뜻이다. 있는 듯 없는 듯 늘 거기에 있는 사람이 그 공간의 주인이자 군주다. 심장도 마찬가지다. 있는 듯 없는 듯 거의 느끼지 못하면서도 늘 뛰고 있는 것. 이것이 심장이 군주인 이유다. 항심恒心을 갖는다는 것도 이런 의미다. 특별한 성과나 대가가 없어도 꾸준히 할 수 있는 마음.

또한 심心은 온몸의 혈맥을 주관하는 장부다. 혈맥은 구석구석에 퍼져서 몸 전체를 하나로 연결한다. 달리 말하면 그 혈맥들 하나하나까지도 다 심장이다. 온몸의 핏줄이 모두 심장과 연결되어 같은 리듬으로 운동하기 때문이다. 그러니 심화가 뜨거나 감정 소모가 심해서 심장이 요동치면 온몸도 다 같이 들썩이게 된다. 호흡도 빨라지고, 안절부절 못하게 되고, 화장실도 자주 가게 되고, 저절로 땀도 난다. 몸 전체의 속도가 제어할 수 없을 정도로 빨라지는 경우엔 정신을 놓는 사태가 벌어지기도 한다. 바로 이 모습이 그대로 심계항진心悸亢進의 상태다. 단순히 심장의 소리가 들리는 정도가 아니라 온몸이 다 두근거리는 것. 이럴 때 심장을 안정시키려면 소부少府라는 혈자리를 써야 한다.

소부, 화의 집결지

소부少府의 소少는 미소微小하다는 뜻이고, 부府는 모이는 곳이라는 뜻이다. 이런 이름을 가지게 된 것은 소부의 위치 때문이다. 소부는 손바닥의 뼈와 뼈 사이의 작은[微小] 틈에 있으면서 심경心經의 기가 모이는 곳[府]이다. 손톱이 손바닥에 닿도록 주먹을 가볍게 쥐어 보라. 새끼손톱과 약지손톱이 닿는 그 사이가 바로 소부다.

소부少府는 수소음심경手少陰心經의 형혈滎穴이자 화火의 기운을 가진 혈자리다. 심경도 화火, 소음 또한 군화君火의 기운, 거기다 소부의 오행 또한 화다. 오행으로만 따지자면 온몸에서 가장 핫한 곳이

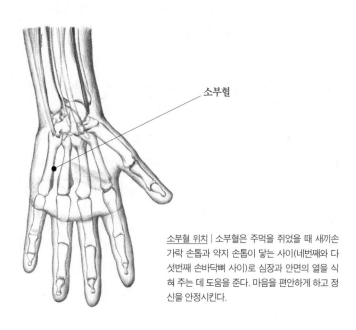

소부혈

소부혈 위치 | 소부혈은 주먹을 쥐었을 때 새끼손가락 손톱과 약지 손톱이 닿는 사이(네번째와 다섯번째 손바닥뼈 사이)로 심장과 안면의 열을 식혀 주는 데 도움을 준다. 마음을 편안하게 하고 정신을 안정시킨다.

소부인 셈이다. 그래서 심장이 열을 받거나 심하게 두근거리면 손바닥에 땀이 난다. 소부의 화 기운이 발동해서다. 그러니 화의 문제가 생긴 경우엔 반드시 소부를 써야 하는 것이다. 소부는 주로 심계항진心悸亢進부터 손과 발바닥이 뜨거워지는 오심번열五心煩熱, 심통心痛과 히스테리, 정신병 등에 활용된다. 또한 소변불리小便不利, 유뇨遺尿: 3세 이후에도 잠자리에 소변을 지리는 병증, 발기부전, 부정맥 등에도 효과적인 혈자리다.

소부少府는 화火의 기운이 강하게 몰려 있는 곳이므로 보사補瀉에 따라 그 효능이 정반대로 나타난다. 가령 사법瀉法으로 자극하는 경우엔 화火의 기운을 빼내는 것이므로 심계항진뿐만 아니라 열병, 정신병 등에 효과를 보인다. 전반적으로 몸을 식혀 주는 역할을 하는 것이다. 반면 보법補法으로 자극하면 몸을 따뜻하게, 성격 또한 부드럽게 만들어 준다. 주변에 이런 사람이 있으면 소부부터 잘 주물러 주는 게 상책이다. 그럼 어떻게 해야 사법과 보법이 되는가? 소부를 사瀉하려면 손가락에서 몸 쪽으로 자극해 주면 된다. 보법일 경우엔 당연히 그 반대 방향으로 자극해 주면 된다.

화기火氣는 생명력의 근본이 되는 동력이다. 어떤 것이든 화火가 작동해야 꽃이 되고, 자기 안의 잠재력을 발휘할 수 있게 된다. 청년들을 화기로 보는 것도 이런 맥락이다. 그러나 지나친 화기는 도리어 생명력을 고갈시키는 근본 원인으로 작동한다. 화 자체에는 좋고 나쁨이 없지만 그것을 어떻게 쓰는가에 따라 좋은 방식과 나쁜 방식이 있다는 뜻이다. 지금 스스로의 심장에서 소리가 나고 온몸에서 진동이 느껴진다면 내가 어떻게 불의 기운을 쓰고 있는지 점검해 봐야 한다. 그래야 그것이 몸을 생동하게 만드는 불로 작동할 수 있으니까. 그리고 소부少府를 떠올릴 땐 반드시 같이 기억해야 할 것이 하나 있다. 갑자기 쓰러져 정신을 잃었을 때 급하게 소부를 찌르면 정신이 돌아온다는 것. 순간적으로 화火를 불어넣어서 생명을 깨우는 힘, 소부에 그 힘이 서려 있다.

소충(少衝), 심기를 다스리다

심기心氣가 불편하다. 심기가 언짢다. 심기가 상하다. 기분이 나쁠 때면 입에서 저 말들이 술술술 튀어나온다. 왜 기분이 나빠졌을 때 심기에 문제가 생겼다고 표현하는 것일까? 또, 심의 기운[心氣]이 상하면 우리 몸에선 어떤 일들이 벌어지는 것일까?

심기가 불편해!

"심기心氣는 혀에 통하니, 심心이 화和하면 혀가 능히 오미五味를 구별할 수 있다."『황제내경』(黃帝內經), 「영추」(靈樞), '맥도'(脈度) 이와 반대로 심기가 상하면? 밥맛이 뚝 떨어진다. 심의 조화로움이 깨지고 혀가 오미를 구별할 수 없기 때문이다. 엄마의 잔소리에 밥상을 뒤엎던 아버지의 한마디, "에이! 밥맛 떨어져!"는 진심일 가능성이 크다.^^

여기서 심기가 더 상하면? "눈을 감고 자려고만 하며, 멀리 가는 꿈을 꾸고 정신이 산만하며, 혼백이 망령되어 나다닌다."『동의보감』(東醫

寶鑑),「내경편」(內經篇), '심장'(心臟) 어찌 이리도 틀린 말이 없을까. 기억해 보라. 심기가 상하면 홱 토라져서는 이불을 뒤집어쓰고 잠을 청하던 기억을. '반드시 이놈의 집을 떠나고 말리라'는 다짐과 함께 정말 집을 떠나는 꿈을 꾸게 되던 기억을. 아! 의학이란 실로 위대하다. 우리들의 행동을 이리도 쉽고 간명하게 설명해 주니 말이다.

> 심장의 형상은 아직 피어나지 않은 연꽃과 같은데, 가운데 9개의 구멍이 있어서 천진天眞의 기氣를 이끌어 들이니, 신神이 깃드는 곳이다. …… 심장에 7개의 구멍과 세 가닥의 털이 있는데, 7개의 구멍은 북두칠성에 응하고, 세 가닥의 털은 삼태성三台星에 응하기 때문에 마음이 지극히 정성스러우면 하늘이 응하지 않을 수 없다. 『동의보감』,
> 「내경」, '심장'

실로 재밌는 말들이 한 가득이다. 심장이 피지 않은 연꽃 모양이라거나, 심장에 9개 혹은 7개의 구멍이 있다는 데다 3개의 털까지 나 있다는 것, 하나같이 생소하기 그지없는 말들이다. 우리가 주목해야 하는 것은 구멍과 털의 역할이다. 구멍들은 하늘의 순수한 기운[天眞之氣]을 끌어들이고 북두칠성과 응하는 통로다. 털도 마찬가지다. 털은 하늘의 중심이라는 자미궁紫微宮 근처의 세 별, 삼태성三台星과 통한다. 즉, 이 구멍과 털로 심心은 우주와 소통하고 있는 셈이다.

그런데 심기心氣가 상하고 불편해지면 저 통로들에 문제가 생긴다. 밥상을 엎고, 토라져서 잠을 청하고, 집을 떠나는 꿈을 꾸게 되는 것도 저 통로들이 막혀 버렸기에 생기는 증상들이다. 이런 사태가 반복되면 문제가 좀 심각해진다. "대골大骨이 드러나고 대육大肉이 꺼져들어가며, 가슴속이 그득하고 답답하며, 호흡이 불편하고 가슴속 통증으로 어깨와 목이 당긴다. 이러면 한 달 이내에 죽는다."『동의보감』,「내경」, '심장' 몸의 큰 뼈들이 드러나고 살들이 패이고 결국엔 죽게 된단다. 그러니 심기가 불편하다는 것, 심기가 언짢다는 것, 심기가 상한다는 것이 얼마나 중대한 사태인지 충분히 짐작하실 수 있을 것이다. 그렇다면 기분이 나쁠 때 왜 심기에 문제가 생겼다고 하는 것일까?

기분이 나쁘다는 건 지금 저 소통의 창구들이 꽉 막혀 버렸다는 몸의 신호다. 사실 심기心氣는 양기陽氣의 대명사다. 양의 최고봉인 화火를 품은 심心과 혈血에 비해 양적인 속성이 훨씬 더 강한 기氣의 만남. 글자만 봐도 심기가 몸의 그 어떤 기보다 양의 성질이 강함을 알수 있다. 양기는 속박당하는 것을 가장 싫어 한다. 흘러가고 운동하는 성질을 발휘할 수 없기 때문이다. 더구나 심기는 뜨거운 화의 기운이기에 속박당하면 몸에서 열을 발생시킨다. 기분이 나쁠 때 몸에서 열이 나는 것도 이 맥락에서다. 요컨대 기분이 나쁘다는 것은 가장 운동성이 강한 심기가 출구를 찾지 못하고 있다는 의미다. 밥상을 엎을만큼 화를 내는 것도 이 문제를 해결하기 위한 방편인 셈이다. 혈자리에선 이럴 때 소충少衝을 쓴다.

새끼손가락의 비밀

소충少衝은 새끼손가락의 안쪽에 자리 잡고 있다. "새끼손가락 손톱눈 내측 모서리에서 부춧잎만큼 떨어진 곳에 있다."『동의보감』,「침구편」(鍼

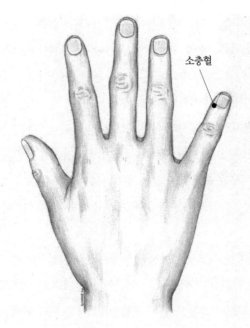

소충혈

<u>소충혈 위치</u> | 새끼손가락의 손톱뿌리 부분 안쪽에 있는 소충혈은 심계, 심통, 전광 등에 효과적이다. 정신을 맑게 하고 신경을 안정시키는 기능을 하며 갑작스러운 공황장애 증상에도 도움이 된다.

灸篇), '침구'(鍼灸) 침으로 찌르면 까무라치게 아픈 곳이 바로 소충이다. 재밌는 것은 소충의 이름이다. 소충이라는 이름은 새끼손가락[少]에 있는 요충지[衝]라는 뜻을 가지고 있다. 이곳을 왜 요충지라고 본 것일까. 이를 알기 위해선 새끼손가락의 비밀을 알아야 한다.

새끼손가락은 주로 약속할 때 많이 사용한다. 누구나 한 번쯤은 새끼손가락을 걸고 지장까지 찍어 가면서 약속한 적이 있을 것이다. 한편 새끼손가락은 애인을 상징할 때도 많이 쓰인다. 새끼손가락은 왜 이런 용도로 사용되는 것일까? 그 이름에 단서가 있다.

새끼손가락은 수소지手小指 혹은 계지季指라고 불린다. 수소지는 한자 그대로 손[手]에 있는 작은[小] 손가락[指]이라는 뜻이다. 그럼 계지季指란 무슨 뜻일까. 계季는 끝, 막내라는 뜻을 가지고 있다. 그런데 이 글자가 만들어진 기원이 좀 재밌다. 계는 '벼 화禾'와 '아들 자子'로 이루어진 글자로 곡물[禾]의 신 가운데 가장 어린 신神을 그린 글자였다. 즉, 천방지축이면서도 사랑을 독차지하고 귀여움을 받는 어린 곡물의 신이 머무는 손가락. 이것이 계지라는 이름의 뜻이다. 이런 이름 때문인지 새끼손가락은 신과 영혼 그리고 사랑을 의미할 때 주로 사용되었다.

중세까지만 해도 서양에서는 새끼손가락을 접신의 통로로 이용했다. 그들은 새끼손가락으로 두 귀를 막으면 초자연적인 힘과 접속이 가능하다고 믿었다. 또 한쪽 귀를 막고 남은 한쪽 귀에 새끼손가락을 넣어서 영혼과의 대화를 시도하기도 했다. 스코틀랜드 지방에서는 두 사람의 영혼이 통했음을 새끼손가락을 걸어서 보여 주곤 했다. 이것이 지금 우리가 약속할 때 새끼손가락을 거는 행위의 기원이다. 그런 점에서 새끼손가락을 걸고 약속하는 건 영혼들의 거래로 여겨졌다. 그래서일까. 새끼손가락까지 걸고 약속한 것을 지키지 못했을 때는 마음에 찌꺼기가 남은 듯 불편해진다.

동양에서도 새끼손가락은 중요한 의미를 갖고 있었다. 곡물의 신이 머무는 손가락이라는 이름이 붙은 것부터 심상치 않다. 경락에서 새끼손가락은 다른 손가락들과는 비교될 수 없을 만큼 중요한 지위를 갖는다. 일단 다른 손가락에는 하나의 경맥이 흘러가지만 유독 새끼손가락만은 두 개의 경맥이 흐른다. 안쪽은 수소음심경手少陰心經

이, 바깥쪽은 수태양소장경手太陽小腸經이 흘러간다. 흥미로운 것은 이 두 경맥이 물과 불의 기운을 가진 경맥이라는 점이다. 간단히 말하자면 수소음심경은 여름철의 무더위소음군화를, 수태양소장경은 겨울철의 차가운 물태양한수을 품고 있다. 이 물과 불의 기운은 몸의 상하축이자 순환의 근본동력이다. 즉, 몸의 중심축이 되는 기운들이 새끼손가락을 타고 흘러가는 셈이다.

새끼손가락이 신 혹은 애인과 관련되는 것도 이런 배치와 무관하지 않다. 예로부터 도교에서는 우리 몸을 '하나의 완전한 신들의 세계'라고 봤다. 이것을 체내신體內神이라고 불렀는데 이 신들의 작용은 생명을 물리적인 차원에 머물지 않도록 하는 것이었다. 먹고 싸고 번식하는 차원을 넘어서 인생의 비전을 탐구하고자 하는 것이 이러한 신의 작용이라고 생각했다. 이러한 프레임에서 보면 몸에서 생리적인 욕구와 그것을 넘어서려고 하는 의지는 동시에 작동한다. 이 두 가지 본성 가운데 하나에 천착해서는 안 된다는 것. 이것이 몸의 생리에 대한 도교의 논리였다. 새끼손가락엔 바로 이런 몸의 생리가 고스란히 새겨져 있다. 안쪽을 흐르는 수소음심경手少陰心經은 우리 몸의 신을 관리하고 바깥쪽을 흐르는 수태양소장경手太陽小腸經은 먹고 싸는 일에 관여한다.

또, 수소음심경手少陰心經은 '사랑과 예술의 감성리듬'으로 불린다. 그래서 새끼손가락이 길면 예술적 재능이 많다고 봤다. 심경心經은 청춘의 힘을 의미하기도 한다. 사춘기 소녀들이 깔깔거리면서 웃는 것, 매혹적인 이성에 마음을 빼앗기는 것, 예쁘게 꾸미고 싶은 것. 이 모두가 심경을 흐르는 뜨거운 소음군화少陰君火의 기운이다. 이러한 청춘의 뜨거움이 차가운 겨울철의 물, 태양한수太陽寒水로 전환되는 곳이 새끼손가락이다. 불에서 물로, 가장 양적인 것에서 가장 음적인 것으로의 극적인 전환. 새끼손가락의 끝자락에 위치한 소충少衝이 몸의 요충지라는 이름을 갖게 된 것이 바로 이런 이유에서다.

소충, 신을 깨우라!

소충少衝은 수소음심경手少陰心經의 정혈井穴이다. 정혈은 우물이 솟아나듯이 그 경맥의 기를 순간적으로 북돋아주는 데 탁월한 효과를 발휘하는 오수혈五輸穴이다. 보통 손끝과 발끝에 있는 정혈들이 구급혈救急穴로 쓰이는 것도 이 때문이다. 물이 땅을 뚫고 솟구쳐 올라오듯이 경맥의 기氣를 순식간에 불어넣어서 급한 상황을 반전시키겠다는 게 정혈을 쓰는 이유다. 정혈에는 오랫동안 침을 꽂아 두면 안 된다는 것도 이런 맥락에서다.

소충少衝은 목木의 성질을 가진 혈이기도 하다. 우물이 솟고 나무가 땅을 뚫고 올라오는 듯한 기운이 서려 있는 곳. 그렇다면 왜 심기心氣가 불편한 상황에 소충을 쓰는지 이해할 수 있다. 소충은 약해지거나 막혀서 제대로 힘을 발휘하지 못하는 심기心氣를 회복시켜 주는 역할을 한다. 심기가 약해져서 "정신이 산만하며, 혼백이 망령되어 나다닌다"는 증상도 해결한다. 또한 심기의 운행이 제대로 이루어지지 않아서 막혀 버린 심장의 구멍들도 열어 준다. 주목해야 할 것은 소충이 기사회생起死回生의 혈자리라는 점이다. 정신을 잃고 죽음의 문턱까지 간 사람에게 심기를 불어넣어서 몸을 떠나려는 신神을 붙잡는다는 것이다. 그래서 소충엔 경묘經妙라는 별명도 붙어 있다. "이 것에 침자鍼刺하여 기사회생하는 묘妙가 있다."『침구갑을경』(鍼灸甲乙經) 이 밖에도 소충은 기가 위로 솟구치는 상기上氣, 어린 아이들의 경기驚氣 에도 효과적인 혈자리다.

심기心氣는 몸의 군주인 심心이 부리는 기氣다. 이 기가 요동치고 자기 궤도를 벗어나면 몸도 마음도 고달프다. 몸 전체를 소통시키고 순환시켜야 하는 군주의 힘을 제대로 발휘할 수 없기 때문이다. 심기 가 불편하다, 심기가 언짢다, 심기가 상한다…… 이런 말들이 입 밖으 로 튀어나오려고 할 때 소충少衝을 지긋이 눌러라. 밥상을 엎을 듯한 화가 치밀어 오를 때도 소충을 마사지하라. 곧 기분이 조금은 풀릴 테니. 또한 정신이 산만하고 피로할 때 소충을 기억하라. 막혔던 심의 구멍을 열어 북두칠성과 삼태성의 기를 받게 할 테니. 소충으로 내 안에 신들을 깨우라!

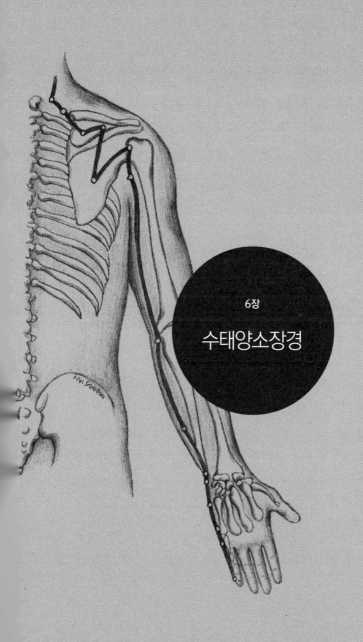

6장

수태양소장경

소택(少澤), 자애로움이 있는 혈

나에겐 딸이 둘 있다. 두 아이는 모두 모유를 먹고 자랐다. 첫아이 때는 어찌된 일인지 정말 젖이 나오지 않았다. 젖은 항상 모자랐고 젖맛이 든 아이는 우유를 먹지 않았다. 아이는 늘 허기를 못 이겨 빈 젖을 사정없이 빨았고, 모성이 아니면 참을 수 없는 고통을 견뎌야 했다. 10년 뒤 둘째 아이가 태어났다. 당시 내가 생활하던 농촌마을 면내에서 3년 만에 보는 신생아였다. 마을 사람들은 공동체의 경사스런 일로 함께 기뻐해 주었다. 첫아이 때 겪은 나의 고통을 너무 잘 알고 있던 사람들은 '어떻게 하면 젖을 잘 나오게 할까?' 하고 물심양면으로 도와주었다. 옆 마을 양돈장에선 돼지족을 수시로 가져왔고, 5월 농번기에도 아저씨들은 날만 궂으면 낚시를 나가 붕어와 잉어를 잡아다 주었다. 이 일은 여름을 넘겨 찬바람이 불 때까지 계속되었고 주변의 공력 덕분인지 젖이 넘쳐 아이가 숨이 막혀 할 지경이었다. 말 그대로 먹고 자고, 먹고 자며 순둥이 노릇을 했다.

여성의 근본, 유방

『동의보감』東醫寶鑑에 보면 "남자에게는 신腎이 중하고 여자에게는 유방이 중하다. 위 아래가 같지 않으나 생명의 근본이 되는 것은 한 가지이다"라고 하였다. 그 이유를 설명하기를 "여자는 음陰에 속하는데 음이 극도에 이르면 반드시 아래로부터 위로 올라오므로 유방이 커지고 성기가 오므라든다. 남자는 양陽에 속하는데 양이 극도에 이르면 위로부터 아래로 내려가므로 음경이 늘어지고 유두는 오그라든다"고 하였다.

여자는 음陰에 속한다. 음은 아래로 내려가는 속성이 있지만 이것이 극에 다다르면 힘의 방향이 바뀐다. 그 결과 음이 위로 치받쳐 오르면서 유방은 커지고 생식기는 오므라든다. 단, 음은 짝수이므로 유방은 두 개를 갖춘다. 이에 반해, 남자는 양陽이므로 위로 올라가는 속성을 가졌다. 역시 양이 극에 다다르면 힘의 방향이 바뀌어 아래로 내려가게 되는데, 그것이 음경이다. 단, 양은 홀수이므로 하나의 음경을 갖는다. 이 때문에 한의학에서 남자는 생식기를 뜻하는 신腎이 중하고 여자에게는 유방이 중하다고 하였다. 그것은 생명의 근본이 되기 때문이다.

산후에 젖이 잘 나오지 않는 이유는 뭘까? 『동의보감』에선 두 가지 경우를 드는데, 하나는 '기혈氣血이 너무 왕성해서 젖이 몰려 막혀서' 안 나오는 것이고, 다른 하나는 '기혈이 너무 약해서 젖이 말라서' 나오지 않는 것이다. 처방은 당연 전자는 몰려서 막힌 것을 뚫어 줘야 하니 '소통'일 테고, 후자는 약한 기혈을 보양해야 하니 '보익'補益

해 주는 것이다. 소통해 주려면 통초通草, 누로漏蘆, 토과土瓜를 쓰고 보익의 방법으로 종유분種乳石을 간 가루, 돼지족, 붕어를 쓰라고 하였다. 결혼과 함께 낯선 시골로 이주한 나의 경우, 환경 변화에 적응하느라 기혈이 많이 소진되었을 때 첫아이를 낳아서인지 수유가 원활하지 못했다. 그러던 것이 둘째 아이땐 익숙한 환경에다『동의보감』식 처방에 따른 음식들을 충분히 섭취할 수 있었으니, 수유기를 즐겁게 보낼 수 있었던 것이다.

『동의보감』에서 설명하듯, 유방은 음陰의 충실함이 극에 달해 양陽으로 전화된 상태다. 양의 형상을 하고 있지만 그 속은 음의 충실함에서 비롯된다. 수유기의 산모가 감정이 상해——열 받거나 우울하거나——혈血이 뜨거워지면 그 열이 유방으로 전해져 염증을 일으키거나 딱딱하게 뭉치게 된다. 양적인 감정이 음적인 혈과 유즙에 문제를 일으킨 것이다. 보통 엄마들은 젖이 돌면 아이에게 젖 먹일 때라는 걸 안다. 엄마의 기운이 잘 소통되면, 아이가 배고플 때와 엄마 젖이 차는 주기가 맞아떨어져 힘들이지 않고 수유할 수 있다. 그렇게 되면 엄마의 기운은 아이에게 그대로 전달되어 아이도 순하게 잘 먹고 잘 잔다. 그리고 보면 아이는 젖뿐 아니라 엄마의 모든 기운을 먹고 자란다.

친애하는 '소장'님

소택少澤은 수태양소장경手太陽小腸經이 시작되는 혈이다. 우리 몸의 경락들은 서로 이어져 있다. 손에서부터 발로 이어지는 태음太陰-양명陽明, 소음少陰-태양太陽, 궐음厥陰-소양少陽. 이 세 개의 세트를 따라 기혈이 흐른다. 소장경小腸經은 수소음심경手少陰心經의 길을 이어 받는다. 수소음심경이 새끼손가락 뿌리 안쪽의 소충혈少衝穴에 이르면 새끼손가락 바깥쪽의 소택혈로 이어져 수태양소장경이 출발한다.

그래서 심장과 소장은 서로 짝꿍이 된다. 심경과 이어진 소장경은 새끼손가락에서 시작하여 손목을 따라 팔꿈치 뒤쪽 어깨, 목을 지나 뺨으로 올라가 눈과 귀에 이르는 길이다. 태양太陽이라고 하니까 화기가 넘쳐 날 것 같은 느낌이 든다. 정말 그렇다. 화기火氣가 센 경락이다. 그러나 몸은 항상성을 유지하는 것을 기본으로 하기에 뜨거운 불기운을 끌 찬물을 품고 있다. 수태양소장경은 소장의 뜨거운 화기火氣와 태양한수太陽寒水의 차가운 수기水氣를 함께 가지고 있다. 몸의 축을 이루는 기운이 화와 수이고, 변수로 가장 많이 작용하는 것 또한 화와 수이다. 그런데 소장경小腸經에서 찬 물와 더운 불이 만났으니 화는 찬물을 데우기 위해 열심히 일을 할 테고 물은 수라는 동력을 만나 몸속에서 잘 순환할 테니 스스로 생기生氣의 구조를 이룬다. 그래서 월경이나 수유 등 수水의 변동이 많은 여자들에게 매우 요긴하다. '여자들의 병은 수태양소장경을 쓰면 된다'는 말이 있을 정도라니 말이다. 소장경은 스스로 생기의 구조를 가지고 있기에 소장은 탈이 나도 큰 병을 일으키지 않는다. 위암·대장암과 같은 소화기암 중 소장암은 2% 정도의 발병률을 보일 뿐이다. 내부적 운동성이 자생력을 발휘하는 것이다.

『동의보감』에서는 소장의 모습에 대해 '소장16곡'小腸十六曲이라고 표현하고 있다. 소장의 길이는 6~7m라고 한다. 이것이 아랫배 안쪽에 첩첩이 쌓여 열여섯 번의 굴곡을 이룬 모양을 두고 이른 것이다. 이 긴 소장이 하는 일은 맑은 것과 탁한 것을 나누어 제자리로 보내는 일이다. 이것을 어려운 말로는 '비별청탁'泌別清濁이라고 한다. 식도를 통해 음식물이 들어오면 위장은 이중 일부를 소화시키고 위액을 섞어 소장으로 내려 보낸다. 소장은 7미터나 되는 긴 길을 음식물을 끌고 가며 액液이 될 때까지 잘게 부수어 성질을 바뀌게 하고 수분이 된 영양분을 대부분 흡수한다. 이렇게 흡수된 영양분은 인체의 진액대사를 거쳐 전신에 골고루 퍼진다. 그리고 나머지 맑은 찌꺼기는 방광으로 가서 소변으로 배설되고, 음식의 탁한 찌꺼기는 대장으로 가 대변으로 배출된다. 이러한 비별청탁 기능은 소변과 대변, 땀의 배출, 수액을 흡수해 정精과 혈血을 만드는 근원적인 활동이다.

아이를 돌볼 때 가장 신경 쓰는 것은 잘 먹고 잘 싸는지를 살피는 것이다. 포동포동 살은 오르고 있는지, 변은 제때 제 색을 띠는지. 7미터의 긴 길을 인내하며 청탁을 선별하는 소장의 미덕은 아이를 돌보는 엄마의 마음과도 닮아 있다. 궂은일도 마다하지 않는 돌봄의 덕이다.

소택, 작은 길함이 있으리라

소택少澤은 수태양소장경手太陽小腸經의 시작혈로 정혈井穴이다. 새끼손가락 손톱 바깥쪽 모서리에 위치한다. 새끼손가락 손톱뿌리에서 바깥쪽으로 1~2mm 떨어진 지점으로 보면 된다. 소택의 '소'少는 작다, 어리다는 뜻이다. '택'澤은 '삼수변氵'에 음을 나타내는 글자, 택睾

으로 이루어져 있다. 습지나 낮은 곳 또는 물길이 모이는 곳을 뜻하며, 윤택하게 하고 은덕을 베푼다는 의미를 가지고 있다. 기氣가 연못처럼 처음 모이는 곳이라 소택이라 부른다고도 하였다. 소택혈의 다른 이름은 소길小吉인데, 작은 길함이 있다는 뜻이다. 소택은 소장의 화 기운과 태양의 수 기운 그리고 양경락의 오수혈五輸穴 배열에서 정혈이므로 금 기운을 함께 갖고 있다. 따라서 소택혈을 보해 주면 화·수·금 기운을 동시에 넣어 주는 효과가 있다. 소택혈은 기혈이 막혀 있을 때 쓴다. 특히 혈이 막혀 있는 어혈로 인한 제반 증상, 생리통, 자궁근종 등을 해결하는 데 쓴다. 또 혈압이 높아 혈의 흐름이 원활하지 않으면 중풍으로 이어지기 쉬운데, 이런 급박한 상황에서 길을 여

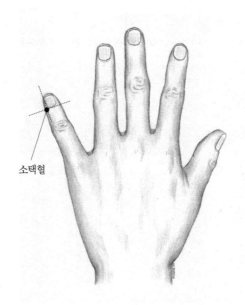

소택혈

소택혈 위치 | 새끼손가락의 손톱뿌리 부분 바깥쪽에 있는 소택혈은 막힌 기혈을 풀어 주는 데 도움이 된다. 어혈로 인한 제반 증상이나 유즙이 분비되지 않을 때에도 쓴다.

는 데 쓴다. 또한 기혈이 막혀 젖이 나오지 않을 때에도, 기혈이 모자라 유즙이 분비되지 않을 때도 기혈을 돌려 유즙의 양을 늘려 준다.

　시골에 가 보면 간혹 밭 옆에 작게 웅덩이를 파서 물을 담아 놓은 것을 볼 수 있다. 가뭄이 들었을 때 밭에 물을 대기 위함이다——물론 극심한 가뭄엔 그 물도 말라 버리지만. 또 그 물은 작물을 심거나 막 땅을 뚫고 올라온 어린 싹이 강한 태양에 말라 죽지 않도록 물을 줄 때 매우 요긴하게 쓰인다. 소택혈少澤穴은 새끼손가락 바깥 가장 끝자리에 위치한 작은 웅덩이 같은 연못이지만, 그 작은 기운을 통해서도 몸은 운동성을 갖는다. 그래서 몸은 윤택함을 얻고, 아이는 배를 불릴 수 있다. 몸의 순환이 순조로우면 몸과 함께 가는 마음의 순환도 순조롭고 담담해진다. 때 맞춰 적당히 먹은 아이의 유순함처럼. 몸의 순환과 마음의 고요함이 필요하다면 영양제 한 알, 명상음악 한 곡보다 새끼손가락을 먼저 주목하면 어떨까? 작은 곳에서 시작되는 실로 큰 자애로움이 소택혈에 있다.

전곡(前谷), 코막힘이여, 가라!

코털을 자주 뽑는다. 뽑는 순간의 그 알싸한 맛이 좋아서다. 뽑아 보신 분들은 아실 거다. 눈물이 핑 도는 그 중독성을!^^ "『황정경』黃庭經에서는 '신려神廬 중의 코털을 잘 다듬어 주어야 호흡하는 기氣가 단전丹田으로 들어간다'라고 하였다. '신려'라는 것은 코인데, 바로 신기神氣가 드나드는 문이다."『동의보감』(東醫寶鑑), 「외형편」(外形篇), '비'(鼻) 『황정경』은 『도덕경』道德經, 『주역참동계』周易參同契와 함께 도가道家의 3대 경전으로 불린다. 양생과 수련의 방법들을 차분하게 설명하고 있는 이 책에서 '코털-관리'를 이토록 강조하고 있을 줄이야! 더구나 이 책에서는 코를 신려, 즉 '신神이 사는 오두막[廬]'이라고까지 칭하고 있다. 그런데 코털이 문제가 아니라 아예 코가 막혀 버린다면 어떻게 될까? 신기神氣를 받지 못해서 정신을 놓게 되는 것일까?

코, 자기의 중심

코는 관상에서 '자기'를 상징한다. 코가 너무 높으면 '자기'의 세계에 빠져 있을 가능성이 높아 외롭다고도 하고 독불장군처럼 자기주장만을 내세우게 된다고도 한다. 반면 이마와 턱, 양쪽의 광대뼈와 적절히 높이를 맞추고 조화를 이루면 인복은 물론 주변 사람들과의 관계도 끈끈하다고 본다. 그만큼 코가 얼굴의 중심이자 운명의 지표가 되는 중요한 녀석이라는 이야기다. 코를 왜 '자기' 혹은 '중심'이라고 생각할 것일까?

> 『도덕경』에서는 "곡신谷神은 죽지 않으니, 이것을 현빈玄牝이라고 한다. 현빈의 문호門戶는 천지만물의 근원이다. 그것은 영원히 존재하며 작용은 무궁무진하다"라고 하였다. 그러면 무엇을 현빈의 문호라고 하는가? 코는 천기天氣가 통하는 곳이므로 '현문'玄門이라 하고, 입은 지기地氣가 통하는 곳이므로 '빈호'牝戶라고 한다. 그러니 입과 코가 바로 현빈의 문호門戶인 것이다. 『동의보감』, 「외형편」, '비'(鼻)

현빈玄牝은 우리가 알고 있는 그 잘생긴 '현빈'이 아니다. 여기의 현빈은 '검고 그윽한[玄] 골짜기[牝]'를 의미한다. 도가에서는 이 골짜기로부터 천지만물이 생겨났다고 생각한다. 그래서 거기에 '영원'과 '무궁무진'이라는 무한의 속성들을 부여했다. 낳고 죽고 다시 태어나는 일련의 과정이 바로 현빈의 작용에 의해서 이루어진다는 것이다. 재밌는 것은 우주만물의 근원이 되는 현빈이 우리 몸에도 있다고 설정하는 대목이다. 이건 우주와 우리 몸이 서로 다르지 않다고 생각하기에 그렇게 한 것이다.

우주의 근원이 우리 몸으로 들어올 때는 현玄과 빈牝 둘로 나뉜다. 현은 코에 해당하고 빈은 입에 해당한다. 코는 하늘의 기운[天氣]이 통하는 곳이고 입은 땅의 기운[地氣]이 통하는 곳이다. 즉, 현빈이 만물을 낳고 죽이고 다시 태어나게 하는 작용을 담당하듯이 우리 몸에서는 코와 입이 현빈이 되어 몸을 살리고 죽이고 새롭게 하는 원동력으로 작용한다. 재밌는 것은 또 있다. 코는 구멍이 두 개이기에 현문玄門이라고 이름 붙였고 입은 구멍이 하나이기에 빈호牝戶라고 이름 붙였다. 한자로 '문門'은 문짝이 두 개인 문을, '호戶'는 문짝이 하나인 문을 의미한다. 모양새마저 고려해서 거기에 딱 맞는 이름을 붙여 준 것이다. 이 코와 입을 통해 몸은 우주와 통하고, 내 안의 우주를 날마다 새롭게 한다.

코가 '자기' 혹은 '중심'인 이유가 여기에 있다. '나'라는 유형의 개체를 유지시키고 외부와 쉼 없이 통하게 하여 '나'라는 우주가 운행되도록 하기 때문이다. 거대한 태풍의 중심이 고요하듯이 코도 고요함을 기본 상태로 삼는다. 들숨과 날숨을 의식하지도 못한 채 코로 계속해서 숨을 쉬고 있듯이 말이다. 아무런 작용도 하지 않는 것처럼 보이지만 사실은 주변에 엄청난 에너지장을 형성하는 것, 이것이 바로 중심이다. 이쯤 되면 코를 생명의 중심이라고 할 만하지 않을까. 그런데 이런 코가 막혀 버린다면? 생명의 통로가 막히고 내 안의 우주가 고립될 것이 뻔하다. 그것이 곧 죽음이다. 그렇기에 코털을 가지런히 해서 이 통로가 막히지 않게 해야 한다고 강조했던 것이다.

이렇게 코 이야기를 오래도록 풀어놓은 이유가 있다. 수태양소장경手太陽小腸經의 전곡前谷이라는 혈이 바로 코와 관련되어 있기 때문이다. 특히 전곡은 코가 막혀서 호흡을 제대로 할 수 없을 때 그것을 해결하는 혈자리로 유명하다.

미지근함의 매력

전곡前谷은 한자 그대로 '앞[前]에 있는 골짜기[谷]'라는 뜻이다. 무엇의 앞에 있다는 이야기일까. 대부분의 혈자리를 소개하는 책들에서는 전前을 후後와 대비시킨다. 후계後溪라는 혈자리 앞에 있기 때문에 '전' 자를 이름에 붙였다는 것이다. 그럼 '곡'은 어떤가. 이것도 '계'와 대응되는 이름이다. 곡은 골짜기라는 뜻이고 계는 시냇물이라는 뜻이다. 흔히 계곡이라고 하지만 사실은 곡 다음이 계에 해당한다. 산에서 모인 물이 좁은 지대를 따라 내려가는 것이 곡이고 이 곡을 따라 내려간 물이 평지를 만나 흘러가기 시작하는 것을 계라고 부른다. 또한 곡은 '깊은 굴'이란 뜻도 가지고 있다. 산에서 흘러 내려오는 물이 깊은 굴에 갇혀 있는 소沼를 떠올리면 쉽다. 따라서 전곡은 산에서 내려온 물이 깊은 굴처럼 생긴 곳에 모여 소가 되어 있는 형국이다. 경맥과 연결시켜 보자면 수태양소장경手太陽小腸經의 기운이 흘러가다가 깊은 곳을 만나서 모여 있는 자리가 전곡인 것이다.

『동의보감』에 따르면 전곡은 "새끼손가락 바깥쪽, 본절 앞 움푹한 곳"에 있다. 주먹을 쥐어 보라. 주먹을 쥐면 새끼손가락이 접히면서 세 개의 가로금이 생긴다. 그 가운데 손등에서 새끼손가락이 시작

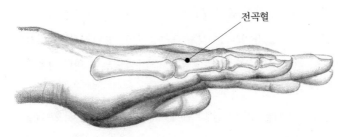

전곡혈

전곡혈 위치 | 새끼손가락 바깥쪽 밑마디 앞 우묵한 곳에 자리한 전곡혈은 열을 내리고 풍을 없애는 작용을 담당한다. 코막힘뿐 아니라 손가락의 감각이 둔할 때, 귀가 울리거나 머리가 아플 때에도 전곡을 쓴다.

되는 마디에 생기는 가로금 끝이 바로 전곡이다. 여기에 있는 전곡이 어떻게 코막힘을 해결한다는 것일까? 흔히 코가 막히고 콧물이 줄줄 흐르는 것을 우리는 비염鼻炎이라고 부른다. 말 그대로 코에 염증이 생겨서 콧물이 흐르고 코가 막히게 됐다는 것이다. 그런데 한의학에는 비염이라는 말 자체가 없다. 대신 탁한 콧물이 흐르는 비연鼻淵, 맑은 콧물이 흐르는 비구鼻軌, 코가 막히고 냄새도 제대로 맡지 못하는 비색鼻塞, 코에 군살 같은 것이 생겨서 코를 막는 비치鼻痔 등 수많은 카테고리로 코의 병증들을 나누어 놓았다.

코에 나타나는 다양한 증상들은 대부분 폐肺의 문제에서 비롯된 것들이다. 코가 폐의 구멍이기 때문이다. 그렇기에 폐에 문제가 생기면 코로 그 신호들이 나타난다. 감기에 걸려서 콧물이 질질 나는 것은 폐에 풍한사風寒邪, 즉 차가운 바람이 침입한 결과다. 앞서 열거한 코의 증상들도 이런 풍한사와 밀접하게 관련되어 있다. 몸에 풍한사가 침입하면 우리 몸은 그 풍한사에 대응하기 위해 자체적으로 열을 낸다. 감기에 걸리면 몸이 불덩이처럼 되는 것도 이런 메커니즘이다. 콧물이 나고 코가 막히는 것도 대부분 몸에서 나는 열의 작용이다. 전곡이 주요 타깃으로 하는 코막힘, 즉 비색도 열에 의한 경우다.

코가 막히는 것[鼻塞]은 다 폐에 속한다. 한사寒邪가 피모皮毛를 상하게 하면 코가 막혀서 순조롭지 못하고, 화火가 기도에 몰려 있으면 좋고 나쁜 냄새를 가리지 못한다.『동의보감』,「외형편」,'비'

한사寒邪가 몸에 들어오면 그것에 대응하기 위해 몸은 화火의 기운을 쓴다. 그런데 이것이 일시적인 것이 아니라 계속되는 증상이라면 한사도 몰아내고 기도에 몰린 화도 내려 줘야 코가 뻥 뚫린다. 전곡前谷은 수태양소장경手太陽小腸經의 혈자리다. 소장은 심心과 함께 화에 속한다. 그러니까 소장경은 기본적으로 화의 뜨거움을 간직한 통로다. 이 통로를 흘러가는 기운은 태양한수太陽寒水라는 기운이다. 즉, 차가운 물의 기운이 뜨거운 소장경 안을 흘러가고 있다는 것이다. 뜨거운 여름날에 비가 와서 갑자기 서늘하고 으슬으슬하기까지 한 날씨, 혹은 뜨겁지도 차갑지도 않은 미지근한 상태의 물. 이것이 수태양소장경의 이미지라고 할 수 있다.

수태양소장경手太陽小腸經은 이 미지근한 물로 몸의 체온을 조절하는 기능을 담당한다. 미지근한 물로 한사寒邪에 상한 피부와 모발에 열기를 전해 주는 것도 수태양소장경의 기능을 이용하는 것이다. 한사는 수태양소장경의 기운을 빌려다가 몰아낸다고 하면, 화火는 어떻게 내린다는 것일까? 이건 전곡혈前谷穴이 수水의 기운을 가진 형혈滎穴이라는 점을 이용한다. 수는 기본적으로 찬 성질이다. 수의 기운을 가진 전곡혈을 자극하면 소장경에 차가운 기운이 배가 된다. 기도를 막아서 냄새를 맡지 못하게 만드는 화를 끄기 위해 소장경의 수혈水穴인 전곡이 이용되는 것이다. 그렇다고 해서 미지근한 물이 아주 찬 물이 된다고 상상하면 곤란하다. 오히려 미지근하면서도 약간은 차다고 느껴지는 물의 온도를 상상하면 된다. 이 미지근한 물이 한사의 기운도, 화의 기운도 중화시켜 주는 것이다. 전곡이 코막힘의 특효로 불리는 이유다.

그럼 기도에 몰려 있는 화火는 어떻게 내린다는 것일까. 이는 소장경이 목과 어깨 쪽으로 흘러가 귀에서 끝난다는 점을 기억하면 된다. 즉, 목에 걸려 있던 화의 기운을, 그쪽 부위를 흘러가는 소장경의 미지근한 물을 이용해서 식히고 밑으로 내려가게 한다는 것이다. 실제로 전곡前谷은 편도선염扁桃腺炎이나 목구멍이 열로 인해서 붓는 것에도 탁월한 효과를 발휘한다. 이제 목에 열이 있을 때면 전곡을 눌러 보라. 꽉 막혀 있는 화기가 저 아래로 쑥 내려갈 테니!

후계(後谿), 담(痰)과 담 쌓기

밤에 베개를 잘못 베고 자거나 갑자기 스트레스를 받으면 뒷목이 뻐근해진다. 심한 경우엔 목을 돌리기도 어렵고 하루 종일 목을 붙잡고 다녀야 하는 상황도 발생한다. 또, 한 자세로 오랫동안 작업을 하다가 팔을 돌리면 어깨가 결리고 움직일 수 없이 아픈 경험들도 있으리라. 이런 증상들은 대체 무엇 때문에 일어나는 걸까?

담이 알고 싶다

『동의보감』東醫寶鑑에는 '십병구담'十病九痰이라는 말이 나온다. 열 가지 병중에 아홉은 담痰 때문에 생기는 병이라는 뜻이다. 대체 담이 어떤 것이기에 이토록 강력한 영향력을 행사한단 말인가? 우선 『동의보감』에 등장하는 담에 대한 설명부터 살펴보자.

담痰이라는 것은 진액이 열을 받아서 생긴 것으로, 열을 받으면 진액이 훈증되어 뻑뻑하고 탁해지므로 담이라 한다. 음飮이란 것은 마신 물이 잘 퍼지지 못해서 병이 된 것이고, 담이란 것은 화염이 타올라서 병이 된 것이다. 그러므로 담의 형태는 뻑뻑하고 탁하며, 음의 빛깔은 맑다. 담을 고방古方에서는 음이라고 하고, 지금 사람들은 담이라고 하지만 실은 한 가지이다. 『동의보감』, 「내경편」(內經篇), '담음'(痰飮)

보다시피 담痰은 진액津液에서 생겨난다. 진액이 열을 받아 졸여지면 곧 담이 된다는 것이다. 흔히 담과 음陰을 세밀히 구분하기도 하지만 그 작용은 비슷하다. 그럼 구체적으로 담이 만들어지는 진액이란 무엇을 말하는 것일까?

"주리腠理가 열려서 새면 땀이 줄줄 나는데 이것을 진津이라 한다"라고 하였고, 음식물이 들어가서 기가 충만해지고 윤택해지면 뼈에 스며들고 뼈와 근육을 굴신하면 골이 새어나와 풀리어 뇌수를 보익해 주며 피부를 윤택하게 해주는데, 이것을 액液이라고 한다. 『동의보감』, 「내경편」, '진액'(津液)

몸을 뻑뻑하지 않고 부드럽게 움직이도록 하는 것이 진액이다. 진액은 주로 밥에서 만들어진다. 음식물이 위胃를 거쳐 소장과 대장을 지나면서 진액으로 변하는 것이다. 이 가운데 소장에서 액液이 만들어지고, 대장에서 진津이 만들어진다. '진'이 보통 땀을 일컫는 말이라면 '액'은 관절에 머무는 윤활액을 뜻한다. 음양陰陽의 차원에서 보자면, 피부로 흐르는 진은 양에 해당하고, 몸속 관절에 고이는 액은 음이라 할 수 있다.

　진액津液은 열을 받으면 뻑뻑하게 굳는다. 이때 생기는 진액 덩어리가 바로 담痰이다. 담은 기의 흐름을 방해해서 몸을 아프고 결리게 만든다. 더 큰 문제는 열로 인해 생긴 담이 몸의 순환을 막으면 열이 더 발생되고, 결국 담과 열의 악순환이 반복된다는 점이다. 담이라는 글자만 봐도 그 정황을 짐작해 볼 수 있다. '불 화火'가 겹겹이 쌓여 있는[炎] 상황 때문에 병[疒]이 발생하는 상태. 결국 담이 생긴다는 건 열로 인한 물의 문제, 수액 대사가 제대로 이루어지지 않는다는 뜻이다. 그래서 담이 생기면 윤활유 역할을 하는 액이 제대로 작동하지 못해서 뼈마디가 아프고 관절이 뻑뻑해지는 증상들이 일어난다.

　　사람이 갑자기 가슴과 등, 팔과 다리, 허리와 사타구니가 은근히 아파서 참을 수 없을 지경이고, 잇달아 근골筋骨이 땅기고 아파서 앉거나 눕거나 편안하질 않고, 때때로 담이 일정한 곳이 없이 왔다갔다 하는 것을 요즘 의원들은 잘 알지 못하고 '주주'走注라고 하여 문득 풍증風證에 쓰는 약을 쓰고, 침과 뜸을 놓는데 다 무익하다. ……이것은 담연痰涎이 가슴에 잠복해 있다가 변하여 생긴 병이다. 그리고 혹은 머리가 아파서 들지 못하고, 혹은 정신이 흐리고 잠을 많이 자며, 혹은 음식맛을 모르고, 가래침은 찐득찐득하고, 밤에 목구멍에서 그륵그륵 톱질하는 것 같은 소리가 나고, 침을 많이 흘리며, 팔과 다리가 시리고 저리며, 기맥氣脈이 잘 통하지 않아 이것을 탄탄癱瘓:중풍으로 몸의 일부가 마비되는 증상으로 오인하기도 하는데, 역시 잘못이다. 『동의보감』, 「내경편」, '담음'

이렇듯 담痰은 매우 다양한 증상으로 나타난다. 관절염도 담일 수 있고, 어깨가 결리는 것도 담일 수 있다. 체한 것도, 가슴이 답답한 것도 담 때문일 수 있다. 심지어는 정신적인 문제도 담에 의해서 발생하는 경우가 태반이다. 즉, 우리가 일상적으로 경험하는 병들 대부분이 담을 기반으로 하고 있다는 뜻이다. 그러니 가래 정도로 생각하고 코웃음 쳤다가는 오만 가지 병을 다 경험하게 되는 것이 담병痰病이기도 하다. 그런데 몸 이곳저곳을 옮겨 다니면서 병을 유발하는 담이 가장 많이 생기는 부위가 어깨와 목이다. 대체 왜 이 부위에 주로 담이 생기는 것일까?

소중한 목, 양경맥의 집결지

목은 몸에 있는 6개의 양경맥陽經脈이 지나가는 통로다. 거기다 몸의 상하축을 돌면서 음양의 순환을 총괄하는 경맥인 임맥任脈과 독맥督脈도 목을 지나간다. 『동의보감』에는 이런 목의 중요성을 강조하는 재밌는 이야기가 하나 나온다.

> 『황제내경』黃帝內經에서는 "거양巨陽은 전신의 모든 양경陽經을 통솔한다. 그 경맥은 풍부혈風府穴에 이어져 일신의 양기陽氣를 주관한다"라고 하였다. 그러한즉 진실로 상한傷寒이 시작되는 곳이라 할 것이다. 따라서 북쪽에 사는 사람은 다 털로 목을 싸고, 남쪽에 사는 사람도 허약할 때는 역시 비단으로 목을 보호하는데, 속칭 삼각三角이라는 것이 이것이다. 대체로 허약한 사람은 뒷목을 보호하는 것

이 좋다. 『동의보감』, 「외형편」(外形篇), '경항'(頸項)

거양巨陽은 곧 태양太陽의 기운으로 경맥에서는 태양경을 말한다. 태양경은 족태양방광경足太陽膀胱經을 뜻한다. 방광경은 몸의 모든 양경맥陽經脈을 통솔하는 경맥이다. 이 경맥은 풍부혈風府血과 연결되어 있다. 풍부는 바람[風]이 머무는 집 혹은 바람의 기운을 다스리는 관청[府]이라는 뜻을 가진 혈자리다. 한편으론 바람이 들어오기 가장 쉬운 곳이라고 해서 풍부라는 이름이 붙기도 했다고 한다. 풍부혈은 뒷목에 있다. 목뼈를 따라 올라가다 보면 뼈가 끝나는 지점에 움푹 들어간 곳이 있는데 여기가 풍부혈이다. 남쪽 사람이든 북쪽 사람이든 몸이 좋지 않을 땐 목부터 싸매고 다닌다는 건 이 풍부혈로 들어올 수도 있는 바람을 막기 위함이다. 그래야 몸의 체온 또한 유지할 수 있다.

한편 얼굴은 추위에 아주 강한 부위이다. 한파주의보가 내려도 대개 장갑은 끼지만 복면까지 준비하진 않는다. 에베레스트나 북극에 가도, 눈썹에 고드름이 달릴지언정 얼굴이 다 얼어 터지진 않는다. 왜 그럴까? 얼굴은 양기가 몰려 있는 곳이기 때문이다.

사람의 얼굴이 유독 추위를 잘 견디어 내는 것은 어째서인가? 그것은 사람의 머리는 모든 양경맥이 모이는 부위로서, 모든 음경맥은 다 목까지 와서는 돌아가지만 모든 양경맥은 다 머리까지 올라가므로 얼굴이 추위를 잘 견디는 것이다. 『동의보감』, 「외형편」, '면'(面).

곧 얼굴은 양기로만 이루어진 매우 독특한 곳이기도 하다. 얼굴이 추위에 끄떡없는 것도 이 양기 때문이다.

양기는 다 목을 타고 얼굴로 올라간다. 몸통에서 좁은 통로인 목을 지나서 얼굴로 가는 것이다. 이때 병목현상이 일어나면서 열이 많이 발생한다. 이 열로 인해서 목에 담이 생기고, 어깨가 단단하게 뭉치는 것이다. 유독 어깨와 목에 담이 잘 걸리는 건 바로 이런 이유 때문이다. 이렇게 어깨와 목이 담으로 막히고 통증이 유발될 때 후계後谿라는 혈자리를 쓴다.

막힌 곳, 후계로 뚫는다!

후계後谿는 수태양소장경手太陽小腸經의 수혈輸穴이자 목木의 기운을 발휘하는 혈자리다. 목은 앞으로 쭉쭉 뻗어나가는 특성을 가지고 있다. 막힌 것을 뚫어야 할 때 목의 기운을 이용하는 건 이런 특성 때문이다. 후계는 이 목의 기운으로 막힌 담을 제거하고 기혈의 순환을 유도한다. 그런데 왜 하필 목과 어깨에 담이 들었을 때 후계를 써야 할까? 수태양소장경이 어깨를 지나 목과 얼굴로 이어지기 때문이다. 그래서 목이나 어깨에 담이 생기고 통증이 있을 때 후계를 써야 하는 것이다. 하여, 『동의보감』에서도 "앞뒷목이 아플 때는 후계혈을 취한다"고 적었다.

후계後谿는 주먹을 쥐면 새끼손가락 옆으로 볼록하게 튀어나오는 살 위에 있다. 누구나 쉽게 찾을 수 있는 혈자리로 만져 보면 움푹 들어가는 느낌이 든다. 후계라는 이름이 붙은 이유도 이 위치 때문이

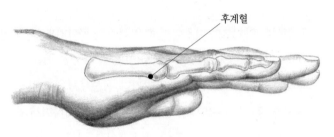

후계혈

<u>후계혈 위치</u> | 주먹을 쥐면 새끼손가락 옆으로 볼록하게 튀어나오는 살 위에 있는 후계혈은 마음을 편안하게 하고 열을 내리며 습을 내보내는 효과가 있다. 목과 어깨 통증분 아니라 혈행 장애로 인한 각종 질환에도 효능을 보인다.

다. 소장경小腸經의 기운이 새끼손가락의 울퉁불퉁한 지형을 지나서 [後] 넉넉한 살점이 있는 곳에 모여서 흘러간다[谿]는 뜻. 후계는 이 소장경의 기운으로 담뿐만 아니라 목 디스크, 요통, 어깨 결림 같은 증상들을 치료한다. 또한 다래끼와 두통, 이명耳鳴: 귀울림, 코피 등 머리쪽에 열이 몰려서 생기는 증상들에도 효과적이다. 머리와 목, 특히 뒷목이 뻐근하면서 뜨겁다면 후계를 써서 열을 내리고 경직된 근육을 풀어야 한다.

　요즘처럼 열량이 높은 음식을 먹고 하루 종일 컴퓨터 앞에서 일하고 나면 어깨가 뻐근하다. 이미 살펴봤듯이 어깨에 열과 담이 몰려서 생기는 증상들이다. 이런 경우 후계後谿만 자극해서 효과를 보려고 하지 말고 일단 움직여야 한다. 담痰은 순환하지 못한 몸에서 만들어지는 일종의 정체다. 곧 몸을 활발하게 움직이면 자연스럽게 풀리는 증상이기도 하다는 뜻이다. 그러니 목이 뻣뻣해지고 어깨가 무겁다면 우선 몸을 써 보라. 그래야 몸 또한 순환의 회로를 작동시킨다.

양곡(陽谷), 식탐으로 멍든 소장을 위하여!

올해도 어김없이 감기가 공격해 들어왔다. 이 감기와 일주일째 싸우
노라니, 내 몸의 허약함이 다시금 무참하다. 워낙 추위를 타기도 하지
만, 무엇보다 근래 들어 운동이 뜸했다. 더불어 정신력도 나태해진 탓
이 크다. 더군다나 종일 사무실 안에서만 추위를 피하는 데 급급했던
지라, 그걸 시샘하는 사기邪氣에 더욱 쉽게 노출되었을 것이다. 예년
에는 외부 출장이 잦아서 오히려 추운 기운에 단련되었던 것도 같다.
그럭저럭 이불 뒤집어쓰고 며칠 자고 나면 괜찮아졌었다. 한데 지금
은 다르다. 따뜻한 사무실 안에만 틀어박혀 있다가, 출퇴근시간에만
살짝 나가 지하철을 타니 추위에 단련되지 못한 몸이 순간의 추위를
못 참고 금세 감기에 걸려 버린 것이다. 그렇게 들어온 감기는 예년
보다 훨씬 오래 머물렀다.

　그리고 증상도 약간 달랐다. 목이 따끔거린 것은 다르지 않았지
만 이번에는 귀에서 이상한 소리가 들렸다. 머리가 멍해지면서 귀에
서 초음파음 같은 소리가 한동안 울렸다, 멈췄다 한다. 밖이 너무 추

우니까, 계속 목과 어깨를 필사적으로 움츠리는 버릇이 생겼는데, 그럴 때마다 그런 소리는 더 커지는 듯했다. 아마도 움츠러들면 들수록 귀 밑이 경직되니까, 귀가 제대로 안 들렸던 것도 같다. 목은 따끔거리고, 이내 몸살이 등과 어깨에서 슬슬 번지기 시작했다. 귀에 이상이 생기면서, 움츠러드는 빈도도 높아졌다. 더불어 초음파 소리도 심해지고, 점점 더 멍해지는 시간이 많아졌다. 추위와 함께 온 손님은 귀와 목 양쪽 문을 두들기며 찾아온 셈이다.

여기에 차츰 익숙해지던 중에, 다른 아픔이 찾아왔다. 아랫배가 살살 아프고, 허리가 땅기며 아팠다. 그런 증상과 함께 귀에서 이상한 소리가 나는 것이 점점 주기가 짧아졌다. 동시에 귀에서 열이 났다. 아니, 열은 그전부터 있었던 것도 같다. 그러니까 귓가에 맴돌던 초음파 소리 때문에 열을 인식하지 못했던 것이다. 소리에 익숙해지니 이제 열이 인식되기 시작한 것이다. 급기야 설사가 콸콸 쏟아지기 시작했다. 하루에도 열 번은 화장실을 왔다갔다 한다. 이게 웬일인가. 목이 칼칼하고, 몸살은 기세 등등이고, 아랫배는 주기적으로 아파 왔다. 거기에다 귀에서는 '긱긱'거리는 소리가 시도 때도 없이 들려 사람을 환장하게 만들었다.

소장, 음식을 기억하다

설사가 많이 난다는 말은 무슨 일일까? 서양의학에서 설사는 장운동을 마비시키고, 독소를 내뿜어 장腸의 벽에서 수분을 빠져나오게 하는 미세한 세균들에 감염됐을 때 나타나는 증상으로 본다. 그래서 보통 설사가 났을 때는 아무것도 먹지 않고 독소가 빠져나갈 때까지 기다려야 한다고들 한다. 장은 영양분을 흡수하고, 나머지 찌꺼기를 대변으로 만들어 내보내는 기관이기 때문에, 설사가 난다는 것은 그런 흡수와 찌꺼기 처리에 이상이 있다는 말일 것이다. 그런데 장은 음식을 흡수할 때부터 이 음식을 받아들여야 할지, 말아야 할지를 식별한다. 만일 과거에 먹어 본 일이 없는 이상한 음식이 들어오면, 장은 이를 거부한다. 이것은 아주 오랜 역사를 가진 판단이다. 내가 있기 전부터 신체에 각인된 것으로부터 나오는 판단이다. 이처럼 신경 전달 물질과 호르몬의 측면에서 장은 뇌와 아주 유사한 기관이다. 뇌가 상황을 판단하듯이, 장은 음식들을 판단한다. 어쩌면 설사가 나는 것은 이런 판단을 무시하고 들어온 음식 때문일지도 모른다.

한의학에서도 유사한 인식을 보여 주는데, 장 중에서도 소장은 오행상 불[火]로서 심心과 같다. 음양으로 살펴보면 심이 음陰이고, 소장小腸은 양陽으로 서로 짝을 이룬다. 심장이 피로하면 반드시 소변이 노래지고 오줌 누기가 힘들어지는 등, 소장의 수액 대사에 문제가 생긴다. 경락상으로도 '심-소장-방광-신'이 한 계통에 속해 연관성이 밀접하다. 기능도 매우 유사한 형태를 보인다. 심장은 영양분을 온몸에 분배하고 소장은 영양분을 섭취한다. 그런 소장에 의한 복통을 『동의보감』東醫寶鑑은 다음과 같이 말하고 있다.

소장병의 증상은 아랫배가 아프고, 허리뼈에서 고환으로 땅기며, 때때로 노책증勞責證: 이질 때 대변이 잘 나오지 않아 안간힘을 쓰는 것이 있은 후에 귀 앞에 열이 나는 것이다. 아랫배에서 고환으로 땅기고 허리와 등골까지 땅기며, 통증이 명치로 치받는 것은 사기가 소장에 있기 때문이다. 소장의 기가 실조되면 설사가 난다. 소장에 기가 몰려 있으면 아랫배가 아프고, 소장에 혈이 몰려 있으면 소변이 막히며, 소장에 열이 몰려 있으면 음경이 아프다. 『동의보감』, 「내경편」(內經篇), '소장부'(小腸腑)

장은 잘못된 음식을 먹었을 때 경고 신호를 보낸다. 특히 소장은 아주 독특하고 섬세한 기관인데, 이곳에는 우리가 소화하지 못하는 음식뿐만 아니라 세대를 거슬러 우리 조상들이 먹지 못했던 음식까지 모든 것이 기록되어 있다. 즉 장은 좋은 음식과 해로운 음식들을 기억한다. 만일 해로운 음식이 들어오면 가스를 만들어서 뒤틀리게 만든다. 이런 점에서 소장과 뇌가 서로 연관이 있다는 것은 틀린 말이 아니다. 우리 몸에 가당찮은 음식이 들어오면 소장은 자신의 기억을 검색해서 받아들일지 말지를 판단하고, 마땅치 않을 때는 바로 공격한다. 아랫배가 아프며, 경련이 일어나는 것은 이런 기억의 신호이자 공격이다. 소장은 한마디로 음식을 기억하는 뇌의 판단 그 자체라고 할 수 있다. 그래서 그것은 의식활동을 주관하는 심心이다. 우리는 심으로 음식을 받아들인다.

그래도 소장은 대체로 착한 기관이다. 왜냐하면 영양분을 흡수할 때, 정말 문제가 있는 음식인 경우에만 소리를 지르기 때문이다. 소장은 웬만해선 성질을 부리지 않는다. 오히려 그래서 더욱 주의를 기울여야 한다. 아랫배가 땅기듯이 아프다는 것은 소장에 이상이 생긴 것이고, 그것은 웬만해선 발생하기 힘든 상황, 즉 몸에 진짜 불상사가 생겼다는 다급한 신호일 가능성이 크다. 그것들은 곧바로 사기 邪氣가 된다. 특히 열을 동반한 사기가 되어 위로 솟아오른다.

　　아마도 내 경우엔 열이 목에 들어온 사기와 맞물리면서 복통을 동반한 몸살로 바뀐 것이 분명하다. 아울러 그 열이 귀를 공격해서 일시적으로 '이명'까지 발생한 것이다. 이 모든 것으로 보건대, 나는 최근에 기름진 음식과 방만한 식사를 즐겼을 공산이 크다. 그런데 나는 시침 뚝 떼고 나에게 왜 이런 아픔이 온 것일까 의아해하고 있었던 것이다. 그러나 소장은 그것들을 정확하게 기억하고서 이리 성질을 부리는 것이다.

음식이 부른 소장의 신호

이처럼 소중한 소장을 주관하는 맥이 바로 수태양소장경手太陽小腸經이다. 특히 소장과 이명에 대해서 『황제내경』黃帝內經은 다음과 같이 말한다.

　　수태양소장경이 주관하는 액液의 소생병은 (소장은 액을 주관한다) 귀가 먹어 들리지 않고 (경맥이 청궁혈로 들어간다), 눈이 노래지고 (경맥이 눈초리에 이른다), 뺨이 붓고 (뺨으로 올라간다), 목, 아래턱, 어깨, 위팔, 팔꿈치, 아래팔의 외후렴外後廉을 따라 아픕니다.

　　수태양소장경手太陽小腸經은 새끼손가락의 끝에서 시작하여 어깨 위로 올라갔다가, 다시 결분缺盆으로 들어가 심心으로 얽히고, 식도를 따라 횡격막을 뚫고 내려가 위胃를 거쳐 소장에 가서 속한다. 또한 갈래는 결분에서 뺨으로 올라가 다시 귀로 들어간다. 나열해 보면 '심-소장-귀'가 하나로 연결되어 있다. 아랫배가 땅기고, 열이 올라 몸살이 나고, 여기에다 이명까지 생겼다면 바로 수태양소장경의 이 혈자리, 양곡陽谷에 관심을 가져야 한다. 양곡은 "손 외측 손목 가운데 예골銳骨의 아래 우묵한 곳에 있다." 좀더 자세히 설명하면, 손목 바깥쪽 척골 경상돌기와 새끼손가락에서 손목으로 올라오는 뼈 사이 우묵한 곳이다. 수태양소장경의 경혈經穴이니, 태양한수太陽寒水의 수水 기운과 소장의 화火 기운, 경혈의 화火 기운이 충만하다. 대체로 수태양소장경의 화 기운을 조절하는 혈이다.

'양陽'은 음양陰陽의 양을 뜻하고 '곡谷'은 산 사이의 계곡 또는 살이 만나는 곳을 뜻한다. 형태가 계곡과 같으므로 양곡이라 하였다. 즉 바깥쪽으로 움푹 들어간 곳에 있으므로 이와 같이 명명한 것이다.

양곡陽谷에 사법瀉法을 쓰면 열을 내리고 화기火氣를 없애는 효과가 있어서 마음을 가라앉히고 정신을 안정시키며 눈과 귀를 총명하게 한다. 또한 이곳을 지압하면 눈이 아찔한 증상이 없어지며 귀울림증으로 인한 고생도 해결된다고 하니, 내가 앓았던 증상은 죄다 여기 있다. 특히 쌀쌀한 바람이 부는 가을이나 겨울철에 감기 때문에 목이 붓고 침을 삼킬 때마다 따끔거리면서, 아랫배가 땅기기까지 한다면 양곡을 보하면 된다. 경락이 흘러가는 방향으로 자극하면 보법補法이고, 그 반대 방향이면 사법이다.

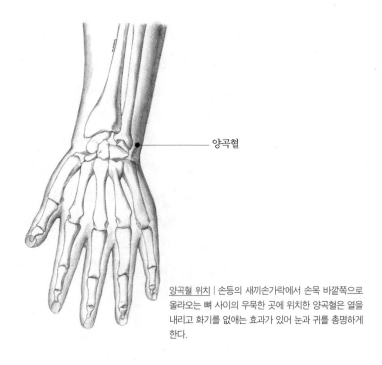

양곡혈

양곡혈 위치 | 손등의 새끼손가락에서 손목 바깥쪽으로 올라오는 뼈 사이의 우묵한 곳에 위치한 양곡혈은 열을 내리고 화기를 없애는 효과가 있어 눈과 귀를 총명하게 한다.

식탐이 살아날 땐 양곡을

작년에 5~6년 간의 채식을 끝내고 기름진 음식을 다시 개시하게 되었는데, 이제야 몸이 이것에 반응하는 것 같다. 몇달 전부터 꾸르륵거리는 소리가 나면서 신경 쓰이고 걱정스럽긴 했다. 몸은 분명히 기름진 음식들에게 심하게 반응하고 있었다. 꽤 오랫동안 고기를 먹지 않아서 장에서 고기를 소화하는 데 필요한 '소화효소'가 분비되지 않고 있었을지도 모른다. 입으로 고기가 들어가긴 하나, 속은 거북했다.

육식을 다시 하게 되자 익힌 고기의 유혹이 식사 때마다 되살아났다. 식탁 위에 생선 쪼가리라도 올라오면 입에 군침이 돈다. 행여

행사가 있어서 뷔페 같은 데라도 가면, 언제 또 먹으랴 싶어 이것저것 온갖 고기들부터 손이 간다. 몸에 이상이 생기는 것에는 모르쇠한다. 나는 소장의 입장에서 그리 미더운 보호자가 아니었던 것이다. 걱정이 없었던 것은 아니다. 그래도 내 마음은 그런 걱정을 이내 덮어버렸다. 그러던 차에 몸이 이 지경이 되었다. 소장은 기억한 것을 그대로 실행에 옮겼을 뿐이겠지만, 나로선 뼈 아픈 후회를 일으키는 신호였다. 음식이야말로 우리 몸에 얼마나 강력한 영향을 미치는지 갈수록 깨닫게 된다. 소장이 자꾸 신호를 보낸다. 너의 욕망이 네가 먹는 음식이고, 그것이 바로 너라고.

소해(小海), 마디에 바람이 분다

마디, 몸의 빈 공간 —— 토의 철학

마디는 뼈와 뼈가 맞닿은 부분이다. 관절은 두 개 또는 그 이상의 서로 인접한 뼈가 움직일 수 있도록 연결되어 있는 부분을 말한다. 사실상 마디와 관절은 같은 부분을 가리키고 있지만, 엄밀하게 따지면 마디는 위치에, 관절은 그 역할에 해당한다.

먼저, 관절부터 보자. 우리가 몸을 움직일 수 있는 것, 걷거나 뛰거나 놀거나 할 수 있는 것은 모두 관절이 있기 때문이다. 대표적인 예로 윤활관절을 보자. 윤활관절은 팔다리에서 주로 볼 수 있는데 뼈와 뼈 사이에 윤활액이 들어 있다. 말랑말랑한 테니스공처럼 작은 물주머니가 팔다리에 들어 있다는 말이다. 이 물은 달걀의 흰자위처럼 맑고 투명하고 끈적거리는데, 뼈에 붙어 있는 물렁뼈연골와 더불어 쿠션 역할을 하면서 팔다리를 부드럽게 움직일 수 있게 해준다.

하지만 관절만 있다고 해서 움직일 수 있는 것은 아니다. 우리를 움직이게 하는 것은 머리, 즉 뇌다. 팔다리는 뇌의 명령이 있어야만 움직일 수 있다. 대뇌에 심각한 손상을 입어 모든 인지 기능이 소실된 식물인간 상태에 빠진 사람의 경우 몸통의 장기들은 정상적으로 작동하기 때문에 배설은 물론 월경까지 하지만 팔다리는 움직이지 못한다. 이는 뇌에 문제가 생기면 팔다리에도 문제가 생길 수 있다는 말이다. 반대의 경우도 마찬가지로 문제가 생길 수 있다.

다음, 마디를 보자. 마디는 뼈와 뼈 사이를 말한다. 그 사이에 윤활액이라는 것이 들어 있기는 하지만, 어떤 형태를 가지고 있지 않기 때문에 뼈와 뼈 사이의 강腔: 속빌 강이라고 말한다. 강腔을 풀이하면 몸[月=肉]의 빈 공간[空]이다. 이 빈 공간이 있기 때문에 우리가 움직일 수 있는 것이다. 마디가 비어 있지 않고 딱딱하게 형체를 이루고 있다면 우리는 활동할 수 없다. 그렇다면 뼈와 뼈 사이에 위치하는 마디는 오행상 토土로 추상할 수 있다. 토는 방위로 보면 한가운데인 중앙을 말한다. 가운데 있으면서 그 어느 곳에도 치우치지 않는 중용의 덕을 지니고 있는 토는 자기를 주장하지 않는다. 남쪽의 주장이든 북쪽의 주장이든 서로 잘 달래서 조화를 이루게 하는 것이 토의 능력이기 때문이다. 뼈와 뼈 사이에 위치한 마디는 토의 속성대로 뼈와 뼈 사이를 중재한다. 몸속 빈 공간이 되어 스스로를 비우면서 비로소 자신의 역할을 해낸다. 목에서 화로 분산할 때, 화에서 금으로 수렴될 때 토가 그 사이를 중재하듯, 뼈와 뼈 사이를 중재하는 마디는 스스로를 비워 변화의 벡터를 만든다.

또한 마디는 성장을 주도한다. 사람의 뼈도 마디에서 자라기 때문이다. 키가 크는 것은 뼈의 끝부분에 있는 성장판이 자라기 때문인데, 성장판은 부드러운 연골조직에 가깝다. 이 성장판은 마디에 있는 윤활액으로부터 보호와 자양을 받는다. 아무것도 없이 텅 빈 듯한 것이 뼈를 자라게 하고 안전하게 움직일 수 있게 해준다니 이것이 비어 있음의 철학, 사이의 철학, 토의 철학이 아닐까?

마디에 부는 풍한습

마디가 가지고 있는 중재자로서의 역할에 문제가 생긴다면 우리 몸에는 어떤 증상들이 나타날까? 마디가 중재 역할을 할 수 있는 것은 뼈와 뼈 사이가 비어 있기 때문이라고 했다. 그렇다면 이 '사이'에 문제가 생기면 ── 예를 들어 사이의 공간에 염증이 생긴다든지 ── 가장 심한 경우는 그 염증이 점차 주위의 연골과 뼈로 퍼져 나간다. 즉 마디라고 부를 수 없는 지경이 된다. 현대의학에서는 이를 류머티즘성 관절염이라고 부른다. 환자 10명에 7명꼴로 여성들에게 많이 나타나고, 뼈 사이 윤활막_{윤활액의 가장자리}에 염증이 생기고 관절조직이 파괴되는 질환이다. 윤활막의 염증 때문에 열이 나면서 통증을 동반하는 것이 일반적이다. 근육통과 피로, 강직 등의 증상이 나타나는데, 이를 치료하지 않으면 염증세포가 분열하면서 관절을 침범하고, 조직들을 서서히 파괴시켜 변형을 일으킨다.

류머티즘성 관절염은 우리가 익히 알고 있는 퇴행성 관절염과는 차이가 있다. 퇴행성 관절염은 뼈 밑에 붙어 있는 연골조직이 세월의 무게에 따라 점차 닳아 없어져 완충작용을 하지 못해서 생긴다. 주로 노년층에서 자주 발병하기 때문에 노인성 관절염이라고 부르기도 한다.

또한 류머티즘성 관절염은 자가면역 질환이다. 자가면역이란 면역계가 외부에서 들어온 물질이나 세균을 공격해야 하는데도 어찌된 영문인지 내 몸의 세포를 공격하는 것을 말한다. 이러한 현상이 생기는 원인은 아직 정확하게 밝혀지지 않았지만 일반적으로 유전적 소인, 세균이나 바이러스 감염 등을 원인으로 보고 있다.

류머티즘성 관절염은 한의학에서는 역절풍歷節風이라고 한다. 말 그대로 '마디에 바람이 분다'는 뜻이다. 바람이 그러하듯, 한곳에 진득하니 있지 못하고 뼈마디를 돌아다니면서 아프게 한다고 해서 붙여진 이름이다. 『동의보감』東醫寶鑑에서 소개하는 역절풍歷節風을 보자.

> 역절풍歷節風은 고방古方: 예로부터 전해오는 좋은 약방문에서는 '통비'痛痺: 사지의 뼈마디가 저리고 아픈 병라고 하였고, 요즘 사람들은 '통풍'痛風: 관절이 붓고 아픈 관절염이라고 한다. 통풍은 대체로 혈血이 열을 받아서 끓어오른 상태에서 찬물을 건너가거나, 습한 곳에서 서 있거나, 앉거나 누워서 서늘한 바람을 쏘여서 뜨거워졌던 혈이 한사寒邪를 받아 피가 탁해지면서 잘 돌지 못하게 되므로 통증이 생기는 것인데, 밤이면 통증이 심해지는 것은 사기邪氣가 음분陰分으로 돌기 때문이다.
>
> 『동의보감』, 「잡병편」(雜病篇), '풍'(風)

역절풍歷節風은 혈이 열 받아 있는 상태에서 풍·한·습風寒濕을 만났을 때 생긴다. 몸 안에서 화와 열이 몰리면 물 기운이 잘 돌지 못하고 습이 생긴다. 습과 열은 힘줄에도 큰 영향을 미친다. 습이 몰려서 생긴 열이 피를 상하게 하기 때문이다. 피가 상하면 힘줄은 영양분을 흡수하지 못하게 되면서 오그라든다. 결국 상한 힘줄은 뼈를 간수하지 못하기에 뼈마디가 뒤틀리게 된다. 『동의보감』에는 이럴 때 맛이 맵고 성질이 매우 세고 빠른 약을 써서 몰린 것을 헤쳐 주라고 한다. 기를 잘 돌게 해서 어혈을 풀어 주고 담痰을 삭혀야 병이 낫는다고 보았기 때문이다. 『동의보감』에서는 역절풍일 때 먹지 말아야 할 것도 적어 놓았다.

대체로 맛이 신 것은 근맥筋脈을 상하게 하여 늘어지게 하고, 맛이 짠 것은 뼈를 상하게 하여 저리게 하며, 열이 나게 하여 통비痛痺와 마목麻木 등으로 변하게 한다. 이 병이 들었을 때 조심할 것은 반드시 물고기, 비린내 나는 것, 국수, 술, 장, 식초를 먹지 말아야 한다. 고기는 양에 속하여 화를 크게 도와주기 때문에 역시 잘 참작해서 먹어야 한다. 통풍이나 여러 가지 비증痺證 때도 다 이와 같이 하면 된다. 『동의보감』, 「잡병편」, '풍'

신 것, 짠 것, 화와 열, 습이 역절풍歷節風에는 금기라는 걸 알 수 있다. 신 것은 뼈마디를 상하게 하고, 짠 것은 진액을 엉기게 하고 그러다 보면 습이 생기고, 담이 생기고, 열이 생기고, 풍이 생기는 도미노 현상이 벌어진다. 음식으로 역절풍을 이겨 낼 방도가 있다면 경맥에도 그런 혈자리가 있지 않겠는가. 그곳이 바로 소해小海다.

마디를 보하려면 소해를 사하라

소해小海는 한자 그대로 '작은 바다'다. 여기서 소小는 소장경의 소小를 가리킨다. 수태양소장경手太陽小腸經의 맥이 모여 바다가 된 곳이라는 뜻이다. 소장경의 맥이 바다를 이루었으니 소장의 장부병에까지 영향을 미친다는 것을 알 수 있다. 『침구갑을경』鍼灸甲乙經에도 소해는 소장경의 맥기가 한데 모여 있어서 소장경의 만성병 치료에 빼놓을 수 없다고 한다.

소해小海는 어떻게 류머티즘성 관절염을 완화시키는 것일까? 류머티즘성 관절염은 염증성 관절염이다. 마디에 염증이 생겼다는 것은 그 부위에 열과 습이 충천해 있다는 말이다. 그래서 무더위와 습도가 높아지는 여름 장마철에 류머티즘성 관절염으로 인한 통증이

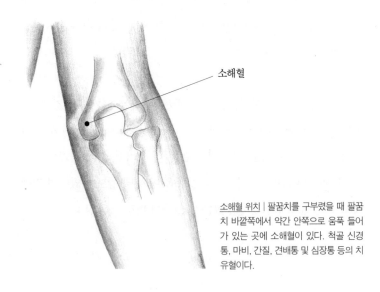

소해혈

소해혈 위치 | 팔꿈치를 구부렸을 때 팔꿈치 바깥쪽에서 약간 안쪽으로 움푹 들어가 있는 곳에 소해혈이 있다. 척골 신경통, 마비, 간질, 견배통 및 심장통 등의 치유혈이다.

더 심해진다. 소해는 수태양소장경手太陽小腸經의 합혈合穴이다. 그 기운은 태양한수太陽寒水의 수水와 소장의 화火, 합혈의 토土 기운으로, 수·화·토의 기운이 모여 있다. 수태양소장경은 수화水火의 기운으로 위에서 소화된 정미물질을 받아 진액을 공급하는 일을 한다. 류머티즘성 관절염 환자는 이 수화의 기운이 넘쳐 습열이 태과상태다. 이때 필요한 것이 토 기운이다. 토는 태과한 습을 조절한다. 습이 조절되면 열기는 가라앉기 마련. 그래서 토 기운을 가진 소해는 고온다습한 몸을 풀어 준다. 또한 소장은 음식물의 정미 물질을 흡수하는 동시에 대량의 수액을 흡수한다. 수액은 관절액도 포함된다. 따라서 수태양소장경의 소해는 습과 수액대사를 조절하여 딱딱하게 굳은 관절을 부드럽고 유연하게 한다.

소해小海는 어디에 있을까? 손바닥을 위로 향하게 하고 팔뚝을 90도로 굽히면 팔꿈치부위에 가로무늬가 생긴다. 그 가로무늬 가장 바깥쪽, 즉 새끼손가락 쪽으로 움푹 파인 곳이 소해다. 소해는 류머티즘성 관절염뿐만 아니라 하복부통, 이명, 중이염, 두통 등 열과 습으로 생긴 병에 주로 쓴다.

마디는 뼈와 뼈 사이의 빈 공간이다. 그 빈 공간에 성장을 돕고 유연한 움직임을 만드는 토의 기운이 흐른다. 하여 토는 흙을 쌓고 쌓아 튼튼한 성곽을 만드는 것이 아니라, 흙을 비우고 비워 유연한 흐름을 만들어 내는 능력이다. 사이의 빈 공간만이 만들어 낼 수 있는 능력. 혈자리 소해小海는 그 토기를 적재적소에 부릴 줄 안다. 그러니 배워봄직하지 아니한가. 새로운 흐름을 만드는 소해의 용법을.

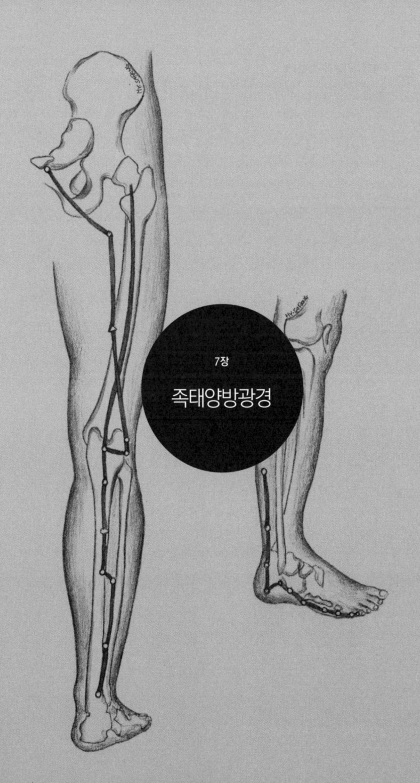

7장

족태양방광경

위중(委中), 오금아, 날 살려라!

에피소드 1 1636년 12월. 병자호란丙子胡亂이 일어나자 인조仁祖는 궁을 버리고 피난길에 오른다. 세상의 중심인 궁을 떠나는 왕. 평생을 살아온 집을 떠나는 한 인간. 그의 심정이 어떠했을지 감히 짐작이나 할 수 있을까. 거기다 몰아치는 12월의 칼바람과 시시각각 전해져 오는 패전 소식들은 인조의 마음을 더욱 무겁게 했다. 더구나 첫 목표였던 강화도 길은 이미 봉쇄된 상황. 할 수 없이 인조는 숭례문을 열고 남한산성으로 길을 잡는다. 그러다 얼마쯤 갔을까. 인조는 백토고개를 넘어가다 한숨을 몰아쉬며 주저앉고 만다. "아이고, 오금이 아프다." 서울 송파구 오금동은 이렇게 해서 이름이 붙여졌다. 오금이 아파오는 고갯길, 오금동.

에피소드 2 조선시대 길 떠나는 과객들에게 가장 두려운 존재는 호랑이였다. 산길을 가다가 굶주린 호랑이에게 흉액을 당하는 호환虎患은 조선시대 대표적인 교통사고였다. 그래서 호랑이가 자주 출몰한다는 지역엔 전문적인 호랑이 사냥꾼들이 투입되기도 했다. 그 가운데 한 곳이 경기도 군포였다. 이곳엔 호랑이가 자주 출몰하는 언덕이 있었는데 사람들은 이 언덕을 지나며 "오금이 저린다"는 말을 자주 내뱉곤 했다. 그래서 붙여진 이름이 경기도 군포시의 오금동이다. 오금이 후들거릴 정도로 공포스러운 고갯길.

한데 왜 사람들은 주저앉게 되는 순간이나 죽음의 공포를 표현할 때 오금이라는 단어를 사용했을까? 오금과 이 상황들은 어떻게 연결되어 있는 걸까? 이번엔 이 질문을 길잡이 삼아 위중委中이라는 혈자리를 탐사해 보자.

오금과 공포의 친족관계

오금이란 어디인가. 무릎 뒤쪽, 걸을 때마다 접히는 곳. 여기가 오금이다. 하여 '오금에서 불이 나게'라는 말은 무척 바쁘게 움직인다는 뜻이다. 일어나 걸어 보라. 오금이 가장 많이 접혔다 펴졌다를 반복한다. 반면 다리를 움직일 수 없을 때 '오금이 얼어붙었다, 오금이 굳어 버렸다'라고 표현한다. 목숨을 부지하기 위해 생전 걸어 보지 못한 길을 가야 했던 인조처럼 너무 많이 걷거나 피로가 몰려올 때 몸에선 오금이 가장 먼저 신호를 보내온다. 대체 왜? 이유는 간단하다. 다리로 내려가는 동맥이 오금을 지나가기 때문이다. 다리를 움직여 걷게 하는 것은 동맥의 힘이다. 동맥으로부터 전달된 에너지가 없으면 다리를 움직일 수도 걸을 수도 없다. 너무 많이 걸어서 동맥으로 내려오는 에너지가 모자란 경우에도 오금이 아파오면서 주저앉게 된다.

한편 공포에 질렸을 때 '오금이 저린다'고 하는 것은 오금을 지나는 경맥과 관련된다. 오금의 한가운데로 족태양방광경足太陽膀胱經이 흘러간다. 족足+태양太陽+방광膀胱+경經. 겨울[膀胱]의 차가운 물[太陽]이 흘러가는 다리[足]의 큰 길[經]이 족태양방광경이다. 의역학에서는 방광-수水-겨울이 하나의 계통을 이룬다면 태양-한수寒水가 하나의 계통이다. 그러니 따져 보면 족태양방광경은 '겨울의 차가운 물'이자 몸에선 가장 차가운 경맥이다. 이 차가운 경맥은 공포와 두려움을 느낄 때 요동친다. 공포와 두려움은 수에 배속된 감정이기 때문이다. 공포영화를 볼 때 '등골이 오싹하다'는 것도 이런 원리에 의해서다. 방광경은 눈 안쪽의 정명혈睛明穴에서 시작하여 머리를 넘어 등을 타고 내려가 새끼발가락 끝의 지음혈至陰穴에서 끝난다. 이 경맥이 자극되면 차가운 물의 기운이 등골脊수을 서늘하게 만들면서 오금을 저릿저릿하게 만든다. 공포와 오금이 방광경을 매개로 연결된다는 뜻이다.

그런데 왜 하필 오금일까? 방광경이 흘러가는 많은 곳들 가운데 왜 무릎의 뒤쪽부터 자극이 오는 것일까? 바로 여기에 방광경의 중요한 혈자리, 위중委中이 있기 때문이다.

위중, 굴신의 축

위중委中은 이름으로 위치를 가늠할 수 있는 혈자리다. 위委는 '벼 화禾'와 '계집 녀女'를 합한 글자. 여자[女]가 가을에 수확한 볏단[禾]을 등에 진 모양이 이 글자의 기원이다. 아무리 힘이 장사인 여자라도 볏단을 지려면 몸을 낮춰야 한다. 즉, 볏단을 지기 위해 구부려야 하는 곳, 그 가운데[中]에 위치한 혈자리가 위중이라는 것이다. 한편, 위중의 이름에 대해 이렇게 설명하기도 한다. "위는 구불구불한 것을, 중은 한가운데를 뜻한다. 따라서 위중혈은 우리 몸에서 구불구불하며 한가운데에 위치한 혈자리임을 알 수 있다. 한방에서는 이곳 혈자리를 찾을 때 반드시 구부러진 곳에서 찾아야 하므로 이와 같이 이름하였다." 산차이원화, 『내 손으로 하는 경혈지압·마사지 324』, 김윤진 옮김, 국일미디어, 2010, 240쪽. 즉, 위중이란 이름은 구부리는 것, 굴신屈伸: 굽히고 펴는 것과 관련되어 있다.

위중은 별명이 많은 혈자리로도 유명하다. 혈극血郄, 극중郄中, 중극中郄, 위중앙委中央, 퇴요腿凹, 괵중膕中 등, 이 많은 별명들이 위중이 얼마나 중요한 혈자리인지를 간증한다. 이 가운데 주목해야 하는 것은 혈극이라는 별명이다.

위중혈은 곧 혈극血郄이다. 오금 가운데 있으며, 여기서 피를 빼면 고질병이 다 나을 수 있다. 오금 안쪽의 두 힘줄과 뼈 사이 우묵한 가운데 있다. 또한 "무릎 뼈 뒤 가운데이며 다리가 굽어지는 곳의 가운데인데, 무릎 뒤쪽에서 취혈한다"라고 하였다. 오금 주위에 검붉은 핏줄에서 피를 빼는데, 핏줄이 덩굴같이 뭉친 곳에서는 피를 빼지 못하는바, 피를 빼면 멎지 않고 계속 나와 도리어 요절하게 만든다. 『동의보감』(東醫寶鑑), 「침구편」(鍼灸篇), 침구(鍼灸)

혈극血郄이란 피[血]를 뽑아내는 틈[郄]이라는 뜻이다. 오금의 가운데, 위중에서 피를 빼면 고질병, 즉 오래된 병도 다 나을 수 있다는 이야기다. 물론 너무 과도하게 피를 흘리게 하는 경우엔 '요절'이라는 역효과가 발생한다. 또한 위중은 사총혈四總穴 가운데 하나다. 사총혈이란 365혈 가운데 중요한 혈자리 4개를 추린 것이다. 이 4개의 혈자리로 몸에서 일어나는 크고 작은 병을 총괄해서 치료할 수 있다는 것이 사총혈의 의미다. 그 4개의 혈자리는 합곡合谷, 열결列缺, 족삼리足三里, 위중委中이다. 이 혈자리들이 얼마나 중요했던지 노래로 만들어 부르기도 했다. 이름하여 「사총혈가」四總穴歌.

두복肚腹의 병에는 삼리三里를 유념해 두고,肚腹三里留
요배腰背의 병에는 위중委中을 찾는다腰背委中求
두항頭項의 병에는 열결列缺을 찾으며,頭項尋列缺
면구面口의 병은 합곡合谷이 수습한다.面口合谷收

내용은 간단하다. 복부의 병은 족삼리를, 등과 허리엔 위중을, 머리와 목엔 열결을, 얼굴과 입엔 합곡을 쓴다는 의미다. 여기서 알 수 있는 것은 등과 허리 및 몸의 뒤쪽에 생긴 병엔 반드시 위중이 쓰인다는 것이다. 특히 허리는 몸의 상하축을 연결하면서 몸 전체의 굴신을 주관하는 중요한 부위다. 이곳에 문제가 생기면 반드시 위중부터 떠올려야 한다. 허리뿐만이 아니다. 공포에 질려 다리의 굴신이 어려울 때, 오금이 저려서 걷지 못할 때도 위중을 써야 한다.

그런데 여기서 잠깐. 위중을 반드시 써야 한다는 등허리의 질병, 특히 허리의 병[腰痛]은 어떻게 발생하는 것인가?

요절복통, '요통'세상

『동의보감』에 따르면 요통腰痛이 발생하는 원인은 무지하게 많다.

요통腰痛은 갓 생긴 것이든 오래되었든 모두 신허腎虛: 신장의 기운이 허
함의 소치인데, 외감外感: 외부와 감응이 원인이면 갑자기 아프고 한寒: 차
가운 기운이 원인이면 등이 땅긴다네. 습濕: 물의 기운이면 아프면서 허리
가 무겁고, 열熱: 뜨거운 기운이면 번열이 나면서 안절부절 못하며, 풍
風: 바람의 기운이면 다리와 무릎이 땅기고 경직되어 펴기가 어렵다네.
내상內傷: 내부에서 생긴 것으로 의지를 상실하여 생긴 것이면 허리가 팽
팽하게 불러 오르고, 근심과 분노로 생겼으면 배와 옆구리가 아파
서 요통이 심해진다네. 담痰이면 등과 옆구리까지 이어지고, 식적食
積: 먹은 것이 쌓인 것이면 허리를 젖히기 힘들며, 삐어서 어혈瘀血이 생
겨 기운이 거슬러 오르면 밤에 유독 아프다네. 과로하면 혈맥血脈이
두루 자양하지 못하고, 성생활이 과하면 통증이 지속되거나 허리를
세우지 못한다네. 이천(李梴), 『의학입문』(醫學入門), 「요통」(腰痛)

너무 많이 먹어서 아프고[食積], 찬바람[風寒]이 불거나 무덥고 비
오는 날[濕熱] 아프고, 근심과 분노 때문에 아프고, 삐어서 아프고, 성
생활을 너무 즐긴 탓에 아프다. 이대로라면 어디 허리 안 아픈 사람
찾기가 어려울 정도다. 그런데 여기에 허리 대신 '우리'라는 말을 넣
어보자. 너무 먹어서 아픈 우리. 근심과 분노 때문에 아픈 우리. 직·
간접적인 성생활을 너무 즐기는(?) 우리. 생명을 지키기 위해 무기력

과 싸워야 하는 시대에 살고 있는 우리. 이렇게 보니 진정 '우리' 시대가 '요절복통'腰絶腹痛, 허리[腰]가 끊어지고[絶] 배[腹]가 무지하게 아픈[痛] 시대다. 나이 든 사람부터 젊은 사람까지 허리 아픈 사람들이 많아진 이유도 이것과 무관하지 않다. 생활과 감정의 무질서, 식욕과 성욕으로 인해 몸의 중심축인 허리가 무너져 버리는 것. 그래서 허리가 아플 때는 자기 마음의 회로와 삶의 동선을 되돌아봐야 한다. 그것이 곧 허리를 아프게 하는 근본 원인이기 때문이다.

허리, '위중'하십니까

그렇다면 위중委中은 어떻게 허리를 고치는 것일까? 먼저 위중의 정확한 위치부터 짚어 보자. 위중은 "오금의 중앙, 가로 간 금 가운데 맥이 뛰는 우묵한 곳에 있다."「동의보감」,「침구」 말로만 들어서는 감이 잘 오지 않지만 실제로 오금을 만지다 보면 금방 느낌이 온다. 특히 허리에 문제가 있는 사람들은 위중을 만져 주기만 해도 시원한 느낌을 받는다. 그만큼 위중이 허리와 직결된 곳이라는 뜻이다.

위중委中은 족태양방광경足太陽膀胱經의 합혈合穴이자 토혈土穴이다. 합혈은 주로 만성병慢性病을 다스리는 데 쓰이는 오수혈이다. 위중을 찔러 피를 빼면 고질병이 다 나을 수 있다고 했던 것도 이 맥락이다. 주목해야 할 것은 토土의 기운을 발휘하는 혈이라는 것이다. 토는 중재와 매개 그리고 변화를 담당하는 오행이다. 땅에 씨앗이 떨어지면 그것은 다음 해 봄, 완전히 다른 모습으로 땅 위로 올라온다. 이 변화를 만들어 내는 것이 토다. 몸의 굴신 또한 움직임, 곧 변화다. 즉,

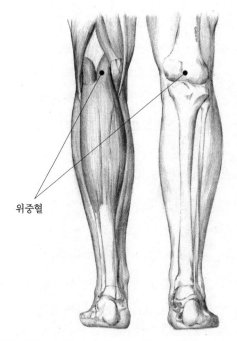

위중혈

<u>위중혈 위치</u> | 무릎 뒤쪽 가로무늬 한가운데에 있는 위중혈은 허리에 특효일 뿐 아니라 종아리와 허벅지의 피로와 붓기를 가라앉혀 걸그룹들에게 사랑받는 혈자리이기도 하다. 복통과 구토, 설사에도 효과가 있다.

위중의 토 기운이 굴신이 자연스럽게 이루어지도록 매개하는 역할을 한다는 것이다. 그래서 위중을 계속해서 마사지해 주면 "평소 운동 부족으로 근골이 뻣뻣하고, 허리를 굽힐 때 손가락이 지면에 닿지 않는 사람들은 근골이 유연해짐을 느낄 수 있다."신차이원화, 『내 손으로 하는 경혈지압, 마사지 324』, 240쪽 이것 모두가 토의 힘이다.

족태양방광경足太陽膀胱經은 한겨울의 차가운 물이 흐르는 경맥이다. 이 경맥이 감당할 수 없을 정도의 기운을 받으면 차가운 한기가 동해 다리를 움직일 수 없게 되고 주저앉으며 통증을 느낀다. 차가운 한기는 뜨거운 열기로는 중화시킬 수 없다. 둘은 상극이기 때문이다. 둘을 붙여 놓으면 한기는 한기대로 열기는 열기대로 요동친다. 그래서 한기를 중화시킬 수 있는 토±의 중재와 매개의 힘을 이용하는 것이다. 이것이 위중委中이 허리에서 생기는 문제들을 해결할 수 있는 까닭이다.

위중委中은 요통뿐만 아니라 아랫배에 열이 나고 아픈 것, 붉은 소변을 보거나 소변이 잘 나오지 않는 것, 코피가 줄줄 흐르고 멎지 않는 것, 다리가 약해져서 무릎이 틀어진 것, 반신불수半身不隨, 땀이 나지 않는 것 등에도 쓰인다. 이중 반드시 기억해야 할 것은 몸의 중심인 허리가 무너졌을 때 위중을 써야 한다는 것이다. 몸의 중심이 흐트러지기 쉬운 시대에 사는 그대들이여, 몸 안에 있는 오금동을 기억하라.

모든 강은 곤륜(崑崙)에서 아래로 흐른다

『삼국유사』三國遺事에 보면 「문희매몽」이라는 재미난 설화가 있다. 김유신의 두 누이동생들의 이야기이다. 설화는 언니 보희와 동생 문희가 오줌 꿈을 팔고 사는 것으로 시작한다. 보희가 꿈에 서악에 올라가서 오줌을 누었더니 오줌이 서라벌에 가득 찼다. 이튿날 아침에 보희가 동생 문희에게 꿈 얘기를 하자, 문희가 이 말을 듣고서 비단 치마를 내고 꿈을 사겠다고 하였다. 언니는 동생에게 꿈을 팔았다.

열흘 뒤 유신이 춘추공과 함께 유신의 집 앞에서 공을 차다가, 일부러 춘추의 옷자락을 밟아서 옷고름을 찢어뜨렸다. 보희에게 꿰매드리라 하니 사양하였다. 문희가 꿰매어 주자, 공은 유신의 뜻을 알고 드디어 문희를 사랑하였다. 춘추공은 훗날의 신라 제29대 태종무열왕이다. 비는 문명왕후 문희이니 곧 유신공의 막냇누이이다. 꿈을 해몽해 보니 재미난 점이 있다. 자신의 오줌이 내를 이루거나 마을을 덮치는 꿈은 가까운 시일에 엄청난 재력을 지니거나 지위나 권세로 자신의 영향력을 세상에 과시하게 된다고 한다. 『우리 꿈 큰 사전』, 동학사.

2002, 87~88쪽.

득몽을 한 보희는 자신의 꿈을 유의미한 것으로 받아들이지 않았다. 하지만 문희는 이 꿈의 상징성을 해독하여 꿈을 산 후, 왕후의 자리에 올랐으니 길몽이긴 한 모양이다. 오줌을 잘 살피면 길한 일이 있다는 것을 알아차린 선조들의 관찰력이 빛나는 해몽이다. 오줌꿈은 못 꾸어도 오줌이 우리 몸에 얼마나 귀한 존재인지 족태양방광경足太陽膀胱經과 혈자리 곤륜崑崙으로 알아보자.

소변, 몸의 생생 정보통

『동의보감』東醫寶鑑에서는 "소변은 방광에 저장된 진액이 기화작용을 받아 생성된다"고 하였다. 소변은 우리 몸을 한 바퀴 돌아 나온 탁한 물이다. 우리가 음식을 먹으면 위胃에서 1차 소화 과정을 거친 음식물이 소장小腸에 와서 비별청탁泌別淸濁의 과정을 거친다. 비별청탁은 위와 소장에서 수액으로 만들어 흡수한 영양분 중 쓸 것과 버릴 것을 가리는 것이다. 이 과정에서 버릴 것은 방광과 대장으로 전달된다. 그리고 정미한 기운은 비脾의 운화 작용으로 온몸으로 전달된다.

폐肺는 호흡을 통해 수액을 운행시키고, 배설시키기 위해 물의 길을 조절한다. 이렇게 온몸을 돌아온 수액 중 일부가 방광에 도달한다. 방광에 모인 수액은 기화氣化를 거쳐 소변으로 배출된다. 보통 하루 6~7회, 1.2리터 내외의 양이 소변으로 빠져나간다. 배출된 소변은 다양한 색으로 몸의 상태를 알려준다. 예를 들면, "소변이 탁하거나 누런 것은 열이 있기 때문이다. 백색은 하초의 원기가 허하고 냉한 것이다". 『동의보감』, 「내경편」(內經篇), '소변'(小便) 또, 술을 많이 마신 다음날 소변을 관찰해 보라. 누렇고 탁한 소변이 나온다. 심지어 마신 술의 향도 함께. 이것은 술로 인해 몸에 습열이 생긴 것이다.

소변은 그 쓰임이 다양하다. 소변과 피는 모두 몸의 수액이다. 다만 청탁의 구분이 있을 뿐이다. 그러니 소변과 피는 서로 다르지만 소중한 몸의 정보를 담고 있다. 정보란 무엇인가? 기운장을 말한다. 소변에는 몸을 돌며 모아 온 기운이 담겨 있다. 몸속 장기들의 대사 상태에 관한 정보들이 고스란히 녹아 있는 것이다. 그래서 옛날 어의들은 임금의 대소변을 맛보고 관찰하며 건강 상태를 살폈다. 심지어 『동의보감』엔 소변을 약으로 쓴 예도 나온다. 남자 어린 아이의 중간 소변인데, 이름하여 동자뇨童子尿가 그것이다.

오줌은 화火를 내려 주고 음을 자양해 주며, 또한 어혈을 풀어 주고 토혈, 뉵혈코피 등 여러 가지 출혈을 멎게 해준다 …… 동변12세 이하 사내 아이의 오줌 한 종지에 생강즙 두세 방울을 넣어 고르게 섞어서 천천히 마시는데, 하루에 두세 차례 마시면 좋다. 『동의보감』, 「내경편」, '혈'(血)

『본초』本草에는 동변童便에 생강즙이나 감초가루를 섞어 먹으면 대장大腸을 잘 통하게 한다고 기록되어 있다. 방광경의 서늘한 기운을 타고 나온 소변의 차가운 약성은 열로 생긴 화나 어혈을 풀어 주는 효과가 있다. 그래서 예부터 사람의 기운을 담고 있는 오줌을 그냥 버리지 않고 모아 논밭에 거름으로 내어, 식물을 생장시키고 열매를 달게 만들었다. 우리는 그 열매를 먹어서, 기운으로 돌리고 다시

몸 밖으로 내보낸다. 돌고 도는 순환의 동그라미가 생생한 몸과 삶을
만든다.

소변의 집, 방광

> 방광은 텅 비어 있음으로써 물을 받아들여서 진액지부津液之腑가 되
> 는데, 위에는 구멍이 있으나 아래에는 구멍이 없으므로, 기해氣海의
> 힘을 받아서 증발이 되면 소변이 잘 나오고, 기해의 기가 부족하면
> 막혀서 잘 나오지 못한다. 『동의보감』, 「내경편」, '방광'(膀胱)

몸을 돌아 온 소변은 방광에 모인다. 방광은 소변을 일시적으로
저장해 두는 자루 모양으로 되어 있다. 그래서 위에는 구멍이 있으
나 아래에는 구멍이 없다고 한 것이다. 자루에 소변이 어느 정도 차
면 오른쪽 신腎, 명문기해의 화기火氣로 기화氣化가 이뤄지면서 배출된
다. 위쪽으로 분수대 물이 뿜어져 나오듯이 나오게 된다. 이때 명문
의 기가 부족하면 기화가 잘 이뤄지지 않아서 소변이 잘 나가지 않는
다. 사실 방광은 작은 오줌 그릇에 불과하지만 70% 이상이 수분으로
구성되어 있는 몸의 구조를 고려할 때, 소변을 배출하지 못하는 것은
매우 위급한 병증이 된다. 이로 인해 장부 전체에 큰 영향을 미치기
때문이다. 그래서 방광경은 가장 긴 경맥이고 많은 경혈을 가지고 있
다. 12경맥은 우리 몸을 매일 한 바퀴씩 순행하는데, 방광경은 오후
3~5시 사이에 활동한다. 수액대사가 가장 활발하게 이뤄지는 시간
이다.

방광에 열이 있으면 대체로 소변이 잘 나오지 않는다. 열이 하초에 뭉치면 기혈이 정체되어 아랫배가 더부룩하고 아프다. 그곳을 손으로 누르면 소변이 나올 것 같지만 나오지는 않고 어깨 부위에 열감이 있고 새끼발가락 바깥 모서리와 정강이와 복사뼈 뒤쪽에서도 열이 난다. 한편 방광이 허하면 수액을 저장하지 못해 소변을 참지 못한다. 정체된 도로 위의 차 안이나 화장실을 찾을 수 없는 곳에서 오줌과의 투쟁을 벌여 본 경험이 있을 것이다. 방광의 기능이 허해지면 이런 일이 일상적으로 일어난다.

또, 요의尿意를 느끼면 바로 화장실로 뛰어가야 하거나, 자신도 모르게 소변이 흐르게 되는 유뇨遺尿현상이 나타나기도 한다. 이것은 "하초에 열이 쌓여 있거나 허로로 기운이 손상된"『동의보감』, 「내경편」, '소변' 경우이다. 대략 난감한 이 상황을 극복할 방법은 일단 기운이 정체되지 않도록 열심히 움직여서 방광경의 수분 조절 능력을 증대시키는 것이다. 그 다음이 곤륜崑崙으로 그 능력을 배가시키는 것.

곤륜으로 에너지를 더하자

곤륜혈崑崙穴은 발의 바깥쪽 복사뼈의 뒤쪽 즉, 복사뼈와 아킬레스건 사이의 함몰된 곳에 있다. 복사뼈의 끝은 다른 돌기에 비해 높이가 있다. 옛날 사람들에게 곤륜산이 가장 높고 큰 산이었다. 그래서 곤륜산에서 이 혈자리의 이름을 따왔다고 한다. 한자 역시 같다. 또한 옛 사람들은 모든 하천의 원류가 가장 높은 산인 곤륜산이라고 보았다. 방광경이 머리 부분에서 시작해서 자연스럽게 아래로 내려오는 모

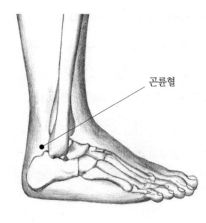

곤륜혈

곤륜혈 위치 | 소화 및 순환계통에 영향을 미치는 곤륜혈은 바깥쪽 복사뼈 뒤편에 자리하고 있다. 소변불리와 변비에 효과가 있을 뿐 아니라 두통이나 현기증에도 도움을 준다.

습이라 마치 모든 강이 곤륜에서부터 아래로 흐르는 것과 같은 형상이 된다. 방광경에서도 곤륜혈이 수액을 기화시켜 오줌이 잘 내려가도록 하니 잘 맞는 작명이다.

곤륜崑崙의 기화 능력은 화기火氣에서 나온다. 곤륜은 방광경의 경화혈經火穴이다. 족태양방광경足太陽膀胱經은 태양한수太陽寒水와 방광의 수水, 두 개의 수를 가지고 있는 차가운 물이다. 물은 화의 양기를 얻어 기화되는데, 곤륜은 물을 기화시키는 방광경의 동력에 보탬이 된다.

오줌이 잘 나오지 않는 것은 대부분 신腎의 기화 작용이 원활하지 못해서 생긴다. 신은 경맥으로 방광과 연결되어 표리 관계를 이루므로 신의 기화 작용은 방광의 기화 작용에도 영향을 미친다. 기화 작용은 신양腎陽: 명문의 화기에 힘입어 작동한다. 곤륜崑崙은 방광경에 화기를 불어넣음으로써 신양의 기화 작용을 돕는다. 열로 인해 소변이 나오지 않을 때, 곤륜을 사瀉하면 열을 뺄 수 있다. 반면 곤륜을 보

補하면 양기를 잃은 방광을 자극할 수 있다.

우리 몸에는 360여 개의 혈자리가 있으며 혈자리마다 제 각각의 용도가 있다. 송나라 명의 마단양馬丹陽은 그중 중요한 12개의 혈자리를 뽑아 천성십이혈天星十二穴이라 했는데, 곤륜崑崙도 포함되어 있다. 방광경에는 위중委中, 승산承山, 곤륜 3개의 혈이 있다. 마단양이 천성십이혈을 깨칠 때 곤륜산에서 만난 선인仙人의 도움이 있었고, 후일 그도 곤륜산에 들어가 도를 닦았다고 하니, 곤륜은 이래저래 상징성이 있는 듯하다. 곤륜은 발목 삔 데, 허리와 엉덩이가 아픈 것을 치료할 수 있고, 또 갑자기 숨이 차면서 가슴이 뻐근한 증상이나 걸으려하면 아파서 신음이 나는 증상에도 쓴다.

소변을 살피는 일은 몸의 수액 대사를 돌보는 일이다. 수액의 흐름은 결국 장부의 흐름이다. 장부의 흐름은 마음의 길이기도 하다. 소변 배출에 문제가 있는 경우, 자기 것에 집착하는 성향과 관련이 있다. 한편 소변을 참지 못하는 것은 막연한 불안과 두려움이 방광경의 수기를 해쳤기 때문이다. 따라서 소변을 살피는 것은 몸과 마음을 살피는 것이다. 곤륜산에 올라 도를 닦진 못해도 우리 몸의 곤륜혈로 몸과 마음 길을 닦아 보는 것은 어떨지.

속골(束骨), 허물어진 중심을 바로잡다

중학교 때 같은 반이었던 한 친구의 아버지가 한의사셨다. 길게 기른 메기수염에 늘 한복을 입으셨는데, 가끔 학교에 오셔서 아이들을 무료로 진찰해 주시곤 했다. 몸이 좋지 않아 아저씨한테 가면, 먼저 양 손목을 잡힌다. 손가락을 얹어 지그시 잡으시고는 눈을 감고 천천히 숨을 고르셨다. 침을 놓을 때는 눕힌 상태에서 배를 이리저리 눌러 보기도 하셨다. 이것이 한의학의 진단법인 맥진脈診과 복진腹診이다. 맥을 짚거나, 배를 눌러 보거나.

맥과 손끝의 감각으로 균형이 무너진 곳을 찾아내는 아저씨의 기술은 실로 신기했지만, 누구든 하루아침에 그런 능력이 생길 수는 없다. 우선 맥을 짚는 촌관척寸關尺 각각에 해당하는 장부를 알고 있어야 하고, 왼손과 오른손에 배속된 장부들 또한 다르다. 또 맥이 활시위처럼 팽팽하게 뛰는지, 잡힐듯 말듯 약한지, 깊이 가라앉았는지, 튀어나올 듯 생생한지 모두 느껴야 한다. 이런 맥의 차이를 분별하려면 무엇보다 많은 경험이 중요하다. 무턱대고 맥을 짚고, 배를 눌러

본들 돌아오는 것은 그저 개구리 뛰듯 팔딱이는 맥과, 소화 안 된 점심밥이 꾸룩대는 소리뿐이다.

그러니 책을 보고 맥을 잡아 보아도, 이게 팽팽한건지, 느슨한건지, 빠른지 느린지 아리송한 게 대부분이다. 하지만 이번에 소개할 진단법은 아주 간단하면서도 실용적이기 그지없다. 바로 '배수혈背輪穴 진단법'이다. 배수혈이란 척추를 따라 등에 위치한 12개의 혈자리를 말한다. 등뼈를 따라 내려가며 주먹으로 두드려 보면, 아픈 장부를 알 수 있다. 지금부터 배수혈의 세계로 떠나 보자.

등에 숨은 6장 6부, 배수혈

그간 오수혈五輪穴에 익숙해진 독자라면 눈치 채셨을지 모르겠지만, 배수혈背輪穴은 오수혈에서 정형수경합井滎輪經合의 수輪와 같은 한자를 쓴다. 하지만 배수혈은 오수혈과는 따로 구분되는 12개의 혈자리로 방광경에 속해 있으며 등에 모여 있기 때문에 배수혈이라 한다. 족태양방광경足太陽膀胱經은 몸의 뒷면을 관리한다. 12경맥 중 가장 많은 혈을 갖고 있으며, 그 영역 또한 가장 넓다. 눈 안쪽에서 시작해 이마를 타고 뒤통수를 넘어, 등줄기를 따라 발끝까지 내려간다. 이때 등을 타고 내려가는 라인에 심수心兪, 독수督兪, 격수膈兪, 간수肝兪 등의 수혈들이 줄줄이 이어져 있다. 수혈은 해당 장기의 기운이 가장 잘 나타나는 혈자리들이다. 가령 간수는 간의 상태를 나타내며 그 위치 또한 간과 가장 가까운 곳에 있다. 다른 수혈들도 마찬가지다. 그래서 혈자리에선 수혈에 해당 장부가 매달려 있다고도 표현한다. 배수혈

진단법이 가장 손쉬우면서 정확한 진단법이라고 하는 것도 이 때문이다.

방법은 간단하다. 해당 배수혈들을 눌러 가면서 통증이 있는지를 살피면 된다. 이때 척추뼈 양옆을 눌러야 한다. 거기가 방광경이 지나가는 자리이기 때문이다. 만일 어깻죽지뼈 부위에 있는 척추뼈 양옆을 눌렀을 때 통증이 심하다면 폐肺와 심心, 심포心包에 문제가 있다는 뜻이다. 평소에도 이쪽이 자주 결리면서 아프다면 해당 장부들에 문제가 생긴 것이라 보면 된다. 어깻죽지뼈가 끝나는 곳부터 흔히 허리라고 하는 곳 사이에는 간담肝膽, 비위脾胃의 배수혈이 자리 잡고 있다. 같은 방식으로 눌렀을 때 이곳에 통증이 있다면 해당 장부에 문제가 생긴 것이다. 마지막으로 허리로부터 꼬리뼈 사이에는 삼초三焦, 신腎, 대장大腸, 소장小腸, 방광膀胱의 배수혈들이 자리 잡고 있다. 여기도 마찬가지의 방법으로 진단하면 된다.

진단법뿐만 아니라 배수혈이 중요한 이유는 더 있다. 바로 배수혈이 외사外邪가 들어오는 입구가 되기 때문이다.

풍사風邪가 오장육부의 배수혈로부터 침입하여 경맥을 따라 안으로 전이되면 오장육부의 풍병風病이 되는데, 만약 풍사가 수혈의 좌우에 따라 어느 한쪽으로만 침범하였다면 이를 편풍偏風이라고 합니다. 『황제내경』(黃帝內經), 「소문」(素問), '풍론'(風論)

핵심은 간단하다. 배수혈로 풍사風邪가 침입하면 오장육부에 풍병이 든다는 것. 풍사는 한의학에서 백병百病의 우두머리라고 불린다. 오만 가지 병이 풍風으로부터 시작된다고 보기 때문이다. 풍이 수혈을 통해 장부로 들어가면 오장육부에 갖가지 병이 만들어진다. 풍 뿐 아니라 다른 외사들도 마찬가지다. 배수혈을 통해서 들어가면 해당 장부로 직행한다. 그래서 찬 바닥에 등을 대고 자서는 안 된다고 하는 것이다.

한의학에서 장부로 들어간 병사는 만성병으로 취급한다. 곧 등으로 들어온 병은 만성병이 되어 잘 낫지 않는다는 뜻이기도 하다. 반대로 급성병들은 주로 체표에 머물면서 조금만 땀을 내거나 몸을 조리하면 금방 병세가 호전된다. 곧 몸을 지키려면 등부터, 배수혈들부터 잘 관리해야 한다는 것이다.

등, 양기의 통로

등은 양陽의 영역이다. 왜일까? 그 비밀은 아주 먼 옛날, 인간이 네 발로 기어 다니던 시절에 있다. 하늘은 양이요, 땅은 음이다. 무릎과 손을 땅에 대고 있으면 햇빛이 등허리쪽으로 내리쬔다. 그래서 양기는 등으로 흐르고, 음기는 배로 흐른다. 그 음양의 큰 흐름을 관장하는 것은 임맥任脈과 독맥督脈이다. 몸 앞에 흐르는 임맥은 음기陰氣를, 등 뒤로 흐르는 독맥은 양기陽氣를 실어 나르는 가장 큰 고속도로라고 보면 무방하다.

양기를 대표하는 독맥은 꼬리뼈에서 시작해 척추 바로 위를 지나 머리를 넘어 윗입술에서 끝난다. 그래서 양기가 세면 허리가 굽는다고도 한다. 잔뜩 굽은 허리로 지팡이를 짚고도 큰소리를 치며 바쁘게 움직이시는 할머니들을 한 번쯤은 보았으리라. 또 독맥은 윗입술에서 끝나기 때문에 양기가 세면 윗입술이 발달한다. 그래서 맹금류인 독수리는 윗부리가 아랫부리를 덮는다. 상어도 위턱이 월등히 발달했다. 강하고 저돌적인 양기가 발달했다는 신체적 표현이다. 반면에 붕어나 펠리컨처럼 사납지 않은 동물은 위아래가 그만그만하거나 아래턱이 더 크다. 유순하고 부드러운 음기가 모인 임맥이 아랫입술에서 끝나기 때문이다. 사람을 볼 때도 윗입술과 아랫입술을 잘 관찰해 보라.

양기는 외부로 발산하는 에너지가 강한 기운이다. 따라서 그 발산의 힘을 제어하기가 쉽지 않다. 그래서 우리 몸엔 절묘하게도 독맥督脈이 지나는 척추 양 옆에 방광경이 자리하고 있다. 쉽게 과열되고 방방 뜨는 양기를 방광경의 수水 기운으로 진정시킨다는 뜻이다. 양기가 머리 위로 떠서 불면증에 시달리는 사람의 등을 아래로 쓰다듬어 주면 재울 수 있다. 방광경이 양기를 진정시켜서 잠을 불러오기 때문이다.

중심 실종, 척추를 세워라!

이제 등의 중심에 자리 잡은 척추에 대해 알아보자. 척추는 신腎에서 만들어 낸 정기가 오르내리는 통로다. 또한 머리와 몸을 가누는 데 중요한 중심축이다. 걷고 움직이는 모든 행동은 물론, 흉골과 갈비뼈 등과 연결되어 오장육부를 보호하는 것도 척추의 역할이다.

소장小腸은 뒤로 등뼈에 붙어 있고, 배꼽에서부터 왼쪽으로 첩첩이 돌아 아래로 내려간다. 『동의보감』(東醫寶鑑), 「내경편」(內經篇), '소장부'(小腸腑)

대소장계는 횡격막 아래에서 등뼈와 심장, 신장, 방광을 이어주고 있으며, 지막과 근락이 퍼져서 대소장을 싸고 있다. 그러나 각각 구분이 되어 방광에 얽혀있는데, 그 속은 기혈과 진액이 도는 길이다. 『동의보감』, 「내경편」, '대장부'(大腸腑)

등은 가슴속의 심폐心肺가 거처하는 곳이다. 그러므로 등이 구부러지고 어깨가 처지면 심폐의 기가 장차 상할 것이다. 『동의보감』, 「외형편」 (外形篇), '배'(背)

보다시피 척추에 오장육부가 달라붙어 있기도 하다. 그래서 척추가 무너지면 오장육부가 직접적으로 압박을 받는다. 배수혈이 장부와 통한다는 말이 단지 비유적인 표현이 아닌 것이다. 또 척추가 무너지면 어깨도 안으로 굽는다. 그러면서 신腎으로부터 머리로 이어지는 통로가 원활하게 소통되지 않는다. 더구나 폐가 눌리면서 숨쉬기도 답답하고, 좋지 않은 자세로 계속 앉아 있으면 변비까지 생긴다. 어디 그뿐인가. 어깨가 굽으면 목도 앞으로 튀어나온다. 목이 뻣뻣해지면 두통도 자주 오고 어지럽기도 하다. 고등학교 때 수업받기싫어 몸을 꼬는 아이들에게 담임선생님께서 하신 말씀이 있었다. "벽에 기대지 않고 허리 똑바로 펴고, 인사 잘하고, 밥만 감사히 먹어도너희 인생은 성공한 거다." 곧 척추가 바로 서야 오장육부의 기운이 제대로 작동하고 몸의 중심이 바로 선다. 그럼 척추가 휘고 중심이 무너졌을 때는 어떻게 해야 할까? 혈자리 속골束骨을 써야 한다.

쭉쭉 뻗어라, 속골

속골束骨의 이름은 뼈를 묶는다는 뜻을 가지고 있다. 그래서 속골은 주로 족태양방광경足太陽膀胱經이 지나는 곳의 뼈와 관련된 질병에 주로 사용하는 혈자리다. 방광경에 배속된 배수혈에 문제가 생겨서 발생하는 질병들을 하나로 묶어서 치료하는 혈 또한 속골이다. 그러니 몸의 중심에 해당하면서 배수혈들과 가까운 척추를 세우는 데도 속

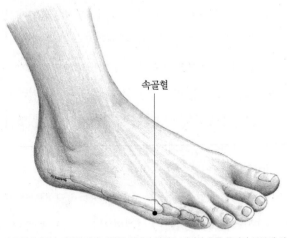

속골혈

<u>속골혈의 위치</u> | 새끼발가락 바깥쪽 옆에서 아래로 내려간 움푹 들어간 부분에 위치한 속골 혈은 목이 뻣뻣하거나 정신 착란 증상이 있을 때에도 쓰이며 두통과 현기증에도 효능을 보 인다.

골을 써야 하는 셈이다.

속골束骨은 "새끼발가락 바깥쪽으로 본절 뒤 움푹한 곳"『동의보감』에 있다. 새끼발가락으로부터 바깥쪽으로 따라 올라가다 보면 툭 튀어나오는 뼈가 있는데 이 뼈를 지나자마자 움푹 들어간 곳이 속골이다. 속골은 족태양방광경足太陽膀胱經의 수혈輸穴이자 목木의 성질을 가지고 있는 혈자리다. 새끼발가락에 있지만 강력한 목의 기운을 가지고 있다는 뜻이다. 목의 성질은 생장生長과 승발升發의 기운이다. 모두 위를 향해 뻗어 가는 모습이다. 발끝부터 머리까지 쭉 뻗어나가는 속골의 기운은 척추 옆 방광경맥을 타고 들어가 틀어진 중심을 잡아 주는 역할을 한다. 더불어 속골은 열을 내리고 습濕을 내보내는 혈자리이기도 하다. 정신착란이나 머리가 아픈 증상, 뒷덜미가 뻣뻣하거나 허리와 등 및 다리 뒤쪽이 아픈 것에도 속골은 유용한 혈자리다.

"등뒤에 삼관三關이 있다"는 것에 대해 물었다. 이에 대답하기를, "머리 꼭대기를 옥침관玉枕關이라 하고 등뼈의 양옆을 녹로관轆轤關이라 하며, 수水와 화火가 맞닿는 곳신장을 미려관尾閭關이라 하는데, 곧 정기가 오르내리는 길이다"라고 하였다.『동의보감』, 「외형편」, '배'(背)

여기에 등장하는 삼관三關은 머리에 하나, 등에 하나, 신장이 위치한 허리에 하나씩 자리를 잡고 있다. 이 관들은 모두 수화水火가 오르내리는 길이자 정기精氣가 통하는 길이다. 수화가 제대로 작동하고 정기가 머리까지 올라가려면 등으로 난 길이 반듯해야 한다. 그래서 중심을 잡으라는 말은 달리 말해 등을 쫙 펴라는 뜻이기도 하다. 굽은 어깨, 답답한 가슴, 변비, 두통……. 이것들 또한 몸의 중심축이 흔들리거나 비틀어졌을 때 찾아온다. 이 길을 바로 잡으려면 속골을 눌러 보라. 등의 수혈이 자극되면서 등이 쫙 펴질 테니.

바람 맞은 날, 통곡(通谷)하자!

이제 에어컨이 없는 여름은 상상할 수도 없다. 과거엔 어찌 선풍기만으로 여름을 났는지 기억조차 나지 않는다. 그만큼 몸의 기억이 세포단위에서부터 달라져 버렸다는 뜻이다. 한데 몸은 편해진 대신 겪어야 할 것들이 생겨났다. 무시무시한 여름감기들이 어느 시대보다 빈번하게 발생하는 것은 물론이고, 몸이 차가워져서 생기는 온갖 냉(冷)병들이 사람들을 괴롭힌다. 이런 가운데 두통을 호소하는 사람들 또한 많아졌다. 실제로 하루 종일 에어컨의 찬바람에 노출되다 보면 어느 순간 머리가 바늘로 쑤시는 것처럼 아파 온다. 거기다 얼굴 쪽으로 열감이 느껴지면서 눈까지 충혈되기도 한다. 시원한 곳에서 바람을 쐰 것뿐인데 두통이 찾아온 것이다. 대체 왜 이런 것일까? 바람과 두통은 어떤 관계가 있는 것일까?

두통의 메커니즘

두통은 흔히 담痰과 관련되지만 통증이 심한 것은 화火가 성하기 때문이다. 따라서 토하게 할 것도 있고 설사시켜야 할 것도 있다. 여러 경맥의 기氣가 막혀도 두통을 일으킨다. 두통에다가 눈까지 아픈 것은 풍담風痰이 위로 치밀어 올랐기 때문이다. 『동의보감』(東醫寶鑑), 「외형편」

(外形篇), '두'(頭)

두통의 원인으로 지목된 것은 셋이다. 담痰과 화火와 경맥經脈의 기氣. 그러나 결국 모두 화의 문제로 귀결된다. 우선 담의 문제. 담은 몸의 진액이 열에 의해 졸여진 상태를 의미한다담에 대해서는 후계혈편을 참조. 즉, 두통의 원인으로 지목된 담이 만들어지는 건 화와 동류인 열熱과 관련된다는 것. 문제는 이렇게 생겨난 담이 몸의 순환 통로인 경맥의 기를 막음으로써 몸의 순환을 방해한다는 것에 있다.

경맥은 온몸을 감싸고도는 기혈氣血의 순환 통로다. 기혈은 몸을 따뜻하게 만드는 기능을 수행하는데 기혈이 막혀서 흘러가지 못하면 몸은 따뜻한 것을 넘어 뜨거워진다. 경맥이 막혀서 발생한 이 뜨거운 열기는 위로 올라가기 마련인데 이것이 머리에 머물면서 두통을 유발하는 것이다. 결국 담과 화와 경맥의 기 가운데 두통이 생기는 가장 근본적인 원인은 화火인 셈이다. 그럼 바람이 어떻게 두통을 일으키는가의 실마리가 잡힌다.

풍사風邪가 피부 사이에 머물면 안으로는 경맥이 통하지 않고 밖으로는 위기衛氣가 빠져나가지 못한다. …… 만약 땀구멍이 열리면 양기가 외부로 빠져나가 오한이 나고, 땀구멍이 닫히면 양기가 내부에서 울결되어 신열身熱·번민煩悶 증상이 발생한다. 『황제내경』(黃帝內經),

「소문」(素問), '풍론'(風論)

바람의 기운[風邪]으로 인해 땀구멍이 닫히면 따뜻한 양기陽氣에 해당하는 위기衛氣가 밖으로 나가지 못하고 내부에서 엉키고 막혀서 열熱을 발생시킨다. 이 열이 경맥을 타고 온몸에 전해지면서 신열身熱로, 번민煩悶: 가슴이 답답하고 괴로운 것으로 발전한다. 반대로 바람으로 인해서 땀구멍이 열리고 따뜻한 위기가 밖으로 빠져나가 버리면 덜덜덜 떨리는 한기寒氣가 찾아온다. 따라서 바람을 심하게 맞으면 한기가 찾아오거나 온몸에 열이 발생한다는 것이다. 바람을 맞아서 두통이 생긴 경우는 땀구멍이 막혀서 생긴 열 때문이다. 즉, 열이 담痰을 만들고, 담이 경맥을 막으면 두통이 일어난다는 것. 그런데 여기에 경맥과 관련해서 흥미로운 부분이 있다.

바람[風]은 양사陽邪다. 양의 기운을 가진 사기라는 뜻이다. 양의 기운은 항상 이리저리 움직여 다니고 위로 올라가려는 성질을 가진다. 또한 일정한 방향 없이 수시로 이동하고 변한다. 그래서 『황제내경』에서는 양사인 풍風을 이렇게 정의했다. "바람은 잘 돌아다니고, 자주 변한다." 실제로 풍병風病에 걸리면 몸이 여기 아팠다 저기 아팠다, 하고 이 병인가 싶으면 저 병인가를 반복한다. 바람의 생리를 병 또한 그대로 밟는 셈이다. 사는 데도 마찬가지다. 바람이 불면 왠지 기분이 설레고 들뜬다. 이것 역시 바람이 양사이기 때문에 일어나는 현상이다. 그런데 경맥의 차원에서 보자면 양사인 풍은 양경맥陽經脈으로 들어온다. "풍사가 양의 부위에 잘 침입한다는 것은 풍사가 인체의 상부, 양경陽經과 기부肌膚: 살가죽 표면에 잘 침입한다는 뜻이다." 배병철, 『기초 한의학』, 353쪽.

우리 몸에서 양경맥陽經脈은 모두 여섯 개다. 이 여섯 개의 양경들은 모두 두부頭部, 즉 얼굴과 머리 쪽으로 모인다. 결국 양경맥을 타고 들어온 풍사가 얼굴과 머리로 올라가서 열을 발생시키고 두통을 유발하는 것이다. "삼양경병三陽經病에는 두통이 있으나 삼음경병三陰經病에는 두통이 없다"『동의보감』, 「외형편」, '두'라고 한 것도 이 맥락에서다. 하여 두통은 양병陽病이다.

통곡, 물의 바다

두통을 잡기 위해선 먼저 화火를 잡아야 한다. 화를 잡는 방법 가운데 가장 확실한 건 화를 극하는 수水를 이용하는 것이다. 통곡혈通谷穴이 두통을 잡을 수 있는 가장 큰 이유는 바로 엄청난 수의 기운을 가진 혈자리라는 점에 있다. 통곡은 족태양방광경足太陽膀胱經의 형혈滎穴이면서 오행상 수水의 기운을 가지고 있다. 위중혈委中穴 편에서 살펴봤듯이 족태양방광경은 태양한수太陽寒水와 수의 기운인 방광이 만나는 경맥이다. 몸에서 가장 차가운 경맥인 것이다. 여기에 통곡의 오행, 수가 더해지면 수태양한수 – 수방광의 오행 – 수통곡의 오행의 형국이 만들어진다. 따라서 우리 몸에서 가장 강력한 수水의 기운을 가진 혈자리가 되는 것이다. 이렇게 오로지 하나의 오행으로만 구성된 혈자리를 경혈에서는 천부혈天符穴이라고 부른다.

365개의 혈穴 가운데 천부혈天符穴은 모두 여섯 개다. 앞서 소개된 혈자리에서 상양商陽, 태백太白, 소부少府가 천부혈이었다. 상양은 금金(수양명대장경), 태백은 토土(족태음비경), 소부는 화火(수소음심경)로만 구성된 천부혈이다. 여기에 통곡通谷(수, 족태양방광경)과 지구支溝(화, 수소양삼초경), 대돈大敦(목, 족궐음간경)까지 합쳐져 총 여섯 개이다. 천부혈은 하나의 오행으로 구성되어 있기에 그 작용력 또한 엄청나다. 가령 상양은 건조한 금의 기운으로 몸의 습濕을 말리고, 태백은 비옥한 토의 기운으로 몸을 살찌운다. 소부는 뜨거운 화의 기운을 가지고 있기에 한증寒證에 많이 쓰이고 반대로 통곡은 수의 기운이 강하므로 열증에 쓰인다. 지구 또한 화의 기운으로 몸의 열을 불어넣고 대돈은 뻗어나가는 목木의 기운으로 몸에서 막힌 곳을 뚫는다. 주의해야 할 것은 이 혈자리들을 보하는가 사하는가에 따라서 그 작용력이 완전히 다르다는 것이다. 가령 태백을 보하면 토의 기운이 강력해지면서 살이 오르지만, 사하면 살이 빠지기도 한다.

통곡通谷 또한 이렇게 작동한다. 통곡을 보하면 몸에 찬 물 기운이 더해져 열로 인해 생기는 두통, 충혈 등이 낫는다. 반대로 사하면 몸에서 찬 물기운을 빼기 때문에 상대적으로 몸이 따뜻해진다. 특히 족태양방광경足太陽膀胱經이 지나는 허리를 따뜻하게 만들어서 통증을 완화시킨다. 통곡이 두통을 잡는 것은 바로 이러한 원리에 의해서다. 그렇다면 통곡은 모든 두통에 다 좋은 것인가. 열에 의해서 생긴 두통에는 통곡이 특효다. 하지만 두통의 세계 또한 혈穴의 세계처럼 다종다양하다. 잠시 두통의 종류들을 음미해 보자.

두통에는 정두통正頭痛, 편두통偏頭痛, 풍한두통風寒頭痛, 습열두통濕熱頭痛, 궐역두통厥逆頭痛, 담궐두통痰厥頭痛, 열궐두통熱厥頭痛, 습궐두통濕厥頭痛, 기궐두통氣厥頭痛, 진두통眞頭痛, 취후두통醉後頭痛 등이 있다.

『동의보감』, 「외형편」, '두'

여기에 나열된 두통만 해도 11가지나 된다. 한데 머리가 아프다고 약국에 가면 거의 대부분 비슷한 두통약을 처방받는다. 그만큼 두통에 대해서 우리가 알고 있는 게 많지 않다는 뜻이다. 그러니 이참에 여기 나온 두통들에 대해 간략하게나마 살펴보고 가자. 정두통正頭痛은 기氣가 위로 올라가서 생기는 두통으로 눈과 목덜미가 같이 아프다. 편두통偏頭痛은 머리의 반쪽이 아픈 두통이다. 오른쪽이 아프면 담痰과 열의 조합인 경우가 많고 왼쪽이 아프면 풍風이나 혈血이 부족해서 생긴다. 주로 남자는 오른쪽 편두통을 많이 앓고 여자는 왼쪽 편두통을 많이 앓는다. 따라서 치료약 또한 다르다. 남자면서 오른쪽 편두통을 앓으면 담열痰熱을 사하는 약을 쓰고, 여자면서 왼쪽 편두통을 앓으면 혈血을 보해 주는 약을 쓴다. 풍한두통風寒頭痛은 말 그대로 풍과 한의 합작품으로 추위에 부들부들 떨면서 머리가 아픈 증상이다. 습열두통濕熱頭痛은 몸에 습과 열이 많아서 생기는 것으로 머리가 아프면서 가슴이 답답한 것이 특징이다.

궐역두통, 담궐두통, 열궐두통, 습궐두통, 기궐두통은 기, 담, 열, 습 등이 머리로 치밀어 오르면서 생기는 두통들이다. 궐역두통厥逆頭痛은 찬 기운이 위로 치솟아서 두통과 치통이 같이 생긴다. 담궐두통痰厥頭痛은 담으로 인해 몸이 무겁고 속이 메슥거리면서 두통이 동반

된다. 기궐두통氣厥頭痛은 머리가 아프면서 귀에서 소리까지 나고 열궐두통熱厥頭痛은 열이 올라서 몸이 불타고 찬바람-맞기를 무척이나 좋아한다. 습궐두통濕厥頭痛은 머리가 무겁고 어지러우면서 아픈 두통인데 비가 오거나 날씨가 흐리면 심해진다. 술 마시고 다음날 생기는 두통도 여기에 속한다. 이른바 취후두통醉後頭痛. 가장 골치 아픈 것은 진두통이다. 진두통眞頭痛은 사기邪氣가 뇌로 들어가서 생기는 두통인데 머리가 아프면서 온 뼈마디가 다 아프다. 그러다 손발의 차가운 기운이 팔꿈치와 무릎 관절까지 이르면 죽게 된다. 두통이 진짜 사람 잡는다!

이 많은 두통 가운데 통곡通谷은 정두통正頭痛을 치료한다. "족태양경맥은 이마로 올라갔다가 정수리에서 교차하고 바로 뇌로 들어가 얽힌 다음 그 별락別絡이 목덜미로 내려간다. 따라서 그 병증은 기가 위로 쳐 올라서 두통이 생기고 눈이 빠질 듯이 아프며, 목덜미도 빠질 듯이 아프다."『동의보감』, 「외형편」, '두' 그렇다면 정두통을 다스리는 통곡은 과연 어디에 있는 것인가.

두통은 새끼발가락으로 잡는다

통곡通谷은 새끼발가락에 있다. "새끼발가락 본절 앞 외측 우묵한 곳에 있다."『동의보감』 쉽게 말해 새끼발가락이 시작되는 첫번째 뼈 바로 밑으로 움푹 들어간 곳이 통곡이다. 통곡의 이름은 소통[通]시키는 골짜기[谷]라는 뜻이다. 머리에서 발끝까지 이어지는 방광경의 소통을 통곡이 관장한다. 이 새끼발가락에 있는 통곡은 주로 족통곡足通谷이

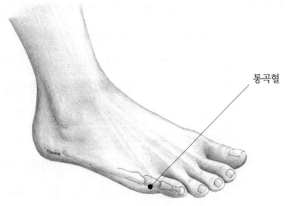

통곡혈

통곡혈 위치 | 새끼발가락 밑마디 앞 바깥쪽 우묵한 곳에 위치한 통곡혈은 두통을 비롯하여 목이 뻣뻣한 증상, 어지럼증, 코피 등의 증상에 쓴다.

라는 이름으로 불린다. 왜냐하면 통곡이라는 이름을 가진 혈자리가 배에 또 있기 때문이다. 배에 있는 통곡은 복통곡腹通谷이라고 부른다. 복통곡은 족소음신경足少陰腎經의 혈자리로 배에 있는 만큼 소화기관인 비위脾胃를 튼튼하게 만든다. 말이 나온 김에 위치라도 알아 두자. 복통곡은 배꼽으로부터 손가락 일곱 개 너비 위에 있다. 소화가 잘 되지 않는다면 여기를 눌러 보는 것도 좋은 방법이다.

『동의보감』에는 '기氣가 머리에서 어지러울 때, 전광癲狂이 있을 때' 통곡通谷에 침을 놓는다고 적고 있다. 앞서 살펴본 대로 기가 어지러운 것은 풍사의 영향일 가능성이 크다. 반면 전광은 흔히 정신이상을 의미하는 것으로 한의학에서는 화火의 작용으로 본다. 통곡은 강력한 물기운으로 머리에 떠 있는 기와 화를 아래로 가라앉힌다. 이밖에도 통곡은 머리에 열이 떠서 코피가 터지는 것, 목구멍이 열로 인해서 허는 것, 뒷덜미가 뻣뻣하게 굳고 아픈 것 등을 치료한다. 재밌는 것은 하품을 자주하는 것도 통곡으로 치료하기도 한다는 것. 옆 사람이 하품을 너무 자주하면 새끼발가락을 꾹 눌러 주시라.

　　무엇보다 중요한 것은 통곡通谷이 화열火熱로 인해 발생하는 몸의 문제를 고치는 혈자리임을, 그 메커니즘을 기억하는 것이다. 화열을 끄는 물의 바다, 바람 때문에 생긴 두통, 여기엔 반드시 통곡을 기억하자. 바람 맞은 날, '통곡'하라!

지음(至陰), 자궁과 통하다

중고등학교 시절, 나는 생리통이 굉장히 심했다. 내 생리통 증상은 대충 이랬다. 일단 생리 시작 전부터 배가 살살 아프다. 아랫배는 얼음을 올려놓은 것처럼 차갑고, 소화기관들이 일제히 셔터를 내리고 영업을 중지한다. 그때마다 나는 배를 끌어안고 갖은 인상을 쓰면서 양호실에 누워 있어야 했다. 당시 학교에는 양호선생님이 따로 없었던지라 교감선생님이 주로 그 역할을 담당하셨다. 그때마다 교감선생님은 대바늘을 들고 내 손을 따셨다. 배가 아프다고 하니 체한 줄 아셨던 것이다. 그땐 생리통이란 말을 하기가 너무 부끄러웠다. 생리대 사는 것도 매번 엄마한테 부탁했으니 오죽했을까. 생리하는 게 죽을 죄도 아닌데 말이다. 내가 특별히 내성적인 성격이어서 그랬을까? 그렇지 않다. 거의 대부분의 친구들이 나처럼 그 사실을 숨기고 부끄러워했으니까. 그럼, 사춘기 소녀의 부끄럼 타는 심리 때문일까? 이건 일정 정도 일리가 있다. 하지만 사춘기가 지나서도 그걸 말하는 건 쉽지 않았다. 오히려 스스로 몸을 잘 단속하고 진통제를 언제쯤 먹고 어떤 약이 나한테 더 잘 듣는지에 대한 요령만 늘었다. 여기에는 여성의 몸에 대한 우리 사회의 오랜 편견이 감춰져 있는 게 아닐까? 우리 사회에서 여성의 몸에 일어나는 현상은 숨겨야 하는, 그것은 여성의 전유물이라는, 그래서 오로지 여성이 감당해야 하는 것으로 배치되어 있는 건 아닐까? 이것은 여성을 삶에서 소외시키는 아니, 여성스스로 소외되는 일이다. 월경은 생명 탄생의 첫걸음이다. 이 자연스럽고 고귀한 일을 자연스럽지 않게 만드는 배치! 이것은 여성의 몸에 대한 무지에서 비롯된다. 그러니 무엇보다 여성의 몸에 대한 탐구와 지혜가 절실하다.

혈자리 지음至陰은 여성의 몸과 아주 관련이 깊다. 지음은 여성의 기관, 자궁을 위한 혈자리이기 때문이다. 자, 이제 자궁과 지음의 관계를 만천하에 드러내고 그 지혜를 탐색해 보자.

생명의 궁궐, 자궁

자궁은 아기를 만들고 키우는 곳이다. 물론 월경이 일어나는 장소이기도 하다. 한의학에서는 이를 포胞라고 한다. 포는 비록 오장육부에 속해 있지 않지만, 새 생명을 탄생시킨다는 점에서 매우 중요하다. 『동의보감』은 이렇게 말한다.

> 포胞는 '적궁'赤宮이라고도 하고, '단전'丹田이라고도 하며, '명문'命門이라고도 한다. 남자는 여기에 정精을 저장했다가 내보내고, 부인은 포를 통해 잉태하게 되니 포는 생화生化의 근원이 되는 것이다. 그러

나 이것은 오행의 어느 것에도 속하는 것이 아니다. 수의 의미를 지니는 것도 아니고 화의 의미를 지니는 것도 아니다. 이것은 천지天地의 작용을 달리 부른 이름으로서, 땅이 만물을 생화하는 것을 본뜬 것이다. 『동의보감』(東醫寶鑑), 「내경편」(內經篇), '포'(胞)

포胞는 하늘과 땅의 다른 이름이다. 하늘은 양陽, 땅은 음陰. 음양이 모두 자리하는 곳이다. 여기에는 어떤 차별상도 없다. 왜? 생명은 음양의 결정체이기 때문이다. 우리가 남자는 양, 여자는 음이라고 칭하고 구별할 뿐이다. 음 속에 양이 있고, 양 속에 음이 있는 것. 여성 안에 남성이 있고, 남성 안에 여성이 있는 것. 그것이 생명이다. 그래서 포는 생명의 원리를 고스란히 담고 있는 장소다. 다만 길러내야 하기 때문에 땅의 모양을 본뜬 것이다. 그래서 자궁은 몇백 배로 늘어난다. 보통 때는 무게 60g, 길이 7cm에 주먹만 한 크기지만 임신하면 500~1000배까지 늘어난다. 아기가 자랄 수 있도록 위쪽은 넓고 아래쪽 출입구 쪽으로 좁아지는 역삼각형 모양을 하고 있다.

또한 『동의보감』에서는 포胞를 좁은 의미와 넓은 의미로 나누어 본다. 좁은 의미의 포는 여자의 자궁을 가리키고 넓은 의미의 포는 단전丹田 또는 명문命門과 연결된 포 전체를 가리킨다. 따라서 포가 넓은 의미로 쓰일 때에는 남자의 '포'도 가능하다. 남자의 포는 단전 또는 명문에서 정精을 내는 일을 한다. 여자의 포는 특별히 자체의 공간을 가지고 남자의 정을 받아 자신의 혈과 합쳐 생긴 태아를 그곳에서 기른다. 결국 포는 남자에게는 정액을 내는 곳이고 여자에게는 아이를 간직하여 기르는 곳이다. 생명의 궁궐, 이곳이 자궁이다.

월경과 여성의 몸

자궁은 생명의 근원처다. 그렇다면 여성의 몸에서 한 달에 한 번씩 나타나는 월경은 어떻게 이해해야 하고 또 그것은 임신과 어떤 관계가 있을까? 『동의보감』에서는 이를 포胞와 맥脈, 혈血의 관계로 설명한다.

> 여자는 14세가 되면 천계天癸가 이르러 임맥任脈이 통하고, 태충맥太衝脈이 왕성해지면서 월경이 때맞추어 나오므로 자식을 낳을 수 있게 된다. …… 충맥은 피가 모이는 곳이고, 임맥은 자궁과 태를 주관하여 이 두 가지가 서로 의지하므로 자식을 가질 수 있는 것이다. 월사月事라고 하는 것은 화평한 기운이 포에 있으면 항상 30일에 한 번씩 나타나기 때문이다. 『동의보감』, 「내경편」, '포'

주요 키워드는 천계와 충·임맥과 월경이다. 이 삼박자가 제대로 돌아가야 임신을 할 수 있다는 것. 우선 천계부터 보자. 천계는 선천의 정精 속에 구비되어 있는 생식 기능을 촉진하는 물질이다. 이것은 하늘로부터 온다고 해서 천天인데, 태어날 때 이미 받아서 태어난다는 말이다. 계癸는 선천의 정이 계수癸水의 형태로 생성되기 때문이다. 이를테면 정액같이 액체, 수水의 형태로 화생한다는 것이다. 천계는 신腎의 정기精氣가 충만해져 일정한 정도에 이르면 생성된다. 천계에 이르렀다는 것은 생식기의 발육과 성숙이 일정 정도에 이르고 월경이 때맞춰 이뤄져서 태아를 잉태할 필요조건을 갖추게 되었음을 말한다.

현대의학은 이것을 난소의 작용으로 본다. 사춘기에 이른 여자의 몸에 지방이 축적되면 난소는 여성의 몸을 변화시키는 호르몬을 분비한다. 골반이 넓어지고 음모가 나고 지방층이 두꺼워지고 유방이 부풀기 시작한다. 이어서 난포자극호르몬, 황체호르몬, 생식샘자극호르몬 같은 성호르몬을 내보내서 배란과 월경이 이뤄진다. 이 호르몬들은 한 달을 주기로 순환하여 무려 35년 동안 활동한다. 따라서 천계의 발생과 고갈은 신정腎精의 성쇠, 생식능력의 성숙과 퇴화를 말해 준다.

다음은 충맥과 임맥. 자궁에서 시작하여 척추 안쪽을 따라 상행하는 충맥과 임맥은 경락의 바다다. 충맥은 전신을 관통하므로 "십이경맥의 바다"이고, 임맥은 수족삼음경手足三陰經: 팔다리에 있는 3개의 음경. 육장(六臟)과 연계되며 사지(四肢)의 안쪽에 분포한다과 음유맥陰維脈: 전신의 음맥(陰脈)들을 서로 긴밀하게 연계하는 작용을 한다과 만나므로 "음맥의 바다"다. 다시 말해 충맥은 오장육부의 경맥에서 생성된 피가 모이는 곳[血海]이고, 임맥은 음맥의 근원지인 자궁과 관련이 깊어 임신을 주관한다. 남자는 충맥이 계속 돌게 되어 있지만, 여자는 포에서 멈추게 되어 있다. 남자는 피가 계속 도니까 쌓이는 것이 없다. 하지만 여자는 포에서 멈추게 되어 있으므로 쌓여 가득 차게 된다. 여기에 차 있던 것이 때맞추어 넘쳐나는 것이 바로 월수[月水], 곧 월경이다. 월경이라는 말은 한 달마다 달이 둥글어졌다가 이지러지는 것에 비유해서 표현한 것이다. 만일 충맥이 잘 통해 경혈이 순조로울 때 남자에게서 정을 받고, 임신을 주관하는 임맥의 활동이 순조로우면 피가 월경으로 나오지 않고 임신으로 이어진다. 이와 반대로 충맥과 임맥이 손상되면 월경 불순이나 대하외음부에서 흘러나오는 분비물, 붕루하혈 같은 병이 발생한다.

마지막으로 월경月經. 월경은 위에서 언급한 대로 천계와 충맥, 임맥이 원활하게 이루어져야 순조롭다. 그래서 여성의 몸은 월경이 어떠냐에 따라 진단할 수 있다.

> 병을 앓을 때 남자는 반드시 성생활에 대한 것을 물어보아야 하고, 여자는 먼저 월경과 임신에 대한 것을 물어보아야 한다. 『동의보감』, 「잡병편」(雜病篇), '변증'(辨證)

남자는 양기라 계속 쓰게 되고 여자는 음기陰氣라 쌓아 두게 된다. 남자는 정精을 계속 쓰게 되니 신정腎精이 고갈되어 병이 생기고, 여자는 혈血을 쌓아 두어 정체되고 뭉쳐서 병이 된다. 그래서 여성의 몸은 혈과의 관계가 관건이다. 혈 안에 감정과 생각과 생활이 담겨 있다.

> 부인은 음기陰氣의 결집체로서 늘 습한 곳에서 거하게 되는데, 15세 이상이 되면 음기가 떠올라서 온갖 생각이 마음을 움직여서 속으로 는 오장을 상하게 하고 겉으로는 얼굴을 상하게 하며 월경이 있다 없다 하거나 월경이 앞당겨졌다 늦어졌다 하거나 어혈이 생겨 뭉치 거나 월경이 끊어지기도 하고 태아가 떨어지기도 하는 등 이루 다 말할 수 없는 증상이 나타난다. 『동의보감』, 「잡병편」, '부인'(婦人)

여성의 몸은 음陰이 모여 늘 습濕과 더불어 산다. 음체인 여성의 운명이여! 어혈瘀血, 담음痰飮, 울체鬱滯가 여성의 몸에 피할 수 없는 조건으로 배치되어 있다. 그러나 생명에 어찌 음만 있을까? 여성의 몸이 음기가 많은 조건이라면 애써서 양기를 돌리지 않으면 안 되는 것이다. 그러니 여성들이여, 아프지 않으려면 움직여야 한다. 기혈氣穴을 순환시켜야 한다. 지금 생각해 보면 내가 생리통이 심했던 것도 몸의 생리를 모른 채 움직이지 않았던 원인이 크다. 어떻게든 안일하게 그냥 약으로 때우려고 했던 것이다. 그것은 고스란히 나의 습쩥으로 자리 잡았고, 감정도 생각도 생활도 울체되어 지금의 나를 만든 것이다. 이 악순환의 고리를 바꾸려면 몸을 써야 한다. 몸을 써야 운명이 바뀐다. 앞에서 여성에 대한 우리 사회의 편견을 얘기했지만 이보다 먼저 내 몸의 생리를 알고 나의 습을 바꾸려고 노력하는 것이 먼저다.

지음, 자궁과 통하다

혈자리 지음至陰은 자궁과 어떤 관계가 있는 걸까? 음의 작용력이 클 수밖에 없는 여성의 몸에서 지음은 어떤 작용을 하는 걸까?

> 포는 보이지 않는 곳에 숨어 있어서 땅을 본떴으며, 기항지부奇恒之府의 하나이다. 『동의보감』, 「내경편」, '포'

> 자궁은 보이지 않는 곳에 숨어 음을 간직하고 있으니 수水, 땅을

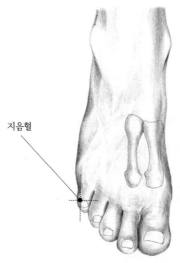

<u>지음혈 위치</u> | 난산을 예방하는 데 효과적인 지음혈은 새끼발가락 바깥쪽 밑에 위치하고 있다. 음양의 균형을 조절하여 머리를 맑게 하고 눈을 밝게 하며, 태아의 위치를 바로잡는 데에도 도움을 준다.

닮았기에 토기土氣와 통하는 기관이다. 지음至陰은 새끼발가락 끝 발톱의 바깥 모서리에 있다. 이곳은 족태양방광경足太陽膀胱經의 기맥이 흐르는 맨 끝 부위이다. 머리에서 시작한 방광경맥은 새끼발가락에 이르러 족소음신경足少陰腎經에 연결된다. 이 말은 양기가 다하고 음기가 시작된다는 뜻이다. 그래서 음陰에 이르렀다[至] 하여 지음이다. 여기서 음은 물론 족소음신경이다. 족태양방광경의 수기와 족소음신경의 수가 합쳐져 있는 곳이 지음이다. 또한 지음은 발끝에 있어 땅의 기운을 받는다. 곧 토기와 통한다는 말이다. 결국 지음은 수와 토기를 갖추었음으로 자궁과 통한다. 통즉불통通卽不通, 통하면 아프지 않다고 했던가? 자궁과 같은 기운으로 통하는 지음은 그래서인지

자궁질환에 명혈로 불린다.

지음至陰은 오래전부터 안산安産의 뜸자리로 사랑받아 왔다. 분만할 때 아기를 밀어내는 힘이 약해져 분만이 지연될 때 좋다. 또한 태아를 싸고 있는 막과 태반이 제대로 배출되지 않을 때 곤륜崑崙, 삼음교三陰交와 함께 뜸을 뜨면 좋다. 이밖에 뱃속에 있는 태아의 위치를 바로잡아 주는 데도 효과가 좋다. 반드시 잊어서는 안 될 것이 있다. 임산부에게는 지음에 침을 놓아서는 안 된다. 정과 혈이 뭉쳐져 있는 것이 태아라고 할 수 있는데 지음에 침을 놓으면 태아를 흩어지게 할 수 있기 때문이다. 그래서 반드시 뜸을 뜨고 임신 초기에는 그조차 삼가는 것이 좋다.

『장자』莊子에 이런 말이 있다. "지음至陰은 엄숙하고 지양은 밝게 빛난다. 엄숙한 것은 하늘에서 나오고 밝게 빛나는 것은 땅에서 나온다." 지음이 머리 꼭대기에서부터 아래로 내려가 발끝에 이르는 것은 하늘에서 엄숙함이 나오는 것과 같다. 지음으로부터 밝게 빛나는 것은 땅에서 나오는 것이다. 모든 것이 음양의 조화이듯 음체인 여성이 양으로 밝게 빛나려면 땅의 기운을 받아 순환시켜야 화평하다. 그러니 여성들이여! 땅을 밟자. 걷고 걷고 걸어 보자. 지음이 여성들에게 주는 메시지는 이것이다.

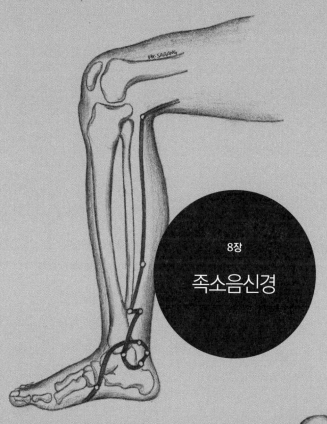

8장

족소음신경

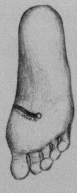

용천(涌泉), 발바닥에서 열리는 생명의 문

온천 삼양

예로부터 선조들은 피로를 회복하기 위한 방편으로 온천을 즐겼다. 지금은 목욕이 흔한 일이 되어 버렸지만, 개울에서 멱 감고 우물에서 등목하던 시절, 온천은 최고급 휴양문화였다. 조선시대 임금들은 행궁을 짓고 휴양休養을 위해, 보양保養을 위해, 또 요양療養을 위해 온천 나들이를 즐겼다. 휴양, 보양, 요양은 온천의 세 가지 효능, 삼양三養에 해당한다.

여러 가지 풍증으로 힘줄과 뼈마디가 오그라드는 것과 피부의 감각이 없어지고 손발을 잘 쓰지 못하는 경우에 쓴다. …… 옴이나 문둥병, 양매창楊梅瘡: 매독을 앓을 때는 음식을 배불리 먹은 다음 들어가서 오랫동안 목욕을 해야 하는데 땀이 푹 나면 그만둔다. 이렇게 열흘 정도 목욕을 하면 모든 창병이 낫는다. 『동의보감』(東醫寶鑑), 「탕액편」(湯

온천은 근육과 뼈의 경련, 피부 감각이 둔한 것, 피부질환에 탁월한 효능이 있다. 따뜻한 욕탕에 들어가 있으면 몸이 따뜻해지면서 혈액 순환이 잘 된다. 혈액순환이 잘 되면, 기氣의 흐름도 좋아져, 기혈 흐름에 영향을 받는 오장육부의 기능도 좋아진다. 음식물의 소화·흡수뿐만 아니라 해독 작용과 배설 작용까지 원활해져 전신의 기능 회복에 도움을 준다. 이밖에도 온천물에 몸을 담그고 있으면 체온이 올라감에 따라 땀을 흘리게 되는데, 이때 몸속 노폐물이 같이 빠져 나가게 되고, 혈액 속의 탁한 기도 정화되어 피부 가려움증도 완화된다. 또한 기혈 순환이 잘 되니 혈과 근육 뭉친 것이 풀리면서 통증이 완화되고 상처도 빨리 낫는다.

온천과 같은 삼양三養의 기운을 가진 혈자리는 없을까? 우리 몸에는 12경맥을 따라 360여 개의 혈자리가 있다. 그중 용천湧泉은 땅의 지기地氣를 처음으로 받아 들여 몸 전체에 작용케 하는 혈자리다. 온몸을 담그는 것만으로 마음이 충족되고 힘이 솟아나는 온천과도 같은 곳. 혈자리에 문외한이더라도 한 번쯤은 들어봤음직한 자리, 용천. 용천이 어떻게 온천 삼양의 구실을 하는지 따라가 보자.

신, 생명을 부여하는 단초

『동의보감』 첫머리 '신형'身形에는 손진인의 말을 빌려 "만물이 생존하는 하늘과 땅 사이에서 사람을 가장 고귀한 존재로 여기는데, 머리는 둥글어 하늘을 본받고 발은 모가 나 땅을 본받았으며……"라는 말로 인간을 표현한다. 그리고 사람의 존재 형상을 물, 바람, 돌, 별 등 우주 전체와 대응시킨다. 동양의 사상에서 천·지·인, 삼재三才는 서로 교류하는 관계다. 이것이 그대로 몸에 적용되는데, 그것이 바로 우리 몸을 구성하는 정기신精氣神이다. 이중 육체를 구성하는 물질이 정精인데, 이것을 감춰 두는 곳이 오장육부 중 신腎이다. 천지인이 어울려 교류하듯 정도 신神과 기氣의 운동성으로 하나가 되어 몸을 이루고 있다. 그러니 정의 저장고, 신腎은 우리 몸의 생명을 부여하는 첫 단초가 된다.

> 신장은 두 개가 있는데 …… 그 왼쪽의 것은 신腎이고, 오른쪽의 것은 명문命門이다. 명문이란 정精과 신神이 머물러 있는 곳이고 원기元氣가 연결되어 있는 곳이다. 남자는 여기에 정을 저장하고 여자는 여기에 포胞가 매달려 있다. 그러므로 신腎은 하나라는 것을 알 수 있다. 『동의보감』, 「내경편」, '신장'(腎臟)

신은 차가운 수水의 좌신左腎과 따뜻한 화火의 우신右腎, 두 개로 이루어져 있다. 두 신장의 신계腎系는 서로 통해서 아래로 내려가는데, 위로는 심계心系와 통하여 하나가 된다. 몸의 아래위가 수화水火의 관계로서 서로 감응하는 것이다. 또 신과 명문命門은 모두 방광과 연결되어 있다. 신과 명문은 경맥이 같기 때문에 들어온 병이 모두 방광으로 돌아간다. 그러므로 신은 두 개이지만 서로 유기적으로 관계하므로 결국 하나의 신이다. 신음腎陰:좌신은 인체의 음액陰液:수액의 근본으로 오장육부를 살찌우고 기른다. 신양腎陽: 우신은 인체의 양기陽氣의 근본으로 몸을 따뜻하게 하고 생기발랄하게 한다. 신음과 신양이 서로 의존하고 견제하면서 평형을 유지하는 것이다.

이렇게 생성된 몸이 그 형상을 유지하고 항상성을 갖는 것은 타고난 정精인 선천지정先天之精과 후천지정後天之精인 수곡지정水穀之精, 즉 음식물을 먹어서 얻는 정에 의해서다. 수곡은 정을 마련하는 물질적인 기초가 되고, 그로 인해 생긴 후천지정은 선천지정과 상호 의존한다. 선천의 정은 후천의 정이 끊임없이 충당되어야만 생리작용을 충분히 발휘한다. 후천의 정 역시 선천의 정이 있어야만 끊임없이 영양물질을 흡수하고 화생할 수 있다. 그러므로 이 둘은 신腎에서 결합하여 신의 정기를 구성하고 생장, 발육, 생식을 담당하며 오장과 연락한다.

신腎의 기운은 족소음신경足少陰腎經을 따라 흐른다. 족소음신경은 신장의 물 기운과 소음군화少陰君火의 불기운이 복합된 경락이다. 차가운 공포와 뜨거운 정열이 복합되어 있고, 방광경과 함께 짝하여 생식 기능을 주관한다. 방광경이 태양한수太陽寒水이고 보면, 생명을 이루는 기본 에너지는 역시 수와 화이다. 땅에서 받은 음기陰氣를 군화君火로 데우고, 뜨거운 태양을 찬물로 식혀 생명의 근본인 항상성을 지키는 힘인 것.

이것은 몸의 기본 축에도 그대로 적용된다. 수기의 신腎은 화기의 심心과 수화의 상하축으로 인체의 근본을 이룬다. 신정腎精과 심신心神의 조화가 생명의 근본 축이 되는 것이다. 족소음신경足少陰腎經은 발바닥에 있는 용천혈湧泉穴에서 쇄골 부위에 있는 수부혈兪府穴까지

27개의 혈이 있다(양쪽 54개). 이제 음陰이 시작되는 첫번째 자리 용천이 궁금해진다.

용천, 생명의 문을 열다

용천湧泉은 족소음신경足少陰腎經이 처음 일어나는 혈이다. 용천의 '용'湧은 '물이 솟다, 솟구치다'는 뜻이고, '천'泉은 샘이나 지하수를 가리킨다. 용천은 발의 중심부이다. 신腎은 수水에 속하니 혈穴이 마치 샘물[泉]이 처음 솟아나[湧] 아래로 흐르는 것처럼 되므로 용천이라 한다. 그래서 용천혈湧泉穴은 '기력이 샘처럼 솟아나는 혈'이 된다. 용천혈의 자리는 "발바닥의 우묵한 곳, 곧 발바닥과 발가락을 구부리면 'ㅅ'자처럼 우묵해지는 가운데 있다."

용천혈湧泉穴은 족소음신경足少陰腎經의 정혈井穴이다. 신장의 수水 기운과 소음군화의 화火 기운 그리고 오수혈 배열에서 음경락의 정혈이므로 목木 기운을 갖고 있다. 따라서 용천혈을 보해 주면 수·화·목 기운을 동시에 넣어 주는 효과가 있다. 토와 금의 기운이 지나치게 많은 경우에 지압하면 수화목의 기운이 더해져 오행의 균형을 이루게 된다.

직립하는 인간은 둥그런 머리 정수리의 백회百會를 통해 천기天氣를 받고, 네모난 발바닥의 용천혈湧泉穴로 땅의 지기地氣를 받는다. 용천은 땅을 딛고 사는 인간이 땅의 문을 여는 곳이며 생명의 근본이 되는 음기가 가장 먼저 통과하는 곳. 신腎은 생명의 근본이 되는 정을 저장하므로 오장과 모두 관계한다. 정은 심心으로 가서 혈血이 되고,

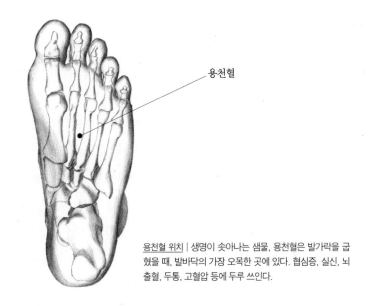

용천혈

용천혈 위치 | 생명이 솟아나는 샘물, 용천혈은 발가락을 굽혔을 때, 발바닥의 가장 오목한 곳에 있다. 협심증, 실신, 뇌출혈, 두통, 고혈압 등에 두루 쓰인다.

혈은 간肝에 저장되고 비脾를 통해 온몸에 운반된다. 그래서 신이 허하면 몸 전체를 받쳐 줄 체력이 떨어진다.

용천은 생명과 생식 능력을 유지하는 족소음신경足少陰腎經에서 뻗어나가는 목기木氣로 온몸의 기혈을 순환시켜 주므로 전신에 에너지를 공급한다. 이것이 발바닥을 지압할 때 가장 먼저 용천을 누르는 이유이다. 용천은 정신을 안정시키고 쇼크, 일사병, 불면, 중풍, 고혈압, 히스테리, 발작, 간질, 정신착란, 어린아이의 경기, 두통, 하지 마비 등에 효능이 있다. 특히 부인과 질환 및 허리, 하복부 및 다리에 걸친 냉증과 통증을 치료하는 데 효과가 있다. 생식 능력과 호응하는 신경의 경혈이므로 스태미나를 돋우는 데도 효과가 크다.

용천혈湧泉穴은 목숨이 위태로운 환자를 침으로 구할 수 있는 혈이라 한다. 하여 구급혈로도 쓰이는데 이때는 백회百會와 함께 사용하면 좋다. 이런 때가 아니라도 평소 백회와 용천혈을 지압하면 머리가 맑아진다고 한다. 발바닥은 예부터 신령한 기가 흘러드는 곳이기 때문에 침뜸이 숙달된 사람이 아니고는 함부로 쓰지 않는다. 발바닥엔 모세혈관이 많고 지저분하여 침뜸을 사용할 경우 감염의 위험도 있다. 그래서 용천혈은 주로 지압이나 족탕을 하는데, 옛 선비들은 용천에 감씨를 붙이고 걸어다녔다고 한다.

봄에 새싹을 틔우기 위해서는 종자를 깊숙이 저장하는 겨울의 세월도 필요하다. 빛나는 공적 뒤에는 음덕의 내조가 있기 마련이다. 남들이 보지 않는 곳에서 부지런히 일하나, 겉으로 공덕을 드러내지 않는 고귀한 덕이 음덕이고 음의 기운이다. 뜨거운 열정은 내면의 깊이에서 비롯된다. 열정과 냉정이 적절히 배합된 매혹적인 경락, 족소음신경足少陰腎經의 용천혈湧泉穴은 땅을 딛고 사는 인간에게 땅의 생명력을 전해 준다. 용솟음 치는 기력으로 고갈된 정精을 보해 주고, 지친 몸과 마음의 피로를 씻는 온천과도 같은 용천. 땅을 딛고 사는 인간이여, 발바닥을 딛고 일어설 때 생명의 문이 열린다.

연곡(然谷), 불임의 시대를 사는 법

불임, 인류의 숙제

사극의 단골 소재인 숙종과 장희빈의 이야기. 장희빈이 누구인가, 후사를 잇지 못한 인현왕후를 대신하여 왕자를 낳은 후궁이 아닌가(잠시 왕비의 지위에 오르기는 하지만 이내 후궁으로 강등된다). 그러나 기구하게도 그녀가 낳은 아들(경종)은 또 후사를 잇지 못하여 결국 배다른 형제인 연잉군(영조)에게 왕위를 내주고 만다. 역시 하나를 얻으면 반드시 하나를 잃게 되는 것이 우주의 법칙인가 보다. 한데 후사에 일희일비하는 것은 비단 조선시대의 이야기만은 아니다.

　얼마 전 인도에서 대리모 사업이 성행한다는 기사를 보았다. 대리모 출산은 윤리적 문제는 차치하더라도 대리모가 낳은 아이를 누구의 자식으로 인정할 것인가 하는 법률적인 문제가 발생하게 되는데, 인도법률상 아이는 의뢰인의 자식으로 인정된다. 더욱이 대리모 알선 등에 대한 법률적 제재 또한 미비하다. 고로 생판 모르는 사람의 자궁을 돈을 주고 빌려 쓰는 것(대리모를 허용하는 국가에서도 상업적인 이용은 금하고 있다)이 가능하기에, 많은 사람들이 인도로 가서 대리모를 구한다는 기사였다.

적자를 낳지 못해 왕위를 내준 경종과 인도 여인의 배에서 태어나는 푸른 눈의 아기들. 별반 달라지지 않은 2세에 대한 집착은 불임이 인류의 오래된 숙제임을 말해 준다. 옛날 우리나라에서 아기는 삼신할매가 점지해 준다고 하고, 서양에서는 황새가 물어다 준다고 했다. 표현은 다르지만 아기도 선택된 조건에서만 허락된다는 의미는 통한다. 계획에 없었는데 아이가 생겨 급히 결혼하거나, 입양을 보내는 사람들에게는 와닿지 않겠지만, 사실 임신은 아무나 할 수 없다! 허락된 조건 안에서만 일어나는 어려운 일이라는 것이다. 그렇다면 그 조건이란 대체 무엇일까?

몸의 보배, 정

『동의보감』東醫寶鑑에서는 정精을 설명하는 첫머리에 '정은 몸의 근본'이라고 적었다. 정은 선천지정先天之精과 후천지정後天之精으로 나눠지는데, 선천지정은 부모로부터 물려받은 기운을 의미한다. 반면 후천지정은 밥으로부터 생성되는 정이라는 의미다. 태어난 후 음식을 먹고 오곡의 정미를 흡수하면 그것이 신腎의 정액이 되고, 또 거기서 온몸을 도는 피가 생겨난다. 하여, 몸의 근본이자 생명의 근본을 정精이라고 하는 것이다. 한자를 풀어 보자면 정精은 '쌀 미米'와 '푸를 청靑'이 합쳐진 글자다. 곡식을 소화시켜 깨끗한 정수만 모은 것이 정이라는 글자의 의미다. 흔히 영양가 있는 이야기를 듣거나, 맛있는 것을 먹을 때 '피가 되고 살이 된다'고 한다. 정말 몸에서 피가 되고 살이 되는 것이 바로 정이다.

선천지정과 후천지정은 서로 맞물려서 돌아간다. 선천지정이 있어야 후천지정이 왕성해지고, 반대로 후천지정이 지속적으로 만들어져야 선천지정도 그 잠재력을 발휘한다. 이 두 가지를 아울러서 한의학에서는 신정腎精이라고 부른다. 신정은 발육과 생장을 돕고, 생명을 낳을 수 있는 기능을 조절한다. 하여, 『동의보감』에는 이 정을 어떻게든 아끼고 아껴야 한다는 노래까지 등장한다.

양생의 도는 정을 보배로 삼으니, 보배를 지님은 은밀해야 한다네. 남에게 베풀면 사람을 낳고, 내게 간직해 두면 내가 산다네. 아이를 만드는 데도 오히려 아껴야 할 것을, 하물며 공연히 버릴손가. 버리면서도 너무 버린 줄 모르다가, 쇠하고 늙어 목숨이 끊어지리. 『동의보감』, 「내경편」(內經篇), '정'(精)

아이를 만드는 데도 아껴야 하는 것, 남에게 베풀면 사람을 낳고, 간직하면 내가 사는 것. 이것보다 더한 보배가 있을까? 더구나 인용된 문단의 바로 뒤로는 "사람에게서 가장 보배로운 것은 목숨이며, 아껴야 할 것은 몸이고, 귀중히 여겨야 할 것은 정精이다"라고 덧붙여 정이 곧 귀중한 몸의 근본임을 다시 한번 강조한다. 정이 이렇게 귀중한 이유는, 정은 그야말로 무엇이든 될 수 있기 때문이다. 『황제내경』黃帝內經 「영추」靈樞에서는 "오곡의 진액이 화합하여 지고脂膏가 되는데, 이것이 속에 들어가서는 뼛속에 스며들고 위로 올라가서는 뇌수를 보익해 주며, 아래로 내려가서는 음부에 흘러든다"고 했다. 한마디로 뇌수, 골수, 뼈, 피, 진액이 되어서 온몸 구석구석 가지 않는 곳이 없다. 그러니 정이 이렇게 온몸에 퍼져 있다면 양도 넉넉한 것이 아닌가? 왜 자꾸 아끼라고만 하는 걸까?

몸에서 정精을 담당하는 장부는 신腎이다. 온몸에 쓰이지 않는 곳이 없다고 했으니 오장五臟도 정을 가지고 있다. 하지만 그중에서도 정을 받아서 내보내고 저장하는 역할을 주도하는 것은 신腎이다. 신은 몸을 한 바퀴 돌며 뇌수, 골수, 척수, 진액 등을 모두 채우고 남은 정을 받아 저장한다腎藏精. 그러니 결코 넉넉할 리가 없다. 오히려 늘 쪼들리는 상태라고나 할까. 그래서 이 책 저 책마다 정을 아끼고 또 아껴야 한다고 입이 아프도록 강조하는 것이다. 임신은 바로 이 정과 신의 기운이 왕성할 때 가능해진다.

불임은 '신' 때문이야

「소문」素問에서는 "황제가 '사람이 늙으면 자식을 낳지 못하는 것은 정력精力이 다 떨어져서 그런 것입니까, 아니면 자연의 이치가 그래서 그러한 것입니까?'라고 물었다. 이에 기백이 대답했다. '여자는 7세가 되면 신기腎氣가 차오르기 시작하며 유치를 갈고 머리털도 길게 자랍니다. 14세가 되면 천계天癸에 이르러 임맥이 통하며 태충맥이 성해져서 월경이 때에 맞추어 나오기 때문에 아이를 낳을 수 있습니다. …… 남자는 8세가 되면 신기가 차오르기 시작하여 머리털이 길게 자라고 유치도 갈게 됩니다. 16세가 되면 신기가 왕성해지고 천계에 이르러 정기가 넘치고 사정할 수 있으므로 남녀가 교합하면 아이를 낳을 수 있습니다. 『동의보감』, 「내경편」, '신형'(身形)

천계天癸란 하늘이 만물을 생성할 수 있는 기운으로, 이 기운이 사람에 이르면 자식을 낳을 수 있다. 이 천계에 '열번째 천간 계癸'를 쓴 것도 그만 한 이유가 있기 때문이다. 아이를 갖는 것은 건강한 남녀의 음陰과 양陽이 만나 하나의 씨앗을 만드는 것이다. 여기에는 엄청난 응집력이 필요하다. 오행 가운데 응집력을 가진 것은 수水 기운으로 북방, 겨울, 씨앗 등과 연결된다. 겨울이 오면 나무는 밖으로 뻗쳤던 잎을 모두 떨구고 갈무리를 한다. 응집하는 것은 이렇게 외부로 뻗어나갔던 것을 모두 거두어들여 안으로 집중하는 힘이다. '계' 자는 이러한 수 기운을 담은 마지막 천간으로, 봄이 되면 스프링처럼 튀어 오를 싹을 틔울 준비가 된 씨앗을 의미한다.

한의학에서는 임신의 조건을 종자지도種子之道라는 말로 설명한다. 사람을 잉태하는 것이 씨앗을 뿌리는 것과 다르지 않다는 뜻이다. 종자지도란 구체적으로 택지擇地, 양종養種, 승시乘時, 투허投虛를 말한다. 택지란 배란을 지칭하고, 양종은 사정을, 승시는 수정, 투허는 착상을 의미한다. 그럼 종자지도는 언제 이루어지는가?

임신하는 법은, 부인은 월경을 고르게 해야 하고, 남편은 정기精氣를 충실하게 해야 한다. 또한 성욕을 억제하고 마음을 깨끗하게 가지는 것이 상책이니, 성욕을 억제하며 함부로 교합하지 않아 정기를 축적하면서 정액을 저장해 두었다가 적당한 때를 기다려 행동하게 되므로 자식을 둘 수 있는 것이다. 『동의보감』, 「잡병편」(雜病篇), '부인'(婦人)

임신을 하려면 여자는 월경이 고른 상태여야 하고, 남자는 정기가 충분해야 한다. 바꿔 말하면 아기가 생기지 않는 것은 곧 씨앗을 만들 정精이 부족하다는 말이다. 여자가 월경이 고르지 못한 것은 대개 혈血과 기氣가 부족한 탓이다. 한의학에서는 혈과 정을 거의 동급으로 취급한다.

오장이 각각 정을 간직하고 있으나 그곳에 오랫동안 머물러 있지는 않는다. 대개 사람이 성교를 하지 않을때는 정이 혈맥 속에 녹아 있어 형체가 없다. 그러나 성행위를 하게 되면 성욕의 불기운이 몹시 동하여 온몸을 돌아다니는 피가 명문에 이르러 정액으로 변화되어 나가는 것이다. 그러므로 쏟아낸 정액을 그릇에 담아 소금과 술을 조금 넣고 저어서 하룻밤을 밖에 두면 다시 피가 된다. 『동의보감』, 「내경편」, '정'(精)

그래서 정精이 부족하면 혈血도 부족하고, 거꾸로 혈이 부족하면 정을 자꾸 끌어다 쓰므로 정 역시 부족해진다. 정이 부족하다는 것은 곧 신腎의 기운이 허하다는 뜻이기도 하다. 신을 가득 채우고 있어야 할 정이 없으므로 신이 제대로 된 기능을 발휘할 수도 없다. 또한 신이 허하면 화火가 망동하게 되고, 수기水氣가 가지고 있는 응집력이 떨어진다. 요즘 불임 부부들이 시험관 아기 시술을 하면서도 많이 실패하는 이유가 여기에 있다. 밖에서 수정을 시켜서 자궁에 넣어 주어도, 그 씨앗을 붙들고 있을 힘이 없는 것이다. 곧 임신이 안 된다는 건 신腎이 허해졌다는 뜻이다.

그럼 왜 신허腎虛가 생기는가? 일단 성생활을 과도하게 해서 정을 소모한 탓이다. 우리의 일상도 신腎을 허하게 만드는 데 한몫하고 있다. 요란한 시청각 자료(?)부터 폭음, 폭식, 이어폰으로 귀를 쉴 새 없이 괴롭히는 것 등등, 이런 생활들이 신허를 만들어 낸다. 감정을 주체하지 못하는 것도 마찬가지다. 우리 몸에서 감정이 울체되지 않고 원활하게 작동하려면 간肝의 기운이 필요하다. 간이 감정의 울체를 막고 묵은 감정들을 흩어 버리는 역할을 하기 때문이다. 그런데 간이 이 역할을 제대로 하려면 혈血이 필요하다. 간은 혈을 저장하는 역할도 하는데[肝藏血], 간에 혈이 충분하지 않으면 감정 조절이 잘 안 된다. 도리어 무작정 분노하거나 짜증을 내게 된다. 바로 이럴 때 혈이 부족한 간이 가뜩이나 모자란 정을 끌어다 쓴다. 그러면 정혈이 부족해지면서 또 화火가 치솟게 된다. 결국 감정이 끓어올라 속만 태우게 되는데 이런 상태를 칠정내상七情內傷이라고 부른다. 이 칠정내상이 정을 고갈시키는 데 중요한 원인 가운데 하나다.

그래서인지 아이가 생기지 않아 조급해하던 사람들이 포기하고 마음을 편하게 먹자 어느 날 임신이 되었다는 경험담이 꽤 많다. 우리는 대개 아이가 생기지 않으면 시험관 아기와 같은 첨단시술이 필요할 거라 생각한다. 하지만 겨우 착상에 성공했다고 해도, 엄마가 늘 초조해하고 분노하면 수정란이 자궁을 빠져나가 버린다. 곧 마음을 어떻게 쓰는가가 임신에 지대한 영향력을 행사하는 셈이다. 이렇게 임신하는 데 어려움을 겪을 때 쓰는 혈자리가 연곡然谷이다.

생명 탄생의 잠재력, 연곡

연곡然谷은 "안쪽 복사뼈 앞, 두드러진 대골 아래 우묵한 가운데 있
다".『동의보감』 안쪽 복숭아뼈에서 비스듬히 앞으로 내려가면 톡 튀어
나온 뼈가 하나 있는데, 이 뼈를 예전에는 연곡이라고 불렀다. 연곡이
라는 이름을 붙인 건 혈자리가 이 뼈 아래에 있기 때문이다. 실제로
이 부위를 눌러 보면 움푹 들어간 것을 느낄 수 있다. 연곡은 용연龍淵
이라는 별명으로도 불리는 혈자리다. 용연이란 잠룡潛龍이 사는 연못

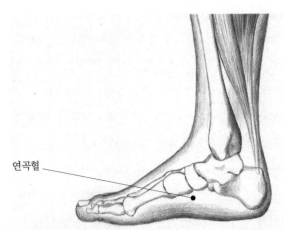

연곡혈

<u>연곡혈 위치</u> | 아이를 점지해 주는 혈자리로 알려진 연곡혈은 발 안쪽 복사뼈의 앞 아
래에 있다. 남녀의 정이 넘치는데도 아이를 갖지 못할 때 이 혈을 썼다고 한다. 음기를
자양하여 신을 보하고 열을 내리고 습을 내보내는 효능이 있다.

이라는 뜻이다. 아직 잠재력을 발휘하지 못하고 물속에 잠겨 있는 용[潛龍]의 기운이 여기 서려 있다고 해서 이런 별명을 붙였다. 곧 연곡에는 생명을 탄생시키기 위한 몸의 잠재력이 담겨 있다는 의미이기도 하다.

한의학에서는 불임의 원인을 신허뿐만 아니라 자궁이 냉한 것, 습濕이 몰린 것으로 규정한다. 연곡然谷은 이 불임의 원인들을 제거하는데 가장 유용한 혈자리 가운데 하나다. 연곡은 족소음신경足少陰腎經의 형혈榮穴이자 화火의 기운이 모인 혈자리다. 이 화의 기운으로 자궁에 몰려 있는 냉기를 없애고 생식기 주변에서 생기는 습을 제거한다. 또한 자궁 출혈이 생기거나 수족 냉증과 같은 수승화강水昇火降이 잘 되지 않는 증상들에도 연곡이 많이 활용된다.

우리는 전에 없는 불임의 시대에 살고 있다. 임신이란 몸이 생명을 받아들일 준비가 되었을 때 이루어진다. 불임의 시대란 사람들의 몸이 그런 준비가 되지 않았다는 뜻이기도 하다. 임신을 하려면 몸의 보배인 정을 기르고, 감정을 다스리고, 삶을 담박하게 해야 한다. 이건 임신뿐만 아니라 몸을 생명력 있게 만드는 원동력이기도 하다. 그래서 불임의 시대란 우리가 우리 몸의 생명력을 기를 방법을 잃어버린 시대라고도 할 수 있다. 그런 점에서 임신을 생명을 낳는 것뿐만 아니라 자기 삶을 새롭게 하는 기술이라고 봐야 하진 않을까.

태계(太谿), 신정(腎精)의 신(神)

드라마 〈직장의 신〉(2013년 방영)을 재밌게 봤다. 모두가 정규직을 꿈꾸는 이 시대, 대한민국 최초로 스스로 자발적 계약직을 선택한 이가 있었으니, 바로 '미스 김'이다. 이름하야 국내 최초 자발적 비정규직 미스 김. 그런데 그녀는 회사에서 마음대로 해고할 수 있는 계약직이 아니다. 정규직 직원에게 할 말 다 하고, 부장님도 쩔쩔 매게 하는 슈퍼 '갑' 계약직이다. 어디서나 서로 모셔 가려고 애쓰는 미스 김. 미스 김이 슈퍼 '갑' 계약직이 될 수 있었던 비결은 무엇일까?

그건 그녀의 무한 변신 능력 때문이다. 딱! 3개월만 한 직장에 머무는 미스 김. 3개월마다 직장을 갈아치워 그동안 거쳐 간 회사는 수백 개에 이른다. 그녀는 그 수백 개의 회사에서 수백 번의 변신을 거듭했다. 그 과정에서 그녀는 자신의 능력을 무한히 키워 나갔고, 그렇게 쌓인 경험은 그녀를 '직장의 신'의 경지에 이르게 했다.

미스 김의 이 무한 변용 능력! 미스 김은 흡사 그리스 신화 『변신 이야기』의 영웅처럼 느껴진다. 또 108 요괴들을 물리치기 위해 변신술을 자유자재로 쓰는 손오공도 연상된다. 또 있다! 프랑스의 현대 철학자, 들뢰즈Gilles Deleuze, 1925~1955가 이야기한 '기관 없는 신체'가 이런 신체가 아닐까? 어떤 기관에도 고착되지 않는 잠재성의 상태로 있다가 접속하는 항이 달라지면 그 강밀도에 따라 그때그때 변신하는 신체! 오, 놀랍고 부럽다. 이런 신체가 되고 싶은 마음이 굴뚝같다. 쉽게 포기하지는 말자. 세상에 존재하는 모든 것은 저마다 잠재성을 가지고 태어나는데 그걸 활용하는 방법을 모를 뿐이다. 다만 그 용법을 터득할 수 있는 지혜가 필요한 법. 일단 이 무한한 잠재성의 신체에 대해 알아보고 차차 그 변화무쌍한 용법을 익혀 보자.

정, 그 무엇이든 될 수 있다

우리 몸에서 잠재성의 상태, 잠재적 에너지의 순수한 흐름 그 자체를 말하라면 정精이라고 할 수 있다. 『동의보감』東醫寶鑑은 정의 정체를 이렇게 밝혀 놓았다.

> 음양陰陽: 부모의 신神이 합쳐져서 형체가 생기는데, 육체보다 먼저 생기는 것이 있으니, 이를 정精이라 한다. 따라서 정은 몸의 근본이 된다. 또한 오곡의 진액이 화합하여 지고脂膏: 기름가 되는데, 이것이 속으로 들어가서는 뼛속에 스며들고 위로 올라가서는 뇌수를 보익해주며, 아래로 내려가서는 음부에 흘러든다. 그런데 음양이 고르지 못하게 되면 진액이 넘쳐 나서 음규陰竅: 음부에서 흘러내리게 된다. 이것이 지나치면 허虛해지고, 허해지면 허리와 등이 아프며 다

리가 시큰거린다. 『동의보감』, 「내경편」(內經篇), '정'(精)

몸이 생기기 전에 먼저 생겨나는 정精은 오곡의 진액과 화합하면 기름이 되고, 속으로 들어가 뼛속에 스며들면 골수를 채우고 위로 올라가면 뇌수를 채운다. 아래로 내려가면 음부의 정액이 된다. 정이 어떤 것과 접속하느냐에 따라 생명의 기초를 이루는 물적 토대는 달라진다. 그래서 정은 그 자체로는 잠재성의 상태지만, 그 잠재적 에너지의 순수한 흐름에 따라 몸을 구성하는 물질이 된다. 이 흐름과 변화의 국면들이 몸을 만든다. 그래서 몸은 어떤 고정된 실체가 아니다. 몸은 변화무쌍한 세계이며 관계들의 장이다. 생명의 근원, 몸의 근원인 정이 애초에 몸을 그렇게 만든 셈이다.

이 소중한 정을 저장하는 장부는 신腎이다. 신은 허리 좌우에 각각 하나씩 붙어 있다. 좌측에 있는 것이 신이고 우측에 있는 것은 명문命門이다. 신은 정이 저장되어 있으므로 인체의 생장·발육·생식을 주관한다. 따라서 신기腎氣가 충만하면 정기精氣도 풍부하므로 인체의 치아·뼈·모발의 상태가 윤택하다. 하지만 신에 정을 충분히 저장하지 못하면 골수를 채우지 못해 허리와 등이 아프고 다리가 시큰거린다. 이렇게 물고 물리는 관계들의 장 속에 병리가 배치되어 있다. 이 접속과 변이, 이동의 배치를 보는 안목이 몸을 보는 용법이다. 이 변화무쌍한 용법을 익히면 우리도 능수능란하게 변신할 수 있지 않을까?

정, 타자와의 공감 능력

신腎이 저장하는 정기精氣는 인체 생리활동의 근본이다. 역대 의가醫家들은 정기의 음양陰陽에 대한 개념과 상호간의 관계에 대해 의견이 분분했다. 지금은 장경악張景岳의 이론을 따르는 추세다. 장경악은 정기를 신과 명문命門의 형을 이루는 질료로서 그 조직과 기능의 물질적 기초를 원정元精과 원기元氣, 진정眞精과 진기眞氣라고 하였다.

> 신과 명문의 형질 작용은 수水·화火로 구분되고, 또 신정과 신기의 기능은 음양으로 나뉜다. 즉 인체의 각 장부 조직 기관을 자양하는 것은 신음腎陰이고, 인체의 각 장부 조직 기관을 온후하고 촉진하는 것은 신양腎陽이다. 신이 저장하는 정기는 인체 생명의 근본이므로 신음은 원음元陰·진음眞陰이라고도 하고 신양은 원양元陽·진양眞陽이라고도 한다. 배병철, 『기초 한의학』, 174쪽.

'정기가 음양으로 나뉜다'는 것은 '정'음과 '기'양가 모두 인체를 조직하는 기본 물질임을 나타낸다. 여기서 음양은 물질 간의 음양 속성을 가리키는 것이지, 물질과 기능을 음양으로 따로 구분하는 것이 아니다. 신腎과 명문命門을 수화水火로 따로 구분하였다고 해서 신은 음의 기능만 하고 명문은 양의 기능만 하는 것이 아니다. 음양의 속성으로 신과 명문을 보았을 때 서로 상대되는 속성을 가졌으므로 그렇게 표현한 것이다. 따라서 신음腎陰과 신양腎陽은 인체 내부에서 상대하고 상호 제약하며 상호 의존한다. 신음이 부족하면 상대적으로 양기가 일어나므로, 일정한 시간이 되면 열이 나거나 잠자는 사이에 저절로 식은땀이 나며, 머리도 어지럽다. 심하면 귀울림이 생기거나 무의식 중에 정액이 몸 밖으로 나오기도 하고, 꿈속에서 이성과 성교하는 별난 증상도 나타난다. 이에 반해 신양이 부족하면 음기가 왕성해지므로, 정신이 피로하고 허리와 무릎이 쑤시면서 시리고, 몸통과 팔다리가 차갑고 소변을 자주 보거나 참지 못하며, 남자는 발기부전과 조루가 생기고, 여자는 자궁이 냉하여 임신이 되지 않는다.

신음腎陰과 신양腎陽은 모두 정기精氣에 바탕을 두므로 신음허腎陰虛와 신양허腎陽虛는 모두 신의 정기가 부족한 탓이다. 따라서 신음허가 일정 정도에 이르면 신양을 손상시키고, 신양허 역시 신음에 영향을 미친다. 이처럼 음양이 서로 의존하고 제약하는 것은 각 장부의 음양으로 연결된다. 장경악張景岳은 『유경부익』類經附翼 「구정록」求正錄에서 "오장의 음기는 이것이 없이는 자양되지 못하며, 오장의 양기는 이것이 없이는 발생하지 않는다"고 하였다. 여기서 '이것'은 신음과 신양을 말한다. 신의 음양이 실조되면 각 장부의 음양까지 실조된다는 말이다. 반대로 장부의 음양 실조가 지속되어도 역시 신에 영향을 미쳐 신의 정기를 손상시킨다. 이것이 바로 병이 오래되면 신에 영향을 미친다는 구병급신久病及腎의 이론적 근거다.

정精은 이렇게 신을 비롯하여 장부에까지 그 영향을 두루 미친다. 그것은 정이 생명의 물질적 토대를 이루고 있기 때문이다. 달리 말해 정은 우리 몸의 타자들을 구성하고 그것들과의 관계 속에서 생사고락을 같이한다. 때론 웃고 때론 싸우고, 지지고 볶고 얽히고설키고……. 몸의 소통을 원한다면 이 수많은 타자들을 받아들여야 한다.

물질의 타성을 너머 상호 침투하는 능동적 힘! 이 자발적 힘이야말로 언제든 변신할 수 있고 언제든 다른 사람이 될 수 있는 능력이다. 한마디로 말해 정의 능력은 이 타자들과의 공감 능력이다.

태계, 너의 정을 길러 주마

태계太谿는 깊은 계곡이란 뜻을 가진 혈자리다. 보통 혈자리들이 신체의 우묵한 계곡에 자리해 있는데 거기에 '태' 자를 붙였으니 더 깊고 더 중요한 혈자리임에 틀림없다. 태계는 족소음신경足少陰腎經의 수혈輸穴이다. 그 기운은 소음군화少陰君火의 화火와 신장의 수水, 수혈의 토土 기운이다. 족소음신경은 소음군화를 이용하여, 신장이 음식물의 찌꺼기를 정화해서 소변을 만들고 정을 저장하는 기능을 할 수 있도록 한다. 이러한 족소음신경의 기운을 바탕으로 수토혈輸土穴 태계는 몸이 무겁고 뼈마디가 아픈 것을 주로 치료한다. 또한 태계는 신腎의 허실虛實을 진단하고 치료하는 원혈原穴이기도 하다. 태계가 선천의 정기가 강한지 약한지 알려주고 그것의 허실이 있을 때 물을 대줄 수 있는 혈이라는 말이다.

태계太谿는 발목 안쪽 복사뼈 끝과 발꿈치 힘줄 사이에 맥이 뛰는 오목한 곳에 있다. 일명 여세呂細라고도 한다. 여는 율려律呂의 음률陰律을 따서 붙였고, 세는 신경腎經이 음 중의 음이라 가늘고 미세하다 해서 붙인 이름인 듯하다. 모든 환자는 태계에서 맥이 뛰면 살고 뛰지 않으면 죽는다고 한다.

태계太谿를 두고 이런 이야기가 전해 온다. 장사걸張士杰이라는 침을 잘 놓는 의사가 교통사고로 대소변을 잘 가리지 못하는 34세의 청년을 치료했다. 그는 명의로 이름이 높았는데 태계를 자유자재로 사용해 환자를 치료했다. 오랜 기간 동안의 모색 끝에 그는 태계 하나만을 이용하거나, 태계와 함께 또다른 혈자리 하나둘을 사용해 좋은 치료효과를 거둘 수 있다는 것을 발견했다. 그는 치료 과정에서 대개의 경우 태계혈을 취했다. 그래서 사람들은 그를 '장태계'라고 불렀다.

태계太谿가 왜 이렇게 여러 가지 질병에 좋은 치료효과를 가져올까? 앞서 말했듯이 태계는 신경腎經의 원혈原穴이기 때문에 그 원기가 이곳에 모인다원혈에 대해서는 태연편 참조. 신경의 원기는 우리 몸의 물적

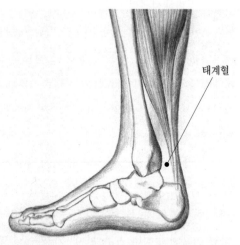

태계혈

태계혈 위치 | 안쪽 복사뼈 뒤쪽의 움푹한 틈에 자리잡고 있다. 신경의 수혈로 신기를 조절하고 보충하며, 귀가 들리지 않거나 울리는 것, 소갈, 생리 불순, 다뇨 등을 치료한다.

토대를 이룬다. 신腎은 선천의 정을 간직하고 신음腎陰과 신양腎陽으로 생장발육한다.

오장육부, 사지백해四肢百骸: 팔다리와 몸에 있는 모든 뼈는 모두 신腎에 뿌리로 두고 있는 것이다. 때문에 우리 몸의 많은 병이 신에 문제가 생겨 일어나는 경우가 많다. 이때 태계太谿는 신의 기능을 도와준다. 신음腎陰을 자양하고 신양腎陽을 강하게 한다. 이렇게 안정된 신정腎精은 허리와 무릎관절 기능을 윤택하게 하고 신허腎虛로 생긴 열을 식혀 준다. 이처럼 태계는 정의 변용 능력을 향상시킨다. 미스 김이 아름다운 건 그녀가 자기 일을 똑부러지게 해내는 최고의 능력자이기 때문이 아니다. 언제 어느 때든 주어진 상황을 돌파해 내는 파워풀한 에너지가 있기 때문이다. 이 파워풀한 에너지를 신정에 불어넣는 태계! 직장의 신 못지않은 신정腎精의 신神이 분명하다!

흘러라 부류(復溜), 물이 되어 만나리

바람이 되어 만날까 구름 되어 만날까

강물이 되어 만날까 바다 되어 만날까

그대가 무엇이 되었어도 그 무엇이 되었어도

난 그대 가까이 있는 무엇이 되고 싶네

가야금을 연주하면서 노래 부르는 정민아의 〈무엇이 되어〉의 한 소절이다. 떠난 사랑을 그리워하며 그 무엇이 되어 다시 만나기를 고대한다. 그대가 바람이 되었다면 그 가까이 있는 나뭇잎이 되어 만나고 싶다. 그대가 강물이 되었다면 그 가까이 있는 돌멩이가 되어 만나고 싶단다. 우리는 무엇이 되어 다시 만날 수 있을까? 이 노래의 답은 의외로 간단하다.

　당신이 그 무엇이든 될 수 있다면 그 무엇이든 되어 만날 수 있다. 어떤 존재든 될 수 있으니 어떤 식으로든 만날 수 있다. 단, 나와 그대라는 전제가 없다면 말이다. 사실 나와 그대라는 전제 아래에선 그 무엇도 될 수 없다. 나의 동일성에 집착하고 있는데 그 무엇이 될 턱이 있을까? 그 무엇이 된다는 건 그 어디에도 얽매이지 않는 것이다. 그대와 나라는 틀을 깨고 우주적 연기緣起 조건 속에서 자신을 보는 것이다. 인연으로 드러나고 있지만 어떤 모양으로도 모양 지을 수 없는 관계성을 보는 것, 전체 속에 있는 자신을 온전히 보는 것이다. 그때야말로 우린 바다가 되고, 구름이 되고, 강물이 될 수 있다.

우리 몸에서도 '나'라는 정체성에 얽매이지 않고 오직 '타자'와의 관계 속에 존재하는 것이 있다. 바로 물[水]이다. 다른 말로는 수액水液 혹은 진액津液이다. 물은 어느 한곳에 고정되어 있지 않고 끊임없이 흘러간다. 그래서 물은 우리 몸 안에서 유동적 흐름을 만든다. 장부와 장부를 연결하고 전신을 순환한다. 물은 운동 그 자체이며 인간이라는 존재성을 온전히 드러낸다. 그래서였을까? 서양철학의 아버지라 불리는 탈레스도, 동양의 고전 『관자』管子에서도 생명의 근원을 물이라 말한다. 그렇다. 인간은 물이다. 이번에는 물과 몸, 혈자리 부류復溜의 관계성을 탐구해 보자.

진액, 내 몸의 인드라망

한의학에서는 물을 진액津液이라고 한다. 진액은 몸속에 있는 정상적인 수액을 총칭한 것인데 체중의 약 70%를 차지한다. 그만큼 우리 몸에서 진액이 포괄하는 것은 광범위하다. 가장 넓게 분포하는 혈血을 비롯하여 오줌, 땀, 정액, 침, 호르몬과 함께 뇌와 골수도 포함된다. 뇌와 골수가 어떻게 액체인가, 하겠지만 진액은 응축 정도에 따라 다양한 점성이 나타날 수 있는데 뇌와 골수는 응축도가 강력한 진액이라고 할 수 있다. 나아가 골수가 좀더 응축되면 뼈가 되는데 진액의 가장 강력한 응축물이 뼈인 셈이다.

진액津液은 물을 위주로 영양물질을 다량 포함하고 있다. 이 영양물질은 맥 안에서는 혈맥을 소통시키고 혈액을 맑게 한다. 맥 밖에서는 전신의 장부와 경락 등 조직기관을 윤택하게 한다. 또한 진액은 기氣의 중요한 매개체다. 기가 삼초三焦를 순환하며 온몸으로 퍼지는 것은 진액이 삼초를 따라 운행되기 때문이다. 삼초는 몸 전체를 상초上焦, 중초中焦, 하초下焦로 삼등분해서 기의 운행을 구분하여 본다. "상초는 안개와 같고, 중초는 거품과 같고, 하초는 도랑과 같다"고 하였다. 상초는 안개같이 양기를 내보내 몸을 따뜻하게 하고, 중초는 거품과 같이 음식물의 정미한 것을 혈로 변화시켜 경맥으로 보낸다. 하초는 도랑과 같아서 소변을 소통시켜 몸 밖으로 내보낸다. 하여 삼초는 음식물의 정미물질, 곧 진액이 지나가는 길이며, 기의 통로다.

이것은 크게 음양의 기, 영기營氣와 위기衛氣로 나누어 볼 수 있다. 영기는 혈맥 안으로 흘러 혈액을 소통시킨다. 위기는 혈맥 밖에서 피부를 덮히고 살결을 충실히 하고, 땀구멍의 열고 닫음을 주관하는데 이것 역시 진액을 매개 삼아 이루어진다. 이렇듯 무형의 기는 유형인 진액에 의존한다. 진액이 없으면 인체의 모든 조직기관이 자윤하지 못한다. 그렇게 되면 기가 흐르지 못하고 손실되므로 생명도 멈추게 된다. 결국 진액은 우리 몸을 구성하는 기본 물질이면서 생명 유지에 꼭 필요한 기본 물질인 셈이다. 『동의보감』東醫寶鑑에서는 진액津液을 진津과 액液으로 나누어 설명하고 있다.

주리腠理: 살결가 열려서 새면 땀이 줄줄 나는데, 이것을 진津이라고 한다. …… 음식물이 들어가서 기가 충만해지고 윤택해지면 뼈에 스며들고 뼈와 근육을 굴신하면 골이 새어나와 풀리어 뇌수腦髓를 보익補益해 주며 피부를 윤택하게 해주는데, 이것을 액液이라고 한다. 액이 많이 빠지면 뼈를 구부렸다 폈다 하는 것이 순조롭지 않고 얼굴빛이 나빠지며, 뇌수가 줄어들고 다리가 시큰거리며 귀에서 소리가 자주 난다. 『동의보감』, 「내경편」(內經篇), '진액'(津液)

수액에 속하며, 음식물에서 비롯되고 비위脾胃의 운화에 의해 생성되는 진액은 그 성질과 형상, 기능 및 부위가 다르기 때문에 명확히 구분된다. 성질이 비교적 맑고 묽으면서 유동성이 크고 체표의 피부, 근육과 공규空竅: 땀구멍·귀·코·입·눈 등 사람 몸에 있는 구멍들에 산포되고 혈맥에 스며들어 자윤하는 것은 '진'津이다. 이에 반해 '액'液은 골절·장부·뇌·골수 등의 조직에서 촉촉히 적시고 영양하는 작용을 하고 성질이 비교적 진하면서 유동성이 적다. 진과 액은 상호 교류하고 전화하기 때문에 일반적으로 '진액'이라 부른다. 다만 병리 변화가 있을 때만 구분하여 치료한다.

인드라망은 불교에서 세상을 보는 관점이다. '인드라'라는 그물은 한없이 넓다. 그 그물에는 이음새마다 구슬이 있는데, 그 구슬은 서로를 비추고 비추어 주는 관계다. 구슬들은 서로를 비출 뿐만 아니라 그물로 연결되어 있다. 이것이 바로 세상의 모습이다. 우리는 마치 저 홀로 살아가는 것 같지만 실제로는 서로 연결되어 있고 서로를 비추고 있는 관계다. 이것은 인간관계뿐만 아니라 몸의 관계로 해석할 수 있다. 이런 관계망 속에서 진액은 우리 몸의 기본 물질이다. 피부에서는 땀이 되고, 기육에서는 혈액이 되고, 신腎에서는 정액이 되고, 입에서는 침이 되고, 코에서는 콧물이 되고, 눈에서는 눈물이 된다. 또한 그 각각의 조직 속에서 진액은 우리 몸을 자양한다. 진액! 그것은 우리 몸의 인드라망이다.

땀의 병리학

진액津液은 우리 몸의 수분을 통칭한다. 그중에서도 다섯 가지 액液으로 눈물[泣], 땀[汗], 입 밖으로 흐르는 침[涎], 콧물[涕], 입 안에 고여 있는 침[唾]을 말한다. 이 다섯 가지 가운데 가장 중시하는 것은 땀이다. 땀은 겉으로 드러나는 증상이 가장 뚜렷하고 그 분비 상태로 몸의 상태를 알 수 있기 때문이다. 『동의보감』에서는 땀을 13가지로 나누어 설명하는데 여기서는 대표적 증상들만 보기로 하자.

자한自汗이란 시도 때도 없이 땀이 축축하게 나는 것으로 움직이면 더욱 심해진다. 이것은 양기陽氣가 허한 것이다. 앞서 보았듯 기를 크게 음양으로 나누면 영기營氣와 위기衛氣로 나누는데, 위기는 양기에 해당된다. 주로 낮에 활동하므로 자한은 대낮에 나타난다. 맥 밖을 흐르면서 외부의 사기를 방어하고 몸의 겉을 보호하는 위기가 허하면 살결이 성글어지고, 땀구멍의 개합 작용을 맡을 수 없게 되어 땀이 많이 나온다. 따라서 치료할 때는 양陽을 보하고 위胃를 고르게 해주어야 한다. 이것은 위가 다른 부위에 비하여 지나치게 열이 많다든지 기가 실하든지, 반대로 차갑거나 허하지 않게 다른 부위와 균형을 맞춰 추는 것이다.

도한盜汗은 잠을 자는 동안 전신이 목욕한 것처럼 땀으로 흠뻑 젖는데 깨어나서야 비로소 아는 것이다. 잠자는 시간은 대체로 밤이기 때문에 시간적으로 음陰에 속한다. 따라서 도한은 음기가 허해서 생긴다. 음이 허하다는 것은 무슨 말일까? 이것은 음적인 물질인 혈血이 부족하다는 말이다. 혈이 부족하여 음이 허하면 상대적으로 양이 실하게 된다. 양이 실하다는 것은 화기가 치성하다는 것. 따라서 치료할 때는 반드시 음을 보하고 화火를 내려 주어야 한다. 어린아이의 도한도 마찬가지다. 어린아이들은 양기가 충천해 있기 때문에 열이 잘 나고, 그 열기 때문에 열린 땀구멍이 잘 닫히지 않는다. 그러면 땀이 배출되어 음이 허해질 수 있다. 그렇기 때문에 지나치게 화를 없애는 것보다 음을 보하는 방법을 써야 한다.

또 일상적으로 땀을 과다하게 흘리면 양이 허해져서 몸이 든든하지 못하다. 땀이 많이 나면 진액이 같이 빠져 나오기 때문이다. 심하면 오줌이 잘 나오지 않는다. 사지는 모든 양의 근본인데 진액이 다 빠진다는 것은 뼈마디의 굴신이 순조롭지 못하게 되는 것이다. 이에 따라 사지가 뒤틀리면서 땅긴다.

한여름에 목욕을 하고 더운 음식을 먹어도 땀이 나지 않는 것은 표실증表實證인데, 표가 실實한 경우에는 땀이 없다. 삼양三陽이 실하고 삼음三陰이 허하면 땀이 나지 않는다. …… 위 속의 진기가 이미 고갈되고 음화陰火도 이미 쇠하였다면 땀이 나지 않고 도리어 마르는데, 이는 곧 음양이 동시에 쇠약해진 것이다. 『동의보감』, 「내경편」, '진액'

땀이 많이 나는 다한多汗은 습담濕痰으로 인해 열이 나고 그로 인해 화火가 발생해 생긴다. 화가 정상적인 기혈氣血 순환을 방해하므로 음양 불균형이 가속화된다. 이에 비해 땀이 나지 않는 무한無汗은 음양의 기운이 모두 쇠약해지거나, 너무 성할 때 생긴다.

땀은 기氣의 고섭固攝 작용과 관련이 깊다. 고섭 작용은 혈이나 진액, 정액 같은 액체 상태의 물질이 정상적인 궤도에서 벗어나지 않도록 잡아 준다. 위기는 땀구멍의 개폐를 조절하고 주리를 고섭하여 진액이 과다하게 외부로 새어나가는 것을 막는다. 또한 신기腎氣는 하초를 고섭하여 진액이 과다하게 배출되는 것을 방지한다. 때문에 방광이 정상적으로 요액을 저장해서 배설하게 한다. 그런데 기가 허하면 고섭력도 약해진다. 위기가 허해지면 땀이 많이 나게 되는데 장경악張景岳은 『경악전서』景岳全書 「한증」汗證에서 "인체는 위기로써 체표를 고섭한다. 위기의 고섭력이 떨어지면 체표가 허약해져 자한이 발생하는데, 이는 진액이 배출되는 것이다"김규열·배병철, 『한의학 개론』, 성보사, 2010. 472쪽에서 재인용라고 하였다. 신기가 허약하면 하초를 고섭하지 못해서 소변량이 많고, 소변을 자주 누며, 소변이 저절로 나오기도 한다. 심하면 소변이 나오는 것을 제어하지 못한다.

부류, 물을 조절하라

부류復溜는 족소음신경足少陰腎經의 맥이 주행하는 곳이다. 그 기운은 소음군화少陰君火의 화火와 신장의 수水 기운이다. 신장은 인체의 수액 대사를 유지하고 조절하는 기능을 하므로 수의 장부다. 신장이 수라는 그릇을 가진 장부이지만 소음군화라는 화가 그것을 운용한다. 물길을 조절하는 수화의 이중플레이. 신장의 양기陽氣와 음기陰氣의 이중플레이에 다름 아니다. 그 작용은 이렇다.

음식물을 먹어 생성된 진액은 폐, 비, 위, 신, 방광, 삼초의 작용을 거쳐 맑은 것은 장부로 운송되고 탁한 것은 땀과 소변으로 바뀌어 체외로 배출된다. 이러한 수액대사는 하나의 복잡한 생리 과정으로 여러 장부가 합세하여 이루어지지만 신장의 증등기화蒸騰氣化 작용은 수액대사의 처음부터 끝까지 관계한다. 증등기화는 신장이 진액을 쪄서 필요한 것은 전신에 유포하고, 불필요한 것은 체외로 배설하는 작용을 말한다. 이때 신양腎陽은 소변을 생성하여 배출하고, 신음腎陰은 인체가 필요로 하는 수액을 보존하여 다시 흡수한다. 따라서 신장이 소변을 생성하는 기화 작용은 전신의 수액대사를 주재하고 조절하는 기능을 한다.

부류復溜의 '부'復는 왕래한다는 것이고 '류'溜는 순조롭게 간다는 뜻이다. 물은 곧게 흘러 순조롭게 가는 것을 바른 것으로 삼는다. 하여 부류는 물길을 다스리고 수액의 정상적인 흐름을 유지하고 회복하는 혈자리라는 것을 짐작할 수 있다. 또 '부'復는 반복하다, 회복하다, 어떤 곳을 돌아서 흐르는 '회류'回流의 뜻도 있다. '류'溜는 '류'流와 같이 통용되어 유통하다는 뜻도 있다. 따라서 부류는 돌아 흐르는 물이다. 수액은 반드시 전신에 반복적으로 돌아야 한다. 그래야 장부와 조직기관을 자양하고 골격을 윤택하게 할 수 있다.

따라서 부류復溜는 신의 수습水濕을 소통시키고 조절하는 혈자리다. 수습이 고여 온몸이 붓는 수종, 소변이 방광에 정체되어 잘 나오

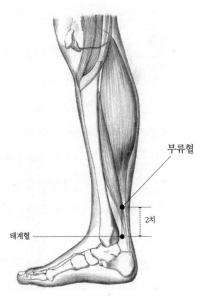

부류혈

2치

태계혈

부류혈 위치 | 태계혈에서 위로 2치 높이에 위치한 부류혈은 신장염, 요도염, 도한, 허로에 효과적이다. 또한 열병에 땀이 나오지 않는 병에도 쓴다.

지 않는 융폐癃閉, 땀이 나지 않는 무한에 부류를 취하면 수습을 흐르게 할 수 있다. 또 정액이 저절로 나오는 유정遺精과 땀이 많이 나는 다한, 잠자는 사이에 땀이 나는 도한에 부류를 취하면 수습을 흐르지 않게 할 수 있다. 그런데 부류가 수습을 흐르게도 하고 흐르지 않게도 한다니 이상하지 않은가? 그것은 부류가 신경腎經의 경혈經穴이기 때문이다. 경혈은 오행에서 금金에 해당하는데 금의 수렴 작용은 신정을 강화시키는 역할을 한다. 이는 신음과 신양의 조절 기능이 원활하게 이루어지도록 돕는다.

　　그렇다면 물을 자유자재로 조절하는 부류復溜는 어디에 있을까? 부류는 "발 안쪽 복사뼈에서 위로 2치 올라가 힘줄과 뼈의 사이 우묵한 곳에 있다". 태계혈에서 위로 2치 되는 곳이다.

동양에서 치수治水는 공동체의 번영과 직결된 사안이었다. 성인으로 추앙되는 요堯, 순舜, 우禹, 탕湯과 같은 임금들은 모두 치수에 관여했다. 공자[不舍晝夜: 밤낮을 그치지 아니한다], 노자[上善若水: 최고의 선은 물과 같다] 또한 물의 흐름을 빗대어 자신의 사상을 펼쳤다. 물과 몸 그리고 부류. 셋의 관계에서 핵심은 물이다. 물은 막힘없이 흘러야 하는 법. 하여 부류여, 흐르고 흘러라. 물이 되어 다시 만나라.

음곡(陰谷), 신수가 솟아나는 골짜기

여기 한 남자가 있다. 나이 20세. 과거시험을 준비하는 수험생인지 새벽 3~5시까지 책을 읽다가 잠드는 청년이다. 하지만 안타깝게도 이 모범생 청년에겐 남모를 병이 하나 있었다. "누울 때 음경이 뭔가에 스치기라도 하면 바로 사정"을 하는 끔찍한 질병, 유정遺精을 앓고 있었던 것이다. 그 소중하다는 정精이 콸콸 쏟아져 나오는 병을 앓다 보니 일상이 말이 아니다. "음식 먹는 것이 줄고 몸이 권태로우며 숨을 얕게 쉬었다." 과거시험이고 뭐고 일단 병부터 고쳐야 할 판. 청년도 사태의 심각성을 알아차렸는지 의사를 찾아갔다. 의사 왈 "마음씀이 지나치면 군화君火와 상화相火가 동시에 일어나고 밤에도 자지 않으면 혈血이 간肝으로 돌아가지 않게 되어 신수腎水가 부족해지고 화火가 음허陰虛한 틈을 타고 하초下焦로 들어가 정이 저장된 곳을 두드리니 그러면 정이 모여 저장되지 못하고 돌아다니며 빠져나가는 것이다."강관, 「유정」, 『명의류안』, 구병수 옮김, 동국대학교출판부, 2009, 529쪽. 밤잠 설쳐가며 과로한 탓에 몸의 물과 불이 제대로 작동하지 않는 게 그 원인이라는 것. 잠도 자지 않고 공부에 매달린 대가가 이토록 가혹할 줄이야! 새삼 뭐든 열심熱心히 하라는 말이 떠오른다. 그 상식적인 말은 얼마나 반反-양생적인 경구였던가! 그런데 궁금하다. 어떻게 과로가 유정이라는 끔찍한 병을 불러올 수 있는 것일까? 혈자리 음곡陰谷은 과로 그리고 유정과 대체 무슨 관계를 맺고 있는 것일까?

허로생활백서

과로過勞는 말 그대로 지나치게[過] 열심히 했다[勞]는 뜻이다. 뭐든 지나치면 병이 된다는 것은 상식. 한의학에서는 이 지나침으로 인해 생기는 몸의 피로를 허로虛勞라고 부른다. 우리가 많이 알고 있는 노권상勞倦傷이라는 것도 이 허로증의 한 종류다. 앞의 청년처럼 공부를 과도하게 해서 생기는 경우도 있지만 사실 허로의 가장 큰 원인은 따로 있다.

> 허증虛症은 흔히 성생활이 과도했기 때문이고, 화사火邪: 화 기운이 사기로 작동하는 것를 겸하기도 하며 열증은 단지 음식을 절제하지 않아 그렇다. 간혹 풍한서습風寒暑濕의 기운이 서로 침범하여 병이 되기도 하고, 혹은 슬퍼하거나 근심하여 마음이 애통하여 그렇기도 하다. 이천, 『의학입문』(醫學入門), 「붕루」(崩漏)

과도한 성생활, 무절제한 섭생, 감정의 극심한 동요가 허로의 주 원인이다. 그런 점에서 허로는 현대인들에게 더욱 치명적이다. 일상의 대부분이 허로를 앓기 쉬운 구조로 되어 있기 때문이다. 식욕과 성욕을 부추기는 갖가지 문구들이 난립하는 인터넷 환경, 마음을 허심탄회하게 터놓을 수 있는 사람이 없어서 고독사하거나 쌓이고 쌓인 감정을 터트릴 데가 없어서 출구를 찾다가 절제 없이 배설해 버리는 장이 되어 버린 소셜네트워크. 그것들이 우리 시대의 일상을 고스란히 비춰 주는 거울이 아닌가. 그러고 보면 일상이 자신의 삶을 비추는 거울이나 다름없다. 자신이 어떤 모습으로 살고 있는지 보려면 일상을 살피면 된다. 문제는 현대인들의 일상 자체가 몸 안의 물길과 불길을 꽉 막히게 한다는 데 있다. 허로도 순환이 제대로 이루어지지 않아서 생기는 것은 물론이다. 몸을 순환하게 만드는 동력은 물과 불이다. 수승화강水昇火降, 물은 올라가고 불은 내려가는 상하축의 대순환이 일어나야 몸 전체가 순환의 리듬을 탄다. 한데 이 순환의 중추가 제 역할을 하지 못하면 몸 전체로 그 파급력이 확산된다.

술을 과음하고 고기를 배불리 먹은 다음 방사房事를 행하여 정욕을 절제하지 못하고 함부로 정기를 손상시키면 신수腎水가 고갈되어 심화心火를 조절하지 못하게 된다. 따라서 심화가 멋대로 타올라 폐금肺金을 손상시키게 되면 신수의 근원이 끊어지게 된다. 이렇게 폐금과 신수가 쇠약해지면 간목肝木을 억제할 수 없게 되고 간목이 왕성해지면 비토脾土를 억눌러서 도리어 화火를 생하게 하나니, 화가 홀로 왕성하면 생화生化 작용을 하지 못하기 때문에 양은 유여하고 음은 부족해져서 열만 성하므로 오래 살지 못한다. 『동의보감』(東醫寶鑑), 「잡병편」(雜病篇), '허로'(虛勞)

신수腎水 하나에 문제가 생기는가 싶더니 도미노처럼 오행의 조화가 무너진다. 이렇게 오행의 조화 자체가 깨지면 몸의 음양 또한 서로 분리된다. 양기의 대명사인 화火가 치성해지니 상대적으로 양은 남아돌고 그것을 제어할 음은 부족해지는 상황이 펼쳐지는 셈이다. 결과적으로 신수 하나만의 문제로 치부할 수 없는 상황들이 연출되는 것. 한데 곰곰이 따져 보면 그 출발은 자기 몸을 함부로 다루는 데 있다. 과도하게 먹고 마시고 성생활을 하고 감정을 배설하고. 그 지나침이 곧 몸을 휘청거리게 하는 것이다. 몸은 그냥 기계장치가 아니다. 타자와의 소통, 먹는 음식, 감정의 양상들 하나하나가 몸 전체와 유기적으로 연결되어 있기 때문이다. 그것들이 몸과 어떤 관계를 맺고 있는지 모를 때, 그 무지로부터 허로虛勞가 발생한다. 그런 점에서 허로란 지나치게 일한 대가이기도 하지만 지나치게 몸을 소외시킨 결과이기도 하다. 그런데 이 상태가 지속되면 걷잡을 수 없는 증상들이 일어난다.

> 대체로 음식을 먹는 것이 줄고, 정신이 혼미하며, 유정遺精: 정액이 저절로 새어 나오는 것과 몽설夢泄: 잠잘 때 자기도 모르게 정액이 새어나오는 것이 나고 저절로 땀이 나며, 담痰이 성하고 기침이 나는 것은 허로증의 보통 증상이다. 『동의보감』, 「잡병편」, '허로'

먹지도 못하고, 정신을 놓고, 정精이 쉴 새 없이 흘러나오고, 땀이 나가는 것도 막을 힘이 없어서 땀을 삐질삐질 흘리고 목에서는 가래가 끓는다. 상상해 보라. 본인이나 주변에 이런 신체를 가진 사람이 있다면 어떨지, 일상이 어떻게 구성될지……. 생각만 해도 좀 뭐하다. 여자들의 경우도 마찬가지다. 갑자기 월경량이 늘거나 줄고 월경 주기가 들쭉날쭉해지는 것은 물론, 심하면 붕루崩漏: 월경과 무관하게 생기는 자궁 출혈가 쏟아지고 대하帶下: 생식기에서 흘러나오는 분비물가 발생한다. 결국 스스로 일상이 일상을 영위할 수 없는 지경으로 만들어 버리는 셈이다. 세상엔 공짜가 없다. 오직 자승자박自繩自縛일 뿐!

5, 6, 7 — 오로, 육극, 칠상의 파노라마

그래서인지 『동의보감』에서는 허로虛勞를 「잡병편」雜病篇의 한 부분으로 구성했다. 단순한 피로 누적의 상태가 아니라 허로를 병의 한 종류로 파악하고 있는 것이다. 일상을 영위할 수 없으니 병이 아니고 무엇이겠는가. 이 허로-파트에서는 허로가 발생한 원인부터 그것으로 인해 생기는 각종 증상들을 상세히 다루고 있다. 그만큼 다양한 형태로 나타나는 것이 허로라는 얘기다. 몸도 언어이자 기호다. 모두 다른 몸과 마음을 가지고 살아가는 만큼 다양한 기호와 언어들이 만들어질 수밖에 없다는 것. 그럼 이 몸의 언어들을 좀 살펴보자.

앞서 보았듯이 허로는 물과 불의 균형추가 무너지면서 발생한다. 하지만 몸 안의 오장육부가 유기적인 관계망을 형성하고 있다는 점에 비춰 보면 각각의 장부가 앓는 허로 또한 무척이나 중요해진다. 하나가 무너져 버리면 전체의 기능 자체가 왜곡되거나 변형될 소지가 크기 때문이다. 따라서 각각을 하나하나 세심하게 관찰하고 기록하는 것 또한 자신의 몸을 살피는 데 있어 중요하다. 오로五勞란 간로

肝勞, 심로心勞, 비로脾勞, 폐로肺勞, 신로腎勞로 구성된다. 각각의 허로가 발생하는 원인과 증상들을 간단히 정리해 보면 이렇다.

오로 (五勞)	원인	증상
간로 (肝勞)	지나치게 생각해서 생긴다.	근골(筋骨)이 오그라들고, 병이 심해지면 머리가 어지럽고 눈앞이 어질어질해진다.
심로 (心勞)	정신을 너무 쓰면 생긴다.	피가 줄어들어 얼굴에 핏기가 없고, 놀란 것처럼 가슴이 두근거리고 식은땀이 나며 몽설(夢泄)이 있고, 병이 심해지면 가슴이 아프고 목구멍이 붓는다.
비로 (脾勞)	뜻밖의 일을 너무 지나치게 생각하면 생긴다.	복부가 창만하고 음식을 적게 먹고, 병이 심해지면 토하고 설사하며 살이 빠지고 사지가 나른해진다.
폐로 (肺勞)	앞일을 너무 근심하면 생긴다.	기가 빠지고 명치끝이 차고 아프며, 병이 심해지면 머리털이 까칠해지고 진액이 고갈되며, 기침을 하고 열이 심하게 난다.
신로 (腎勞)	긍지와 절개를 지나치게 내세우면 생긴다.	등뼈가 아프고 유정과 백탁(白濁)이 있으며 병이 심해지면 얼굴에 때가 낀 것 같고 허리가 아프다.

『동의보감』, 「잡병편」, '허로'

보다시피 정신과 감정을 지나치게 쓰면 오로증五勞證이 생긴다. 결국 생각과 감정들이 내 몸을 가장 피곤하게 만드는 원인이라는 얘기다. 어떻게 생각하는가, 어떤 감정들을 쓰면서 살아가는가는 결국 자기 몸을 배려하면서 사는 것과 무관하지 않은 셈이다. 이것으로 끝이 아니다. 오로증이 일어났는데도 생각이나 감정의 패턴을 바꾸지 않으면 육극증六極證으로 발전한다. 몸에 쥐가 나고 열 손가락의 손톱이 다 아픈 근극筋極, 이가 흔들리고 손발이 아프고 오랫동안 서 있지도 못하는 골극骨極, 얼굴에 핏기가 없고 두발이 다 빠지는 혈극血極, 몸 위에 쥐가 기어 다니는 것 같고 피부가 건조하고 검게 되는 육극肉極, 무기력하고 피부엔 윤기가 없고 몹시 여위고 눈에 정기가 없으며 몸이 몹시 가렵고 긁으면 헌데가 생기는 정극精極, 가슴과 옆구리가 그득하고 늘 성을 내고 기운이 떨어져서 말도 못하는 기극氣極. 이 정도로만 훑어도 인생살이가 참 고단하겠다는 느낌이 든다.

　문제는 이런 지경에 이르렀는데도 참고 견디며 동일한 일상을 반복할 때 찾아오는 칠상증七傷證이다. 물론 오로五勞, 육극六極보다 더 심각하다.

> 허손虛損의 병은 오로五勞에서 생겨서 육극六極이 생기고, 다시 칠상七傷이 생긴다. 첫째는 음한陰寒, 음부가 찬 것이고, 둘째는 음위陰痿, 음경이 발기되지 않는 것이며, 셋째는 이급裏急, 뱃속이 땅기는 것이고, 넷째는 정루精漏, 정액이 저절로 나오는 것이며, 다섯째는 정소精少, 정액이 적은 것이고, 여섯째는 정청精淸, 정액이 묽은 것이며, 일곱째는 소변삭小便數, 소변이 잦은 것이다. 『동의보감』, 「잡병편」, '허로'

　성생활은 물론 기본적인 일상생활마저도 불가능할 지경이다. 그렇기에 허로虛勞를 단순히 피로의 문제로만 치부할 수 없었던 것이다. 병은 자신의 몸에 대한 주체성을 잃어버린 상태다. 몸과 마음, 몸과 정신이 서로 따로 노는 상태. 이때 몸도 마음도 괴롭다. 병은 그런 고통이 만드는 몸의 언어다. 지금까지 살아온 삶의 패턴, 마음의 행로를 바꾸라는 말. 이것마저 무시하면 죽음이 눈앞에 와 있다.

그렇다면 허로虛勞는 어떻게 치료해야 할까? "허로병은 다 신수腎水와 심화心火가 조화를 이루지 못한 데 원인이 있는 것으로서, 화기火氣가 내려가면 혈맥이 화창하게 되고, 수기水氣가 올라가면 정신이 충만하게 된다. 그러므로 단지 심心과 신腎을 조화롭게 하는 것을 위주로 하고 겸하여 비위脾胃를 보해 주면서 음식을 잘 먹게 되어 정신이 맑아지고 기혈이 저절로 생기게 해야 한다."『동의보감』, 「잡병편」, '허로' 핵심은 무너진 상하축, 신수와 심화의 균형을 잡는 일이다. 물과 불은 몸의 순환을 담당하는 근본 동력이다. 이 중심축이 무너지면 삶은 갈피를 잡지 못한다. 불은 양기, 물은 음기다. 이 둘은 서로가 서로를 제어하고 추동하는 관계다. 하지만 이 관계에 문제가 생기면 불처럼 타오르는 욕망에 끌려가거나 물이 한없이 밑으로 흘러가는 것처럼 감정이건 생활이건 바닥을 친다. 극단을 반복하는 삶. 조증과 울증을 반복하거나, 탐욕과 후회를 반복하거나. 이런 삶엔 중심이 될 만한 평이한 일상이 없다. 또한 그 자체로 탁하다. 생각해 보라. 이런 삶이 과연 맑고 청정할 수 있을 것인지. 중심은 이 탁한 일상을 만들어 내는 반복을 끊는 것에서 만들어진다.

흥미로운 것은 섭생과 관련된 부분이다. 『내경』에서는 '정이 부족할 경우는 음식으로써 보해 준다'라고 하였는데, 음식은 음陰에 속하는 것으로서 정精을 음으로써 보해 준다는 것은 그 근본을 구하는 것이다. 그러나 이는 쌀, 콩, 과일, 채소 등과 같이 천연적으로 영양분을 고루 갖춘 음식물이기 때문에 먹으면 음을 보해 주는 공이 있다는 것을 말한 것이지, 끓이고 지지고 양념을 하여 치우치게 음식 맛을 낸 인위적인 것에 의지한다는 것은 아니다."「동의보감」, 「잡병편」, '허로' 담백한 음식을 먹어야 정精이 만들어진다는 것. 하지만 우리들의 일상과는 참 거리가 멀다. 어떻게든 더 자극적이고 색다른 것을 찾기 위해서 혈안이 되어 있다. 맛집 탐방, 먹방, 쿡방 등이 그 예다. 자극적이고 색다른 것을 찾다 보니 무미건조한 맛, 일상은 눈에 잘 들어오지 않는다. 하지만, 무미건조하고 평이한 일상에서 흔히 먹을 수 있는 것들을 담백하게 먹어야 정精이 보충된다. 그래야 중심축을 세울 원천이 마련된다는 것. 이 또한 해법은 아주 평범하고 일상적인 것임을 강조하고 있다.

정精과 일상은 하나다. 지나친 것도 치우친 것도 없는 반복, 물이 물길을 따라 흘러가듯이 흘러가는 그 일상적인 흐름. 그것이 정을 보존하고 정을 채운다. 이제야 알겠다. 왜 일상에 도道가 있다고 하는지. 일상과 부딪히는 몸에 왜 운명이 있다고 하는 것인지. 정이 몸의 원천이듯 도의 원천, 운명의 원천이 일상에 있다는 것을.

음곡, 신수를 고쳐 드립니다!

이제 음곡陰谷이 어떻게 몸의 허로虛勞와 유정遺精을 치료하는지 살펴볼 차례다. 족소음신경足少陰腎經이라고 할 때 소음少陰이 들어간 이유, 그것은 소음군화少陰君火로 인해서 생기는 병은 이 경맥으로 치료해야 한다는 것을 알려주기 위한 것이라는 이야기다. 다른 경맥들도 마찬가지다. 가령 수태음폐경手太陰肺經과 족태음비경足太陰脾經은 태음습토太陰濕土와 관련된 병에 쓰이는 경맥들이다. 몸에서 습濕으로 인해서 생기는 문제는 일단 폐경과 비경을 써서 치료한다는 것이다. 소음군화로 인해서 생기는 병은 어떤 것들이 있을까. 소음군화의 기운으로 연결되어 있는 경맥은 수소음심경手少陰心經과 족소음신경이다. 즉, 오장육부로는 심心과 신腎이 군화의 기운과 연결된다. 앞서 봤던 몸의 수승화강, 상하축의 순환이 이루어지지 않을 때 나타나는 증상들이 소음군화의 증상들이다. 구체적으로는 건망증부터 히스테리, 자궁질환, 혈관계 질환들이 여기에 속한다. 허로와 유정 또한 이 상하축이 제대로 작동하지 않을 때 일어나는 증상들이다.

음곡陰谷은 족소음신경足少陰腎經의 합혈合穴이다. 합혈은 만성병을 고치는 혈자리로 알려져 있다. 허로虛勞가 발전해서 생긴 칠상증七傷症, 그 가운데 유정遺精, 발기부전, 소변삭小便數 등은 허로가 장부까지 들어간 만성병에 해당한다. 오랜 시간 쌓이고 쌓여서 생긴 병이라는 것이다. 그렇기에 이런 만성병들을 고치는 데는 합혈인 음곡을 쓰는 것이 제격이다. 허로를 만드는 주요 원인은 신수腎水의 고장이다. 음곡은 그 신수를 보충하고 고장 난 신수를 고치는 데 가장 적합한 혈자리다. 오행상으로도 수의 기운에 해당하는 것이 음곡이기 때문이다. 음곡은 신경에 수水의 기운을 불어넣어 말라 버린 신수를 보충한다.

한데 안타깝게도 그 위치를 찾기가 쉽지 않다. 사실 음곡陰谷이라는 이름은 그 위치를 알려주기 위해서 붙여진 이름이다. 그럼에도 잘 감이 오지 않는다. "보골의 뒤 큰 힘줄 아래와 작은 힘줄 위 사이에

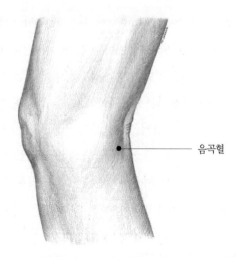

음곡혈

음곡혈 위치 | 허로로 인한 유정이나 여성들의 대하, 붕루에도 많이 사용되는 음곡혈은 무릎을 구부렸을 때 두 인대 사이의 움푹한 곳의 맥이 뛰는 곳에 있다. 소변을 잘 보지 못할 때도 음곡혈을 쓴다.

손으로 누르면 맥이 뛰는 곳이 있는데, 무릎을 구부리고 경혈을 취한다."『동의보감』 아무리 그 근접한 자리를 더듬어도 맥이 뛰는 것을 찾을 수 없을 때는 살이 쪘나를 의심하면 된다^^. 그림을 보면 그래도 좀 감을 잡을 수 있을 것이다. 음곡은 허로증虛勞症으로 인한 유정遺精뿐만 아니라 여성들의 대하帶下, 붕루崩漏에도 많이 사용되는 혈자리다. 간혹 불임으로 마음 고생하는 새댁들에게도 자주 쓰이는 혈자리라고 알려져 있다. 중요한 건 몸이 오랜 기간 허로했을 때 가장 먼저 음곡을 떠올려야 한다는 것이다.

주지하듯이 정精은 담백한 일상의 산물이다. 밋밋하고 평범한 일상이 생성과 변화의 물질적 토대[精]라는 뜻이다. 이것이 바탕이 되어야 우리는 다른 생명을 낳을 수도, 삶의 변화를 만들어 낼 수도 있다. 또한 정 자체가 몸을 이루는 토대이자 활동력의 밑천이기도 하다. 정이 변해서 뼈와 살, 근육들뿐만 아니라 소위 정신이라는 것도 또한 구성되기 때문이다. 허로虛勞와 유정遺精은 이 모든 것이 불가능하게 되었다는 몸의 신호다. 하여, 여기서 빠져나오는 방법은 단순하다. 밋밋함, 담백함, 평범함으로 돌아오는 것이다. 음곡陰谷의 물[水] 기운처럼 아무 맛도, 아무 색깔도 없는 담담함으로 말이다.

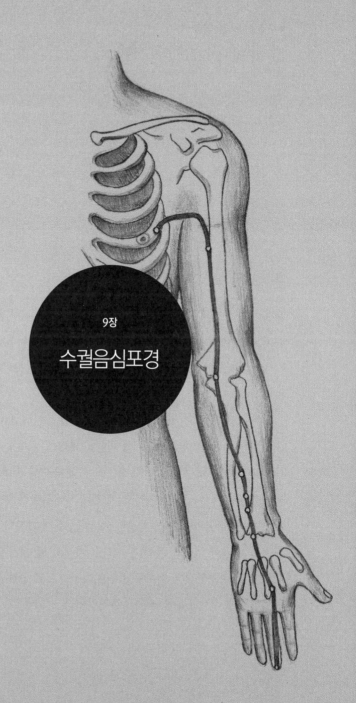

9장

수궐음심포경

곡택(曲澤), 심(心)의 불을 끄는 소방수

코피 나고 싶은 아이

툭하면 코피를 흘리는 외동아들이 있었다. 엄마 나이 마흔 넘어 얻은 금지옥엽이었다. 몸이 약해 그렇지 싶어 여섯 딸들 눈을 피해 고기를 사 먹였다. 그런데 녀석은 어미 속도 모르고 자랑 삼아 누나들에게 떠벌렸다.

"누나! 나 오늘 갈비 먹었다. 엄마가 코피 흘린다고 사 줬어."

그때 나 역시 코피가 나기를 간절히 바랐다. 갈비도 먹고 싶었지만 그보다 엄마의 관심을 받고 싶었다. 그래서 코를 손가락으로 후벼 팠다. 코피는 나지 않고 콧방울만 벌겋게 부어올랐다. 결정적으로 코피가 난 건 하교 길에서였다. 운동장을 가로질러 가는데 어디선가 축구공이 날아와 얼굴을 때렸다. 피하고 자시고 할 새가 없었다. 나는 뒤로 벌렁 나자빠졌다. 아이들이 우르르 몰려오고, 금세 툭툭 털고 일어났는데 코에서 물컹한 액체가 흘러나왔다. 코피였다.

코피가 난다며 히죽히죽 웃고 있는 나를 정신 나간 사람처럼 쳐다보는 아이들. 그러거나 말거나 이럴 때가 아니다. 엄마를 향해 빛보다 빨리 돌진! 엄마에게 보여 줘야 했다. 나의 이 빨간 코피를.

코피에 얽힌 어린 시절의 일화. 궁금하다. 코피는 어떻게 해서 나고 왜 나는 걸까? 코피가 나면 몸은 어떻게 될까?

출혈의 메커니즘 : 심이 열받다!

코피가 나는 원인은 여러 가지가 있다. 먼저 코는 뇌와 통해 있으므로 뇌로 올라갔던 피가 넘쳐서 나기도 하고, 폐肺와 연결되어 있으므로 폐에서 나온 피라고 보기도 한다. 그 외에도 양명경陽明經에 열이 몰려서 나오기도 하고, 비장脾臟에 있던 열이 간으로 가서 나온다고 보기도 한다. 코피가 나는 것은 혈血과 열熱, 이 두 가지의 관계에서 비롯된다.

> 열熱은 모두 심心에서 생기는데, 열이 심하면 혈血을 손상시킬 수 있다. 단계丹溪: 주진형가 말하기를, "여러 가지 혈증血證을 다 열증熱證이라고 한 것은 이른바 '그 요점을 알면 한마디로 끝난다'라는 것이다"라고 하였다. …… 혈은 열을 받으면 놀아서 넘쳐나므로 선혈鮮血이 되고, 차가운 기운을 받으면 엉겨서 걸쭉해지므로 어혈瘀血이 된다. 어혈은 검은색이고 선혈은 붉은색이다. 『동의보감』(東醫寶鑑), 「내경편」(內經篇), '혈'(血)

열은 혈血의 활동에 큰 영향을 미친다. 원래 혈은 열을 받으면 잘 돌아가고 찬 기운을 받으면 엉기는 속성이 있지만 혈이 열을 심하게 받으면 상한다. 그래서 "혈이 열을 받으면 놀아서 넘쳐난다"고 하였다. 혈이 열을 받아서 생긴 혈열은 좀 노는 피다. 이런 경우 양의 기운이 지나쳐 위로 올라가는 것만 있고 아래로 내려가는 것은 없어서, 혈이 입과 코로 넘쳐 나온다. 혈이 경거망동을 하는 것이다.

이때 감정도 혈血을 격동하게 만든다. 감정들이 조화롭게 절제되지 못하고 어느 한 감정이 지나치면 혈을 요동시킨다. 예를 들어 성을 몹시 내면 기가 막히고 간이 상한다. 간은 혈을 저장하는데 상한 간은 혈을 저장하지 못한다. 피는 갈 곳이 없어져 위로 몰린다. 그 결과 피를 토하고 정신을 잃게 된다. 또 지나치게 기뻐하면 심장이 격동하고 상한다. 심장이 상하면 기가 처져 아래로 내려가므로 혈을 잘 만들지도, 내보내지도 못하게 된다.

또한 생활을 절도 없이 하면서 허튼 데 힘을 지나치게 쓰면 낙맥絡脈이 상한다. 경락經絡은 몸속에 난 길인데, 기혈氣血이 흘러 다니는 통로다. 이것은 크게 경맥經脈과 낙맥으로 나뉜다. 경맥은 세로로 뻗은 줄기, 낙맥은 경맥에서 갈라져 나와 온 몸의 각 부위에 그물처럼 퍼지는 가지들을 말한다. 양의 낙맥이 상하면 피가 밖으로 넘쳐 나와 코피를 흘리고 음의 낙맥이 상하면 속으로 넘친 피가 항문을 통해서 나온다.

출혈의 원인은 혈열과 지나친 감정, 낙맥의 손상에 있다. 이는 세 가지로 나눠져 있지만 모두 혈열로 귀결된다. 지나친 감정, 낙맥의 손상도 다 혈이 격동하는 것, 곧 혈이 열 받았다는 것 아닌가. 사실, 혈이 열 받았다는 것은 혈맥을 주관하는 심心이 열 받았다는 말과 같다. 이 열 받음이 간에 미치고 정신에까지 미치는 것이다.

그렇다면 여기서 질문 하나. 심心이 열 받으면 가장 곤란한 경맥은 뭘까? 심이니까 수소음심경手少陰心經? 답은 수궐음심포경手厥陰心包經이다. 심포락心包絡은 심포 혹은 단중膻中이라고도 한다. 심포는 말 그대로 심장의 바깥을 에워싸고 있는 막이다. 그래서 심장을 보호한다. 군주지관인 심의 부림을 받는다고 해서 신사지관臣使之官이라고 하며, 이곳에서 기쁨과 즐거움이 나온다고 한다.

『황제내경』에서는 "심心은 인체의 군주로서 사기邪氣: 병을 일으키는 요인의 침입을 받지 않으며, 만약 사기가 심을 침범하면 심포락이 먼저 병을 받는다"고 하였다. 그래서 심이 열 받으면 심포락이 병든다. 그래서 "열은 심포로 들어온다"熱入心包거나 "열사가 심포를 무지몽매하게 만든다"熱邪蒙弊心包는 말이 생겼다. 심이 열 받은 혈열, 근데 혈이 계속 열받으면 어떻게 될까?

양기충천 : 열이 뻗치면 불이 된다

화火·열熱·온溫은 모두 양에서 발생하는 것이고 그 성질은 모두 열에 속한다. 다만 열의 정도 차이만 있다. 화는 열이 극에 달한 것이고, 온은 열이 심해지는 과정이다. 열과 온은 대부분 외부의 사기邪氣가 침입한 것이다. 화는 열이 극에 달하거나 습이 울결되어 질적 변화를 겪은 것인데, 몸 안에 원래 가지고 있던 양기로부터 생겨나기도 한다. 심화心火와 간화肝火가 이에 해당된다. 이쯤에서 화의 성질을 한

번 정리하고 넘어가자.

첫째, 화火는 양陽이므로 위로 타오르는 성질이 있다. 양은 성급하게 움직이고 화는 달구어 타오르는 성질이 있으므로 상염上炎한다. 상염으로 심신이 요동하면 가슴이 답답하고, 갈증이 나서 물을 많이 마시려 들고, 미친 듯이 떠들어 대고 함부로 날뛰고, 정신이 혼미하여 헛소리를 한다.

또한 화는 진액을 손상시켜 외부로 새어나가게 하고 음액을 졸인다. 진액과 음액같이 음적인 물질이 부족하면 이로 인해 양기가 지나치게 성하고, 허열이 발생하고 허화가 내부에서 치성한다. 이름하여 음허화왕陰虛火旺. 음이 허하여 화가 왕성해진다는 것. 음허화왕은 그 화열 증후가 인체의 특정 부위에 집중적으로 나타난다. 치통·인후통·골증열骨蒸熱: 음기(陰氣)와 혈기(血氣)가 부족하여 골수가 메말라서 뼈 속이 후끈후끈 달아오르고 몹시 쑤시는 증상과 함께 뺨이 붉어지는 관홍이 생긴다. 더불어 음액을 졸이면 정기精氣 또한 손상된다. 『황제내경』「소문」素問 '음양응상대론'陰陽應象大論에서 "장화壯火는 원기元氣를 손상시킨다"고 하였다. 지나치게 왕성한 화가 선천적으로 타고난 기운까지 깎아 먹는다. 이렇게 정기가 손상되면 전신성 기능 감퇴를 일으킨다.

세번째로 음액陰液을 손상시킨 화는 간풍肝風를 일으키고 혈血을 요동시킨다. 열이 몹시 성하거나 음적인 물질인 혈이 부족하면 병이 경과하는 과정에서 몸이 떨리고 어지럽고 경련이 일어난다. 이것은 풍風이 몸 안에서 일어난 것인데, 혈을 저장하는 간肝과 관련되어 간풍이라 한다. 이것은 밖에서 침입한 외풍外風과 구별하여 간풍내동肝風內動이라고도 한다.

주요 증상은 팔다리의 근육이 줄어들기도 하고 늘어나기도 하면서 계속 움직인다. 눈동자가 위로 올라가고, 목이 뻣뻣해지고, 등도 활처럼 휜다. 모두 음액이 부족해서 근맥을 주관하는 간이 자양을 받지 못했기 때문이다.

네번째로 화가 혈분血分에 침입하면 옹종癰腫·창양瘡瘍을 야기한다. 『황제내경』「영추」靈樞 '옹저'癰疽에서 "대열이 그치지 않아 열이 성하면 기육이 짓무르고 기육이 짓무르면 화농한다. …… 옹이라 한다"고 하였고, 『황제내경』「소문」 '지진요대론'至眞要大論에서는 "각종 동통·가려움 및 창양은 모두 심에 속한다"고 하였다. 심心은 화에 속하고 혈血을 주관하므로 옹종과 창양을 심에 귀속시킨 것이다.

이처럼 화는 생명의 활동성을 고취시키지만 지나치면 병이 된다. 지나친 화의 성질은 모든 물질을 없앨 수 있는 것으로, 쇠[金]를 녹이고, 흙[土]을 말리며, 나무[木]를 불태우고, 물[水]을 졸인다. 따라서 화로 인해 생긴 병은 그 해로움이 크고 변화가 매우 빠르다. 증상 또한 뚜렷하고 죽는 것도 빠르다.

화가 지나치다는 것은 '화가 치솟는다'는 말과 같다. 이를 '궐양지화'厥陽之火라고 한다. 어디서 화가 치솟는가? 그것은 오장육부에서 비롯한다.

오장육부의 궐양지화가 있는데, 이것은 오지五志: 희노우사공에 뿌리 박고 있으면서 육욕六慾과 칠정七情이 격렬하여 화가 따라 일어나는 것이다. 즉, 몹시 성내면 화火가 간肝에서 일어나고, 취하거나 지나치게 먹으면 화가 위胃에서 일어나며, 방사가 지나치면 화가 신腎에서 일어나고, 너무 슬퍼하면 화가 폐肺에서 일어나는데, 심心은 군주의 기관이기 때문에 자체에서 화가 일어나면 죽는다. 『동의보감』, 「잡병편」(雜病篇), '화'(火)

여섯 가지 욕구와 일곱 가지 감정이 격렬하게 일어나면 화도 따라서 일어난다. 지나치게 성을 내면 화가 간에서 일어나고, 성욕이 지나치면 화가 신에서 일어난다고 한다. 화가 머리끝까지 치받칠 때 주로 쓰는 기운은 간의 기운이다. 간은 목기인데 이것은 봄의 기운이다. 봄에 새싹이 언 땅을 뚫고 솟아오르는 기운. 하여 봄을 스프링이라고 하지 않는가. 이렇게 튀어오르는 속성이 감정과 결합한 것이 분노다. 다음으로 성욕은 성호르몬이 저장되어 있는 오른쪽 신장[右腎]의 기운을 쓴다. 한의학적으로 우신은 명문화命門火라고도 한다. 언제든 지나치면 화마에 휩싸일 수 있는 기운이다. 이렇듯 오장육부와 감정과 욕구가 하나의 사이클을 이루고 있다. 한편 감정과 욕구 전반을 주관하는 장부는 심장이다. 그래서 심장은 군주의 기관[君主之官]이다. 모든 감정은 심장과 연결되어 있고, 그 기반 위에서 장부가 각기 전문 영역을 가진다. 이런 심장에 화기가 자체적으로 일어나면 몸 전체의 밸런스가 한꺼번에 무너진다.

혹시 지금 궐양지화하고 있는가? 그렇다면 당신의 욕구와 감정을 보라. 그리고 어떤 오장육부가 불타고 있는지 보라. 자신의 감정과 몸을 살피는 것만으로도 감정이 더 이상 진전되는 것을 막는다. 여기에 혈자리 곡택曲澤이 더해진다면 금상첨화가 아닐까.

곡택, 심의 불을 끄는 소방수

곡택曲澤의 '곡'曲은 굽힌다는 뜻이다. 팔의 굽어지는 곳이니 팔꿈치를 가리킨다. '택'澤은 물과 풀이 섞여 있는 우묵한 곳을 뜻한다. 하여 곡택은 "팔꿈치 내측면 아래 우묵한 가운데" 있다. 팔을 약간 구부린 상태에서 엄지손가락과 둘째손가락으로 팔꿈치를 가볍게 잡아 보면 굵은 힘줄이 잡힌다. 그 안쪽의 움푹 들어간 곳이 곡택이다.

팔꿈치 관절의 우묵한 연못, 곡택曲澤은 수궐음심포경手厥陰心包經의 합혈合穴이다. 그 기운은 궐음풍목厥陰風木의 목木과 심포의 화火, 합혈의 수水 기운이다. 목·화·수 기운의 연합체, 곡택. 먼저 수궐음심포경의 기운 배치부터 보자. 수궐음심포경은 풍목의 기운으로 심포가 심장을 보호하고 그 기능을 대행할 수 있게 도와준다. 이때 풍목은 폐로부터 금기金氣를 받아 솟아오르는 풍목의 기운을 조절한다. 폐는 심포의 화기를 이용하여 침강하는 금의 기운을 막는다. 이렇게 조절된 풍목의 기운과 심포의 화기는 혈액을 전신으로 순환시킨다. 수궐음심포경은 풍목의 기운을 심장에 제공하여 심장의 역할을 대신한다. 군주지관인 심장에 사기가 직접 침입하지 못하게 심포가 지킴이 역할을 하는 것이다. 하지만 어느 순간 목화 기운이 지나치게 되면 혈이 열을 받는다. 곡택의 수 기운이 절실한 때다.

곡택曲澤의 수水 기운은 수궐음심포경手厥陰心包經이 음경이므로 음수陰水의 기운이다. 계수癸水처럼 활동성이 좋은 물의 성질을 가졌다. 하여 머물러 있는 혈을 흐르게 한다. 혈을 흐르게 하는 것은 심장의 열이 오르는 것을 미연에 방지한다. 만약 혈이 흐르지 않고 뭉쳐

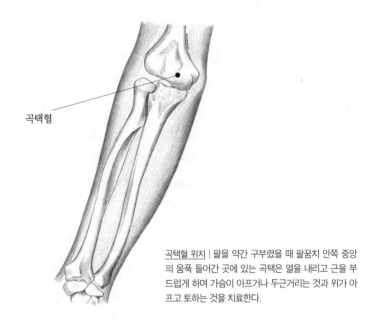

곡택혈

곡택혈 위치 | 팔을 약간 구부렸을 때 팔꿈치 안쪽 중앙의 움푹 들어간 곳에 있는 곡택은 열을 내리고 근을 부드럽게 하며 가슴이 아프거나 두근거리는 것과 위가 아프고 토하는 것을 치료한다.

있으면 열이 생기고 그 열은 내려가지 못하고 역기逆氣한다. 심포경은 사실상 심장질환이 실질적으로 드러나는 곳이다. 심장은 혈과 떼려야 뗄 수 없는 관계고 그런 면에서 혈열을 끌 수 있는 혈로 수 기운을 가진 곡택만 한 게 없다. 하여 곡택은 심장의 불을 끄는 소방수다.

이밖에도 곡택曲澤은 경련을 진정시키고 수전증에 특효가 있다. 이 두 가지는 서로 관련이 있다. 손을 떠는 것은 일종의 경련이기 때문이다. 경련은 일시적으로 혈이 공급되지 않아서 생긴다. 이때 팔꿈치의 우묵한 곳을 꾹꾹 눌러 주면 된다. 손떨림은 진정되고 마음조차 진정될 것이다.

무엇보다 중요한 것은 곡택曲澤이 혈열로 인해 발생하는 몸의 문

제를 치료하는 혈자리임을 기억하는 것이다. 심心의 불을 끄는 소방
수, 곡택을.

간사(間使), 내 마음의 길 찾기

〈궁금한 이야기 Y〉라는 프로그램이 있다. 한 번은 이 프로그램에 특이한 할머니 한 분이 등장했다. 인천 숭의오거리에서 한 달째 노숙을 하고 있다는 할머니였다. 할머니는 밤이면 박스를 모아 문이 잠기지 않은 빌딩에서 새우잠을 자고, 낮엔 한없이 버스정류장에 앉아 있다. 취재진이 다가가자 할머니는 절규에 가까운 목소리로 소리친다. "가! 가라고! 내 것 다 빼앗아 가놓고 뭘! 당신하고 할 이야기 없다고!"

할머니는 자식을 낳지 못하는 여자였다. 그것 때문에 남편과 시댁으로부터 모진 구박을 받아야 했다. 견디다 못한 할머니는 종교에 매달렸다. 그러던 어느 날, 그토록 기다리던 자식이 생겼다. 딸을 낳은 것이다. 그런데 이 딸은 고등학교에 들어가자 집을 나가 버렸다. 그때부터 할머니는 딸을 찾아 전국을 떠돌았고 집안은 풍비박산이 났다. 이상한 건 취재진의 도움으로 딸을 만났는데도 할머니의 반응이 냉랭하다는 것이었다. 딸 또한 할머니에게 왜 그렇게 사느냐고 언성만 높였다.

딸에 의하면 할머니는 정신분열을 앓고 있는 중이다. 놀랍게도 둘은 이미 4년 전에도 만난 적이 있다. 그때 딸은 할머니를 정신병원에 입원시키고 할머니의 돈을 가로채 잠적해 버렸다. 1년 뒤 병원에서 나온 할머니는 갈 곳이 없어 길거리에서 노숙을 해야 했던 것이다. 그러고 보면 인생은 참 오묘하다. 그토록 바라던 것이 악몽이 되는 경우가 허다하기 때문이다.

내 마음의 담

할머니의 병은 마음[心]에서 비롯됐다. 누구와도 마음이 통하지 않는 상태. 이때 생기는 마음의 통증을 한의학에서는 심통心痛이라고 부른다. 이 말을 우리는 자주 사용한다. 마음이 불편하고 심기가 틀어졌을 때 심통이 났다고 한다. 심통이 나면 입이 한 됫박은 앞으로 튀어나오고 얼굴은 오만상을 다 한다. 가슴이 답답하고 갑자기 인사불성이 되거나 열이 오르락내리락 하기도 한다. 한마디로 몸이 종잡을 수 없는 상태가 되는 것이다. 그런 점에서 몸과 마음은 하나다. 마음이 감정을 통제할 수 없는 상태가 되면 몸 또한 자기 것이 아니다.

> 칠정七情이란 기뻐하는 것[喜], 성내는 것[怒], 근심하는 것[憂], 생각하는 것[思], 슬퍼하는 것[悲], 놀라는 것[驚], 무서워하는 것[恐]을 말한다. 대개 지나치게 기뻐하면 기氣가 흩어지고, 지나치게 성내면 기가 올라가며, 지나치게 근심하면 기가 가라앉고, 지나치게 생각

하면 기가 뭉치며, 지나치게 슬퍼하면 기가 소진되고, 지나치게 놀라면 기가 어지러워지며, 지나치게 무서워하면 기가 내려간다. 그 가운데서 육정六情은 모두 심기心氣를 울결시키므로 가슴이 아프다. 그러나 기뻐하는 것만은 기를 흩어지게 하므로 육정이 울결된 것을 흩어지게 하여 능히 통증을 멎게 할 수 있다. 『동의보감』(東醫寶鑑), 「외형편」(外形篇), '흉'(胸)

보다시피 감정에 따라 몸 상태가 변한다. 기氣가 가라앉았다가 올라가고 다시 내렸다가 뭉치고 또 흩어지면서 소진되고. 감정이 몸의 운동성을 좌지우지하는 셈이다. 이 감정들 가운데 기쁨을 제외한 나머지는 심기를 뭉치게 하고 통증을 유발한다. 이때는 기뻐하는 것으로 이 뭉친 감정들을 흩어 놔야 한다. 웃어야 건강해진다는 것도 이 맥락이다. 하지만 할머니처럼 상태가 심각한 경우엔 웃음만으론 치료가 불가능하다. 이럴 땐 어떻게 해야 할까?

과거 여창주라는 의사가 있었다. 그를 찾아온 두 명의 환자들 또한 할머니와 증상이 비슷했다. 첫번째 환자는 발작이 심했다. 발작을 할 때면 누구에게 쫓기는 것처럼 달리고 물과 불을 가리지 않고 덤벼들었다. 사람들과 말을 할 때면 스스로 뛰어나고 지체 높은 사람인 척하고 울다가 웃기를 반복했다. 두번째 환자는 노인이었다. 그는 밥을 먹을 때면 화로 속의 재를 밥과 섞어서 먹었다. 또 언제나 웅얼거리면서 남 욕하기를 그치지 않았다.

그럼 여창주는 이들을 어떻게 치료했을까? 우선 환자들을 토하게 만들었다. 첫번째 환자는 "즉시 구토하는 약을 투여하니 담연痰涎

을 세숫대야 하나 만큼 토해 내었고", 두번째 환자는 "담痰을 4~5되 토하게 하니 곧 종일 깊이 자다가 깨어나자 병이 다 없어졌다." 강관(江 瓘), 『명의류안』(名醫類案) 여창주는 몸에 쌓인 담痰이 그들을 저런 지경까지 몰고 갔다고 본 것이다.

담痰은 불 때문에 생긴다. 몸 안의 불[火]이 쌓여서[炎] 병[疒]이 된 것. 그게 '담'이라는 글자의 뜻이다. 담은 진액津液을 졸이면서 만들어 진다. 진액은 몸 곳곳을 순환하면서 땀을 만들고 관절의 윤활유 역할 을 하는 물[水]이다. 이 물이 화火를 만나서 정체되고 뭉치면서 생기는 덩어리가 담이다. 담이 몸 안의 통로들을 막으면 통증이 생기고 나아 가 정신적인 문제까지도 일으킨다. 잠시 담으로 인해 생기는 증상들 을 보자.

혹은 치아와 볼이 근질거리고 아프며, …… 혹은 트림이 나고 신물 이 올라오며, …… 혹은 꿈에 괴상한 형상들이 나타나며, …… 혹은 사지의 뼈마디가 쑤시는데 정해진 곳이 없고, …… 혹은 온몸에 벌 레가 스멀스멀 기어 다니는 것 같은 경우도 있으며, …… 혹은 가슴 과 배 사이에 두 기氣가 서로 얽힌 것 같기도 하고, …… 혹은 정신 을 잃고 전광증癲狂症: 미친증이 나타나기도 하며, …… 혹은 명치 밑 이 정충怔忡: 가슴이 몹시 두근거리는 증상과 경계警悸: 놀라서 가슴이 두근거리는 증 상로 두근거리며 누가 잡으러 오는 것같이 무서워하며 …… 힘줄이 땅기어 다리를 절기도 한다. 이와 같이 안팎으로 생기는 질병이 비 단 백 가지에 그치지 않는데, 모두가 담으로 인해 생기는 것이다. 『동 의보감』, 「내경편」(內經篇), '담음'(痰飮)

대충 간추린 것만 이 정도다. 정말 몸 이곳저곳에 영향을 주지 않는 곳이 없다. 치아와 볼, 사지의 뼈마디, 가슴과 배. 심지어는 꿈에도 영향력을 행사한다. 그러니 백 가지 가운데 담에서 생기지 않는 병이 없을 정도라고 한 것이다. 또한 담은 "포락包絡에 잠복해 있다가 기氣를 따라 위로 떠올라 폐肺로 들어가서 막고 있으면서 기침할 때 발동"『동의보감』하기도 한다. 가끔 기침을 하다가 튀어나오는 가래가 그것이다. 그런데 담痰이 포락包絡에 그대로 머물러 있으면? 할머니와 같은 증상이 일어난다. 여창주가 환자들에게 담을 토하게 하는 치료를 했던 게 바로 이 때문이다. 달리 말하면 우리 시대가 겪는 정신질환의 대부분도 포락에 몰린 담에서 비롯된다. 이 담이 심통을 일으키고 마음의 문을 닫아 걸게 하는 것이다. 그럼 대체 포락이 무엇이기에 이런 증상들을 만들어 내는 것일까?

심포와 숨구멍

포락包絡은 심포락心包絡을 줄여서 부르는 말이다. 보통 심포心包라고도 하고 포락이라고 부르기도 하는데 정확한 명칭은 심포락이다. 이 이름은 심포가 어떤 존재인지를 알려주는 단서다. 심心은 심장이다. 포包는 그것을 감싸고 있다는 뜻이다. 글자를 풀어 보면 그 이미지가 명확하게 그려진다. 포包는 싼다는 뜻의 포勹와 아직 팔이 생기지 않은 아이를 상형한 사巳가 합쳐진 글자다. 생명을 자궁 속에 품고 있는 형상이 '포'라는 글자의 기원이다. 하여, 동양에선 여성의 자궁을 여자포女子胞라고 불러 왔다. 심포도 그런 의미다. 자궁처럼 생명의 중심인 심을 품고 있는 것. "모양이 마치 위로 향한 술잔과 같으며 심이 그 속에 위치한다." 조헌가(趙獻可), 「내경십이관론」, 『의관』; 배병철, 『기초 한의학』, 135쪽에서 재인용.

심포心包는 심心을 담고 보호하는 그릇이다. 하여, 심포를 심의 호위무사라고 부른다. 그런 속성 탓인지 심포는 담고 지키려는 성향이 강하다. 심이 주관하는 감정들, 그로 인해서 생기는 담痰도 심포에 담기고 쌓인다. 여기서 문제가 발생한다. 심은 사통팔달로 통해야 한다. 그런데 그것을 보좌하는 심포가 꽉 막혀 있을 때, 곧바로 심에 문제가 생긴다. 심은 화火 기운을 담당하는 장부다. 화는 밝게 보는 힘이자 따뜻함, 양기의 대명사다. 심은 이 밝은 화의 기운을 통해 만물을 명확하게 분별하고 온몸을 따뜻하게 한다. 그런데 이 화기火氣가 통하지 못하고 막혀 버리면 물이 고여 썩는 것처럼 탁해진다. 사물을 분별하지 못하고 자신이 어떤 상태인지를 파악하지 못하는 것도 이 때문이다. 또한 이렇게 되면 심의 따뜻한 기운이 따갑고 뜨거운 기운으로 변해 버린다. 이 뜨거움이 혈맥을 타고 온몸을 돌면서 진액을 졸이고 담을 만든다. "화는 담의 근본이며, 담은 화의 상태가 겉으로 나타난 것이다." 『동의보감』, 화와 담의 악순환이 시작되는 것이다.

이럴 땐 먼저 심포心包를 통하게 해줘야 한다. 그래야 심心에 몰려 있는 화기火氣가 빠지면서 뜨거움이 해소되기 때문이다.

심포락心包絡은 심장 아래 횡격막 위에 있는데, 격막 아래로 비스듬히 드리워져 횡격막과 서로 붙어 있다. 그리고 누런 기름막이 넓게 싸고 있는 것이 심장이다. 넓은 기름막의 바깥쪽에는 실 같은 가는 힘줄과 막이 있어서 심장과 폐장을 서로 연결시키고 있는데, 이것이 심포락이다. 『동의보감』, 「외형편」, '흉'

횡격막은 상초上焦와 중초中焦의 경계다. 상초엔 심폐心肺가 있고 중초엔 비위脾胃가 자리 잡고 있다. 쉽게 명치 위쪽이 상초, 명치와 배꼽 사이가 중초, 배꼽 아래가 하초에 해당한다. 여기서 상초와 중초를 연결해 주는 것이 심포心包다. 심포는 이 연결망들을 통해 심心의 뜨거운 열기를 해소한다. 구체적으로는 폐로 열기를 보내서 심의 화기火氣를 몸 밖으로 내보낸다. 또한 심포는 갈비뼈와도 연결되어 있다. 의역학적으로 뼈는 수水의 기운이 집약된 유형의 구조물이다. 즉, 뼈들은 몸의 열을 식히는 데 아주 중요한 역할을 담당한다는 뜻이다. 심포는 이 갈비뼈의 수 기운과 심의 화 기운을 연결해서 심의 온도를 조절한다.

경맥에서는 심포의 경맥을 수궐음심포경手厥陰心包經이라고 부른다. 손[手]으로 흐르면서 궐음厥陰의 기운을 가진 경맥이라는 뜻이다. 궐음은 풍목風木의 기운이다. 풍목은 쉽게 말하자면 봄의 기운이다. 봄바람[風]이 불 때 나무들[木]이 땅을 뚫고 올라오는 모습이 풍목의 이미지다. 심포가 궐음의 기운과 연결된 것은 잘 막히기 때문이다. 그러니 궐음의 기운으로 그 막힌 곳을 늘 뚫어 줘야 한다는 것. 이것이 수궐음심포경이라는 이름에 담겨 있는 의미다.

대부분의 정신질환은 화기火氣 때문에 생긴다. 몸이 화기로 가득 차면 가만히 앉아 있을 수도 없고 누군가 옆에서 건드리기만 해도 불같이 화를 낸다. 할머니나 여창주가 치료한 환자들이 이 상태였다. 하지만 우리의 상태도 그들과 그리 다르지 않다. 온갖 화려한 조명과 풍성한 음식들, 술과 성욕, 이런 것들이 지배하는 시대에 살고 있기 때문이다. 정신질환을 유행병처럼 앓는 이유도 이것이다. 이런 상황에선 화가 빠져나갈 숨구멍부터 내는 것이 급선무다. 뜨거워진 몸뿐만 아니라 심心에 몰린 화기 또한 빼야 한다. 그래야 담痰이 심포에 쌓이지 않기 때문이다.

간사, 길을 찾다

수궐음심포경手厥陰心包經의 혈자리 가운데 정신질환에 효과를 발휘하는 혈은 간사間使다. 간사는 심포경의 경혈經穴이자 금金의 기운이 모인 자리다. 금은 서늘하고 날카로운 금속의 기운이다. 간사는 금의 서늘함으로 화기를 가라앉히고 산만함을 제거한다. 정신질환에 간사를 쓰는 이유가 이것이다. 하여, 간사엔 귀로鬼路라는 별명도 붙어 있다. 혈자리에선 귀鬼로 시작하는 별명을 가지고 있는 혈자리들을 십삼귀혈十三鬼穴이라고 부른다. 이 귀혈들은 주로 정신질환과 관련된 병에 사용된다.

간사혈間使穴은 주로 담痰을 없애고 심기心氣를 안정시키는 역할을 한다. 또 심포의 구멍을 열어 감정이나 화기火氣가 쌓이지 않도록 한다. 『동의보감』에는 미친증이 나고, 땀이 나오지 않고, 갑자기 심통이 생기고, 큰 추위가 가슴에 맺혀 마른기침을 하면서 사지가 차가워졌을 때 간사혈에 뜸을 뜨면 죽어가던 사람도 살릴 수 있다고 적혀있다. 이 밖에도 간사는 체기滯氣가 있거나 딸꾹질이 자주 나는 경우에도 사용되는 혈자리다. 또한 경직된 근육들을 풀어서 몸을 편안하게 하는 효과를 발휘하는 혈로도 알려져 있다.

그럼 간사^{間使}는 어디에 있는가? 간사는 "손바닥 뒤에서 3치 올라가 두 힘줄 사이 우묵한 곳에 있다."『동의보감』 설명이 좀 어렵지만 이렇게 해보면 금방 찾을 수 있다. 주먹을 꽉 쥐면 손바닥 쪽에 있는 손목주름 부위에 두 개의 힘줄이 튀어나온다. 여기서 몸 쪽으로 3치 올라간 자리를 눌러 보면 여기구나 하는 느낌이 온다. 간사라는 이름도 이 힘줄 사이[間]에 있다고 해서 붙여졌다. 이 부위를 눌러서 통증이

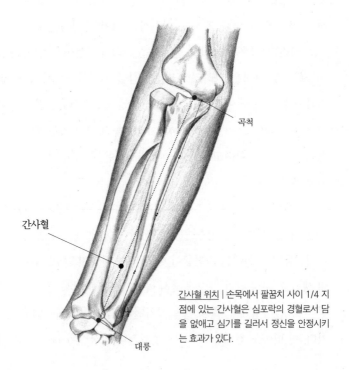

곡척

간사혈

대릉

간사혈 위치 | 손목에서 팔꿈치 사이 1/4 지점에 있는 간사혈은 심포락의 경혈로서 담을 없애고 심기를 길러서 정신을 안정시키는 효과가 있다.

심한 경우엔 심포에 문제가 있다는 뜻이다. 감정이 쌓여 있거나 과도하게 마음을 써서 심心이 열 받고 있는 상태라거나.

마음의 병은 길을 잃었을 때 찾아온다. 길을 잃었다는 건 지금 어디로 가야 할지 모른다는 뜻이다. 그럴 땐 우선 자기 삶을 되짚어 가야 한다. 어디서부터 길을 잃었는지, 무엇이 삶의 방향을 잃게 했는지 들여다봐야 하기 때문이다. 이때 감정들과 뒤얽힌 기억들을 만나게 된다. 이게 마음에 쌓여 있는 담痰의 모습이다. 이걸 푸는 다른 방법은 없다. 토해내거나 뒤엉킨 것 속으로 들어가 풀어내거나. 내 마음의 길 찾기는 이것과 대면하는 일부터 시작된다.

대릉(大陵), 집 나간 마음을 불러오자!

목적지향적인 남자

그 아이는 언제나 토끼눈이었다. 오전에 반짝 괜찮았다, 오후가 되면 눈에서 노을이 지는 아이. 이름하여, '목적'目赤: 빨간 눈 지향적인 남자, '목적남'이다.

> 나 : 너, 눈이 시뻘겋다. 요즘 너무 무리한 거 아냐?
> 목적남 : 어렸을 때부터 이랬어요. 그래서 애들이 토끼눈이라고 놀리곤 했죠.
> 나 : 왜 그런 거야?
> 목적남 : 몸에 화기가 많은 것 같아요. 여름이 되면 멍한 상태가 돼요. 안 그래도 불 기운이 올라오는데 날씨는 덥지, 완전 미쳐 버리는 거죠. 잠을 자도 각성 상태니까, 잠을 잔 건지 만 건지 해롱해롱해요. 눈곱도 주먹만 한 게 껴요. 정말이지 여름엔 저 북쪽나라 시베리아

같은 데서 살고 싶어요.

나 : 그래 그런가, 살도 많이 빠졌다. 얼굴도 핼쑥하고. 이제 가을로 접어들었으니 좀 살 만하겠다.

목적남 : 그나마 좀 낫죠. 헤헤.

목적남의 얘기로 미루어 보건대, '화기'火氣와 '불면'不眠, '몽롱한 정신'이 토끼눈이 되는 목적과 무관하지 않은 것 같다. 우선 목적지 향적인 남자의 눈부터 탐사해 보자.

눈, 오장육부의 정기가 모인 곳

목적남의 눈은 왜 빨개지는 걸까? 이 의문을 풀기 위해선 우선 눈이 어떻게 작동하는지 알아봐야 한다. 『동의보감』東醫寶鑑에 눈은 오장육 부의 정기가 모이는 곳이라 하였다.

오장육부의 정기는 모두 위로 올라가 눈에 주입됨에 따라 사물을 보는 기능이 생겨난다. 따라서 눈은 장부의 정기가 모여 있는 곳이 라 할 수 있는데, 뼈[骨]의 정기精氣는 눈동자가 되고, 힘줄[筋]의 정기 는 검은자위가 된다. 혈血의 정기는 핏줄이 되고, 기氣의 정기는 흰 자위가 되고, 기육肌肉의 정기는 눈꺼풀이 된다. 오장의 정기는 눈의 맥락과 합병되어 목계를 형성하는데, 목계는 위로 올라가 뇌에 닿 고 뒤로 나아가 목덜미에 이른다.『동의보감』,「외형편」(外形篇), '안'(眼)

오장 중에서 신腎의 정미로운 기운이 집약된 뼈의 정기는 눈동자가 되고, 간肝의 정미로운 기운이 집약된 힘줄의 정기는 검은자위가 되었다. 심心의 정미로운 기운, 혈은 눈의 핏줄이 되고, 폐肺의 정미로운 기운은 흰자위가 되고, 비의 정미로운 기운은 눈꺼풀이 되었다. 오장육부에서 정미롭게 만들어진 정기가 모여 눈을 이루므로, 그 정기 어린 눈을 통해 사물을 볼 수 있다. 얼굴의 앞쪽에는 시각을 수용하는 눈을 형성하고, 시력을 형성하는 통로는 뒤통수 아래 목덜미에 있다. 한마디로 '눈은 정기의 총체'라는 말씀. 하여 눈이 포괄하는 것은 오장육부 전체다. 우리 속담에 '몸이 천 냥이면 눈이 구백 냥'이라는 말이 있다. 그전에는 우리 몸에서 눈이 차지하는 기능이 월등하기 때문에 이런 속담이 있구나 했지만, 『동의보감』의 언표에 따르면, 눈은 오장육부의 바로미터다. 눈의 활동은 오장육부의 건강을 담보하는 것이었으니 그만큼 중요했던 것이다. 눈은 우리 몸의 오장육부와 유기적으로 협동하고 있다. 따라서 눈을 건강하게 하는 것은 오장육부를 건강하게 하는 것이다. 눈을 쉬게 하는 것은 오장육부를 쉬게 하는 것과 같다.

또한 눈은 생명 현상이 직접적으로 드러나는 곳이다. 생명 현상이란 무엇일까? 우리가 어떻게 살아가고 있는지 몸의 원리로 생각해 보면 된다. 먹고 싸고 일하고 잠자는 패턴의 연속. 외부로부터 음식을 먹고 에너지원을 받아들이면 내부에서는 쌓인 노폐물을 내보낸다. 그 과정에서 형성된 정미로운 기운은 내외상하 승강출입 운동을 한다. 이러한 기의 승강출입 운동으로 우리는 먹고 싸고 일하고 잠잔다. 이는 크게 '위기'衛氣와 '영기'營氣의 활동이다.

영기營氣는 비위의 소화작용에 의해서 만들어진 정미물질이 혈맥 안에서 활동하는 기氣다. 혈맥에 들어가서 혈이 되고 팔다리를 움직이게 하고 오장육부를 자양한다. 영기와 달리 혈맥 밖을 순환하는 위기衛氣는 몸 겉에 분포된 양기陽氣다. 위기가 잘 돌면 피부가 따뜻해진다. 땀구멍을 여닫는 기능도 적절하게 이루어지니 외부 환경에 잘 적응한다. 외사外邪의 침입을 때에 맞게 잘 방어하기 때문이다. 따라서 생명 현상은 영기와 위기를 조절하여 몸 안팎의 기운을 잘 운영하는 것이다. 이것은 몸과 마음을 하나로 보는 심신일여心身一如의 한의학적 세계관을 따른다. 따라서 혼백, 의지, 잠재의식과 같은 정신활동역시 승강출입하는 기의 운동에 의해 간·심·비·폐·신 오장과 밀접한 관련이 있다.

눈에는 오장육부의 정기가 모인다. 눈은 영위榮衛: 영기와 위기와 혼백이 늘 드나들고 신神과 기氣가 생겨나는 곳이다. 따라서 신기를 너무 피로하게 하면 혼백이 흩어지고 마음이 어지럽게 된다. …… 눈은 심장의 지시를 받는데, 심장은 정신[神明]이 들어 있는 곳이다.『동의보감』,「외형편」, '안'

보시다시피 눈은 온몸의 정기가 모여드는 곳일 뿐만 아니라, 영위營衛와 혼백魂魄의 활동이 밖으로 드러나는 곳이다. 영위가 몸의 활동이라면 혼백은 마음의 활동이다. 혼백 중에서 '혼'魂은 씩씩하게 나아가는 장군과 같은 힘이다. 유유상종이라고 장군과 같은 기개를 가진 간肝에 머물러 있다. '백'魄은 뿔뿔이 흩어진 것을 모아 갈무리하는 힘이다. 문무백관을 지휘하는 재상과 같은 역할을 하므로 폐肺에 둥지를 틀었다. 혼백을 비롯한 정신활동 전반을 주관하는 것이 심장의 신神이다. 심장[心]은 화가 가진 운동성, 곧 여름의 기운대로 끊임없이 자기 자신을 밖으로 확장하려고 한다. 신腎은 심장의 이러한 작용 그 자체다. 마음이라는, 보이지 않는 것을 밖으로 드러내는 것. 신이라는 한자를 파자해 봐도 보이도록[示] 펼치는 것[申]이다. 그러니 눈은 오장육부의 창이면서 마음의 창이다. 그렇다면 목적남의 '목적'目赤은 이 창이 빨갛게 물들었다는 것일 터. 이 창의 깨끗함과 흐림, 밝음과 어둠은 어디서 오는가?

'본다'는 것은 음양이 고도로 발현된 것이다. 음의 기운인 신腎의 정精을 바탕으로 양의 기운인 심心의 신神이 발화한 것이다. 이것이 수화水火라는 큰 축의 음양 작용이라면 금金과 목木의 폐肺와 간肝은 좀더 섬세한 음양 작용이다. 폐의 백魄은 갈무리하는 힘으로 선명한 화면을 제공하고, 간의 혼魂은 전진하는 힘으로 사물을 정확하게 인식한다. '본다'는 것은 몸의 세로축과 좌우축, 즉 수화와 금목金木의 기운이 조화를 이루어야 가능한 일이다.

보는 장치로서의 눈을 따져 봐도 그러하다. 맨 안쪽에 위치한 눈동자와 검은자위, 밖에 자리 잡은 흰자위와 붉은 핏줄이 음양의 조화를 통해서 '시력'을 형성한다. 이런 까닭에 눈의 밝음은 음양 조화의 결정체다. 여기에는 비장脾臟의 역할이 한몫을 한다.

오장육부의 정화精華:정기가 몸 겉에 나타난 것는 모두 비脾에서 받아 눈으로 주입된다. 그러므로 비위脾胃를 조리하면 기가 상승하여 정신이 맑아진다. …… 심사心事가 복잡하거나 음식을 조절하지 못하거나 일을 지나치게 하면 비위가 허약해진다.『동의보감』, 「외형편」, '안'

비脾는 장부 정기의 원천인 지기地氣를 제공한다. 지기는 땅의 기운인데, 음식물의 정기를 말한다. 비위를 잘 조리하면 정기가 올라가서 정신과 눈이 맑아진다. 반면에 비위가 허하면 오장의 정기가 다 부족해서 눈도 흐릿해지고 정신도 오락가락하게 된다.

목적, 간과 심의 불기둥

눈은 오장이 전부 관계하지만, 특히 간肝에 배속된다. 시각은 오감 중에서 가장 양적인 감각이다. 눈의 양기를 간이 수용하므로 간은 눈구멍과 연결된다. 따라서 간은 오장 중 가장 양적인 상화相火를 가지고 가장 고도의 사고를 처리한다. 그래서 『동의보감』에는 '화가 없으면 눈은 병들지 않는다'고 하였다.

흰자위가 붉게 변한 것은 화가 폐의 기를 올라탄 것이고, 눈두덩이 충혈된 것은 화가 비의 기를 올라탄 것이며, 눈동자가 예막으로 덮인 것은 화가 간과 신의 기를 올라탄 것이다. 실핏줄이 눈을 관통한 것은 화가 심에서 더욱 심해진 것이다.『동의보감』, 「외형편」, '안'

화가 눈과 관련된 오장의 기를 올라타 눈병이 생긴다. 그래서 '눈병에는 한증이 없다'. 오직 허증虛症과 열증熱症만 있을 뿐이다. 한기

寒氣는 혈을 응고시키기 때문에 혈이 잘 돌지 못한다. 그러니 한기가 혈을 타고 눈까지 올라가 공격할 수 없다. 그렇다면 눈병을 일으키는 상화는 어떻게 작용하는 걸까?

심心은 마음의 안정과 중심을 잡는 군화君火의 장부다. 마음이 고요하고 안정되어 있으면 상화相火가 심의 명령을 받아 작용을 대신한다. 생리적인 혈액순환을 상화가 대신한다는 이야기다. 심장의 바깥을 에워싸고 있는 심포락心包絡의 모든 혈맥과 상·중·하초의 삼초기三焦氣를 실질적으로 운행시키는 화火가 상화다. 하여 상화는 심포락心包絡의 작용과 함께 혈맥이 눈을 영양할 수 있도록 작용한다. 그런데 지나친 일이나 운동으로 혈맥이 손상되면 혈은 열을 낸다. 열이 눈으로 치밀어 올라 발산되면 눈에 핏발이 서고 붓는다. 모두 상화가 치솟아 생긴 것이다. 목적남의 '목적'目赤은 상화의 불기둥이었다.

상화相火가 치솟는다는 것은 심화心火와 간화肝火가 왕성해졌다는 것이다. 이렇게 되면 심화가 극심해져 혈을 졸인다. 몸 구석구석 공급되어야 할 피는 모자라는데 심양心陽은 쌩쌩 돌아간다. 순환은 하는데 피가 모자라 헛바퀴를 돌리는 격이다. 이렇게 되면 심장이 벌렁거리면서 잠을 이루지 못한다. 나중에는 심양도 손상되어 혈액의 운행이 무력해지고 담이나 어혈이 심맥을 막아 기혈 운행에 장애가 발생한다. 그러면 심장 박동이 실조되어 협심통狹心痛: 심장 통증이나 흉협통胸脇痛: 가슴과 옆구리 통증이 생긴다.

따라서 마음도 심[君火]이라는 중심을 잃고 불안해진다. 여기에는 허실의 차이가 있다. 실증實證은 열사, 담화痰火가 심신을 요동하여 신神이 저장되지 못하는 것이고, 허증虛證은 혈이 부족해 음이 양을 수렴하지 못함으로써 신이 떠올라 불안해진다.

또 다른 화火, 간화肝火가 극에 달하면 간화상염肝火上炎이 된다. 간의 양기가 지나치게 일어나 머리가 터질 듯이 아프고 얼굴이 붉어지고 눈이 충혈된다. 마음은 조급해지고 화를 잘 내며, 갑자기 귀에서 소리가 나거나 잘 들리지 않는 증상이 나타난다. 심하면 몸에 경련이 일어나고 팔다리가 수축되기도 한다.

대체로 눈에 병이 드는 것은 열로 인해 화가 치솟아 생긴다. 목적남의 '목적'目赤은 간화肝火와 심화心火로 발생하는 증상 중 그래도 참으로 가벼운 증상에 속한다. 치료법은 심과 간에 있는 열을 내려주고, 혈血을 고르게 하며, 기氣를 잘 돌아가게 하면 끝이다. 치료법은 이렇게 간단하지만 '목적'의 불은 쉽사리 잡히지 않는다. 그건 화라는 것이 그렇게 호락호락한 놈이 아니기 때문일 것이다. 잡혔는가 하면 어느새 타오르고, 타오르는가 하면 걷잡을 수 없이 휘몰아쳐 몸과 마음을 덮친다. 그렇다면 우린 이 불구덩이에서 결코 빠져나올 수 없는 걸까? 낙담은 이르다. 여기 대릉大陵이 나가신다.

'목적' 지향적 삶에서 '대릉' 지향적 삶으로

대릉大陵의 '대'大는 높고 큰 것이다. '릉'陵은 언덕이다. 높고 큰 언덕, 대릉은 손바닥을 지나 높은 언덕 아래 있다. 주먹을 움켜 쥐고 손목을 약간 뒤로 굽히면 두 힘줄이 현저하게 나타난다. 그 사이의 오목한 곳이 대릉이다. 형상으로 이름을 얻었다. 또 다른 해석도 있다.

고대에는 제왕을 장사 지낸 곳을 '릉'陵이라 했다. 그 죽음을 '침

식'寢息이라고 높여 부르고, 그 무덤을 '침궁'寢宮, 그 장례를 '봉안'奉安
이라 했다. '릉'의 뜻을 종합하면 편안히 누워 잠을 자는 곳. 그 이름을
그대로 몸에 적용하여 대릉을 찌름으로써 편안히 잠들게 한다고 하
였다. 이름에 혈의 효능까지 새겨져 있다. 화가 치솟아 불안한 마음으
로 번민의 밤을 보내는 이들에게 편안한 잠을 선사하는 혈자리가 대
릉大陵이다.

혈자리 대릉大陵은 수궐음심포경手厥陰心包經의 수혈輸穴이다. 또
심포경의 원기原氣를 간직하고 있는 원혈原穴, 원혈에 대해서는 태연편을 참조
이기도 하다. 따라서 대릉은 궐음풍목厥陰風木의 목木과 심포의 화火,

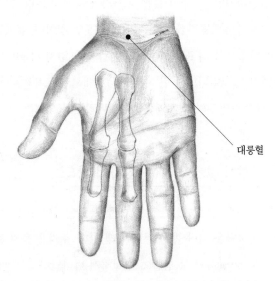

대릉혈 위치 | 가슴이 아프거나 답답하고 두근거리며, 옆구리가 아프거나 혹
은 위가 아프고 토하는 것을 치료한다. 전광병이나 간질병, 잠을 자지 못하는
데에도 효과가 있는 대릉혈은 엄지손가락의 뿌리 부위 쪽 손목에 있다.

수혈의 토± 기운으로 목·화·토의 기운을 가졌다. 여기에 심포의 원혈이니 수궐음심포경의 병을 치료하는 대표적인 혈자리다. 그래서 일까? 대릉은 갈팡질팡하는 마음을 잡아 준다. 심기가 울체되어 소통되지 않는 불안한 마음을 잡아 준다. 심포가 심장을 보호하고 그 기능을 대행하듯, 마음 작용에 크게 쓰이고, 중심을 잡아 주는 토의 역할을 톡톡히 한다.

대릉大陵의 뜻과 혈자리의 기운이 상통한다. 그렇다면 '목적남'의 증상과는 어떤 연관이 있을까? 이제 목적남의 '목적'과 '화기', '불면'과 '몽롱한 정신'을 연결해 보자. 목적남의 목적은 간화肝火가 지나치게 일어난 것이다. 이것은 달리 말하면 혈血이 열을 받았다는 말이다. 혈이 열을 받으면 어떻게 되는가? 밤에 잠을 이룰 수 없다. 보통 낮의 활동으로 뜨거워진 혈이 저녁의 금수金水 기운을 받아 식어야 잠을 이룰 수 있다. 하지만 뿌리가 없는 불, 상화相火는 한번 일어나면 좀처럼 가라앉지 않는다. 얼마나 날뛰면 '상화망동'相火妄動이라는 말이 생겼을까. 상화가 망동하면 머리까지 올라가 두통이 생기고 망상이 피어오른다. 망상과 함께 밤이 깊어 간다. 불안과 함께 불면의 밤은 하루하루 더해 간다. 몸이 삐쩍 마르고 정신은 흐리멍덩해진다.

꼬리에 꼬리를 무는 목적남의 증상을 치료하려면? 상화의 불기둥을 조절해야 한다. 이보다 먼저, 상화가 치솟았는지 판별하는 능력, 토의 기운이 배양되어야 한다. 이것은 자신의 몸 상태를 자각하는 기운이다. 주자朱子는 이를 '구방심'求放心, 곧 '집 나간 마음을 불러오기'라고 하였다. 방심은 일종의 '비자각 상태', 멍하게 정신이 나간 상태다. 이런 자기의식의 망각 혹은 비자각 상태를 극복하고 생생한 자기

의식으로 돌아오는 것이 구방심이다. "아차! 내가 정신을 어디다 두고 있었지?" 하는 자각이면 충분하다. 이 순간적이고 즉각적인 성취. 이런 자각이 지속되면 내면의 밝은 기운이 회복된다. 마음의 중심, 토가 배양된 것이다. 이때 우리는 '목적' 지향적 삶에서 '대릉' 지향적 삶으로 변신한다. 집 나간 마음을 불러올 땐 잊지 말자. 손목 한가운데의 대릉大陵을! 토의 중심력을!

노궁(勞宮),
땀다수씨의 화끈한 손바닥 이야기

난 땀이 아주 많다. 여름은 물론 추운 겨울에도 조금만 움직이면 땀이 난다. 밥을 먹을 때는 물론이고 가끔은 가만히 앉아 있기만 해도 땀이 난다. 이 웬수 같은 땀 때문에 늦여름 모기들도 마지막 남은 힘을 내 살들을 향해 쏟곤 한다. 덕분에 난 기피 대상 1호였다. 여름이면 땀냄새가 풀풀 풍기고, 누구 말마따나 겨드랑이에선 온천이 터졌다. 하루 종일 앉아 있는 요즘도 그렇다. 내 엉덩이에선 사시사철 땀띠가 떠날 날이 없다. 그렇다고 이 나이에 베이비파우더를 사다 바르자니 뭔가 좀 이상한 것 같아 참고 사는 중이다.

문제는 손에서 나는 땀이다. 원고를 쓰기 위해 컴퓨터 자판을 두드리다 보면 어느새 손바닥에 땀이 맺힌다. 컴퓨터가 내뿜는 열기와 내 몸의 열기가 만나 땀방울로 변하는 것이다. 뒤이어 손바닥이 울긋불긋해지면서 가려움증이 일어난다. 이 가려움증은 손바닥이 벌겋게 부어오를 때까지 긁고 또 긁어야 해소된다. 때론 이 손에서 계란

프라이도 가능할 정도의 열기가 뿜어져 나오기도 한다. 이 때문에 난 아직도 악수하는 것을 좀 꺼린다. 이 몹쓸 놈의 열과 땀 때문이다. 대체 손바닥 땀과 열은 어디서 온 것일까?

손, 양기의 전광판

『내경』에서는 "사지四肢는 모든 양陽의 근본이므로 양이 성盛하면 사지가 충실하다"라고 하였다. 또한 『영추』에서는 "모든 양陽은 기氣를 사지에서 받아들인다"라고 하였다. 『동의보감』, 「외형편」(外形篇), '수'(手)

사지四肢, 즉 팔다리는 양陽의 근본이다. 하여, 사지가 길면 길수록 양기陽氣가 강하고, 사지가 짧으면 짧을수록 음기陰氣가 강하다. 요즘처럼 긴 다리와 허리, 긴 팔을 가진 체형이 대세인 시대엔 당연히 양기가 치성한 몸들이 많다. 양기는 기본적으로 발산하는 기운이다. 밖으로 내뿜는 기운이다 보니 어딜 가나 사람들 눈에 금방 띈다. 길거리를 지나다가 훤칠하게 뻗은 사람을 보면 그 사람이 기억에 오래 남는 이유도 이것이다. 물론 눈에 잘 띈다고 해서 다 좋은 건 아니다. 강하게 양기를 내뿜는 신체 구조가 감수해야 할 것도 만만치 않다. 양기의 소모가 크다는 것은 쉽게 배터리가 방전된다는 것이고 이는 곧 쉽게 늙는다는 것이다. 안타깝지만 원리적으로는 그렇다.

우리 몸에서 팔다리는 일종의 안테나 역할을 한다. 몸속의 양기陽氣는 그 원천을 안테나, 사지를 통해 받아들인다. 음기陰氣의 원천은 단연 음식물이다. 잘 먹어야 살이 오르는 건 이 때문이다. 양기는 흘어지는 성질이고 음기는 뭉치는 성질이다. 다 같은 기氣이지만 그 성질이 발산이냐 수렴이냐에 따라 양기와 음기로 구분되는 셈이다. 이 방향성이 다른 기氣의 운동이 적절히 조화를 이룰 때 음양의 평형平衡이 이루어졌다고 한다. 요즘처럼 많이 먹고 거의 걷지 않는 생활 패턴에선 쉽게 음의 벡터가 우세해진다. 몸에 차곡차곡 쌓이는 고깃덩어리들은 다 음기의 소행이다. 이 뭉친 음기를 흩어 버리는 작용은 양기가 한다. 고로, 사지를 부지런히 써야 음양의 평형이 이루어진다.

사지 가운데 손은 많은 정보를 담고 있다. 일단 손바닥에서 열熱이 나는 것은 사기邪氣가 속으로 침입했다는 걸 의미한다. 반면 손등에서 열이 나는 경우는 사기가 겉에 있다는 뜻이다. 또한 손바닥에서 열이 나는 것은 뱃속이 뜨겁다는 것이고, 싸늘한 경우엔 뱃속이 차다는 뜻이다. 특히 나처럼 손바닥에 열과 땀이 극심한 경우엔 뱃속이 엄청 뜨겁다는 신호다. 이뿐만이 아니다. 엄지손가락 부위의 물고기 배처럼 생긴 부분, 어제魚際의 색깔은 위胃의 상태를 알려준다.

위胃 속이 차면 손에 있는 어제魚際의 낙맥絡脈: 경맥에서 갈라져 나온 가지이 흔히 푸른색을 띠고, 위 속에 열이 있으면 어제의 낙맥이 붉은색을 띤다. 그곳이 몹시 검은 것은 사기邪氣가 오래 머문 비증痺證: 기가 막혀서 생기는 여러 가지 질병, 기가 막혀서 생기는 여러 가지 질병이란 것이고, 붉기도 하고 검기도 하고 푸르기도 한 것은 한기寒氣와 열기熱氣가 섞여 있다는 병증이다. 『동의보감』, 「외형편」, '수'

가끔은 죽을병도 손에 나타난다. "환자의 손바닥이 부어서 손금이 없어진 경우는 죽는다."『동의보감』 오 마이 갓! 손금이 없어진 손이라니. 생각만 해도 무섭다. 손바닥의 두께를 보고 정력을 판단하기도 한다. 손바닥이 두꺼우면 정력이 넘치는 사람, 손바닥이 얇으면 정력이 약한 사람. 옛날 어르신들이 솥뚜껑 같은 손을 좋아했던 이유를 알겠다.^^ 특히 손바닥에 살이 없고 심지어 딱딱하기까지 하면 소화기능이 영 꽝이다. 놀랍게도 암환자의 손바닥은 황토색에다 광택조차 없단다. 그러다가 칠흑처럼 검은빛이 나면 아예 고칠 수 없는 상태가 된 것이다. 손만 잘 봐도 이렇게 많은 정보를 얻을 수 있다. 신기할 따름이다.

손과 발은 우리 몸의 말단이다. 몸의 군주이자 중심인 심心의 입장에서 보자면 변방이고 땅끝인 셈이다. 중앙에서 가장 외딴곳까지 따뜻한 기운을 보내려면 양기가 필요하다. 뻗어 나가는 성질인 양의 기운이 충만해야 그 변방까지 온기를 보낼 수 있기 때문이다. 하여, 손과 발은 이 양기의 상태를 가장 잘 포착할 수 있는 실시간 전광판 같은 곳이다. 사지 말단까지 뻗어야 하는 양기가 어딘가에 막혀서 손발에 도달하지 못했을 때는 손발이 금방 싸늘해진다. 몸 자체에 양기가 허한 경우도 마찬가지다. 반면 양기가 너무 많은 경우엔 손과 발로 양기가 몰린다. 그러면 손발이 뜨거워진다. 내 증상이 바로 이것이다. 양기의 과잉!

피로는 화를 부른다

양기陽氣 과잉은 왜 일어나는 것일까? 여러 가지 이유가 있겠지만 나의 경우엔 음허화동陰虛火動이 그 원인이다. 음허화동이란 음이 허해져서 화가 망동하는 상태를 이르는 말이다. 이 증상의 원인은 대체로 이렇다. "그런 사람은 음기陰氣가 허虛하고 양기陽氣가 지나치게 성盛하기 때문입니다. …… 양기는 더욱 성해지고 음기는 더욱 허하고 적어져서 쇠한 음수陰水가 지나치게 성한 양화陽火를 꺼 버릴 수 없어 양기만이 몸속에서 왕성해지는 것입니다."「동의보감」 이치는 아주 간단하다. 물이 불을 끌 수 없는 상태다. 불이 너무 치성한 탓이다. 곧 대형화재의 위험 있는 수위, 그것을 실시간으로 알려주고 있는 것이 손바닥과 발바닥의 열인 셈이다. 이 상태를 한의학에서는 오심번열五心煩熱이라고 부른다. 심心과 수심手心 그리고 족심足心. 이 다섯 개의 심心이 모두 '핫'한 상태라는 것.

오심번열이란 화火가 비토脾土 속에 몰린 것이다. 사지는 비토에 속하고, 오심번열은 심화心火가 비토 속으로 내려가 몰려서 펴지지 못하기 때문이다. "화가 몰리면 발산시켜야 한다"는 것은 이를 가리키는 것이다.「동의보감」, 「잡병편」(雜病篇), '화'(火)

핵심은 심화心火의 불이 비토脾土까지 내려가서 흩어지지 않고 있다는 것이다. 그러니 근본 원인이 심화心火에 있는 것이다. 그럼 이 심화는 어디서 생긴 것일까? 대부분의 경우 감정을 과도하게 쓰거나 너무 열심히 일한 탓에 심화가 생겨난다. 몸과 마음이 지치면 열과 화가 일어난다고? 기력이 쇠해서 몸이 차지고 늘어질 것 같은데 오히려 뜨거워진다?

피로는 지나치게 몸과 마음을 썼을 때 생기는 증상이다. 몸과 마음을 쓴다는 것은 기본적으로 양기陽氣를 쓰는 것이다. 문제는 그 양기를 과도하게 쓰는 것에 있다. 내 몸이 버틸 수 없을 만큼 양기를 발산해버리면 문제가 생긴다. 이때 모자란 양기를 보충하기 위해 몸은 음기陰氣를 끌어다 쓴다. 구체적으로는 몸의 정精을 태워서 필요한 양기를 보충한다. 정은 정액이기도 하지만 몸의 유형적 구성물 전체를 가리킨다고 봐도 무방하다. 살이나 뼈, 이것들 모두가 정精에 해당한다는 것이다. 결국엔 내 몸을 태우면서 양기를 만들어 내는 것. 이 상태가 지속되면 살이 쪽쪽 빠지면서 양기를 잡아줄 수 있는 음기가 고갈되어 버린다. 마른 사람일수록 화를 잘 내고 몸에 열이 많은 이유도 이와 같은 이치다. 몸을 불살라 가면서 일한다는 것이 빈말이 아닌 셈이다. 이렇게 한번 몸에 화기가 치성해지면 몸이 피곤한지도 모르게 된다. 불이 장작을 다 태우고야 꺼지는 것처럼 몸이 음기를 다 태울 때까지 활활 타오른다. 몸에서 열이 나고 손발이 뜨거워졌다는 건 이런 상태에 진입했다는 신호다. 그래서 피로가 화火를 부른다고 한 것이다. 피로해서 생긴 화는 어떻게 해야 할까? 우선 흩어 버리는 것이 상책이다. 어떻게? 이때 필요한 것이 노궁勞宮이라는 혈자리다.

만국의 노동자여, 노궁을 기억하라

노궁勞宮은 수궐음심포경手厥陰心包經의 형혈滎穴이자 화火의 기운을 가진 혈자리다. 오수혈五輸穴 가운데 형혈은 주로 몸의 열을 다스리거나 경맥과 연결된 장부의 열을 낮추는 데 주로 사용된다. 피로 때문에 심열心熱이 뜨고, 온몸이 뜨겁게 타오를 때 노궁을 써야 하는 이유가 바로 이것이다. 재밌는 것은 심열을 없애기 위해서 심포경의 혈자리를 이용한다는 점이다. 우리 몸에서 심포心包는 심心을 감싸고 있는 장부다. 한의학에서는 심에 문제가 생기면 일단 심포를 통해서 치료한다. 심은 몸의 중심이자 군주이기에 잘못 건드리면 위험하기 때문이다. 그래서 그를 보좌하는 심포를 통해 치법을 찾는 것이다.

노궁勞宮은 이름부터 노동, 피로와 관련되어 있다. 노勞가 노동을 뜻하는 글자이기 때문이다. 일설에는 노동할 때 손바닥을 가장 많이 사용하기에 손바닥에 있는 이 혈자리를 노궁이라고 이름 붙였다고도 한다. 노궁은 손바닥 정중앙에 위치한다. 손바닥을 위로 하고 주먹을 쥐었을 때 셋째손가락 끝이 닿는 곳이 노궁이다. 하여, 장중掌中이

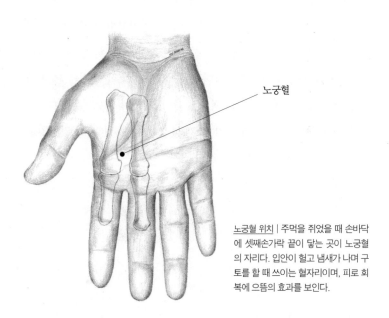

노궁혈

노궁혈 위치 | 주먹을 쥐었을 때 손바닥에 셋째손가락 끝이 닿는 곳이 노궁혈의 자리다. 입안이 헐고 냄새가 나며 구토를 할 때 쓰이는 혈자리이며, 피로 회복에 으뜸의 효과를 보인다.

라는 별명도 가지고 있다. 손바닥[掌] 중앙[中]에 있으면서 힘을 쓸 때 가장 많이 활용되는 곳이라는 뜻이다.

노궁勞宮은 육체와 정신의 피로를 풀어 주는 혈자리다. 피로로 인해서 생기는 화열火熱을 가라앉히는 것이 노궁의 대표적인 효능이다. 간혹 피로해서 입술이 터지고 입 안에 종기가 돋을 때도 뛰어난 효과를 발휘한다. 그래서 피로 때문에 생기는 화기火氣 망동에는 반드시 노궁을 써야 한다는 말이 있을 정도다. 또한 노궁은 손바닥에 땀이 많이 나는 증상에도 많이 사용된다. 나처럼 손바닥에 열과 땀이 많다면 다른 손의 엄지를 통해 노궁을 꾹꾹 눌러주시라. 그러면 화기가 가라앉으면서 정신이 맑아지는 것을 경험할 수 있을 테니 말이다.

하루 일과가 끝나면 몸은 적당히 피로해야 한다. 아니 그렇게 되는 것이 정상적인 몸의 생리다. 한데 우리는 피로를 잊은 채 쉬지 않고 달리고, 쉬지 않고 일하는 것을 건강의 증거라고 착각한다. 그건 건강함이 아니라 몸이 아프다는 신호다. 특히 몸이 화기火氣로 가득 찼을 때 이런 증상들이 벌어진다. 지금 자신이 그런 상태에 빠져 있다면 몸을 쉬게 하는 법부터 배워야 한다. 그래야 망동하는 화기, 꺼질 줄 모르는 화기를 몸의 음기陰氣가 붙잡아 줄 수 있다. 피로를 잊은 그대들이여, 노궁勞宮을 어루만지며 잠부터 자라.

중충(中衝), 손가락 구급차

귀신(?) 보고 졸도하다

십 년 전 일인 것 같다. 여동생이 결혼하기 전이니까. 오랜만에 일본에서 친구가 와 집 근처에서 만났다. 주말 저녁이라 동생도 자리를 함께 했다. 고기를 굽고, 맥주로 건배도 하고, 밀린 얘기로 시간 가는 줄 몰랐다. 얼마나 시간이 흘렀을까? 냉면으로 입가심을 하고 집에 가서 차 한 잔 하려고 일어섰다. 동생은 기분 좋게 술이 올라 있었다. 집에까지 걸어가는데 동생이 갑자기 화장실에 간다면서 건물 안쪽으로 걸어갔다. 나는 집에 가서 해결하라고 소리를 질렀다. 그 순간 동생이 푹! 하고 주저앉는 거였다.

나는 구시렁거리면서 동생에게 다가갔다. 아뿔싸! 동생은 의식이 없었다. 정신을 잃고 사지가 축 늘어져 있었다. 나는 너무 놀라서 어쩔 줄 몰랐다. 동생을 안고 이름을 계속 불렀다. 미동도 없었다. 얼굴을 때리고 팔다리를 주무르고, 정신 차리라는 말을 계속했던 것 같다. 한 십 분쯤 흘렀을까? 동생은 깜빡 자고 일어난 사람처럼 아무렇지 않게 눈을 떴다. 나는 눈이 휘둥그레져서,

"너 어떻게 된 거야? 기억 안 나?"

동생은 방금 전 일을 기억하지 못했다. 자기가 누워있는 게 이상했던지 자리를 툴툴 털고 일어났다. 친구를 바래다 주고 집으로 돌아왔다. 동생은 그제야 나에게 이상한(?) 소리를 했다.

"언니, 나 귀신 봤어. 건물로 들어서는데 귀신이 내 앞에 있었어."

순간 소름이 확 끼쳤다. 동생이 귀신을 봤다는 것보다 귀신을 보는 동생의 몸 상태가 심상치 않다고 느껴서였다. 동생과 나는 그날 이후 한 달 정도 한약을 먹었다. 동생은 귀신 안 보는 약으로, 나는 놀란 가슴 진정시키는 약으로. 우리는 살면서 졸도와 같은 위급한 상황을 간혹 만난다. 그럴 때 많이 당황할 수밖에 없다. 나 역시 그랬다. 이런 상황을 만났을 때 우왕좌왕하지 않고 헤쳐 나가는 법, 응급조치에 대해 알아보자.

졸도의 메커니즘

졸도卒倒는 갑자기 정신을 잃고 쓰러지는 것을 말한다. 이는 갑자기 일어나기 때문에 한의학에서는 바람의 성질을 닮았다 하여 중풍中風이라고 한다. 또 '갑자기 졸' 자를 써서 졸중卒中 또는 졸중풍卒中風이라고도 한다. 이것은 중풍 초기 증상이다. 갑자기 눈앞이 아찔하고 어질어질하게 되어 쓰러져 의식이 없는 상태. 그런데 졸중은 특징이 있다. 『의학강목』醫學綱目「심여소장부」心與小腸部에서 "졸중은 갑자기 인

사불성하여 완전히 죽은 시체와 같은데, 다만 기氣가 끊어지지 않고 맥脈의 박동은 평상시와 같으나 혹은 맥이 질서가 없거나, 혹은 잠깐 대大하다가 잠깐 소小하거나, 혹은 미세하면서 끊어지지 않고, 심흉부가 따뜻한 것이다"라고 하였다. 의식은 없는데 죽은 건 아니다. 왜냐? 기가 끊어지지 않아 맥은 살아 있고 심흉부는 따뜻하니까.

그렇다면 궁금해진다. 졸중은 어찌하여 생기는 것인가? 『동의보감』東醫寶鑑은 대체로 열熱 때문에 생긴다고 하였다.

대체로 습濕은 담痰을 생기게 하고, 담은 열熱을 생기게 하며, 열은 풍風을 생기게 한다. 풍병風病은 흔히 열이 심한 것에 기인한다. ……
이것은 섭생을 잘하지 못하여 심화心火가 갑자기 성盛해진 데다가 신수腎水마저 허약하여 심화를 억제하지 못해서 생긴 것으로서, 이와 같이 되면 음陰이 허虛해지고 양陽이 실實해지면서 열기가 몰리므로 정신이 흐려지고 근육과 뼈마디를 놀리지 못하며 졸도하여 아무것도 모르게 되는 것이다. 『동의보감』, 「잡병편」(雜病篇), '풍'(風)

졸중은 습濕-담痰-열熱-풍風의 순서로 발생하는 병리 현상이다. 습은 본래 토土의 기운이다. 여름철 열기가 있고 난 뒤 지구가 복사열로 뜨거워진 상태의 기후다. 이때는 만물이 습윤해진다. 이것이 사기邪氣로 작동하면 습병이 되는데, 화와 열이 몰려서 수액이 잘 돌지 못하고 머물러 있다. 이런 상태가 지속되면 담이 된다. 수액이 일정한 부위에 몰려 걸쭉하게 된 상태. 담이 생기는 근본 원인은 비장의 기운이 허하기 때문이다. 비장은 음식물의 정미 물질인 수습을 운행하는 역할을 하는데, 담은 비장의 양기가 부족해서 운행이 중단된 상태다. 습담이 몰려 정체되어 있는 몸은 열기 덩어리다. 열은 풍의 본체다. 따라서 졸중은 열이 심해서 생긴다. 주로 명치끝에 열이 몰리면서 일어난다. 양기陽氣인 심화心火가 치성하고 음기陰氣인 신수腎水가 허한 상태. 심화가 머리까지 올라가 정신이 흐려지고, 간화肝火가 혈血을 졸여 근육을 영양하지 못한다. 그러면 신수가 부족해서 뼈마디를 놀리지 못하고, 심하면 졸도하게 된다.

이것은 감정과도 연동된다. 대체로 기뻐하고 성내고 생각에 잠기고 슬퍼하고 무서워하는 감정이 지나치면 열도 그에 따라 심해진다. 이것은 정신활동을 주관하는 심心에 영향을 준다. 그러다 보면 정신이 산란해져 헛것을 보게 된다.

시각 기능은 심心의 지시를 받고, 심心은 신명神明이 저장된 곳이므로 신명이 혼란하여 정기가 눈에 주입되지 않을 때에는 갑자기 이상한 사물이 보이고 정신과 혼백이 산란해져서 조화되지 않음으로써 어지러워지는 것이다. 『동의보감』, 「외형편」(外形篇), '안'(眼)

동생이 귀신을 보고 졸도하게 된 상황은 심화가 치성하여 정신이 어지러워진 상태다. 오장육부의 정미로운 기운이 모여 눈을 이루고, 그 정기 어린 눈을 통해 사물을 볼 수 있는 것이다. 한데 이상한 사물이 보인다는 것은 오장육부의 정기가 상당히 소진된 상태다. 그렇기에 혼백을 비롯한 정신활동 전반을 주관하는 심장의 신神에 심화가 작용하여 보이지 않는 것을 밖으로 드러낸 상태다. 귀신을 봤다는 걸 그냥 황당한 일이라고 치부할 것이 아니다.

또 졸중은 살찐 사람에게 많이 발생한다. 살이 찌면 살결이 치밀해서 잘 막히고, 그렇게 되면 기氣와 혈血이 잘 통하지 않기 때문이다. 대체로 졸중은 50세가 지나 기운이 쇠약할 때 흔히 생긴다. 혈과 기는 같이 움직이는데 기운이 달리면 혈의 움직임이 느려지게 되고 한 곳에 머물러 있게 되면서 막히게 된다.

졸중은 일종의 마비 상태다. 몸의 감각을 잃어버려 소통이 안 되는 상태. 기운이 허해서 잘 통하지 않든, 열로 인해 진액이 타 버려 열이 몰리든 결과적으로 몸 안이 막히고 바깥의 기운도 받아들이지 못하는 상태다. 안팎이 꽉 막힌 상태. 이제 우리는 어찌 해야 할까?

빨리 기를 돌리고 담을 흩어라

졸중풍으로 쓰러져 위급할 때에는 우선 막힌 기氣가 통하도록 공기가 잘 통하는 곳으로 옮긴다. 머리에 피가 공급될 수 있도록 머리를 낮게 해주고 신체를 조이고 있는 허리띠, 넥타이, 브래지어 등을 풀어 준다. 다음은『동의보감』에 나와 있는 구체적인 설명을 보자.

엄지손가락으로 인중 부위를 꼭꼭 눌러 주면 곧 깨어난다. 혹은 빨리 다른 사람에게 환자의 양팔과 양다리를 위에서부터 아래로 내려가면서 자주 주물러 주게 하면 담기痰氣가 곧 흩어져서 심장으로 치밀지 못하게 되므로 곧 깨어난다. 혹은 빨리 삼릉침三稜鍼으로 열 손가락의 손톱 옆에 있는 열 개의 정혈井穴을 찔러 나쁜 피를 뺀 다음

양쪽 합곡혈과 인중혈에 침을 놓아 기를 돌게 하는 것도 좋은 방법이다. 『동의보감』, 「잡병편」, '풍'

얼마나 급했으면 설명에 '빨리'가 계속 붙어 있다. 그렇다. 한시가 급한 시점이다. 인중 부위는 코와 윗입술 사이에 오목하게 골이 진 곳으로 척추를 따라 윗입술에 이르는 독맥이 흐르는 곳이다. 독맥은 척추 속에 있는 척수를 따라 인체의 물 기운이 올라가는 길인데 뇌척수신경과 관련이 있다. 양기陽氣의 원천이 흐른다. 인중 부위를 눌러 주면 독맥을 자극하게 되므로 막힌 기를 빠르게 돌리면서 뭉친 열을 식혀 준다. 응급처치로 '딱'이다. 또 팔다리를 위에서 아래로 주무르면 담으로 생긴 열기가 머리로 올라가지 않고 내려가게 되니 이것도 비상시엔 좋은 방법이다.

다음의 처치는 침을 찔러 피를 내는 것이다. 열 손가락의 손톱 옆에 있는 정혈井穴을 따는 것이다. 효과는 앞의 방법보다 빠르게 나타난다. 삼릉침三稜鍼은 날이 세모꼴로 된 침인데 피를 뽑는 데 쓴다. 정혈은 오수혈五輸穴의 하나다. 손발가락의 끝에 위치하고 있는데, 물이 처음 솟아나듯 경기經氣가 시작되는 부위라는 뜻에서 '우물 정井' 자를 썼다. 주로 구급 시에 많이 쓴다. 각 수경手經에 해당하는 정혈은 이렇다. 폐경肺經-소상少商, 심포경心包經-중충中衝, 심경心經-소충少衝, 대장경大腸經-상양商陽, 삼초경-관충關衝, 소장경小腸經-소택少澤. 이렇게 여섯 개의 정혈을 양손 합치면 12개가 된다. 『동의보감』에서는 이것을 간략하게 표현해 10개라고 한 것 같다.

침을 찔러 피를 내는 것은 막힌 기운을 뚫어 주기 위한 것이다.

졸중풍의 경우 혈액이나 열기가 어느 한곳에 집중되는 현상이 일어난다. 1차적으로는 심장이나 기관지·호흡기로, 2차적으로는 뇌 부위에 집중된다. 이 집중현상을 순식간에 흩어 주고 뚫어 주는 방법이 정혈에 피를 내는 것이다. 정혈 중에서도 기막히게 용한 곳이 있다. 그것은 바로 혈자리 중충中衝이다.

내 몸의 앰뷸런스, 중충

수궐음심포경手厥陰心包經의 기는 팔 안쪽 가운데를 지나 가운뎃손가락 끝으로 곧게 간다. 이렇게 경락이 곧게 돌진하는 곳은 빙 둘러가는 곳에 비해 행동이 빠르고 혈기가 왕성하다. 다른 손가락에 비해 혈행이 빠르고 움직이는 힘이 유달리 크다. 정혈井穴 중에서 중충中衝이 구급혈로 손꼽히는 것은 이 때문이다.

중충中衝의 중中은 가운뎃손가락을 말한다. '충'衝은 요충지다. 충은 통로, 길, 막다른 곳이라는 뜻이 있다. 따라서 중충은 '가운뎃손가락의 막다른 곳'을 뜻한다. 『동의보감』에는 중충이 "가운뎃손가락 손톱 끝에서 부춧잎만큼 떨어진 오목한 곳"에 있다고 하였다. 한데 중충은 손톱 끝에 있는 여타의 혈자리와 달리 두 군데를 잡는다. 가운뎃손가락 손톱 끝의 중점과 가운뎃손가락의 안쪽 손톱 모서리, 이렇게 두 곳을 취한다.

중충中衝은 수궐음심포경手厥陰心包經의 정혈井穴이다. 궐음풍목厥陰風木의 목木과 심포의 화火, 정혈의 목木 기운으로 목화의 기운을 품고 있다. 수궐음심포경의 발산하는 성질이 강한 경락이다. 목은 봄의

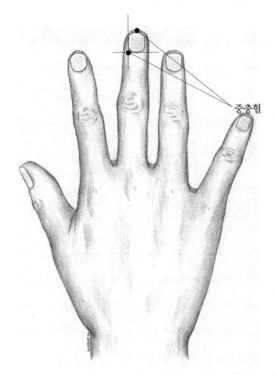

중충혈 위치 | 정신을 잃고 쓰러지거나 여름 더위를 타는 데 특효인 중충혈은 가운뎃손가락에 두 군데 자리하고 있다. 역시 수궐음심포경의 기가 가운데 길로 가다가 가운뎃손가락 끝 부위에 이르렀다고 하여 '중충'이란 이름이 붙었다고 한다.

기운이다. 스프링처럼 튀어 오르는 돌파력이 제 성질이다. 몸의 한가운데를 가로질러 곧장 흐르는 빠르고 센 힘. 그 힘이 중충의 힘이고 목기木氣다. 하여 중충은 안팎으로 꽉 막혀 갑자기 정신을 잃고 쓰러졌을 때, 마비된 몸을 빠르게 뚫어 준다. 내 몸의 앰뷸런스 역할을 하는 셈이다. 이때 신속한 응급조치를 못하면 심장마비로 사망하거나 뇌출혈, 뇌경색으로 의식불명이 되거나 반신불수라는 후유증을 겪게 된다.

심포경心包經은 심心을 싸고 있어서 신神을 주관하는 심의 영향을 많이 받는다. 심의 신지神志에 따라 심포가 의식과 감정의 통로 역할을 하는 것이다. 결국 마음의 용법이 드러나는 곳이 심포다. 『동의보감』에는 중풍의 전조증상에 대해 이렇게 알려준다. "가운뎃손가락의 감각이 무디고 움직임이 둔하거나 그것을 쓰지 못하게 된 경우는 3년 안에 반드시 중풍이 올 것"이라고 한다. 가운뎃손가락의 감각이 무딘 것은 심포경이 마비된 것이다. 곧 의식과 감정의 통로가 얼어붙은 것. 갑자기 졸도를 하거나 인사불성이 되는 사람은 몸에만 신경을 쓸 일이 아니다. 심포心包, 곧 '심보'를 잘 써야 한다. 거기에는 분명 풀리지 않는 마음의 병이 있다. 차갑게 얼어붙은 마음, 안팎이 소통되지 않는 마음. 그 꽉 막힌 마음을 풀어야 한다. 그 얽힌 실타래 끝에 중충中衝이 있다.

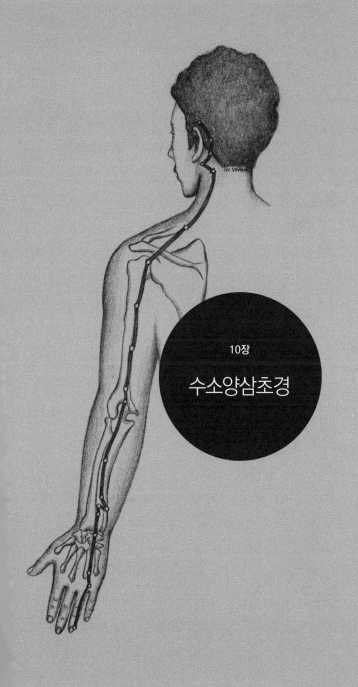

10장

수소양삼초경

관충(關衝), 불 빼 드릴까요?

대학병원엘 다녀왔다. 이유인즉슨 목이 부어서였다. 갑자기 목구멍에 뭔가가 생기더니 침을 삼키는 일이 불편해졌다. 처음엔 그냥 살이찐 줄로만 알았다. 그동안 먹어도 너무 먹어 왔다. 그런데 웬걸. 의사는 목구멍을 요리조리 살펴보더니 대뜸 수술을 권했다. 혹이 생긴 것인데 떼어내면 아무렇지도 않고 회복도 금방이란다. 그러더니 "요즘젊은이들 사이에서 많이 생기는 겁니다. 큰 문제가 아니니 염려마세요"라고 말해 줬다. 큰 문제가 아닌데 수술까지 해야 한다고? 이게 더큰 문제다. 왜 항상 수술부터인가. 더 황당한 건 병이 왜 생겼는지에대해선 잘 모른다는 것이다. 과거 허리병 때문에 병원을 다닐 때와똑같다. 원인 모를 병이지만 수술로 고친다.

환자의 입장에선 이럴 때 가장 당혹스럽다. 병의 인과도 모르는상태에서 몸을 의사에게 맡겨야 하기 때문이다. 그러곤 돈을 지불하면 끝이다. 몸이 교환의 매개물처럼 취급되는 것이다. 누가 이런 상황을 달가워할까? 자기 몸에 대해 알지도 못한 채 수술대에 올라 결과를 기다리는 것, 환자가 할 수 있는 건 이것뿐이다. 결국 수술을 하지 않기로 하고 돌아왔다. 한편으론 알고 싶어졌다. 대체 목에 왜 이런 것이 생겨났는지. 왜 '요즘 젊은이들 사이에서' 많이 생기는 것인지.

인후와 인후에 생기는 질병들

병원에서 돌아온 후 곰곰이 생각해 봤다. 왜 생긴 것인지, 언제부터 그런 것인지. 생각해 보니 그것은 무리한 스케줄 때문이었다. 목이 붓기 전 그야말로 죽음의 레이스가 펼쳐지고 있었다. 월요일부터 일요일까지 하루도 쉬지 않고 세미나, 원고 작성, 발표, 강의와 수업이 이어졌다. 아, 생각났다! 세미나 발제를 하고 있는데 얼굴이 화끈거리더니 목으로 뭔가가 치미는 느낌. 머리는 멍하고 몸엔 기운이 쫙 빠지는 느낌. 그 순간 목이 부어올랐던 것이 틀림없다. 간신히 발제를 마치고 세미나를 시작한 그때, 사람들이 목이 부어올랐다고 했기 때문이다. 결국 무리한 스케줄을 억지로 소화하려다가 이 꼴이 되고 만 것이다.

　노궁혈勞宮穴에서 말했듯이 피로는 화火를 부른다. 기운을 과도하게 짜내서 쓰기 때문이다. 그러면 몸의 음기陰氣는 마르고 양기陽氣인 화가 치성해진다. 이 화의 기운이 얼굴의 열감, 몸의 피로, 멍함을 만들어 내는 원인이다. 그럼 목에 들어선 그것도?

　인후咽喉의 병은 모두 화열火熱에 의한 것이다. 비록 여러 가지 종류가 있고 경중輕重의 차이가 있지만, 그것은 모두 화火 기운이 미약한

가 심한가에 따라 이름붙인 것이다. 『동의보감』(東醫寶鑑), 「외형편」(外形篇),

'인후'(咽喉)

인후咽喉에 생기는 병 역시 화열 때문이다. 금방 이해가 된다. 감기에 걸려 열이 날 때 늘 목도 같이 붓고 아팠던 기억. 누구나 한 번쯤 경험해 본 이것이 인후병의 시작이다. 인후는 목에 있다. 목은 우리 몸의 양기가 모이는 곳이다. 경맥으로 보자면 얼굴로 향하는 양경맥陽經脈들이 모두 목을 타고 올라갔다 내려간다. 몸에서 양기가 가장 충만한 곳이 목인 셈이다. 하여, 옛날엔 목에서 양기의 상태를 파악했다. 반대로 지금 우리가 진맥하는 손목은 음기의 상태를 파악하는 장소였다. 겨울에 목만 따뜻하게 해도 온몸이 따뜻해지는 이유가 이것이다. 양경맥의 통로인 목을 따뜻하게 하면 몸 전체가 데워지기 때문이다. 이렇게 따뜻한 곳에 화火의 기운까지 더해지니 그만 병이 생기고 만 것이다.

인후咽喉는 몸에서 무척이나 중요한 통로다. 후喉는 코에서 들어오는 천기天氣를 폐에 전해 주는 호흡의 통로이고, 인咽은 입으로 들어오는 지기地氣를 위胃에 전해 주는 음식의 통로이기 때문이다. 우리가 일상적으로 먹고 말하고 숨 쉬는 일이 인후를 통해야만 이루어진다. 그런데 그 통로가 화열로 인해 막혀 버리는 것을 한의학에서는 후비喉痹라고 부른다. 비痹라는 글자를 풀어 보자. '비'痹는 질병을 뜻하는 '역'疒과 낮다는 뜻을 가진 '비'卑로 이루어진 글자다. 비卑는 원래 손잡이가 달려 있는 둥근 술통과 그것을 손으로 들고 있는 모양을 본뜬 글자였다. 위에 네모 난 것이 술통을 그린 것이고 아랫부분이 사람의 손이다. 고대엔 술시중을 드는 사람들이 낮은 계급의 사람들이었기 때문에 '낮다'라는 뜻이 생겨났다. '역'疒은 '사람 인人'과 평상을 뜻하는 '장'爿이 합쳐진 글자다. 사람이 병에 걸려 침대에 누운 모양을 본떴다. 한자 가운데 이 '역'疒 자가 들어간 글자는 다 앓아누운 병에 걸렸다고 봐도 무방하다. 정리하자면 술통 모양의 뭔가가 생겨서 몸의 통로를 막아선 것, 그것 때문에 앓아눕게 된 것. 이것이 비痺의 뜻이다. 그러니 후비란 인후에 술통 같은 덩어리가 생겨서 통로가 막혀 버렸다는 뜻이다.

이왕 인후咽喉에 대한 이야기를 시작했으니 인후에서 생기는 질병들에 대해 좀더 알아보자. 감기에 걸리거나 피로 때문에 갑자기 목에 문제가 생기는 경우가 종종 있으니까. 먼저 급후비急喉痺. 이건 글자 그대로 갑자기 생겨난 후비라는 뜻이다. 『동의보감』을 보면 가끔은 이 때문에 죽는 경우도 생겼다고 한다.

> 「영추」靈樞에서는 "종기가 인후에 생긴 것을 맹저猛疽라 한다"라고 하였다. 이 병은 치료가 늦으면 인후가 막히고, 인후가 막히면 숨이 통하지 못하게 되며, 숨이 통하지 못하면 한나절이 못되어 죽는다. 갑자기 목구멍이 막혀서 갑자기 죽는 것을 주마후비走馬喉痺라고 한다. …… 만약 갑자기 목이 붓고 아파서 물도 넘기지 못하고 말도 하지 못하게 되면 잠깐 사이에 죽게 되니 참으로 놀랄 만한 병이다. 『동의보감』, 「외형편」, '인후'

사소하게 취급해 버릴 병이 아니다. 갑자기 생겨서 사람을 급사하게 만들어 버린다니. 자다가 기도가 막혀서 죽게 되는 경우 가운데 이 급후비도 있다고 하니 눈여겨봐야 할 증상이다. 다음은 쌍유아雙乳蛾와 단유아單乳蛾. 이들은 흔히 편도선염이라고 불리는 증상들이다. 감기에 걸려서 편도선이 부었을 때 주로 이들이 생겨난다. 목구멍의 양쪽 편도선이 다 부은 것을 쌍유아라고 부르고, 한쪽만 부은 것은 단유아라고 부른다. 유아乳蛾라는 이름이 붙은 건 부어오른 모양이 꼭 젖꼭지[乳]나 누에고치[蛾]처럼 생겼다고 해서다. 양쪽이 다 부은 쌍유아가 더 고치기 어려울 것처럼 생각되지만 반대다. 한쪽만 부어오른 단유아가 더 치료하기 어렵다.

다음은 전후풍纏喉風. 이것은 열이 인후에 맺혀서 목둘레가 붓는 증상이다. 대체로 과도한 주색잡기와 감정노동 때문에 생긴다. 서비스업에 종사하면서 낮엔 감정노동에 시달리고 밤엔 주색잡기에 몰두하다 보면 전후풍이 찾아온다. 간혹 화가 나서 술을 왕창 마시고 잔 다음날, 목이 메고 부은 것 같은 느낌이 들면 전후풍이 올 기미다. 거기에 귀부터 턱까지 빨갛게 부어올랐다면 조심해야 한다. 이미 전후풍이 진행된 상태이기 때문이다. 그럼에도 멈추지 않고 이런 생활을 반복하면 가슴이 아프다가 갑자기 인후가 붓고 손발까지 싸늘해지는 증상으로 발전한다. 결국엔 숨이 막혀서 치료 불가능한 상태에 빠져 버린다.

마지막으로 매핵기梅核氣. 이름처럼 매실씨만 한 것이 목에 생겨서 뱉으려고 해도 뱉어지지 않고 삼키려고 해도 삼켜지지 않는 것, 이것이 매핵기의 증상이다. 매핵기는 과로로 인한 열 때문에 생기기도 하지만 주로 칠정상七情傷이 그 원인이다. 풀리지 않는 감정 때문에 기가 울결鬱結되고 담痰이 생기면 그것이 목구멍에 자리 잡아 매핵기가 된다. 실제로 목이 부어올랐을 때 나도 감정을 많이 써야 하는 일들이 일어났다. 그러고 보면 참 재밌다. 몸이 소화시킬 수 없는 감정이나 잊어버릴 수 없는 감정들이 몸에 유형의 덩어리를 만들어 낸다니! 암도 이런 원리에 의해서 생기는 것이 분명하다. 그런 점에서 몸이 곧 일상이다. 일상의 마음가짐, 일상에서 벌어지는 사건사고들이 그대로 몸에 새겨지기 때문이다. 『동의보감』에서 몸을 편안하게 하는 일을 가장 먼저 하라고 강조하는 이유도 이것이다. 몸을 편안하게 해주는 것이 진짜 자기를 배려하는 일, 삶의 기술이기 때문이다. 그리고 그것이 곧 양생養生이다. 몸을 위해 일상의 리듬과 감정을 조율하지 못할 때 몸의 통로를 막는 덩어리들이 생겨난다.

이런 것들이 인후에 생기는 문제들이다. 이 문제들의 공통 원인은 앞서 언급했듯이 화열火熱이다.

「내경」에서는 "사기邪氣가 일음一陰, 厥陰과 일양一陽, 少陽의 두 경맥經脈에 맺힌 것을 '후비'喉痺라 한다"라고 하였다. 왕빙王冰의 주석에서는 "일음一陰은 심포心包의 경맥을 말하는 것이고, 일양一陽은 삼초三焦의 경맥을 말하는 것이다. 삼초의 경맥과 심포의 경맥은 다 후喉에 통하여 있으므로 이 경락에 열이 맺히면 후비가 되는 것이다"라고 하였다. …… 후비가 심해지면 숨이 통하지 못하고 담痰이 막혀 죽게 된다. 『동의보감』, 「외형편」, '인후'

좀 어렵다. 하지만 천천히 따져 보면 된다. 보다시피 후비咽喉의 원인은 심포경心包經과 삼초경三焦經으로 몰린 열이다. 심포경은 화火의 기운을 가진 경맥이다. 그의 짝인 삼초경 또한 화의 기운을 가지고 있다. 인후는 이 심포경과 삼초경이 연결된 통로다. 그렇지 않아도 따뜻한 기운이 흘러 다니는 목에 이 경맥들의 열까지 더해지면 인후가 막히고 후비가 만들어진다. 결국 문제는 심포경과 삼초경에 열이 몰린 것. 그럼 이 열을 어떻게 해소해야 할까? 심포경에 대해선 다룬 바 있으니 이번엔 삼초경을 중심으로 이 문제를 풀어보자.

어디로든 통한다, 삼초!

삼초三焦는 유형의 장부가 아니다. 특별한 형체를 갖춘 장부가 아니라는 뜻이다. 대신 몸에서 중요한 기능을 담당하고 있기 때문에 오장육부의 하나로 다뤄진다.

> 삼초三焦란 몸통의 빈곳을 가리켜 하는 말인데, 장위腸胃까지 포함하여 맡아 보는 총사總司이다. 가슴속 횡격막 위를 상초上焦라고 하고, 횡격막 아래에서 배꼽 위까지를 중초中焦라고 하며, 배꼽 아래를 하초下焦라고 하는데, 통틀어 삼초라고 한다. 『동의보감』, 「내경편」(內經篇), '삼초'(三焦)

쉽게 말해 몸의 빈 공간들은 다 삼초三焦다. 이 빈 공간들을 관리하고 책임지는 것이 삼초의 중요한 기능 가운데 하나다. 호흡과 음식물의 통로인 인후咽喉 또한 삼초의 영역이다. 장위腸胃로 통칭되는 소화기관도 마찬가지. 입과 항문에 의해 열렸다 닫혔다 하는 통로이므로 삼초의 통제를 받는다. 먹고 싸고 숨 쉬는 기본적인 생리는 다 삼초에 의해 이루어진다. 그런데 예상 밖이다. 생리의 주체가 빈 공간이라니. 우리는 보통 꽉 차고 빈틈이 없어야 유용하고 기능적이라고 생각한다. 하지만 몸에선 그 반대다. 비어야 전체를 관장할 수 있고 흐름에 적극적으로 관여할 수 있다. 이유는 간단하다. 꽉 차고 무거운 것들은 자기 영역을 지키려는 속성을 가지기 때문이다. 삼초는 이와 반대로 작동한다. 계속해서 흘어 버리고 몸 밖으로 버린다. 덜어내고 비워 내는 일을 하기 때문에 생리의 주체라고 불리는 것이다. 우리 시대가 삼초로부터 혹은 몸의 생리로부터 배워야할 게 이런 것이 아닐까라는 생각이 든다. 몸은 빈 공간에 의해 유지되고 활발한 생명력을 발휘한다.

삼초三焦 가운데 상초上焦는 피부와 살 사이를 따뜻하게 하는 작용을 한다. 오장 가운데 폐와 심이 이 상초에 자리 잡고 있다. 여기서 심의 뜨거운 화기火氣를 폐가 온몸으로 퍼트리면서 몸을 따뜻하게 한다. 중초中焦는 온몸의 영양분을 대주는 역할을 한다. 중초에 속해 있는 비위脾胃가 음식물에서 정수만을 뽑아 폐로 올린다. 그러면 폐가 그것을 온몸으로 퍼트린다. 하초下焦는 배설과 생식을 주관한다. 몸의 노폐물을 내보내고 생명을 키운다. 결국 몸으로 들어온 천기天氣와 지기地氣는 삼초를 통과하면서 몸에 필요한 에너지로 전환되고 동시에 몸 밖으로 배출된다.

그렇다고 삼초가 분리되어 있다고 생각하면 오산이다. "상·중·하 삼초는 통하여 하나의 기가 되어 몸을 보위한다."『동의보감』"삼초라는 것은 음양을 이끌며, 청탁淸濁을 분별하여, 기를 주관하고 제자리로 보내는데, 이름은 있으나 정해진 형체는 없다. 가슴속에 붙어 있으면서, 호흡에 상응하여 기혈氣血을 주행시킨다. 대저 기는 위로는 머리까지 올라갔다가 내려오지 못하고, 혈은 발까지 내려가면 다시 올라오지 못한다. 모두 삼초의 운용하는 바에 따라 북돋아서 밀고 채찍질하여 부수면 기혈이 이로 말미암아 관통되는 것이다."이천, 『의학입문』
몸의 음양, 청탁의 분별, 기혈의 순환이 모두 삼초의 힘에 의지해야 가능하다. 그래서일까. 삼초에 대한 찬사가 이어진다.

아! 삼초의 묘용을 보고난 뒤에야 장부의 차이와 동일한 점을 알 수 있도다. 같으면서 다른 것을 구분하여 나누니 12개가 되고, 합치면 삼초三焦라 하는 것이다. 요약해서 말하자면, 삼초는 일초一焦이며, 초焦는 원元을 뜻하니, 일원一元의 기氣를 가리키는 것일 뿐이다. 이천,
『의학입문』, 법인문화사, 386쪽.

삼초三焦의 운용원리를 터득해야 비로소 12장부의 차이와 동일성을 파악할 수 있다는 것. 주목해야 할 것은 삼초를 "일원一元의 기氣"로 보고 있다는 점이다. 일원의 기란 태극이 음양으로 분화되기 이전의 기라는 뜻이다. 태극기의 태극 모양처럼 음양의 기운이 한 동그라미 안에서 돌고 도는 상태. 이것이 일원의 기이자 태극의 상태다. 그러니 삼초란 음양이 맞물려서 돌아가듯 우리 몸을 태극의 상태로 만들어 주는 통로다. 이 통로를 타고 물과 불, 수화水火의 순환이 이루어진다. 12장부 가운데 삼초를 일원一元으로 부른 이유가 이것이다.

또 하나. 한의학에서는 삼초三焦를 결독지관決瀆之官이라고 부른다. 몸 안에 있는 물길을 통하게 하고 수액대사를 주관하는 관리라는 뜻이다. 기혈뿐만 아니라 물의 순환도 삼초의 힘에 의지한다. 그러니 따지고 보면 순환에 문제가 생겼다는 건 대부분 삼초가 제대로 작동하지 않고 있다는 뜻이다. 내 목에 들어선 후비喉痺도 삼초, 특히 상초上焦로 열이 몰리면서 생겨났다. 이걸 치료하려면 막힌 삼초의 통로를 뚫는 것이 급선무다.

경맥에서는 삼초의 경맥을 수소양삼초경手少陽三焦經이라고 부른다. 소양少陽이란 상화相火의 기운을 의미한다. 쉽게 말해 장마철이 끝나고 아주 따갑게 내리쬐는 늦여름의 햇빛이 이 상화의 기운이다. 우리 몸엔 두 개의 화火 기운이 존재한다. 하나는 군화君火이고, 다른 하나는 상화다. 군화는 심心이 주관하는 불이다. 혈血의 따뜻한 기운이 이 군화의 기운에 해당한다. 군화의 따뜻한 기운을 온몸에 퍼지게 하는 혈은 물과 불이 만나서 생긴다. 불기운을 제어할 물기운을 가지고 있는 불이라 하여 군화는 '뿌리가 있는 불'이라고 불린다. 반면 상화는 뿌리가 없다. 제어해 줄 장치가 없는 불이라는 뜻이다. 쉽게 망동하는 특징을 가지고 있는 것도 이 때문이다. 그렇다고 나쁘게 작용하는 것만은 아니다. 일단 삼초가 제대로 작동하려면 상화의 기운이 필요하다. 몸의 순환을 주도할 만큼 강력한 힘을 가진 불인 것이다. 즉, 어떻게 사용하느냐에 따라 화마火魔가 되기도 하고 생명의 불이 되기도 하는 것이 상화다.

이 상화相火의 기운을 망동하게 만드는 가장 큰 원인은 성욕과 감정이다. 과도한 성욕, 해소하지 못한 감정이 상화를 망동하게 한다.

그러면 온몸에서 열이 만들어지고 몸의 통로들이 막힌다. 생각해 보라. 성욕이 항진될 때, 감정이 해소되지 않을 때의 몸 상태를. 요즘 젊은이들이 후비에 많이 걸리는 이유가 이것이다. 성욕을 부추기는 온갖 대중매체들과 스마트폰의 화기火氣, 거기다 감정을 터놓고 이야기할 친구조차 없는 인간관계. 여기에 청춘의 열기까지 더해지면 목이 막혀 버리는 증상이 일어난다. 요즘 젊은이들의 목소리가 다 죽어가는 것도 이와 무관하지 않다. 문제는 이 요동치는 불을 어떻게 끌 것인가에 있다.

화열을 잡는 관문, 관충혈

혈자리에선 이때 관충關衝을 이용한다. 관충은 수소양삼초경手少陽三焦經의 정혈井穴이자 오행상으로는 금金의 기운이 모여 있는 혈자리다. 늦여름의 따가운 상화相火를 서늘한 가을의 금 기운으로 제압하는 것. 이것이 관충을 써야 하는 이유다. 실제로 화가 치밀어 올랐을 때나 몸에서 열이 나고 성욕이 망동할 땐 관충에서 피를 뽑기도 한다. 관충의 금 기운이 경맥 속으로 퍼지면서 삼초三焦의 열을 내려 주는 것이다.

관충關衝은 반지를 끼는 약지 손가락 바깥쪽에 있다. "넷째손가락 끝의 바깥쪽 손톱에서 부춧잎만큼 떨어진 곳에 있는데, 주먹을 쥐고 경혈을 취한다."『동의보감』 여기서 퀴즈 하나. 왜 우리는 반지를 약지에 낄까? 가만히 주먹을 말아 쥐고 엄지손가락부터 하나씩 펴보자. 약지에 이르는 순간 잘 펴지지 않는다. 혼자서는 잘 펴지지 않고 새

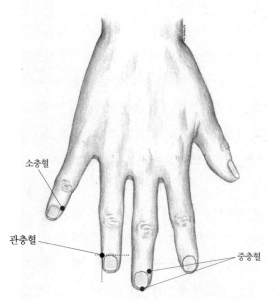

소충혈

관충혈

중충혈

관충혈 위치 | 소충혈과 중충혈 사이에 관문처럼 자리 잡은 관충혈은 화열을 잡는 데 있어 중요한 관문이자 요충지의 역할을 한다. 그밖에도 머리가 아프거나 눈이 충혈됐을 때, 귀가 들리지 않을 때에도 관충을 쓴다.

끼손가락과 함께 펼 때 쉽게 펴진다. 그래서 결혼반지를 여기에 낀단다. 혼자가 아니라 둘이어야 펴지는 손가락. 경맥의 차원에서 보면 약지는 상화相火의 기운, 삼초경三焦經이 흘러가는 손가락이다. 몸에서 가장 뜨겁고 위험한 기운이 흘러 다니는 곳이기에 금金의 기운을 가진 반지를 여기에 낀다. 성욕과 연동되어 있는 상화의 기운을 금 기운으로 눌러놓는다는 의미다.

　관충關衝의 이름은 이 위치 때문에 붙여졌다. 관충은 소충少衝: 새끼손가락 안쪽과 중충中衝: 가운데손가락 바깥쪽 사이에 있다. 두 손가락 사이에 관문처럼 자리 잡은 혈자리라고 해서 관關이라는 글자가 붙은 것이다. 관충은 열을 내리는 것뿐만 아니라 갑자기 정신을 잃었을 때도 요긴하게 쓰는 구급혈이다. 특히 너무 열을 받아서 갑자기 졸도한 경우엔 소충, 중충과 함께 관충을 따야 한다. 또한 가슴이 답답하면서 눈이 충혈되는 경우에도 관충을 쓰면 효과를 볼 수 있다. 관충을 쓰는 대부분의 증상들은 화열과 관계된 증상들이다. 그래서 꼭 기억해야 한다. 화열을 잡는 데 중요한 관문[關]이자 요충지[衝]가 바로 관충이라는 것을.

여전히 난 수시로 목이 붓는 증상을 경험한다. 이제 그럴 때면 이렇게 묻게 됐다. 산만하게 벌려놓은 일은 없는가, 감정을 지나치게 쓰고 있는 것은 아닌가, 주변을 깨끗이 정리정돈하고 있는가, 음식은 제대로 먹고 있는가. 목이 부을 땐 어김없이 사는 것도 난장판이다. 이 난장판이 인후와 목, 삶의 숨통을 조여 온다. 목이 부어오른다는 젊은이들도 마찬가지리라. 인후와 목은 천지天地와 몸이 연결되는 길이다. 이 길을 청정하게 하려면 방법은 단 하나다. 어지러진 것들, 산만한 것들을 치우고 정리정돈하고 하는 것. 먹고 감정 쓰는 일을 담박하게 하는 것뿐이다. 내가 사는 모습이 그대로 내 몸의 상태가 되기 때문이다.

액문(液門), 원기 충전 팍팍!!

교통사고와 분별심

동생에게 교통사고가 났다. 중부고속도로를 100km로 달리고 있는데 차선 변경을 하려던 뒤차가 그대로 동생차를 들이박았단다. 차는 충격으로 360도 회전, 중앙분리대를 들이박고 갓길에 가까스로 멈춰섰다. 차는 처참하게 일그러졌다. 앞뒤 범퍼는 모두 찌그러지거나 어디론가 날아가 버렸고, 운전석 앞 유리창이 깨지고 조수석 유리창도 박살이 난 상태였다. 결국 차는 보험사의 결정에 따라 폐차를 시킬 수밖에 없었다. 차가 이 지경인데 사람은? 동생은 멀쩡했다. 조수석에 앉아 있던 네 살 먹은 조카의 왼쪽 이마가 살짝 찢어진 것 외에는. 조카의 이마에서 처음에는 피가 꽤 났던지 입고 있던 외투에 피가 좀 묻어 있었다. 하지만 내가 병원에 도착했을 때 상처는 이미 아물고 있었다. 천만다행이었다.

　외상은 없어도 상태를 속단할 수 없어서 일단 입원을 했다. 조카는 병원으로 가는 차 안에서 쉴 새 없이 떠들었다.

"이모, 우리 차 교통사고 났어요. 차가 전복됐어요. 엄마가 울면서 전화했어요. 삐용삐용 차가 왔어요. 어떤 아저씨가 와서 미안하다고 했어요."

교통사고에 대한 어떤 분별심도 없는 조카는 사고 자체를 있는 그대로 보는 것 같았다. 그냥 차가 빙글빙글 돌다가 섰고, 자기는 거기에 있었을 뿐. '교통사고'와 '전복'이라는 말에 따라붙는 어떤 의미망도 없이 자기가 본 것을 말할 수 있는 단어로 그 말을 쓰는 것 같았다. 물론 엄마가 쓴 말을 그대로 따라하면서. 제부와 동생은 애가 멀쩡해 보여도 많이 놀랐을 거라고 하면서 걱정을 했다. 한의원에 가서 진맥을 했다.

"어른들이 놀라는 것에 애들은 안 놀랄 수 있어요. 오히려 어른들은 안 놀라는데 애들은 놀라는 경우가 더 많죠. 걱정 안 하셔도 될 것 같아요."

결론적으로 조카는 몸과 마음이 한결같이 멀쩡하다는 것. 이에 비해 동생은 달랐다.

입원 다음 날부터 등과 어깨가 아프다고 했다. 그 다음날은 점점 더 아파서 잠을 못 이룰 정도라고 했다. 등과 어깨는 안전벨트를 매고 있었으니까, 교통사고가 나면서 인대가 과하게 긴장하면서 아픈 것 같았다. 우리 몸은 갑작스럽게 외부 충격을 받아서 과격하게 움직이게 되면 반사적으로 근육이 수축되면서 근육과 인대가 과하게 긴장된다고 한다. 교통사고 환자들에게 흔하게 나타나는 증상이었다. 그 다음날, 병원에 갔더니 동생은 뜻밖에도 부인과 진료와 이비인후과 진료를 받기위해 담당의사에게 외출증을 끊었다.

"언니, 어제 아랫도리가 찝찝해서 뒷물을 했는데 거기가 부었어. 요실금도 생기고……. 결정적으로 귀가 윙윙거려."

엥? 웬 요실금에 부인병이람, 거기다 귀울림까지? 몸의 아래쪽과 위쪽이라는 거리만큼 증상의 거리는 멀어 보인다.

의역학에서 가장 중요한 병인 두 가지는 칠정七情과 외사外邪다. 곧 불안, 근심, 걱정, 두려움 같은 감정과 풍한서습조화風寒暑濕燥火의 외부 기운에 감기感氣되면 병이 된다. 동생은 교통사고를 당하면서 급작스럽게 충격을 받았다. 짧은 시간이었지만 극렬한 공포를 느꼈을 것이다. 『동의보감』東醫寶鑑에 "신腎은 지志에 있어서는 무서움이 된다"고 하였다. 신과 무서움의 감정이 연결되어 있다는 말이다. 사람이 공포에 휩싸이면 신장의 기운을 쓰게 된다. 동생은 사고로 신장의 기운을 순식간에 써 버렸으니 그것과 연결된 장부와 기관에 이상이 생길 수밖에 없다. 신장은 생식기와 방광, 귀와 통한다. 아주 멀어보였던 증상들이 의역학의 눈으로 보니 단번에 꿰어졌다. 물론 전적으로 교통사고로 이러한 증상들이 생겼다고 볼 수는 없다. 그동안 동생의 몸이 신허 상태에 놓여 있다가 교통사고가 신허 증상을 악화시켰을 것이다.

귀가 울면, 정도 울어

동생의 귀에서는 왜 윙윙 소리가 난 걸까? 귀는 신장과 통한다. 『동의보감』에 귀는 "신기腎氣가 통하므로 신腎의 기능이 정상적이면 오음을 들을 수 있다"고 하였다. 곧 신의 기운 때문에 소리를 듣게 된다는 것이다.

> 무릇 신腎은 족소음경足少陰經인데, 정精을 저장하고 그 기는 귀로 통한다. 귀는 여러 경맥이 모이는 곳이다. 만약 정기精氣가 조화롭다면 신기가 강성해져서 귀가 오음을 들을 수 있다. 그러나 만약 과로로 기혈氣血을 손상시키고 겸하여 풍사風邪까지 받아서 신을 손상시키고 정기가 허탈해지면 귀가 어두워져서 들을 수 없게 된다. 『동의보감』, 「외형편」(外形篇), '이'(耳)

귀가 밝냐 그렇지 않냐는 정기精氣가 귀에까지 이르느냐 그렇지 못하냐에 달려 있다. 정기는 음식[地氣]과 호흡[天氣]이 흉중에서 만나 만들어지는데 일부는 혈로, 일부는 피부로, 오장육부로 배급된다. 이 때 오장육부의 정은 신이 받아서 저장한다. 그런데 음식과 호흡이 적절하게 공급되지 못하면 정精이 부족해진다. 그러면 정기가 위로 공급되지 못해 귀의 경맥으로 들어가야 할 기혈氣血이 고갈되면서 소리가 난다. 동생에게 귀울림이 생긴 것도 교통사고로 신장의 기운을 과도하게 쓴 것이 원인일 수 있지만, 평소에 정기를 기르지 않았던 탓도 있다. 정기가 조화를 이루고 있었다면 설사 사고가 났더라도 정이 고갈되진 않았을 테니 말이다. 그랬다면 공포의 감정도 담담하게 받아들일 수 있었을 터.

귀울림은 이명耳鳴이라고 한다. 대체로 신腎의 정精이 부족하면 음陰이 허해져 화火가 동해서 생긴다음허화동. 또한 허명虛鳴이라고 하여 귀에 풍사風邪가 침범하면 그것이 기와 부딪쳐서 요란한 소리가 난다. 풍사로 인해 열이 나는 풍열風熱, 술을 마셔 생긴 주열酒熱로도 이명이 생긴다. 기가 울체되어 담화痰火가 치밀면 매미 우는 소리도 들린다. 성생활을 과도하게 하거나, 과로하거나, 중년이 지나서 중병을 앓을 때도 이명이 생긴다.

이명은 장차 귀가 멀게 될 조짐이다. 정이 부족한 상태가 오래되면 화가 망동해서 몸의 물기를 죄다 말린다. 귀가 먹는 것을 이롱耳聾이라고 하는데 대부분 열증熱證 때문이다.

일반적으로 귀가 먹는 것은 다 담화痰火가 몰리고 뭉치기 때문인데, …… 갓 생긴 이롱은 흔히 열熱로 인한 것이고, 오래된 이롱은 허虛로 인한 것이다. 『동의보감』, 「외형편」, '이'

귀가 안 들리는 것을 치료할 때는 먼저 기를 조화시켜야 한다. 울체된 기를 풀고 풍사를 흩어 주며 습을 없애야 한다. 허한 정기를 보하고 막힌 구멍을 틔워 주어야 한다.

귀가 먹는 것은 원인에 따라 풍농, 습농, 허농, 노농, 궐농, 졸농 등으로 나뉜다. 풍농風聾은 풍 때문에 귀가 먹는 것인데 귓속이 가렵거나 머리가 아프다. 습농濕聾은 습 때문에 생기는데 귀에 빗물이나 물이 들어가서 생기며, 귓속이 질척하고 부으면서 아프다. 허농虛聾은 몸이 허해서 귀가 먹는 것으로 설사병이 오래되거나 중병을 앓은 뒤 허약해진 틈을 타서 풍사가 귀에 침범해서 생긴다. 노농勞聾은 지나치게 일을 많이 하거나 성생활이 잦으면 정기가 허약해져서 생긴다.

뺨의 광대뼈 부위가 검게 되고 귓바퀴가 마르며 때가 끼는 증상을 보인다. 궐농厥聾은 갑자기 기가 치밀어 올라 귀와 통하는 경맥에 부딪칠 때 생긴다. 오장의 기가 치밀어 귀에 들어가면 귀가 꽉 막히면서 어지럼증을 수반한다. 졸농卒聾은 갑자기 귀가 먹는 것인데 신의 기운이 허할 때 풍사가 경락에 침범했다가 귀 안으로 들어와 정기와 부딪쳐 생긴다.

『동의보감』에는 이롱에 대한 여러 처방법과 함께 손쉽게 응용할 수 있는 예방법이 실려 있다. 손으로 귓바퀴를 몇 번이고 비벼 주면 신기가 충실해져서 귀먹는 것이 방지된다고 한다. 또한 청력을 기르려는 사람은 늘 배부르게 먹어야 한다고 했는데 이는 신기가 허해지는 것을 방지하기 위함이다. 이렇게 했는데도 귓병이 나아질 기미가 보이지 않는가? 그렇다면 혈자리 액문液門을 이용해 보자.

액문, 원기 운행의 문호

액문液門은 수소양삼초경手少陽三焦經의 맥이 머무는 곳이며 형혈滎穴이다. 오행상 수水에 해당한다. 삼초는 기氣가 오르내리는 통로이자 기화氣化가 진행되는 장소다. 이는 기가 삼초의 통로를 통해 각 장부로 운행된다는 말이다. 『난경』難經에 "삼초는 기가 시작되고 끝나는 곳이다"라고 하였다. 또한 "원기原氣의 별사別使로서 모든 기를 주관한다"고 하였다.

원기原氣는 인체의 근본이 되는 기다. 원기는 신腎에서 근원하며 삼초三焦를 통해 십이경맥으로 들어가 오장육부에 이른다. '원기 운행'이라는 특별한 사명을 띤 사신, 삼초. 따라서 삼초가 통하면 내외, 상하, 좌우가 모두 소통된다. 온몸으로 흘러 들어가 내외를 조화롭게 하고 좌우를 영양하며 상하를 인도한다. 삼초는 그야말로 소통의 길이다.

그렇다면 그 길에 무엇을 흘려 보낼까? 인체의 수액이다. 인체의 수액대사는 여러 장부의 공동작업으로 이뤄지는데, 반드시 삼초의 기화 작용에 의존하고 삼초를 통로로 삼아야만 수액의 승강출입이 정상적으로 이루어진다. 이런 까닭에 이 대사작용을 '삼초기화'三焦氣化라고도 한다.

수水 기운을 가진 액문液門은 삼초의 기화 작용에 도움을 준다. 왜냐하면 기의 생성 역시 수곡정미의 원천인 정精에 의존하기 때문이다. 정이 뭔가? 진액이다. 그래서 액문혈은 진액이 상하여 건조해지는 증상에 쓴다. 이 혈을 찌르면 진액이 즉시 생긴다 하여 '액문'이라 이름하였다.

액문液門의 '액'液은 빛을 받지 못해 어두침침한 데서 나오는 진津을 말한다. 축축하다, 적신다는 뜻이 있고 '문'門은 출입구를 말한다. 글자 그대로 수水 기운이 담뿍 담겼다. 가슴이 답답한 번열煩熱을 제거하고 진액을 보존하며 물길을 조절한다. 그래서 액문은 수액으로 생긴 병을 치료하는 문호가 된다. 이를 네 자로 표현하면 지갈생진止渴生津이다. 수액대사와 기운의 소통을 원활하게 함으로써 손상된 진액을 살린다는 뜻이다. 이렇게 원기를 운행시키는 문호와도 같은 액문은 어디 있을까? 액문은 새끼손가락과 넷째손가락의 사이 오목한 곳에 있다. 손가락 사이에 숨어 있는 액문은 강이나 바다에서 폭이

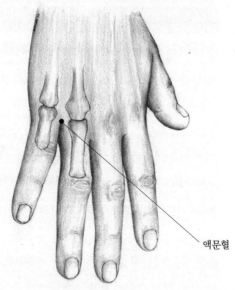

액문혈

액문혈 위치 | 액문혈은 손등의 새끼손가락과 넷째손가락 사이 움푹 들어간 곳에 숨어 있다. 수(水)의 성질을 가진 혈자리로 체내의 수액 대사를 조절하고, 열을 내려 정신을 편안하게 하는 작용을 한다.

좁아 물살이 세차게 흐르는 여울목과 같다. 그러니 원기의 운행이 순조롭지 않을 때, 액문을 애용하자. 손상된 원기는 충전시키고 기운은 살아날 테니!

동생은 지금도 병원에 입원중이다. 조카는 여느 때와 다름없이 잘 먹고 잘 논다. 조카는 교통사고로 두려움을 느끼지 않았다. 그에 비해 동생은 극렬한 공포를 느꼈다. 그 감정이 고스란히 몸에 새겨져 통증을 일으켰다. 똑같은 사고를 겪었는데도 둘은 너무나 대조적이다. 마음이 일으키는 몸의 파노라마가 어떠한지 그대로 보여 준다. 어른들도 아이들처럼 사건을 있는 그대로 볼 수 있다면, 그래서 사건에

감정을 연계시키지 않고 담담할 수 있다면……. 진정코 아이는 어른
의 스승이다.

중저(中渚), 멀미의 명약

멀미의 메커니즘

엄마는 시내-여자였다. 우체국 직원이라는 아버지의 거짓말에 속아 지리산 골짜기로 시집을 왔다. 시내에 살 땐 멀미가 없었다. 버스를 타도 평지를 달리고 짧은 거리만 타고 다녔기 때문이다. 그 시내-여자가 고개를 넘고 또 넘어야 하는 산길을 차로 두 시간 달려야 했으니 멀미에 시달릴 수밖에 없었다. 엄마만이 아니었다. 촌에서만 살던 시골-여자, 할머니도 멀미의 여왕이었다. 시골에서 시내로 나갈 때면 어김없이 멀미에 시달렸다. 할머니는 아직도 움직이는 것들만 타면 멀미를 한다. 멀미하는 여자들. 익숙했던 삶의 공간을 벗어나자 그녀들은 멀미에 시달렸다.

멀미는 탈 것들과 함께 등장했다. 배를 타고, 마차를 타고, 기차를 타면서 멀미라는 병이 생겼다. 근대 초기엔 시속 20km로 달리는 기차 안이 멀미 환자로 가득했다. 그들에겐 시속 20Km도 너무나 빠른 속도, LTE급이었던 것. 가만히 앉아 있는데 땅이 저절로 움직이는 경천동지驚天動地할 일이 일어난 것이다. 몸은 곧바로 반응했다. 머리가 빙빙 돌면서 구역질이 나고 아무리 눈을 감고 있어도 그 증상은 쉽게 가시질 않았다. 빙글빙글 맴맴 도는 천지. 이 맴맴이라는 단어에서 멀미라는 말이 생겨났다. 맴맴에서 멀미로. 맴맴, 빙글 빙글. 이렇게 쓰기만 해도 멀미가 날 것 같다.

멀미의 역사는 깊다. 고대 그리스의 의사 히포크라테스B.C. 460~370도 의서에 멀미에 관해 적었다. 지중해를 삶의 터전으로 살아가는 그리스인들에게 뱃멀미는 아주 흔한 병이었다. 멀미로 인해 생기는 구역질이라는 단어 '노지어'(nausea) 또한 배를 뜻하는 'naus'가 그 어원이란다. 그만큼 오래된 병이자 일상적인 병이었던 셈이다. 지금도 멀미를 완전히 해결해 준다는 기술은 없다. 이제는 우주멀미라는 말까지 생겼다. 우주비행사들이 걸린다는 멀미. 왜 멀미를 멈추게 하는 기술은 발명되지 않는 걸까.

멀미는 일종의 분리 경험이다. 걷지 않고도, 자기 몸을 움직이지 않고도 공간을 이동할 수 있으며 자신이 살고 있는 시공간으로부터 급작스럽게 분리되는 경험, 이 체험이 멀미를 일으킨다. 3D영화를 보고 나면 간혹 어지럽고 속이 메스꺼운 느낌을 받는 것도 이 때문이다. 현실이 아닌 가상의 세계, 자기 발로 가지 않고도 빠르게 도달할 수 있는 이 낯선 세계와의 조우, 그것이 멀미를 유발한다. 핵심은 몸의 수고로움을 겪지 않고도 쉽게 공간을 이동하고 환경을 바꿀 수 있다는 것에 있다. 이 편리가 오히려 몸의 혼란을 야기하는 것이다. 그런 점에서 멀미는 문명과 분리될 수 없는 병이다.

몸에도 속도와 길이 있다. 계절의 속도, 하루의 속도, 내 삶의 속도, 그것을 따라 몸에서 유동하는 기의 속도. 이 속도들이 몸의 고유한 속도를 만들어 낸다. 이 몸의 속도를 인위적으로 벗어날 때 생기는 것이 멀미다. 멀미가 서양의학에서 '가속도병'이라고 불리는 이유도 이것이다. 그러고 보면 참 몸은 알게 모르게 천지자연의 속도와 일상의 속도를 따라간다. 내가 살아가는 시공간과 그 속에서의 흐름에 딱 달라붙어 있다는 말이다. 아니 어쩌면 거기까지를 몸이라고 해야 할지도 모르겠다. 몸이 곧 우주宇宙이고, 몸을 탐구하는 것이 우주를 탐구하는 것인 이유가 여기에 있다.

한의학에서 멀미의 증상은 역란逆亂에 가깝다. 역逆은 거슬러 오른다는 뜻이고, 란亂은 어지럽다는 뜻이다.

「영추」에서는 "황제黃帝가 묻기를, '무엇을 역란逆亂이라 하는 것입니까?'라고 하였다. 이에 기백岐伯이 대답하였다. '청기淸氣는 양陽에 속하는데 도리어 음陰에 있고 탁기濁氣는 음에 속하는데 도리어 양에 있으며, 영기營氣는 도리어 양분陽分에서 순행하고 위기衛氣는 도리어 음분陰分에서 역행하여 청기와 탁기가 서로 범하여 가슴속에서 혼란하게 되는바, 이것을 태만太悗이라 합니다. 그런데 기가 심心에서 역란逆亂하면 가슴이 답답하고, 아무 말도 못하고 머리를 숙이고 있게 됩니다. 기가 폐肺에서 역란하면 몸을 굽혔다 젖혔다 하며 기침할 때 갈갈거리는 소리가 나고 손으로 가슴을 누르고 숨을 내쉬게 됩니다. 장위腸胃에서 역란하면 곽란霍亂이 생깁니다. 팔다리에서 역란하면 팔다리에 궐증厥證, 무기력증이 생깁니다. 머리에서 역란하면 머리가 아프고 무거우며 어지러워 넘어지게 됩니다"라고 하였다. 『동의보감』(東醫寶鑑), 「내경편」(內經篇), '기'(氣)

핵심은 음양이 자기 갈 길을 잃었다는 것에 있다. 맑은 기운과 탁한 기운이 서로의 영역을 넘어서서 이도 저도 아닌 상태를 만드는 것. 이 혼란으로부터 역란逆亂이 일어난다. 어디에서 일어나느냐에 따라 그 증상도 천차만별이다. 심心에서 일어나면 가슴이 답답하고, 폐肺에서 일어나면 갈갈갈 소리가 난다. 머리에서 생기면 어지럽고 넘어질 것 같은 현기증이 일어나고, 소화기관에서 생기면 곽란霍亂이 일어난다. 멀미의 증상들을 종합해 놓은 것 같다. 요컨대 산만하게 뒤섞이고 차서次序가 없어진 상태, 이것이 몸이 겪는 역란이자 멀미다. 사는 것도 마찬가지다. 이것저것 산만하고 두서없이 하면 몸에 혼란이 찾아온다. 그럴 때 자주 토하거나 체하기도 한다. 이것 역시 일종의 멀미 증상이다. 그런 점에서 일상과 몸 사이엔 간극이 없다. 일상이 곧 몸이고, 몸이 곧 그 일상의 주인이다.

멀미-대란, 토사곽란

『동의보감』에는 멀미에 관한 기록이 단 한 건 등장한다. "뱃멀미로 토하고 설사하는 것. 뱃멀미로 몹시 토하거나 설사하여 갈증이 생겼을 때 물을 마시면 곧 죽는다. 이때는 동변童便을 마시는 것이 가장 좋고, 자기 오줌을 마셔도 좋다." 『동의보감』, 「잡병편」(雜病篇), '곽란'(霍亂) 오줌이 약이라니 뱃멀미는 절대 하고 싶지 않다. 한데 좀 아쉽다. 멀미에 대해서 아주 상세하게 가르쳐줄 것 같은데 이게 전부다. 대신 이참에 곽란霍亂에 대해 좀 살펴보자. 일상적으로도 종종 일어나는 일이고, 멀미가 이 '곽란'에 실려 있기 때문이다

곽란霍亂은 병명부터 재밌다. '곽'霍은 '비 우雨'와 '새 추隹'가 합쳐진 글자다. 비가 와서 새가 푸드덕 거리면서 나는 모양이 이 글자의 의미다. 비 피할 곳을 찾아 이리저리 빠르게 옮겨 다니는 모습이 떠오른다. '란'亂은 얼핏 봐서는 상상하기 힘들겠지만 어지럽게 얽힌 실타래를 상형한 글자다. 그러니까 곽란이란 기가 얽히고설켜서 갈 곳을 잃은 상태라는 뜻이다. 흔히 토사곽란吐瀉霍亂이라고 부르는 것이 바로 이 곽란이다.

곽란霍亂은 급박하게 기의 상태에 변란이 생긴 것이다. 대체로 평소 속에 열이 몰려 있는 데다가 겉으로 한사寒邪에 감촉되면 일시에 음陰과 양陽이 뒤섞이게 된다. 본래 음식을 조절하지 못하거나 날것과 찬 것을 지나치게 먹어서 습열濕熱이 속에 심히 몰리게 되면 중초中焦의 소화 작용이 상실되어 기가 오르내리지 못하기 때문에 위로는 토하고 아래로는 설사하게 되는 것이다. 곽란은 찬 것을 마시거나 한사寒邪에 감촉되거나 지나치게 배가 고프거나 몹시 성을 내거나 배나 차를 타고 멀미를 하여 위기胃氣를 상하게 되었을 때 생기는 것이기 때문에 토하고 설사하는 증상이 동시에 일어나는데, 약을 더 디 쓰면 잠깐 사이에 구할 수 없는 지경에 빠진다. 『동의보감』, 「잡병편」, '곽란'

앞서 본 역란逆亂보다 훨씬 구체적이다. 음양이 뒤섞이는데 기가 오르내리지 못하기기 때문에 곽란霍亂이 생긴다. 음양이 서로 엎치락 뒤치락하면서 순환하고 몸을 오르내리려야 하는데 그것이 콱 막혀서 위로는 토하고 아래로는 설사를 하게 된다는 것이다. 상상만 해도 착잡해지는 몰골이 아닐 수 없다. 곽란에도 중한 것이 있고 가벼운 것이 있다. 중한 것은 건곽란乾霍亂이고 가벼운 것은 습곽란濕霍亂이다. 건곽란은 말 그대로 아주 강건한[乾] 곽란이다. "건곽란일 때 죽는 경우가 많은 것은, 위로는 토하지를 못하고 아래로는 설사를 하지 못하기 때문에 상하게 한 음식물이 배출되지 못하므로 정기正氣를 콱 막아서 음기陰氣와 양기陽氣의 운행을 막게 되니, 답답하여 안절부절못하고 안타까워 날뛰며 숨이 차고 배가 불러 오르다가 죽는 것이다." 토하지도 싸지도 못하면 배가 불러 오르다가 죽는다니. 이건 그냥 멀미 수준이 아니다. 반대로 토하고 설사하면서 밖으로 다 뿜어내는 것은 습곽란에 해당한다. 물론 너무 많이 뿜어내면 곤란하지만 정말로 뿜지 못하는 건곽란일 때는 어떻게든 토하게 하거나 설사시켜야 한다. 그렇지 않으면 진짜 죽는다.

그런데 한 가지 궁금한 게 있다. 왜 멀미에 걸려 죽게 됐을 때 오줌을 먹어야 한다고 했을까? 『동의보감』에 따르면 따뜻한 오줌은 성질이 차다. 그래서 오줌을 마시면 위에 떠 있는 화기火氣가 밑으로 내려간다. 그 효과가 어찌나 빠른지 『동의보감』에서도 "매우 빠르다"고 기록하고 있다. 오줌의 맛은 짜다. 짠맛은 기본적으로 수水의 기운이다. 이 수水의 기운으로 심폐心肺를 윤활하게 하고 열로 인한 광증狂症을 내리는 것이 오줌의 효능이다. 또한 피부와 그 밑에 있는 살점을 윤택하게도 해준다. 이쯤 되면 만병통치약이 아닌가 의심이 들 정도다. 더 놀라운 건 이 오줌을 40년간 먹은 여자에 관한 이야기가『동의보감』에 등장한다는 것이다. 잠깐 그 스토리를 감상해 보자.

일찍이 어떤 늙은 부인을 만났는데 여든 살을 넘겼으나 얼굴 모양은 마흔 살과 같았다. 그래서 그 연유를 물으니, 나쁜 병이 있었는데 어떤 사람이 인뇨人尿를 먹어 보라고 알려주어 40여 년간을 먹었더니 늙어서도 건강하고 다른 병도 없다고 하였다.『동의보감』,「탕액편」(湯液篇), '인부'(人部)

뭐든 40년만 믿고 꾸준히 하다 보면 다 통하게 되어 있다!^^ 더구나 동안까지. 오줌을 동안을 위한 비법으로 대대적으로 홍보해야 하는 게 아닌가 싶을 정도다. 하지만, 아무리 좋다고 해도 좀 뭐하다. 다른 방법은 없을까. 당연히 방법이 있다. 바로 삼초三焦를 통하게 하는 것이다. 멀미는 음양의 길이 막혀서 생기는 증상이기 때문이다. "삼초는 수곡水穀이 통하는 길인바, 사기邪氣가 상초上焦에 있으면 토하기만 하고 설사는 하지 않으며, 사기가 하초下焦에 있으면 설사만 하고 토하지는 않으며, 사기가 중초中焦에 있으면 구토와 설사를 함께 한다. 곽란은 …… 청탁淸濁이 서로 범하여 음기陰氣와 양기陽氣가 가로 막혀서 생긴다."『동의보감』,「잡병편」, '곽란' 이 뒤엉킨 음양의 통로를 뚫으면 멀미도, 곽란도 쉽게 해결된다. 길은 삼초에 있다.

삼초三焦는 음양이 순환하는 통로다. 아래로부터 위까지, 위로부터 아래까지. 수승화강水昇火降, 즉, 몸의 상하축을 연결하고 순환하게 하는 것이 삼초의 역할이다. 관충關衝 편에서도 보았듯 삼초가 몸을 태극 상태로 유지시켜 준다. 멀미는 이 태극 상태, 몸의 항상성에 문제가 생긴 병이다. 항상성이란 어려운 말이 아니다. 몸의 리듬과 순환의 흐름이 일정하게 유지된다는 뜻이다. 멀미는 일종의 치우침이다. 음陰은 음대로, 양陽은 양대로 치우친 상태. 그러니 이것을 바로 잡으려면 삼초의 기운을 빌려야 한다.

손등의 멀미약, 중저

중저中渚는 수소양삼초경手少陽三焦經의 수혈輸穴이자 목木의 기운을 가진 혈자리다. 삼초경 가운데서도 목의 기운을 가진 혈자리라는 뜻이다. 목은 뚫는 데는 명수다. 새싹이 땅을 뚫고 올라오듯이, 나무가 하늘을 뚫고 끝없이 올라가듯이, 이 목의 기운은 뚫는 것을 그 본분으로 삼는다. 우리 몸에선 간肝이 그 기능을 담당하는데 간은 몸에서 막힌 곳을 뚫고 소통시키는 역할을 주업무로 한다. 그러나 안팎으로 소통이 되지 않을 땐 이 목기木氣가 아무렇게 뻗쳐 사고를 친다. 아무에게나 화를 내고 분노한다. 막강한 발산의 힘, 뚫는 힘이 가져오는 부작용인 셈이다. 하지만 곽란으로, 멀미로 꽉 막힌 삼초의 길을 뚫기 위해선 이 강한 목기木氣가 필요하다. 중저中渚가 바로 그런 역할을 하는 혈자리다.

중저中渚의 저渚는 모래섬이라는 뜻이다. "삼초경수도三焦經水道를 강물에 비유하여 그 기맥이 이곳 혈자리에 계속 머무는 것이 마치 강에 있는 모래섬과 같아서 이러한 이름이 붙었다." 산차이원화, 『내 손으로 하는

『경혈지압 마사지 324』, 120쪽. 쉽게 말해 삼초경의 기운들이 모여서 중간[中]에 모래섬[渚]을 이루고 있는 혈자리라는 것이다. 그만큼 기운이 강한 혈자리라는 뜻이기도 하다. 그래서 이런 진술까지 등장한다. "만물이 생성하고 경락이 충실하여 천지의 여기[厲氣: 돌림병을 일으키는 기운]를 방지한다. 중풍과 중서[中署]로 인한 병을 막아 주므로 중저라고 이름한다."

중저[中渚]는 그 강한 힘으로 삼초[三焦]를 소통시킨다. 음양의 통로를 목[木]의 기운으로 뚫는다. 오줌을 마시지 않아도 위로 뜬 열을 내려 주고 긴장된 근육을 풀어서 몸을 편안하게 만든다. 꼭 멀미가 아니라도 간혹 생기는 현기증에도 중저는 효과를 발휘한다. 요새 새롭게 유행하는 메니에르병도 이 중저로 다스린다. 그럼 중저는 어디에 있을까? 중저는 손등에 있다. "새끼손가락과 약손가락의 사이 본절 뒤 우묵한 곳, 액문혈[液門穴]에서 1치 뒤에 있는데, 주먹을 쥐고 취혈한다."『동

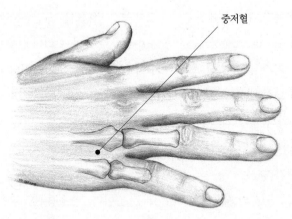

중저혈

중저혈 위치 | 삼초를 소통시키는 중저혈은 새끼손가락과 넷째손가락 사이를 팔목 방향으로 따라올라갈 때 가장 우묵한 곳에 있다. 멀미에 특효일 뿐 아니라 나쁜 자세로 인한 어깨 통증에도 효과가 있다.

^{의보감} 주먹을 쥐면 손등에 새끼손가락의 중수골과 넷째손가락의 중수골 사이에 움푹 들어간 곳이 만져진다. 여기가 중저다. 멀미로 고생한다면 차를 타기 전이나 멀미의 기운이 느껴질 때 이곳을 오랫동안 자극해 주면 효과를 볼 수 있다.

몸엔 수많은 길이 있다. 감정의 길, 생각의 길, 음식의 길, 피와 기의 길. 이 길들이 그대로 내 일상의 길이 되고 실제로 존재하는 유형의 길과 연결된다. 이 길들은 끊어지지 않는다. 다만 막히고 혼란스러워지고 어긋날 뿐이다. 이것이 우리에겐 멀미를 경험하게 한다. 이 길을 통하게 하는 것. 그것이 삼초三焦의 역할이자 중저中渚의 기능이다. 이제 기억하라. 손등의 멀미약을.

지구(支溝), 몸의 길을 내다

사람과 사람 사이의 길 내기

우리 집의 연례행사 중 최악은 단연 김장이다. 2박 3일 동안 200포기에 가까운 배추를 다듬어 절이고 씻고 양념하는 일이 녹록지 않기 때문이다. 매번 김장 때마다 뜻하지 않은 곳에서 구멍이 생긴다. 날씨가 따뜻하면 배추에 문제가 생기고 배추가 괜찮으면 날씨가 따라 주지 않는다. 하지만 이 예기치 않은 구멍들이 매번 새로운 김치 맛을 만들어 내는 건 아닐까? 구멍들이 만들어 낸 파장은 양념에도 영향을 미친다. 매년 그때의 날씨와 배추 상태에 따라 양념의 매운 정도가 차이가 났고, 선호하는 젓갈도 달라졌다. 심지어 배추에 양념을 묻히는 정도까지 차이가 난다.

이 각양각색의 변주를 조율하는 사람이 있다. 애초에 이 사람이 아니었다면 이런 대가족이 모여서 김장을 담그자는 생각조차 못했을 터. 몇 년째 이 일을 너끈히 해오고 있는 막둥이부부다. 때맞춰 고

추를 사 들여 빨아 놓고, 그해에 쓸 젓갈을 준비한다. 몇 접이나 되는 마늘을 까 놓고 여섯 가족이 모여 먹을 음식을 준비한다. 다른 가족들도 알아서 음식을 하나씩 해 오고 2박3일 동안 나눠 먹는다.

온 가족이 모여 김장을 담그다 보면 겉으로 보기엔 화기애애할 것 같지만 틈만 나면 이런 저런 일들이 생긴다. 사람 열댓 명이 모여 먹고 자고 일하는데 아무 일이 없는 게 오히려 이상하지 않은가. 어떤 놈은 꾀부리고 일 안하고, 어떤 놈은 힘내라고 준 술을 받아먹다 취해 버리고, 어떤 놈은 매실액 가지러 갔다 함흥차사……. 이럴 때마다 우리는 틈틈이 욕하고 별명도 붙이고 일하면서 논다. 기히 왁자지껄한 한바탕 마당놀이가 펼쳐진 셈이다. 막둥이부부는 이 마당을 연 사람이다. 사람과 사람의 네트워크를 펼칠 장場을 열고 사람과 사람을 엮어 준다. 오호라! 그러고 보니 막둥이부부는 우리 가족의 매니저인 셈이다. 우리 몸에도 이런 역할을 하는 곳이 있다. 우리 몸의 매니저를 만나 보자.

우리 몸의 원조 매니저, 삼초

매니저는 사람과 사람을 연결하고 관계의 길을 내는 사람이다. 우리 몸에서 장부와 장부를 연결하고 길을 내는 역할을 하는 곳은? "형체는 없으나 작용을 지녀 모든 기를 통솔하는 곳", 삼초三焦가 그것이다. 『동의보감』東醫寶鑑에 삼초는 "음식물의 길이며, 기氣가 생성되고 소통되는 곳"이라고 하였다. 살아간다는 것을 몸으로 거칠게 표현하면, 음식물을 섭취해서 에너지를 얻고 나머지는 내보내는 일이 아닐까 싶다. 그렇다면 삼초는 몸 전체의 리듬에 관계를 만들고, 살아감의 베이스가 되는 장부가 아닐까? 삼초가 음식물의 길이 될 수 있는 것도 우리 몸의 모든 기를 주관하기 때문이다. 왜냐하면 기는 이 길을 여는 동력이기 때문이다.

> 상초上焦의 기는 위胃의 상구上口인 분문噴門에서 나와 식도와 나란히 위로 올라가서 횡격막을 뚫고 지나 가슴속에서 퍼지고, 다시 횡으로 달려 겨드랑이 아래에 이르러 수태음폐경手太陰肺經의 분야를 따라 순행하다가, 수양명경手陽明經으로 되돌아와서 위로 올라가 혀에 이르렀다가 아래로 족양명위경足陽明胃經을 타고 내려와서 영기營氣와 함께 양분陽分을 25회 순행하고, 음분陰分으로 가서 또한 25회를 순행하여 1주기를 마친 다음 다시 수태음폐경에서 만나는데, 이것을 위기衛氣라고 한다. 『동의보감』, 「내경편」(內經篇), '삼초'(三焦)

가슴속 횡격막 위에 자리잡은 상초上焦는 심폐心肺의 작용이 활발하게 일어나는 곳이다. 만일 상초가 없다면 어떻게 심폐의 영기榮氣와 위기衛氣를 돌릴까? 중초中焦 또한 횡격막 아래에서 배꼽 위에 자리를 잡고 음식물을 부숙시킨다. 중초의 길은 "음식물의 기미氣味를 받아들여 소화시킨 다음 조박槽粕: 찌꺼기을 분별하고, 진액을 증발시켜 정미로운 것으로 변화시킨 다음 위로 폐맥肺脈에 주입시키고 다시 혈액으로 변화시켜서 몸을 봉양"한다. 여기서 단독으로 경맥 속을 운행하는 것이 있는데 그것은 영기다. 하여 중초는 우리 몸의 중앙을 차지하면서 비위脾胃의 작용을 활발케 한다. 만약 비위의 길을 여는 중초가 없다면 어떻게 음식물을 부숙시킬까? 마지막으로 하초下焦는 배꼽 아래를 말한다. 하초는 "장부를 돌아 갈라져 방광으로 주입하여 그 속으로 스며든다. 따라서 수액과 곡물은 비위 속에서는 같이 머물다가 조박이 되어 함께 대장으로 내려가 하초가 되어 수액을 삼투시키면서 수곡이 함께 내려가 쓸데없는 즙을 분비해 버리고 하초를 따라 방광으로 스며든다." 만약 하초가 없다면 어떻게 진액을 삼투시키고 쓸데없는 것은 버리고 스미게 할 수 있을까?

상초와 중초, 하초를 설명하는 글을 자세히 들여다보면 어떤 장부의 기능을 설명하는 것이 아니라 상·중·하의 길을 설명한다. 상·중·하로 구분해 놓은 것도 장부의 기능에 따라 임의로 구분한 것일 뿐이다. 이를테면 인생을 유·소년기, 청·장년기, 노년기로 구분하는 것처럼 말이다. 그런데 인생을 어디까지가 유·소년기고, 어디까지가 청·장년기로 구분할 수 있을까? 인생은 그저 살아감이 있을 뿐이다. 매 순간 인생의 길을 걸어갈 뿐이다. 삼초도 이와 마찬가지다. 인생의 길을 걸어가듯 매 순간 길을 만들어 내고 몸의 동선을 포착한다. 하여 우리 몸의 다양한 선분들을 연결하고 그 선분은 몸 전체를 관통한다. '삼초의 길 내기'는 우리 몸 전체를 움직이는 힘이다. 대체 이 힘은 어디서 나오는 걸까?

혼융하는 불, 상화가 필요해

오행상 삼초三焦는 화火의 기운이다. 이글거리며 타오르는 불길처럼 화는 사람의 움직임을 주관한다. 그러므로 화가 없으면 사람은 활동할 수 없다. 그런데 화는 두 종류가 있다. 군화君火와 상화相火가 그것이다. 군화는 몸을 한 나라로 보았을 때 군주 역할을 하는 화이고, 상화는 재상의 역할을 하는 화이다. 군화는 인화人火라고도 하고 상화는 천화天火라고도 한다. 『동의보감』에서는 군화와 상화를 이렇게 설명한다.

화火는 속은 음이고 겉은 양으로서 움직임을 그 주된 속성으로 한다. 이름을 가지고 말하자면 형체와 실질이 상생하여 오행에 배합되므로 군君이라 한다. 지위를 가지고 말하자면 허무虛無에서 생하여 제자리를 지키고 명命을 받아 그 움직임에 기인하여 가히 드러날 수 있으므로 상相이라고 한다. 천天은 생물을 주재하므로 항상 움직임에 근본을 두는데, 이렇게 항상 움직임에 근본을 둘 수 있는 까닭은 다 상화相火의 작용에 따른 것이다. 『동의보감』, 「잡병편」(雜病篇), '화'(火)

여기서 군화君火는 "형체와 실질이 상생해서 오행에 배합된다"고 했으니 태어나면서 지니고 있는 불이다. 왜냐하면 태어남 자체로 오행이 배합된 상태이기 때문이다. 그런데 상화相火의 설명을 보면 이와 다르다. "허무에서 생하여 명을 받아 그 움직임에 기인하여 드러날 수 있"다고 했다. 이 말은 무슨 뜻인가? 상화는 아무것도 없는 데서 천지간의 움직임에 기인해서 생기는 불이란 뜻? 그렇다. 천지간에는 만물이 생겨나고 천변만화하는 움직임이 늘 있다. 그 움직임은 군화의 명을 받아 움직인다. 그래서 군화의 명령을 따르는 재상의 불이라서 상화다. 그렇다면 삼초三焦는 이중에 어떤 불일까?

삼초는 병화丙火에 속한 부腑가 되므로 그것이 발동할 적에는 근원이 없는 상화相火가 된다. 『동의보감』, 「내경편」, '삼초'

삼초三焦는 재상의 불, 상화相火다. 상화가 근원이 없다고 해서 우습게 보면 큰 코 다친다. 상화는 천지의 기운과 교류하기 때문에 그 움직임에 변화가 많고 작용력이 크다. 그래서 상화의 불길은 쉽게 일어나 몸에 치명타를 안기기 일쑤다. 이 때문에 『동의보감』 곳곳에선 상화를 조심하라는 경고메세지가 나온다.

화火란 만물을 소멸시킬 수 있는 것이니, 쇠를 녹이고, 흙을 말리고, 나무를 활활 태우고, 물을 말리는 것은 다 화火의 작용이다. 화사火邪로 생긴 병은 그 해가 심히 크고, 그 변화가 심히 빠르며, 그 증세가 심히 뚜렷하고, 그 죽음이 심히 빨리 닥친다. 『동의보감』, 「잡병편」, '화'

섬뜩하지 않은가? 그러나 화火라는 동력이 없다면 우리 몸에서는 그 어떤 생성도 일어나지 않는다. 성냥불을 잘 들여다 보라. 칙, 소리를 내며 타오르는 불꽃 가운데가 검게 비어 있지 않은가? 불꽃은 화려하게 타오르고 있지만 그 안은 고요하게 비어 있다. 이 가능성의 공간, 천지만물과 혼융되어 비어 있는 공간. 상화는 그 비어 있는 공간에서 길을 낸다.

지구! 몸의 길 내기, 사람의 길 내기

혈자리 지구支溝는 수소양삼초경手少陽三焦經의 경혈經穴로서, 오행상 화火에 속한다. 소양상화少陽相火의 기운과 삼초三焦의 화 기운, 오행에 서도 화에 속하니 트리플 화의 혈자리다. 지구의 이 강력한 화 기운 은 병적으로 정체를 빚는 기혈을 흩어 주고 불기운을 불어넣는다. 삼 초는 몸 전체를 삼등분해서 구분하고 있지만 기운으로 보자면 하나 다. 소양상화의 기운이 그것이다. 몸 전체의 기氣는 상화가 관리하고 기가 운행되는 장소가 삼초라고 보면 된다. 밥솥을 떠올려 보면 이해 하기 쉽다. 밥솥 밑에 상화의 불이 있고 상중하로 나타나는 현상이 다른 것. "상초는 안개와 같고, 중초는 거품과 같고 하초는 도랑과 같 다." 상초는 안개같이 양기를 내보내 몸을 따뜻하게 한다. 중초는 거 품과 같이 음식물의 정미한 것을 폐로 보내고, 혈로 변화시켜 경맥으 로 보내 오장과 온몸을 살린다. 하초는 도랑과 같아서 소변을 소통시 켜 내보낸다. 삼초는 음식물의 도로이며 기의 통로다. 따라서 수소양 삼초경에 병이 들면 기가 잘 소통되지 않고, 소화·흡수한 음식물을 온몸 구석구석으로 보내는 데에도 장애가 생긴다. 상초에서 기운이 잘 흩어지지 않으면 숨이 그득하게 차온다. 중초에서 기운이 잘 흐르 지 못하면 음식물이 운화되지 못해서 배가 더부룩하고 아랫배가 단 단해진다. 하초가 잘 통하지 못하면 대소변이 시원하지 않아서 붓거 나 수종이 된다.

　수소양삼초경手少陽三焦經은 소양상화少陽相火를 이용하여 오장 과 육부에 열기를 불어넣어 주는 역할을 한다. 음식물을 소화·흡수하는 데는 많은 에너지가 든다. 이것을 다시 온몸에 돌리려면 더더욱 그러하다. 혈자리 지구支溝는 트리플 화기로 에너지로 쓰일 정미물질의 도로를 만들고 기가 잘 소통되도록 한다. 특히, 어혈이 뭉쳐 있거나 타박상으로 멍이 들어 있을 때 재빨리 혈을 흩어놓는다. 그래서일까? 상·중·초의 길이 막혀 아픈 흉협통에도 좋고, 하초에 기화가 잘 안되어 생기는 변비에도 좋다.

지구支溝의 지支는 '육달 월月'을 붙여 지肢라고도 한다. 팔을 말한다. 구溝는 도랑이다. 도랑이란 말은 지구가 팔의 근육과 근육 사이에 있어서 마치 도랑 같다고 해서 붙여졌다. 그렇다면 지구는 어디에 있을까? 지구는 손등 쪽 "손목에서 위로 3치 올라가 두 뼈 사이 우목한 곳에 있다." 좀더 정확하게 말하면 손목과 팔목 사이를 12등분 했을

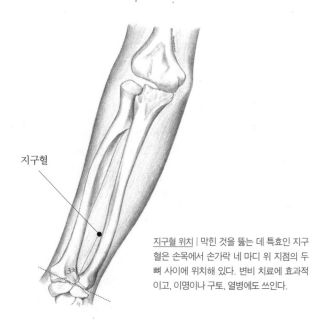

지구혈

지구혈 위치 | 막힌 것을 뚫는 데 특효인 지구혈은 손목에서 손가락 네 마디 위 지점의 두 뼈 사이에 위치해 있다. 변비 치료에 효과적이고, 이명이나 구토, 열병에도 쓰인다.

3치

때 손목을 기준으로 3에 해당되는 곳이다.

삼초三焦는 오장육부의 길을 낸다. 이때 상화는 길 내기는 천지의 기운과 몸의 기운이 만나서 생기는 상화의 기운을 쓴다. 지구는 이 강력한 화 기운으로 장부의 기를 소통시키며 길을 낸다. 몸이 그러하 듯, 살아간다는 건 매 순간 길을 내는 일이다. 길 내기는 타자와 접속 하는 활동이다. 쉼없이 길을 내고 접속하는 사이에 존재가 있다. 존 재는 언제나 접속하고 연결되어 있는 네트워크 그 자체다. 생생불식 하는 활동만이 있는 상화의 네트워크, 몸의 길을 내는 지구혈支溝穴이 지구인地球人에게 전하는 메시지다.

천정(天井), 어깨를 적시다

마사지를 받으러 갔다. 난생 처음이다. 가게 문을 열고 들어서자 아주머니 한 분이 기다리고 계신다. 호리호리한 몸. 저 몸으로 어떻게 마사지를 한담? 어디 힘이나 쓰겠나 싶었는데……. 시쳇말로 아주 죽는 줄 알았다. 아주머니가 어깨를 마사지하기 시작하자 내 입에서 저절로 비명이 튀어나온다. "심하게 뭉쳤어요. 힘을 빼세요." "힘이 안 빠져요." 힘을 빼야 하는 건 알겠는데 몸이 말을 안 듣는다. 사실 이렇게 단단히 뭉쳐 있는 줄도 몰랐다. 조금만 손을 댔을 뿐인데도 이렇게 통증이 심하다니. 한의학에선 이런 경우를 실증實證으로 규정한다. 손을 갖다 대기만 해도 통증이 일어나는 상태. 무언가가 과도해서 생기는 몸의 반응이다. 반면 허증虛證은 모자라서 생기는 반응이다. 이때는 만져 주기만 해도 시원해한다. 내 경우에는 당연히 실증이다. 대체 무엇이 과도해져서 어깨가 이렇게 뭉친 것일까?

　사실 나와 같은 증상이 요즘 젊은이들에게도 빈번하게 일어난다. 몸을 쓰는 대신 책상에 앉아 컴퓨터 자판을 두드리는 일이 많기 때문이다. 특히 우리 연구실같이 컴퓨터를 늘 달고 살아야 하는 공간에서는 자기도 모르는 사이 몸에 변형이 생기기도 한다. 등은 앞으로 굽고, 어깨는 뭉치고, 팔목은 저리고. 그러다 심한 경우엔 팔을 들기도 어렵고 돌리기도 어려운 증상이 나타난다. 이른바 오십견五十肩이라고 불리는 증상이다. 한데 요즘엔 10대들에게도 이런 증상들이 많이 찾아온단다. 눈을 떠서 감을 때까지 스마트폰의 작은 화면과 노느라 그렇게 된 것이다. 어찌 보면 자업자득이고 어찌 보면 시대의 병같기도 하다. 휴대폰이나 컴퓨터 같은 기계들을 몸에 딱 붙이고 사는 시대엔 몸도 금속처럼 딱딱하게 변해 간다. 하여, 이번엔 어깨와 관련된 병에 대해서 살펴보려고 한다.

오십견, 불통즉통의 신호

한의학에서는 어깨와 팔꿈치에서 생기는 통증을 견비통肩臂痛이라고 부른다. 흔히 오십견이라고 부르는 나이병도 이 견비통의 일종이다. 과거엔 오십견이라는 말뿐만 아니라 사십견이라는 말도 썼다. 나이 사십이나 오십이면 누구나 겪게 되는 어깨 통증이라는 뜻이다. 그런데 왜 이 나이가 되면 어깨부터 고장이 나는 것일까? 먼저 오십견에 대해서 알아보자.

『동의보감』東醫寶鑑에 따르면 여자는 7세 단위로, 남자는 8세 단위로 신체적 기운이 달라진다. 그 주기에 따라 2차 성징이 일어나기도 하고 성숙과 노쇠를 경험하기도 한다. 이 가운데 여자는 42세가 되면 상부를 흘러 다니는 양경맥陽經脈의 기혈이 쇠약해진다. 이 양경맥들은 모두 얼굴로 이어져 있다. 따라서 여자는 42세가 되면 얼굴이 초췌해지고 백발이 나기 시작한다. 반면 남자는 48세가 되면 이와 같은 변화가 찾아온다. 수염과 머리털이 하얗게 세기 시작하면서 마찬가지로 얼굴에 생기가 없어진다. 요컨대, 나이 사오십엔 남녀노소를 불문하고 상부의 기혈 운행에 차질이 생긴다. 그렇게 되면 몸 위쪽의 기운들이 잘 뭉치고 어깨가 딱딱하게 굳는다. 이것이 사십이나 오십에 어깨 통증을 앓는 이유다.

팔과 다리, 사지四肢는 양기陽氣의 통로다. 이 통로로 양기가 흘러야 다리를 움직여 걷고 팔을 마음대로 쓰면서 살 수 있다. 팔은 다리에 비해 더 양적陽的이다. 몸의 상부에 있고 움직임이 더 자유로운 편이기 때문이다. 이 양적인 팔로 양기가 들어가는 문에 해당하는 것이 어깨다. 견肩이라는 이름이 붙은 것도 이런 이유에서다. 몸[肉=月]의 양기가 팔로 드나드는 문[戶]이라는 뜻. 그러니까 어깨는 양기 넘치는 팔과 음에 해당하는 몸을 연결시키는 지도리에 해당한다. 그런데 나이가 들면 이 지도리를 움직여 줄 양기가 부족해진다. 자연스럽게 어깨가 뻑뻑하고 녹이 스는 것이다. 이런 것이 흥미롭다. 이것과 저것을 이어 주는 역할을 하는 데 상당한 기운이 필요하다는 것, 기운이 달리면 몸에선 이 연결고리들부터 고장이 난다는 것을 몸이 가르쳐 주기 때문이다. 어쩌면 몸을 작동하게 하는 주체 또한 이 마디들이 아닌가라는 생각도 든다. 이들이 몸의 부분들을 연결해 줘야 움직일 수도 중심을 잡을 수도 있기 때문이다. 사는 것도 마찬가지다. 일과 일, 사람과 사람을 연결하고 관계를 맺어 가는 것이 우리 삶의 중심이다. 그런 점에서 사오십에 찾아오는 어깨의 통증은 이 연결과 관계들을 잘 살펴라는 몸의 신호라고도 생각한다.

　오십견이 기혈 쇠약의 문제라면 젊은이들이 앓는 견비통은 대체 무엇 때문에 생기는 것일까? 결론부터 말하자면 담음痰飮 때문이다. 양기의 문인 어깨가 담음으로 막히면서 통증이 발생하는 것이다. 이 담음을 만드는 주된 원인은 바로 술과 감정이다. 특히 남자들은 음주로 인해, 여자들은 감정에 의해 담음이 생겨나고 견비통을 앓게 된다. 『동의보감』에 등장하는 구절을 살펴보자.

　　술을 지나치게 마시는 사람은 흔히 목덜미가 붓고 팔이 아프다. 그 것은 열熱이 상초上焦에 있으면서 깨끗하게 없어지지 않기 때문에 술을 오랫동안 마시면 담연痰涎이 생기고, 음기飮氣가 모여서 목덜미 와 팔다리로 돌아다니므로 붓지 않으면 아프게 되는 것이다. 『동의보 감』, 「외형편」(外形篇), '수'(手)

　　술은 양기이자 화기火氣다. 더구나 먹는 곡물, 식食이 음陰에 해당 한다면, 마시는 것들, 음료[飮]는 양陽에 해당한다. 그러니 술은 그 자 체로 양의 대명사다. 힘든 노동을 할 때 술을 한 사발 마시고 나면 힘 이 절로 나는 이유. 힘이 든 줄도 모르고 일하게 되는 이유도 이것이 다. 문제는 늘 과잉에서 발생한다. 적당한 양기는 몸의 피로를 잊게 하지만 과도한 양기는 열을 발생시킨다. 매일매일 술을 먹는 사람들 의 코가 빨갛게 되거나 얼굴과 목 부위가 불그스름한 이유도 이 열 때문이다.

　　주목해야 할 것은 이 열로 인해서 담음痰飮이 만들어진다는 점이다. 담음은 몸의 기혈 순환을 막아서 통증을 유발하는 대표적인 병인이다. 이 담음이 경맥을 타고 몸을 흘러 다니거나 아예 한 자리에 터를 잡고 경맥의 기혈을 막는 경우 통증이 발생한다. 불통즉통不通則痛, 통하지 않으면 아프게 된다는 것! 남자들은 기본적으로 양기를 중심으로 살아간다. 거기다 술을 마시는 경우가 많기 때문에 쉽게 양기가 태과해진다. 바로 이 태과가 담음을 만들고 어깨에 자리 잡으면서 견비통이 생겨나는 것이다.

반면 여자들의 견비통은 대부분 칠정七情에 의해서 생긴다. 과도하게 감정을 쓰거나 오래 묵은 감정들이 해소되지 않을 때 기울氣鬱이 생기고 담음이 만들어진다. 이럴 경우 "어깨, 팔뚝 등 어깻죽지가 땅기면서 아픈 것이 때때로 발작했다 멎었다"를 반복한다. 이건 여자들이 음적인 신체를 타고났기 때문이다. 응축하고 모으려는 기운으로 몸이 세팅되어 있기 때문에 자연스레 감정 또한 잘 뭉치고 담아두게 되는 것이다. 그런 감정들이 몸의 기혈 순환을 방해하는 담음이 되고 견비통으로 발전한다. 여자들일수록 적극적으로 수다를 떨어야 하는 이유도 이것이다. 수다를 통해서 감정이 쌓이지 않게 하고 털어내는 연습을 하는 것이다. 다만 이때 과거의 감정을 증폭시키거나 반복하면 몸에 더 해롭다. 그 감정의 뿌리까지를 들여다봐야 비로소 감정이 사라지기 때문이다. 그런 점에서 위로와 위안은 오히려 독이다. 자신의 감정 상태를 충분히 들여다볼 기회를 주지 않기 때문이다. 위로와 위안은 쉽게 의지하거나 기대고 싶은 마음들을 불러일으킨다. 그러면 예전의 감정을 그대로 답습한다. 그것이 어깨의 담을 공고하게 자리 잡게 만든다. 이 담음들을 어떻게 해결해야 할까?

소도법 그리고 삼초

담음痰飮을 치료하는 가장 근본적인 치법은 소도疏導라는 불리는 방법이다. 소도란 말 그대로 통하게 하고[疏] 이끌어서[導] 담을 없앤다는 뜻이다. 통하게 한다는 건 막힌 것을 뚫는다는 뜻이겠고, 궁금한건 이끈다는 것의 의미다. 소도법에서 이끈다는 건 일차적으로 담음을 몸 밖으로 내보낼 수 있는 통로로 이끌어 낸다는 뜻이다. 하지만 의미를 조금만 확장해 보면 병을 유발하는 담음을 몸의 순환에 참여하도록 유도한다는 뜻도 가지고 있다. 즉, 병인이긴 하지만 순환에 방해가 되지 않는 상태로 만드는 것. 정체된 것을 순환의 고리 안으로 이끄는 것. 이것이 소도법의 기본 발상이다. 이때 담음은 곧 병이라는 등식 또한 해체된다.

실제로 살아가는 데도 그렇다. 일을 막히게 하고, 소통 불능의 상태에 빠지게 하는 경험들이 삶을 바꾸는 기회가 된다. 곧 아픈 상태가 다른 식의 순환을 만들어 낸다는 것이다. 그래서 지금 이 순간엔 고통스러운 것들이 변화를 위한 초석이 되기도 한다. 담음痰飮 또한 어깨를 아프게 만들고 뭉친 기운이지만 그것을 통해서 이전과는 다른 순환체계를 만들어 내는 것. 이것이 소도법의 핵심원리에 해당한다. 그러고 보면 한의학은 참 재밌다. 일단 내 몸에 병을 유발하는 것일지라도 그것이 몸과 함께 살아갈 수 있는 길이 만들어지면 병이라고 규정하지 않는다. 서양의학이라면 담음을 무조건 없애야 한다고 하겠지만 한의학은 정반대다.

여러 차례 이야기가 나왔지만 삼초三焦는 몸의 길을 총괄한다. 이 길의 흐름을 관장하는 것도 삼초의 역할이다. 이 길의 흐름을 만들어 내기 위해서는 상화의 기운이 필요하다. 삼초경을 흘러 다니는 상화의 힘. 뿌리가 없어서 망동하긴 하지만 그렇기에 자유롭게 다른 배치를 만들어낼 수 있는 힘. 이 힘이 작동해야 비로소 소도법疏導法도 가능해진다.

삼초三焦는 근본적으로 몸의 정체를 해소하는 장부다. 특히 가슴에 맺힌 것을 풀고 그 기운들을 돌게 하는 것이 삼초의 주된 작용이다. 이건 삼초가 무형의 장부라는 점과도 연결된다. 삼초는 형태를 갖추고 있는 것이 아니라 무형의 흐름으로 존재하는 장부다. 따라서 흐름이 없으면 삼초 자체도 없는 것이라고 봐도 무방하다. 곧 막히고 정체된 것들과는 정반대의 기운장을 만들면서 몸 안에 존재하는 장부인 셈이다. 이 삼초의 기운을 북돋아서 몸의 담음, 견비통을 치료하는 혈자리가 바로 천정天井이다.

하늘의 우물, 천정

천정天井은 하늘의 우물이라는 뜻을 가진 혈자리다. 천정은 "팔꿈치에서 위로 1치 올라가 우묵한 곳에 있다."『동의보감』 여기서 1치는 엄지손가락 가로 너비만큼의 크기다. 팔꿈치 위를 잘 더듬어 보면 움푹 들어간 느낌이 드는데 이곳이 천정이다. 팔에 있는 혈자리에 왜 하늘의 우물이라는 이름을 붙였을까? 혈자리 이름 가운데 천天이라는 글자가 들어간 혈자리는 대부분 몸의 상부에 있다. 천天이 하늘이 아니라 몸의 상부를 의미한다는 뜻이다. 몸에서는 상부가 하늘이고 하부

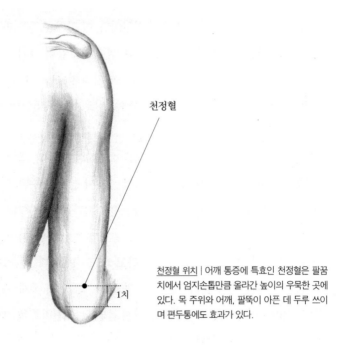

천정혈

천정혈 위치 | 어깨 통증에 특효인 천정혈은 팔꿈치에서 엄지손톱만큼 올라간 높이의 우묵한 곳에 있다. 목 주위와 어깨, 팔뚝이 아픈 데 두루 쓰이며 편두통에도 효과가 있다.

1치

가 땅이다. 그러니 천정이라는 이름은 몸의 상부에 있는 우물이라는 뜻이다.

천정天井은 수소양삼초경手少陽三焦經의 합혈合穴이자 토土의 기운을 가진 혈자리다. 합혈은 기가 역류해서 열이 위로 뜨는 증상들을 잡아 주는 오수혈五輪穴이다. 하여, 천정은 삼초가 관리하는 통로들의 열을 내리고 담을 없애서 경락을 소통시키는 역할을 한다. 또한 삼초경은 어깨를 지나는 경맥이다. 어깨에 뭉친 담음을 풀고 팔과 몸을 연결하는 지도리를 원활하게 움직이게 하는 것도 천정의 역할이다. 오십견을 앓고 있거나 매일 같이 컴퓨터 앞에서 작업을 하는 회사원이라면 주기적으로 이곳을 마사지해 주면 효과를 볼 수 있다.

그러나 무엇보다 중요한 건 과도함을 조절하는 것에 있다. 술과의 과도한 만남, 감정을 넘치게 쓰는 일, 컴퓨터 앞에 앉아만 있으면서 몸을 혹사(?)시키는 일, 스마트폰과 24시간 일체형으로 지내는 생활 습관 등등, 이것들이 몸의 정체를 만들고 어깨를 무겁게 한다. 또한 어깨를 펴지 못하고 구부정하게 만든다. 이 무거움과 구부정함에서 벗어나려면 먼저 이 습관들과 멀어져야 한다. 그것은 훈련의 영역이다. 어깨를 쫙 펴고, 청정한 순환의 회로를 만들어 내려면 먼저 자기 삶을 훈련의 대상으로 삼을 줄 알아야 한다.

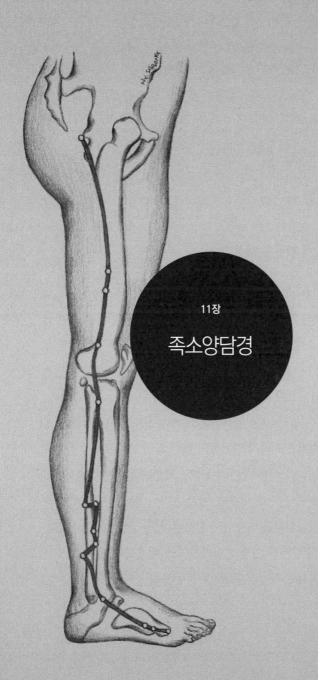

11장

족소양담경

양릉천(陽陵泉), 삶을 굴신하다

굴신, 유연하게 리듬을 타는 능력

〈감이당〉에서 공부를 하면서 신체 단련을 하고 싶었다. 다른 학인들처럼 108배나 등산으로 시작해 볼까 생각했지만, 재미가 없으면 금방 싫증 내는 스타일이라 망설여졌다. 고민하다 한국무용을 배워 보기로 했다. 음악을 들으면서 리듬에 따라 몸을 움직이다 보면 자연스럽게 몸이 단련되겠지 싶었다. 예상은 적중했다.

　한국무용은 굴신屈伸이 반복되는 하체 동작으로 이루어진다. 장단에 맞춰 지속적으로 다리를 굽혔다 폈다 하는 동작이 대부분이다. 그러면서 발을 디딜 때는 다른 쪽 발뒤꿈치를 스치면서 발뒤꿈치부터 발바닥, 발가락 순으로 디딘다. 이런 동작이 음악의 리듬과 강약, 자기 호흡과 혼연일체를 이루면서 진행된다. 동작이 느리고 보폭이 좁아서 쉬울 것 같지만 그렇지 않다. 움직임이 느린 만큼 강밀도는 높고, 자기 호흡과 움직임을 일치시키려면 몸의 중심을 잡아야 한다.

다리를 리듬에 맞춰 움직이는 한국무용은 하체 근력을 키우는 데 굉장히 도움이 된다. 왼쪽과 오른쪽 다리를 부드럽게 연결하면서 중심 이동을 하기 때문에 균형 감각과 척추 주위의 근육 힘도 자연스럽게 길러진다.

또 앞발을 딛는 발레와 달리 발뒤꿈치부터 딛는 동작은 몸을 펴는 데 도움이 된다. 요즘 사람들을 보면 죄다 거북이목을 하고 있다. 컴퓨터 하느라, 스마트폰 들여다보느라 그렇게 된 것이다. 이런 거북이목은 몸을 점점 앞으로 나가게 만든다. 척추가 바로 세워져 있지 않기 때문에 허리가 아프거나 여기저기가 쑤신다. 그러나 발뒤꿈치부터 딛는 굴신은 하복부에 힘을 주게 되고 허리를 펴게 만든다. 이런 동작들을 물 흐르듯이 연결한 것이 한국무용이다. 어떤 방향이든 자유자재로 구부러지고 다시 제자리로 돌아올 수 있는 능력. 굴신은 유연하게 리듬을 타는 능력이다. 이것은 몸뿐 아니라 마음에도 그대로 적용된다. 굴신은 생각을 딱딱하지 않고 부드럽게, 생기발랄하게 만든다. 그야말로 삶을 생생하게 만드는 탄력을 준다. 이 굴신의 미덕을 온전히 갖춘 혈자리가 있다. 족소양담경足少陽膽經의 양릉천陽陵泉이 그것이다.

간담을 넘어서는 굴신의 메커니즘

『동의보감』東醫寶鑑에 "무릎은 힘줄이 모이는 곳인데, 만약 무릎을 굽혔다 폈다 하지 못하고, 걸어갈 때 몸이 구부러져서 지팡이에 의존하는 것은 힘줄의 기능이 다했다"고 하였다. 힘줄은 오장 중 간肝에 배속되는데 간은 힘줄을 생기게 한다. 그러므로 간에 병이 들면 힘줄에 경련이 일어난다.

큰 힘줄이 열을 받으면 수축되어 짧아지고, 작은 힘줄이 습사濕邪를 만나면 늘어져서 줄어들지 않는다. 수축되어 짧아지기 때문에 땅기면서 펴지지 못하고, 늘어져서 줄어들지 않기 때문에 약해지면서 힘이 없게 된다. 『동의보감』, 「외형편」(外形篇), '근'(筋)

힘줄이 오그라들거나 늘어지는 증상이 생기면서 원래 상태로 되돌아오지 않는다는 말이다. 이것은 굴신이 제대로 되지 않는다는 뜻이다. 굴신과 간肝은 상호 작용하는 사이다. 혈자리 양릉천陽陵泉은 족소양담경足少陽膽經에 속해 있다. 그런데 왜 담膽이 아니고 간에 대한 이야기를 하는가? 장부에도 음양이 있다. 담은 간과 경맥으로 서로 얽혀 불가분의 표리 관계를 이룬다. 그러므로 『황제내경』黃帝內經 「영추」靈樞 '본장'本藏에서는 "간합담"肝合膽이라고까지 표현해 놓았다. 그만큼 간과 담의 이중플레이가 긴밀하다는 뜻이다. 굴신과 관련된 간담 플레이의 핵심은 근筋과 골骨이다.

간肝은 힘줄, 곧 근筋을 관리하고 담膽은 뼈, 곧 골骨을 관리한다. 한데 근은 골을 얽어매고 있어서 근이 움직이면 골도 따라 움직인다. 이때 담은 간이 필요로 하는 온기를 제공하여 간을 보필하고, 간이 관리하는 근을 충실하게 만들기 위해 필요한 진액을 방광과 협력하여 공급한다. 몸을 움직여 활동하면 근골이 움직여서 근과 골의 진액인 골수가 소모되고, 그로 인해 신장의 정기가 소모된다. 따라서 활동이 지나치면 신기腎氣가 소모되어 '수생목'水生木의 기운이 약해져 간의 혈도 손상된다.

우리 몸에는 12경근經根이 있어 모든 활동을 주관한다. 종근縱筋은 아랫배 횡골의 상하로 뻗어 있는 근으로 앞으로는 배와 가슴에 이어지고, 뒤로는 골반과 엉치를 관통하여 허리와 등을 지나서 머리와 목덜미까지 이어진다. 종근의 역할은 뼈를 묶고 관절을 잘 움직이게 한다. 종근이 약해지면 온몸의 관절이 늘어진다. 남자의 종근은 전음前陰: 남자나 여자의 외생식기와 요도를 통틀어 일컬음에 모이고, 여자의 종근은 유방에 모인다. 혀를 움직이게 하는 것도 혀뿌리의 근인데, 그 근본이 모두 간肝에 있다.

한데 골骨은 신정腎精으로부터 생성된 골수가 충실해야 한다. 골수는 신이 저장하고 있는 정精에서 만들어지므로 신정을 관리하는 것이 매우 중요하다. 이 신정에 대한 관리를 담膽이 톡톡히 해내고 있다. 담은 오행의 속성상 봄의 목기木氣를 가지고 있지만 그 기능으로 보면 굳세고 결단력이 있는 가을 금金의 기운을 가졌다. 하여 담은 금의 기운과 몸의 열을 관리하는 심장으로부터 받은 소양상화少陽相火의 기운을 이용하여 오장의 양식이 되는 정의 누출을 감시한다. 담이 이렇게 함으로써 결과적으로 골을 보호한다. 담의 상화는 매우 빠르고 사납고 맹렬하다. 하지만 중정지관中正之官으로 성품이 공정하므로 결단력으로 신정을 감시한다. 담은 심의 허락이 있을 때까지 정을 관리하여 골을 충실하게 만든다. 이로써 보건대 굴신에 있어서 간과 담, 그리고 신은 근과 골, 골수로 연결되어 있는 삼각편대라고 할 수 있다.

삼각편대의 한축을 담당하는 담膽의 주요 기능은 담즙의 저장과 배설을 통해 음식물의 소화를 돕는 것이다. "담즙은 간에서 생성되어 담에 저장되고, 성질은 차고 맛이 쓰며 황록색을 띤다. 음식물을 소화하는 과정에서 소장으로 흘러 들어가 비위의 운화를 돕는다. 담즙은 간장에서 나온 것으로 맑고 깨끗한 액이다." 배병철, 『기초 한의학』, 201쪽.

운화運化는 소화·흡수되는 과정 전체를 통괄하는 운동을 말한다. 비장脾臟은 소화·흡수 과정을 거친 음식물의 에너지를 저장하고 그것을 전신으로 운반하는 기능을 한다. 비위脾胃의 운화를 돕고 소장으로 흘러 들어가는 담즙은 간肝의 소설疏泄 기능에 의해 조절된다. 간의 소설 기능이 정상이면 담즙이 정상적으로 분비되면서 비위의 소화·흡수기능도 왕성해지지만, 소설 기능이 변변치 않으면 간기가 울결되어 담즙이 순조롭게 분비되지 못해 각종 병증이 나타난다. 대체로 흉협 부위가 불러올라 그득하고, 비위의 운화 기능에도 영향을 미친다. 대표적으로 식욕이 떨어지고 배가 몹시 불러오르면서 속이 그득한 감을 준다. 대변이 가늘고 묽은 증상도 나타난다. 소설 기능은 기운을 흩어 주는 것인데 이것이 순조롭지 못하면 기운이 뭉쳐서 담이 되고 굴신이 어렵게 된다. 결국 굴신이 안 되는 뻣뻣한 사람은 간의 소설 기능이 실조되어 담즙이 순조롭게 분비되지 못하는 데도 원인이 있다.

굴신의 메커니즘을 따라가다 보니 팔 다리를 굽혔다 폈다 하는데에도 이렇게 많은 장부가 작용한다는 사실에 새삼 놀라게 된다. 이제 혈자리 양릉천陽陵泉으로 몸을 유연하게, 생각을 부드럽게 만들어 보자.

양릉천, 삶을 유연하게

양릉陽陵은 양陽의 구릉, 즉 몸 바깥으로 융기된 곳을 가리킨다. 천泉은 물이 구멍으로부터 솟아나는 것. 하여 양기가 샘물처럼 흘러 모인다 하여 양릉천陽陵泉이라 이름하였다. 『동의보감』에서는 "무릎 외측면에서 아래로 1치 내려가 우묵한 곳에 있는데, 다리를 펴고 경혈을 취한다"고 하였다.

양릉천陽陵泉은 팔회혈八會穴의 하나다. 팔회八會는 몸을 구성하는 요소를 말하는데 기, 피, 힘줄, 맥, 뼈, 골수 같은 것이다. 팔회혈은 이런 데 병이 나면 사용하는 중요한 혈이다. 양릉천은 근기筋氣가 모이는 곳으로 근회혈筋會穴이다. 굴신은 일차적으로 근의 문제다. 근이 충실하면 골이 충실하고, 골이 충실하면 골수가 충실하다. 이것은 각각 간혈과 담즙, 신정의 충실함과 연결된다. 굴신이 잘 되지 않는다면 근기를 기르는 양릉천이 제격이다. 이밖에 근육 경련이나 근에 풍습이 생긴 병, 하지마비 같은 근육 관련 병에 양릉천을 이용하면 웬만큼 효과를 볼 수 있다. 이때는 먼저 양릉천을 취한 뒤에 다른 혈을 취한다.

양릉천陽陵泉은 족소양담경足少陽膽經의 합혈合穴로서 오행상 토土에 속한다. 또 담의 목木 기운과 소양少陽의 상화相火 기운을 함께 갖고 있다. 따라서 양릉천은 목·화·토의 기운을 동시에 넣어 주는 효과가 있다. 목화木火 기운은 간의 소설疏泄 기능을 원활하게 해줘 담즙의 저장과 배설에 도움이 된다. 담은 구멍이 없이 한쪽이 늘어진 주머니 모양을 하고 있다. 아래가 막혀 있는 그릇 모양이기 때문에 담즙을

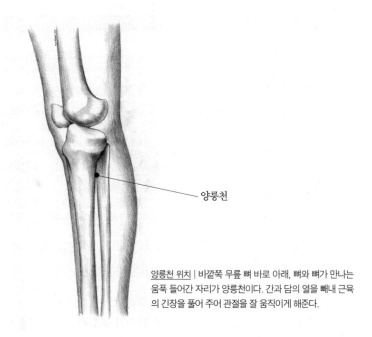

양릉천

양릉천 위치 | 바깥쪽 무릎 뼈 바로 아래, 뼈와 뼈가 만나는 움푹 들어간 자리가 양릉천이다. 간과 담의 열을 빼내 근육의 긴장을 풀어 주어 관절을 잘 움직이게 해준다.

저장할 수 있다. 담낭은 폐의 수렴하는 금기를 이용하여 담즙을 저장하고, 소양상화의 메마르고 열성의 기운으로 일정 기간 담즙을 농축한다. 농축된 담즙은 상승하는 목기와 소양상화의 화기를 이용하여 담즙을 분사하여 배설한다.

토기土氣는 비위脾胃의 소화·흡수를 도와 운화 기능을 증진시킨다. 비장은 위장과 소장을 통해 생산한 진액을 받아 오장을 충실하게 만든다. 비기가 허하여 진액의 생성이 약화되면 눈이 어두침침해지고 건조해진다. 근의 윤활액도 메말라 유연성이 떨어져 수족의 관절을 지지해 주는 인대나 근육이 외부 충격에 의해서 늘어나거나 찢어지기 쉽다. 평소 오행 중 금수金水가 실한 경우 몸이 마르고 찬 체질이 많은데 관절통이나 상체가 차서 나타나는 감기, 어깨 결림, 소화불량 같은 질환에 걸리기 쉽다. 이런 분들은 양릉천을 활용하면 좋은 효과를 볼 수 있다.

신체단련을 위해 시작한 한국무용은 삶의 유연성이라는 더 큰 숙제를 안겨 주었다. 이것은 자신만의 용법으로 수련해 나가는 삶의 기술이다. 『동의보감』식으로 말하면, 생을 기르는 기술, 양생養生이다. 한국무용으로 몸을 유연하게 단련하고, 양릉천으로 내부의 기운을 소통시키다 보면 뻣뻣한 몸에서 유연한 몸으로 거듭나지 않을까? 그렇게 되면 몸과 외부 사이의 '활발발'活發發한 소통이 가능하게 되고 리듬에 맞춰 유연한 삶의 춤을 신명나게 출 수 있지 않을까.

양보(陽輔), 한열(寒熱)의 균형추

한 여자가 있었다. 올해로 방년 18세. 한창 꽃다운 나이를 통과하는 중이다. 하지만 그녀에겐 심각한 고민 하나가 있었으니, 바로 탈모가 그것이다. 원형 탈모 혹은 땜통 수준의 탈모도 아니다. 18살이 되던 어느 날, 갑자기 머리카락이 한 올도 남김 없이 빠져 버렸다. 에구머니나, 이 몰골로 어찌 살아간담? 여자는 곧 의사를 찾아갔다. 의사는 단번에 대머리-처녀가 되어 버린 이유를 밝혀 냈다. 그것은 열熱, 과도한 열이 피를 찌고 말려서 온몸에 피가 모자라는 상태라는 것. 이 때문에 머리카락이 다 빠져 버렸다는 것이다. 상식적으로는 납득하기 힘들다. 피가 모자라면 머리카락 다 빠져 버린다고?

문제는 이게 그녀만의 고민이 아니라는 점이다. 요즘 그녀와 비슷한 증상을 겪는 대머리-청춘들이 많아졌단다. 그만큼 탈모 환자의 연령대가 낮아지고 있다는 뜻이다. 이런 청춘들이 많아지다 보니 아예 그들의 탈모증상을 부르는 신조어까지 등장했다. 이른바 '열성 탈모'. 그녀와 마찬가지로 열 때문에 생기는 탈모라는 것이다. 곰곰이 생각해 보면 그럴 수 있을 것 같다. 고단백의 음식을 먹으면서도 몸 쓰는 것은 극도로 꺼리고, 열을 내는 커피를 입에 달고 사는 청춘들 이니 열병을 앓는 건 당연하지 않은가. 여기에 스마트폰을 비롯해 온 갖 전자제품들이 내뿜는 열기에 24시간 노출되다 보니 열은 더더욱 치성해진다. 거기다 취업 스트레스와 청춘이라는 몸의 열기까지 더 해지면? 그야말로 우리 시대의 청춘들은 '과열'된 채 살아가고 있는 셈이다. 젊은 나이에 머리카락이 숭숭 빠져 버리는 것도 이런 시대적 맥락과 무관하지 않다. 하여, 머리카락과 열의 관계를, 그것과 양보혈 陽輔穴이 어떤 관계인지를 살펴보고자 한다.

털의 정체

몸에는 털이 많다. 『동의보감』東醫寶鑑에 따르면 몸에 있는 모공들만 대략 8만 4천 개. 이 모공들에서 한두 가닥씩만 솟아도 몸에 있는 털 은 10만 개가 족히 넘는다. 이 가운데 머리카락은 한 달에 1cm정도 씩 자라난다. 그 길이를 한 줄로 이으면 무려 1km가 넘는다. 한 달마 다 1km씩 머리카락이 자라난다니! 대체 어디서 그 에너지를 얻는 것 일까? 짐작했겠지만 피, 곧 혈血이다. 우리 몸에 있는 모든 털은 혈의 나머지에 해당한다. 몸의 신진대사와 뼈를 채우는 데 쓰이고, 그 소중 하다는 정精을 만들고도 남는 혈이 털로 전환된다. 나이가 들어서 정 이 소모되고 혈이 모자라게 되면 자연스럽게 털이 빠지고 하얗게 세 는 것도 이 때문이다. 털이 곧 정혈精血의 건강성을 보여 주는 지표인 것. 흔히 여자는 35세, 남자는 40세가 되면 정혈이 고갈되면서 털이 빠지기 시작한다. 그런데 아직 한창 때인 20대부터 머리카락이 숭숭 빠져 버린다니, 참 기가 막힐 일이 아닐 수 없다.

이야기가 나온 김에 털 이야기를 좀더 해보자. 『동의보감』에는 몸에 있는 털을 경맥과 연결시킨다. 상당히 재밌으니 몸을 관찰하면서 읽어 보자.

경락	기혈이 성(盛)할 때	기혈이 쇠(衰)할 때
족양명위경 상부	구레나룻이 윤기가 있고 길다.	구레나룻이 적고 입가에 주름이 많다.
족양명위경 하부	음모(陰毛)가 윤기가 있고 길며 가슴에까지 털이 돋는다.	음모(陰毛)가 나지 않는데, 만약 난다고 하여도 듬성듬성하고 까슬까슬하다.
족소양담경 상부	구레나룻이 윤기 있고 길다.	구레나룻이 나지 않는다.
족소양담경 하부	다리에 난 털이 윤기가 있고 길다.	다리에 털이 나지 않는다.
족태양방광경 상부	눈썹이 아름답고 호모(毫毛: 털이 긴 것)가 있다.	혈이 성하고 기가 적으면 눈썹에 윤기가 없다.
수양명대장경 상부	콧수염이 윤기가 있다.	콧수염이 나지 않는다.
수양명경 하부	겨드랑이의 털이 윤기가 있다.	
수소양삼초경 상부	눈썹이 아름답고 길다.	
수태양소장경 상부	턱수염이 많다	

『동의보감』, 「외형편」, '모발'

표를 보는 방법은 간단하다. 몸의 털 상태를 관찰하고 경맥을 확인하면 된다. 가령 구레나룻이 풍성하면서 긴 사람은 족양명위경足陽明胃經과 족소양담경足少陽膽經의 기혈氣血이 풍부하다는 뜻이다. 이 경맥들과 연결되어 있는 위胃와 담膽은 소화의 중추 역할을 담당하는 기관들이다. 따라서 구레나룻이 풍성하면 소화기능이 발달했다고 유추해 볼 수 있다. 나머지도 이런 식으로 해보면 된다. 주목해야 할 것은 각 경맥의 기혈이 성한가 쇠한가에 따라 털의 유무有無부터 윤기까지 결정된다는 점이다. 달리 말하면 털이 몸의 활동성과 긴밀하게 연결되어 있다는 뜻이다. 몸에 털이 많고 윤기가 흐른다는 건 그만큼 기혈이 왕성하고 활동성이 강하다는 신체적 표현이다. 반대로 털이 적고 윤기마저 없으면 몸의 기혈이 부족할 가능성이 크다. 여자보다 남자가 털이 많은 이유도 이것이다. 매달 한 번씩 혈血을 몸 밖으로 내보내야 하는 여자는 털이 적고, 혈의 손실이 거의 없는 남자는 상대적으로 털이 많다.

그렇다면 우리의 관심사인 머리카락은 어떤 기운과 연결되어 있을까? 놀랍게도 머리카락을 관리하는 것은 신腎이다. 아랫배에 있는 신이 머리 꼭대기에 있는 머리카락을 관리한다고? 이런 사실들이 한의학을 배우면서 몸을 다시 보게 한다. 한의학은 우리가 알던 것과는 전혀 다른 인과성 속에서 몸을 본다. 이것도 마찬가지다. 거리상 멀리 떨어져 있고 별 상관없어 보이는 머리카락과 신腎이 연결되어 있다. 이 인과를 따라가려면 먼저 내 안의 통념들부터 내려놓아야 한다. 그래야 한의학에서 말하는 '몸'과 만날 수 있기 때문이다.

신腎은 정精을 저장하는 기관이다. 한의학에서는 이 정을 혈血과 그 근원이 같다고 본다. 이른바 정혈동원精血同源이라는 말이 그런 뜻이다. 한데 이미 언급했듯 머리카락은 혈의 자양을 받아야 윤기가 흐르고 건강하다. 그 혈은 근원이 같은 정精이 풍부해야 왕성한 기운을 발휘할 수 있다. 신腎이 머리카락과 연결되는 건 이 맥락이다. 그래서 머리카락에 윤기가 흐르고 모발이 건강한 사람일수록 정력精力이 왕성하다(자, 상대의 머리카락을 유심히 보라!^^). 트리트먼트와 온갖 헤어-케어를 받아야 머리카락에 윤기가 생기고 건강미가 발산되는 것이 아니라는 뜻이다. 머리카락을 건강하게 하려면 먼저 자기 안의 정혈을 소중히 하는 법부터 배워야 한다.

그럼 머리카락은 왜 위로 자랄까? 참 뜬금없는 질문 같지만 『동의보감』에 그 답이 나와 있다. 이유는 심心의 영향이다. 몸에서 혈血을 관리하는 것이 심이기 때문이다. 혈이 빨간색인 이유도 거기에 심화心火의 기운이 담겨 있어서다. 그러니까 혈의 나머지인 머리카락에도 당연히 화의 방향성이 잠재되어 있다는 것. 이게 머리카락이 불처럼 위쪽을 향해 자라는 이유다. 정리하자면 머리카락은 심과 신腎, 몸의 상하축을 이루면서 수승화강水昇火降의 순환을 담당하는 물과 불의 기운이 동시에 작동하는 장소다. 심기일전의 의미로 머리카락을 자르거나 완전히 밀어 버리는 행위도 이와 관련되어 있다. 몸의 수화축을 변화시킨다는 의미, 몸의 중심을 바꾼다는 의미다. 과거에 선비들이 상투를 틀었던 이유도 이것이다. 흩어지기 쉬운 화火 기운을 붙들어 매고 수水 기운을 모으는 것. 오! 머리카락에 이런 서사가 있을 줄이야. 그런데 이런 머리카락이 아무 의미 없이 추풍낙엽처럼 빠져 버린다니 이 얼마나 서글픈 일인가.

머리카락이 빠지는 건 자연스러운 일이다. 일상적으로 빠지고 나이가 들면 저절로 빠진다. 하지만 요즘처럼 나이에 맞지 않게 빠지는 건 앞서 봤듯이 과도한 열熱 때문이다. "늙으면 머리털이 빠지고 수염이 길어지는 것은 정상이다. 그런데 젊은 나이에 머리털이 빠지고, 혹은 수염까지 빠지는 것은 화火가 타올라서 혈血이 말랐기 때문이다."『동의보감』, 「외형편」(外形篇), '모발'(毛髮) 대체 이 화의 기운은 어디에서 만들어지는 것일까? 대부분 음식에서 만들어진다. 특히 패스트푸드나 인스턴트식품들, 맛과 향기 강한 음료들, 고기류 등이 그 주범이다. 우리는 이런 음식들이 일상화된 시대에서 살아간다. 그러니 청춘들의 머리카락이 휑해질 수밖에. 청춘들뿐만 아니다. 나이 든 사람들도 머리카락이 온전하려면 이런 음식부터 끊어야 한다.

경락의 차원에서는 이때 족소양담경足少陽膽經을 쓴다. 몸의 한열寒熱을 담경이 조율해 주기 때문이다. 몸에서 열을 담당하는 경맥은 위경胃經이다. 위경은 몸의 앞쪽을 흘러간다. 몸 뒤쪽보다 앞이 따뜻하거나 뜨거운 이유는 위경의 열기 때문이다. 아무리 춥다가도 음식을 조금 먹으면 금방 몸에서 열이 나는 것도 역시 위경의 영향이다. 그래서 위경은 늘 열 때문에 문제가 생긴다. 조금만 뜨겁거나 매운 음식을 먹으면 곧바로 얼굴에서 땀이 비 오듯 쏟아지는 경우는 위경에 열이 있다는 신호다. 반면 몸에서 한寒을 담당하는 경맥은 방광경膀胱經이다. 방광경은 몸 뒤쪽을 흘러간다. 등이 차가워지면 대번에 소변이 마려운 것도 이 방광경이 자극된 탓이다. 또 등을 지져야 몸이 따뜻해지는 것 같은 느낌을 받는 것도 이 때문이다. 몸에서 가장 차가운 곳이 따뜻해져야 한기가 누그러지면서 몸이 따뜻해진다. 이 위경의 열熱과 방광경의 한寒을 담경이 조절한다.

냉정과 열정 사이

담경膽經은 몸의 측면을 흐르는 경맥이다. 눈 바깥쪽 모서리 동자료瞳子膠라는 혈에서 시작해 얼굴의 측면을 돌고 몸통과 다리의 측면을 따라 내려가서 넷째발가락 끝 규음竅陰이라는 혈에서 끝난다. 우리가 잘 모르는 사실이지만 몸에서 측면은 꽤 넓다. 얼굴만 봐도 앞면만큼이나 넓은 게 옆면이다. 담경은 이 옆면을 지그재그로 흘러간다. 몸의 측면 부위, 특히 겨드랑이와 같은 곳이 아픈 경우나 편두통이 있을 때 반드시 담경을 쓰는 이유도 이것이다. 또한 담경은 위경, 방광경과 함께 몸에서 가장 많은 혈자리를 가지고 있는 경맥 가운데 하나다. 혈자리가 많다는 건 그만큼 담당하는 영역이 넓고 쓰임이 많다는 뜻이다. 담경은 몸의 옆면을 관장하며 앞면의 위경과 뒷면의 방광경을 연결한다. 그러면서 몸의 한열을 조절하는 것이다. 담경이 이런 역할을 하게 된 것은 담膽의 기능 때문이다.

　담膽은 간肝에 붙어 있는 작은 주머니다. '간에 붙었다 쓸개에 붙었다 하는 놈'이라는 말이 생긴 것도 가까운 위치 때문이다. 담은 간에서 만들어진 소화액, 담즙을 저장한다. 이 담즙은 맑고 투명하다. 얼마나 맑고 투명한지 물건을 비춰 보면 비칠 정도라고 기록되어 있다. 그래서 담에는 특별한 이름이 붙어 있다. 청정지부清淨之府라는 별명이 그것이다. 청정지부란 말 그대로 몸을 맑고 깨끗한 상태로 유지시키는 부서라는 뜻이다. 한데 여기서 청정이라는 말을 오해해선 안 된다. 우리는 흔히 순도 100%를 청정함이라고 이미지화한다. 하지만 몸은 단 한 번도 그런 상태인 적이 없다. 똥오줌과 온갖 세균들이 들 끓는 그곳에 생명의 정수 또한 뒤섞여 있다. 청정함을 불순물이 완전히 제거된 상태라고 생각하는 건 우리의 편견이다. 담膽이 만들어 내는 청정함이란 몸 안에 있는 것들 각각이 그 유용성을 최대한 발휘할 수 있도록 만든다는 의미다. 똥오줌은 똥오줌대로, 세균은 세균대로, 몸의 정수는 정수대로 할 일을 하도록 만드는 일이다. 서로 무리 없이 운용되게 하는 조율의 능력이 청정함이라는 것. 그런 점에서 삶을 청정하게 한다는 것 또한 실수와 과오, 번뇌들을 완전히 없앤다는 뜻이 아니다. 오히려 이 속에서 삶의 길을 찾고 번뇌를 삶의 유용함으로 만들어 내는 것이 삶을 청정하게 한다는 의미다.

담膽이 중정지관中正之官이라는 직책을 부여받은 것도 이 맥락이다. 중정中正이란 치우침도 모자람도 없는 상태를 유지한다는 뜻이다. 태과와 불급을 버리는 게 아니라 그 사이에서 중심을 잡아 간다는 의미다. 이 조그만 주머니가 몸에선 이런 역할들을 한다. 우리는 쉽게 크기나 외형으로 위계화하는 습성이 있다. 한데 몸에선 너무나 작고 부속품처럼 딸려 있는 기관들이 중심을 잡거나 중추의 역할을 맡고 있다. 우리의 상식과는 전혀 다른 차원에서 몸에 접근해야 한다는 뜻이다. 담膽은 이를 가장 잘 보여 주는 장부 중 하나다.

흔히 '쓸개 빠진 인간'이라는 말을 쓴다. 자기중심이 없어서 정서적으로 여기저기로 휘둘리는 사람을 일컫는 말이다. 담의 중정 능력이 상실된 탓이다. 몸이 삶에 개입하는 장면이다. 반대로 삶을 청정하게 하면 담이 없어도 큰 무리 없이 살아갈 수 있다. 그 사람이 쓰는 기운 자체가 담의 역할을 하기 때문이다. 몸은 유형의 장기가 없으면 무형의 기운으로 대체하고, 고장 나면 다른 기운을 끌어다 쓰면서 살아간다. 그런 점에서 몸과 삶은 뫼비우스의 띠처럼 연결되어 있다.

또한 한의학에서 담膽은 결단을 주관하는 장부다. 결단의 결決은 물이 제방을 뚫고 나간다는 뜻이다. 단斷은 실을 끊어 낸다는 뜻. 막힌 것을 뚫고, 끊어야 할 것을 끊어 내는 것이 결단이라는 말의 의미다. 지금까지와는 다른 방식으로 삶을 살아가야 할 때, 최종적으로 몸을 움직여서 실행하는 단계에 담의 기운이 쓰인다는 뜻이다. 하여 남들이 감히 하지도 못할 일들을 서슴없이 해버리는 사람들을 두고 대담大膽, 담이 크다고 한다. 이런 과감한 실천력은 앞서 살펴본 중정의 능력에서 발휘된다. 몸의 차원에서건 삶의 차원에서건 담이 중심을 잡아 주어야 한다는 것이다. 담경이 몸의 한열을 조절해 준다는 것도 이런 맥락이다.

'양보'하세요

족소양담경足少陽膽經의 혈자리 가운데 양보陽輔는 몸 위로 뜬 열을 내리는 혈자리다. 머리가 숭숭 빠지는 젊은이들에게 꼭 필요한 혈자리인 셈이다. 양보혈은 상열하한上熱下寒을 치료하는 데도 아주 요긴하게 쓰이는 혈자리로 알려져 있다. "몸은 불같이 뜨겁고 발은 얼음같이 싸늘한 경우 양보혈에 뜸을 떠 준다."『동의보감』 어떻게 이런 작용을 하는 것일까? 양보는 족소양담경의 경혈經穴이자 오행상으로는 화火의 기운을 가진 혈자리다. 화로 화를 잡는다? 사실 이것도 참 흥미롭다. 머리 위까지 뜬 열을 내리려면 차가운 기운을 머리에 쏟아 부어야 하는 것이 아니라 아래쪽을 데워서 저절로 순환하도록 만든다는 게 그 원리이기 때문이다. 족욕을 하다 보면 눈부터 머리까지 시원해지는 느낌을 받는 것도 같은 원리다. 즉, 양보는 화의 기운으로 몸의 아래쪽을 데워 열의 순환을 도모한다.

그럼 양보陽輔는 어디에 있을까? 양보라는 이름에 그 단서가 있다. 양보의 보輔는 보골輔骨을 뜻한다. 보골은 비골腓骨, 즉 정강이뼈 뒤쪽에 있는 뼈다. 원래 보輔는 '수레 거車'와 '클 보甫'가 합쳐진 것으로 수레바퀴의 덧방나무를 뜻하는 글자였다. 덧방나무란 짐을 실은 수레의 바퀴가 부서지지 않도록 바퀴에 네모 모양으로 덧붙인 나무라는 뜻이다. 몸에서도 보골은 체중이 실리는 다리의 정강이뼈를 보좌하면서 걸어 다닐 수 있도록 만드는 뼈다. 걸으면 몸의 중심을 잡아주는 뼈. 왠지 담膽과 연결된 듯하다. 이런 보골[輔] 가까이에 있으면서 몸의 바깥쪽[陽]에 위치하기 때문에 양보라는 이름을 붙였다. 좀 더 구체적으로 말하자면 "바깥쪽 복사뼈에서 위로 4치 올라가 보골의 앞"『동의보감』에 있다. 눌러 보면 여기구나 싶을 만큼 자극이 온다.

양보혈陽輔穴은 갑상선 기능 항진증에도 활용되는 혈자리다. 갑상선 기능 항진증 또한 메커니즘은 탈모와 동일하다. 열이 치성해져서 갑상선의 기능이 항진되고 그 상태로 계속 일하다가 녹초가 되는 일을 반복하는 것. 즉, 조절할 능력이 상실된 상태다. 이러면 의지와는 상관없이 몸이 움직인다. 깜빡 정신을 놓고 있다 보면 자기도 모르게 무언가를 과하게 하고 있다. 양보는 이 과열된 상태를 진정시키고 몸의 중심을 되찾게 한다.

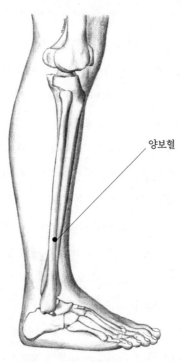

양보혈

<u>양보혈 위치</u> | 탈모에 특효인 양보혈은 무릎 외측 중앙에서 발목 외측 복숭아뼈까지 4등분
해 복숭아뼈에서 무릎방향으로 1/4되는 부위다. 양보혈은 편두통이 있거나 허리, 겨드랑
이, 옆구리가 아픈 데에도 효과적이다.

　그럼 우리의 대머리-처녀는 어떻게 되었는가? 물론 좋은 의사
를 만나 예전으로 돌아왔다. 의사의 처방은 아주 간단했다. 혈血을 보
하면서 열을 흩어 버리는 약을 썼다. 그리고 2년간 담박한 음식을 먹
으라고 주문했다. 이 2년간의 노력 끝에 여자는 예전의 모습을 회복
할 수 있었다. 자신을 회복시키는 건 오직 자신뿐이다. 기름진 음식과
무절제한 생활이 만든 불을 끄기 위해선 소방수가 필요하다. 하지만

그 소방수가 불을 끄고 지나간 자리에서 삶을 새롭게 만들어야 하는 건 오직 자기 몫이다. 예전과는 다르게 살기. 삶의 중심을 잡기. 그 결단과 중심 잡기에 양보의 기운이 밑천이 되기를.

담대한 힘, 임읍(臨泣)이 나가신다

스피드의 제왕들

요즘 텔레비전에는 소치에서 열린 동계올림픽 소식이 한창이다 (2014). 우리나라는 여자 스피드스케이트에서 이상화 선수가 금메달을 땄고, 피겨스케이트에서 김연아 선수의 화려한 피날레를 기대하고 있다. 김연아 선수는 이번 올림픽을 마지막으로 선수생활을 은퇴한다고 해서 사람들의 관심이 더욱 집중되고 있다.

짬짬이 동계올림픽 경기를 보고 있노라면 선수들이 마치 곡예를 하고 있는 것 같은 착각이 든다. 보드를 타고 공중부양 하듯 붕붕 날아다니는 것은 물론이고 서너 바퀴 회전을 하기도 한다. 또 온몸을 기구에 맡긴 채 터널 같은 얼음판을 질주한다. 모두 스피드를 만끽하는 것이다. 선수들은 아찔한 스피드를 즐기는데 텔레비전을 시청하고 있는 나는 손에 땀이 난다. 봅슬레이가 빠르게 빙판을 통과할 때도, 보드를 타고 눈 계곡을 점핑할 때도 입에서는 감탄사가 터져 나오지만 몸은 긴장한다.

한번은 보드를 타던 한 여자 선수가 거의 90도에 가까운 커브를 돌아서 눈 계곡을 점핑하다 그대로 고꾸라졌다. 눈 위를 하염없이 미끄러져 내려오는 몸. 스피드와 미끄러운 눈이 더해져 몸은 균형을 잡지 못하고 쓸려 내려온다. 문득 이런 생각이 든다.

'저 선수는 저걸 왜 하고 있지?'

거침없이 눈 위를 질주하고 넘어지고 구르고……. 스피드에 대한 두려움이 저 선수와 나를 가른다. 그러고 보니 스피드에 대한 두려움만이 아니다. 나는 놀이공원에 가도 거기 있는 기구들을 거의 못 탄다. 운전면허를 따고도 한두 번 운전해 보고 여태 장롱면허다. 나는 무서움을 많이 탄다. 궁금하다. 무서움이 많은 나와 저 선수와의 차이. 그것은 어디서 비롯된 것일까?

담대함의 근원지, 담

궁금증을 해결하려고 『동의보감』東醫寶鑑을 펼쳐 목차를 본다. 『동의보감』은 간肝, 심心, 비脾, 폐肺, 신腎의 오장五臟을 살핀 후에 육부六腑를 다룬다. 육부 중 가장 먼저 담膽을 살핀다. 담의 형상과 부위를 설명하고 세번째 "담은 결단하는 것을 주관한다"고 적혀 있다. 결단! 용감함이 느껴지는 단어다. 눈 위를 두려움 없이 질주하는 보드 선수의 위용이 거기 적혀 있을 것만 같다.

『동의보감』의 '담부'膽腑에 따르면, 담은 겨드랑이를 주관한다. 양쪽 겨드랑이와 옆구리, 쇄골 위의 오목한 결분은 모두 담경膽經이 지나는 길이다. 그 색은 검고 그 모양은 매달린 박같이 생겼다. 간의 짧은 잎 사이에 붙어 있고 맑은 즙 세 홉을 담고 있지만, 드나드는 구멍은 없다. 이 맑은 즙은 간의 남은 기운이 흘러들어가 모인 것이다. 이것이 안으로는 저장하여 새어 나가지 않게 하고, 겉으로는 밝게 비추어 사물을 환히 보게 만든다. 그래서 '청정의 부'淸淨之腑라고 하며 눈과 통해 있다.

담膽은 금金에서 생긴다. 담은 오행 속성상 봄의 목기木氣를 가지고 있지만 그 기능으로 보면 굳세고 결단력이 있는 가을 금의 기운을 가졌다. 목기는 '수생목'水生木의 원리로 수기水氣를 얻어야 성장한다. 한데 나무가 무성해지면 햇빛을 차단하여 아래에 습기가 생기고, 벌레가 생겨 스스로 죽게 된다. 이때 습기가 과도해지는 것을 막으려면 나뭇가지를 잘라 주어야 한다. 이렇게 나무는 금의 기운인 메마른 기[燥氣]를 받아들여야 생존한다. 크고 튼튼한 나무로 자라기 위해서는 자신의 팔다리를 잘라내는 과단성이 수반된다. 목 중에서도 양목陽木에 해당되는 담, 그래서 양목의 활동성만큼 담즙에도 금기金氣가 많이 함유되어 있다.

굳센 기상을 주관하는 담膽은 '중정의 관'이라고 불린다. 중정은 사물을 대함에 있어 치우침이 없이 공평무사함을 뜻한다. 중中은 이것과 저것의 가운데가 아니라 치우침 없이 균형을 잡는 것이다. 이 중정의 기운으로 담은 '결단'을 내린다. 간과 담은 표리관계다. 간은 장군지관將軍之官으로 책략을 바탕으로 치밀하고 기교가 넘치는 전술을 만드는 모려謀慮를 주관하지만 결단은 반드시 담이 맡아 한다. 인품이 강직하고 과단성이 있으며, 곧아서 의심이 없고 사심이 없는 것은 담의 기운이 온전하기 때문이다.

『동의보감』이 서술하고 있는 담膽에 관한 언표들은 '청정하다, 굳세다, 강직하다, 과단성이 있다, 결단력이 있다'와 같은 말이다. 한결같이 맺고 끊는 것을 분명히 해서 어떤 용단을 내리는 기운을 말한다. 이것은 어떤 일을 할 때 두려움 없이 밀고 나가는 힘을 말한다. 앞서 살펴보았던 보드를 타는 선수의 담대한 힘이기도 하다. 무서움을 많이 타는 나는? 이 담대한 힘이 부족한 것이다.

> 담膽은 용감한 것을 주관하니, 놀라거나 겁을 먹으면 담이 상한 것이다. …… 담이 실하면 성을 잘 내고 용감하지만, 담이 허하면 무서움을 잘 타고 용감하지 못하다. 『동의보감』, 「내경편」, '담'(膽)

족소양담경락足少陽膽經絡이 발달한 사람은 담대하다. 담대하다는 그대로 '담이 크다'는 말이다. 그 의미는 겁이 없이 용감하다는 것. 그래서 족소양담경을 호랑이의 기운과 같이 본다. 이 기운은 불의에 맞서는 의로운 분노를 나타낸다. 그래서 담이 실하면 호랑이처럼 으르렁거리면서 성을 잘 내면서 용감하다고 한 모양이다.

이렇듯 용감함과 무서움은 담기의 허실과 밀접한 관련이 있다. 그런데 또 궁금하다. 그 담대한 힘은 도대체 어디서 나오는 걸까?

담대함은 옆구리에서 나온다

담경은 눈 바깥쪽 모서리에서 시작해 귀 뒤쪽으로 내려와 어깻죽지,

옆구리, 넓적다리 바깥쪽을 순행하고 무릎의 바깥쪽을 지나 복사뼈, 발등을 거쳐 넷째와 새끼발가락 사이로 나온다. 담경은 몸의 측면을 지난다. 동계올림픽 경기를 보면서 새삼 깨달은 것은 선수들이 스피드를 낼 때 몸의 측면을 이용한다는 사실이다. 스피드스케이트 선수들은 출발을 할 때 몸을 비스듬히 한 채 튀어나간다. 또 보드를 타는 선수들도 공중회전을 할 때 몸을 옆으로 드러내면서 반동을 이용한다. 이것은 몸의 측면이 용감무쌍하게 돌진하는 힘을 발휘한다고 볼 수 있다. 달리 표현하면 담대한 힘은 옆구리에서 나온다는 말씀.

바이오리듬에서는 몸의 측면을 지성 리듬의 통로로 분류한다. 12경락은 크게 인체의 세 부위에 대응하는데 〈태음-양명〉은 몸의 앞쪽, 〈소음-태양〉은 몸의 뒤쪽, 〈궐음-소양〉은 몸의 옆쪽과 일치한다. 이것은 각기 신체 리듬, 감성 리듬, 지성 리듬에 대입된다. 몸의 앞쪽인 〈태음-양명〉 짝은 신체 리듬과 일치하고, 몸의 뒤쪽인 〈소음-태양〉 짝은 감성 리듬과 일치하며, 몸의 옆쪽인 〈궐음-소양〉 짝은 지성 리듬과 일치한다.

몸의 앞쪽인 신체 리듬은 먹고사는 문제와 직접 관련이 있는 경락으로 생존 본능과 직결된다. 몸의 뒤쪽인 감성 리듬은 마음에 드는 짝을 찾아 생식하려는 마음과 연결된다. 몸의 측면, 지성 리듬은 분석하고 판단하는 능력으로 풀이된다. 이것은 영장류에게 주로 나타나는 특징이다. 영장류 중에서도 특히 인간에게 발달한 리듬인데 다른 동물과 구별되는 것도 이 부분이다. 머리에서 맨 나중에 나타난 대뇌피질이 이 지성 리듬을 담당하는데, 여기에는 특히 언어를 담당하는 기능이 있다. 같은 영장류이면서도 사람과 원숭이가 차이를 보이는 것이 언어능력이다. 사람이 언어를 배우는 속도는 놀라울 정도다. 언어는 분석과 판단, 개념화와 추상화가 이루어지는 것인데 이것이 언어를 배울 무렵에 폭발하듯이 증가한다. 이 엄청난 변화가 다른 동물에서는 나타나지 않는다.

인간이 가진 이 지성 리듬은 인간을 또 다른 방향으로 변모시켰다. 사회를 유지하는 도덕관념을 형성하게 만들고, 사람들에게 군림하려는 명예욕으로도 발휘되었다. 우리 몸의 측면에서 나오는 기운은 바이오리듬에서는 지성 리듬이지만 경맥으로는 담대한 힘을 발휘하는 담의 기운이기도 하다. 장경악張景岳은『유경』類經「장상류」藏象類에서 "담은 맑고 깨끗한 액을 가지고 있으므로 중정지부라 한다. 다른 부腑에서 가지고 있는 것은 모두 탁하나 이것만은 유독 맑다"고 하였다. 이는 담이 다른 부와 같이 탁한 소화물을 직접 수송하지 않고 간에서 흘러나온 맑은 즙만을 저장하기 때문이다. 담대한 힘은 청정한 기운이다. 바르고 곧아서 사심이 없는 기운인 것이다. 이 기운이야말로 온전한 담의 기운이고, 지성의 리듬이다. 고로 지성은 청정한 기운으로 쓸 때 지혜가 된다.

담대한 힘을 기르려면 어떻게 해야 할까? 무턱대고 스피드를 즐길 수도 없는 노릇 아닌가. 그렇다면 혈자리 임읍臨泣에서 그 용법을 창안해 보자.

담력이 필요할 땐 임읍을

임읍臨泣은 족소양담경足少陽膽經의 수혈輸穴로서, 오행상 목木에 속한다. 소양상화少陽相火의 기운과 담경의 목 기운을 가졌다. 2개의 목 기운과 외부로 뻗어나가는 화 기운을 동시에 지닌 것이다. 그중에서도 목 기운은 용감무쌍하게 돌진하는 힘이다. 목은 봄의 기운처럼 만물을 생성하는 강한 반발력이 있다. 이 반발력은 땅을 뚫고 나오는 힘이다. 안으로 끌어당기는 인력에 반발해 사심 없이 튀어 오르는 힘이다. 생성되는 모든 것은 이 강한 반발력이 있어야 만들어진다. 반발력이라고 해서 부정적으로 볼 필요는 없다. 담력은 목기의 이 반발력에서 나온다.

한편 담膽은 소양상화少陽相火의 기운을 이용해서 간肝의 일꾼 노릇을 한다. 간이 풍風을 생할 때 필요한 온기를 제공하여 간을 보필하고, 간이 근筋을 자양하는 데 필요한 진액도 방광과 협력해서 공급한다. 또 삼초三焦에서 유동하는 화열火熱이 '열이 풍을 생하는 원리'[熱生風]로 풍을 만들어 내면 아무 때나 간에 침입하게 되는데 이것을 방어하는 역할도 한다.

이밖에 담膽은 강건한 목기木氣와 소양상화少陽相火를 이용하여 간肝으로 들어오는 한기寒氣를 차단한다. 한기는 본래 신腎이 주관하여 한사寒邪: 추위나 찬 기운이 병을 일으키는 사기로 된 것를 처리하지만, 많은 한기가 들어오면 자신이 감당하지 못해 방광으로 보내 대신 처리하게 한다. 그러나 방광에서 한사를 처리하지 못하면 '수생목'水生木의 원리로 자식인 간으로 보낸다. 방광의 한사가 간으로 들어오면, 간은 중정의 직위를 가진 담이 처리하도록 명령을 내린다. 그러면 담은 강건한 목기와 사납고 급한 상화를 이용하여 한사를 물리쳐서 간의 병을 막는다. 이는 심心의 안정에도 도움을 준다. 한기는 간이 보필하는 심장에 혈을 보내 주는 기능을 방해하기 때문에 담이 한사를 물리치지 못하면 체온의 항상성을 유지하기 어렵다.

또한 임읍臨泣은 팔맥교회혈八脈交會穴이며, 대맥帶脈과 통한다. 팔맥교회혈은 사지 부위에서 12경락과 기경팔맥奇經八脈: 임맥, 독맥, 충맥, 대맥, 음유맥, 양유맥, 양교맥, 음교맥 8개를 말한다의 경기經氣가 서로 교회하고 상통하는 혈이다. 응용 범위가 매우 넓고 속칭 단짝혈이라고도 한다. 공손公孫, 족태음비경과 내관內關, 수궐음심포경이 짝, 후계後谿, 수태양소장경와 신맥申脈, 족태양방광경이 짝, 열결烈缺, 수태음폐경과 조해照解, 족소음신경가 짝을 이룬다. 임읍臨泣, 족소양담경은 외관外關, 수소양삼초경과 짝을 이뤄 눈초리와 목 뒤를 거쳐 견갑골까지, 몸의 측면에 생긴 병을 잘 다스린다. 대맥도 몸의 측면, 옆구리를 도는 맥인데 허리의 움직임과 관련이 있는 병에 잘 든다. 대맥은 기경 8맥의 하나로 임읍이 대표혈이다.

임읍臨泣의 '임'臨은 물건[品]을 보기 위해 몸을 굽혀[臥] 가까이 다다름을 뜻한 글자로, 전[轉]하여 임하다, 마주 대하다라는 뜻이 있다. 읍'泣'은 '소리 없이 눈물을 흘리며 운다'는 뜻이다. 따라서 임읍은 '눈물에 임臨한다', 즉 눈 질환에 효과가 있다. 담이 청정한 장부라 사물을 밝게 비추어 눈과 통한다고 하였는데 이것과 맥락이 통하는 이름이다. 또 임읍은 강한 목 기운으로 몸이 무겁게 가라앉고 마디가 아픈 것을 속 시원하게 뚫어준다.

임읍臨泣은 새끼발가락과 넷째발가락의 뿌리 결합부에서 먼 쪽에 있다. 『동의보감』에는 "새끼발가락과 넷째발가락이 갈라지는 뼈 사이의 본절 뒤 협계혈에서 1치 5푼되는 오목한 곳에 있다"고 하였다. 이곳은 족소양담경足少陽膽經의 기가 모이는 곳이다.

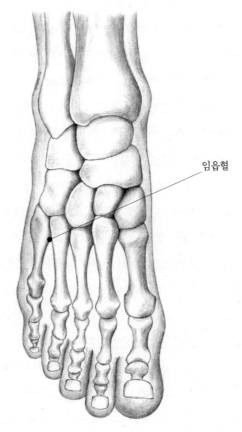

임읍혈

<u>임읍혈 위치</u> | 발등 위로 넷째발가락과 새끼발가락의 뿌리결합부에서 움푹 들어
간 곳에 있는 임읍혈은 발에 있어 족임읍이라고도 불린다(머리에 있는 임읍혈은
두임읍). 간담의 기능을 소통시켜 주며 담즙 분비를 조절한다. 눈을 밝게 하고 청
각 기능을 좋게 하며 두통, 현기증, 결막염 등에도 쓰인다.

담대함은 중정한 것이고 청정한 것이다. 그것은 가벼운 몸에서 비롯된다. 몸이 가벼워야 빠르게 결단을 내릴 수 있고, 결단이 가벼워야 몸도 가볍다. 그래야 몸의 순환도 잘 된다. 그러니 담이 허하다면 이렇게 해보면 어떨까? 어떤 일을 할 때 너무 오래 생각하지 말고 일단 시작해 보기, 하고 싶은 것을 말로 일단 내뱉고 떠벌리기, 공부도 몸 안의 기운이 밖으로 튀어나올 수 있게 낭송하면서 말로 해보는 것도 좋겠다. 물론 임읍臨泣도 애용하면서 말이다.

협계(俠谿), 공포와 불안을 날려 버리는 힘

"어디선가 누가 나를 지켜보고 있어!" 공포영화에나 나올 법한 말 같지만, 아니다. 현대인들이 처한 현실이다. 우리는 지금 온갖 '눈'들이 지배하는 시대에 살고 있기 때문이다. 보라. 곳곳에 설치된 감시카메라, 이슈가 될 법한 일이 생기면 핸드폰 카메라부터 들이대는 스마트족들, 기괴한 셀카들과 캡처들. 온갖 '눈'들이 몸과 일상을 주시하고 있다. 이렇게 모두가 모두의 눈에, 시선에 노출되는 시대에 S라인과 동안, 성형이 성행하는 건 결코 다른 맥락이 아니다. 아마도 누군가로부터 늘 시선을 받는다는 사실이 만들어 낸 반작용일 가능성이 크다.

몸의 차원에선 이럴 때 참 괴롭다. 끊임없이 겉으로 발산하는 기운, 양기陽氣를 써야 하기 때문이다. 그렇게 되면 속은 텅 비게 된다. 밖을 향하는 기운을 계속해서 쓰다 보니 안으로 차곡차곡 쌓여야 할 음기陰氣가 부족해지는 것이다. 겉으론 늘 열정적인 것처럼 보이지만 속으론 불안과 공포의 늪을 허우적거리는 것도 이 때문이다. 즉, 우리 시대에 만연한, 막연한 불안과 공포의 정체가 이런 몸과 시선의 배치에서 기인한다는 뜻이다. 우리 시대의 고질병, 인정욕망도 다를 바 없다. 계속해서 나를 봐줬으면 하는 욕망들 또한 여기서 만들어진다. 그럴수록 내면의 공포와 불안은 더 증폭된다.

한의학에선 이런 상태를 정신질환으로 다룬다. 그리고 그 원인이 심心과 담膽에 있다고 규정한다. 이것이 이번 편에서 탐사할 주제다. 심과 담은 어떻게 불안과 공포를 야기하는가? 또 협계俠谿라는 혈자리는 이 상태를 어떻게 넘어서는가?

집착의 병, 정충

현대인들이 앓는 불안과 공포를 한의학에서는 정충怔忡이라고 부른다. 한자만 봐도 감이 오는 이 병은 마음[忄]과 관련되어 있다. 몸에 일어나는 감정들을 일차적으로 총괄하는 것이 심心의 역할이기 때문이다. 이 역할이 제대로 이루어지지 않을 때 불안과 공포가 엄습한다. 『동의보감』東醫寶鑑에서는 정충의 상태를 이렇게 설명한다. "정충이란 가슴속이 두근거리면서 불안해하는 것인데, 누가 잡으러 오는 것 같이 두려워하는 것이 이것이다. 정충은 흔히 부귀에 매달리고 빈천한 것을 섭섭하게 생각하는 것처럼 소원을 이루지 못하여 생기는 것이다."『동의보감』, 「내경편」(內經篇), '신'(神) 마치 현대인들이 불안과 공포에 휩싸이는 이유를 총정리 해놓은 것 같다. 부귀에 집착하고 욕망하는 것은 뭐든지 다 이루고자 마음, 그것이 뜻대로 되지 않을 때 정충이라는 병이 찾아온다. 핵심은 집착이 가슴을 두근거리게 하고 불안과 공포를 만들어 낸다는 것에 있다.

잠깐 옆으로 새는 이야기이지만, 정화스님의 말씀으로는 못 오를 나무에 대한 집착을 빨리 내려놓는 것이 하심下心이라고 한다. 할 수 없는데도 욕심 내고 있는 그 상태를 내려놓는 것만으로도 마음이 차분해진다는 뜻이다. 의역학적으로도 그렇다. 마음의 상태를 주관하는 심心은 오행상 불[火]의 기운이다. 불은 쉽게 들뜨고 동요하는 속성을 가지고 있다. 하지만 몸에선 반대로 작동하면서 생리적 리듬에 참여하고 있다. 이른바 수승화강水昇火降, 아래로 내려가서 순환의 리듬을 만들어 내는 것이 심의 생리적 작동이라는 뜻이다. 그런 점에서 하심下心의 상태에 있어야 몸과 마음도 편안해진다. 또, 이 상태를 유지할 때에야 비로소 뭐든지 오래할 수 있다. 우리는 흔히 심장을 고동치게 만들고 몸을 후끈 달아오르게 하는 일이야말로 신나고 오래할 수 있는 일이라고 생각한다. 하지만 반대다. 그런 일은 금방 몸을 지치게 만든다. 심에 무리를 주고 온몸을 긴장시키기 때문이다. 반대로 무슨 일이든 마음이 편안해질 때 그 일을 오래할 수 있다. 공부에 하심이 필요하다는 이유도, 밥처럼 무미無味하고 담백해서 자극적이지 않은 것일수록 오래 먹을 수 있다는 것도 다 같은 이치다.

그런데 어딘가에 집착하기 시작하면 마음은 쉽게 요동친다. 연애를 생각해 보라. 어떤 사람을 좋아하다 보면 그 사람의 일거수일투족에 일희일비하게 된다. 마음이 순식간에 뒤집히기도 하고 완전히 마음을 빼앗기기도 한다. 하지만 그런 상태가 계속되면? 피곤해서 못 산다. 당연히 마음이 차분해지고 고요해져야 한다. 아니 자연스럽게 그렇게 된다. 사람들은 그걸 권태라고 부르지만 의역학적으로 보자면 그건 생명의 자연스러운 수순이다. 어떻게 마음이 매번 그토록 요동치는 상황을 감당할 수 있겠는가. 그럼 대번에 정精이 고갈되어 얼마 못 가 쓰러진다. 그런데 사람들은 그 상태를 진정한 사랑이라 보고 평이한 일상이 영위되는 상태를 권태라고 치부한다. 하지만 오히려 반대다. 평이한 일상의 리듬이 연애의 대부분이고 불꽃 같은 건 순간이다. 그 순간에 집착하려는 마음만을 계속해서 좇을 때 찾아오는 것이 정충이자 알 수 없는 불안이다. 재밌는 건 내가 무언가를 잡으러 열심히 뛰어가는 것과는 정반대로, 누군가가 나를 잡으러 오는 공포감이 찾아온다. 이게 이 병의 순리다. 내 마음의 회로가 뒤집혀서 나를 덮쳐온다.

정충怔忡은 경계驚悸와 건망健忘 사이에 있는 병이다. "경驚이란 심心이 갑자기 놀라서 안정되지 않는 것이고, 계悸란 가슴이 두근거리고 두려워 놀라는 것이다."『동의보감』 즉 경계란 깜짝깜짝 놀라고 가슴이 두근거리는 증세를 보이는 병이다. 반면 건망은 우리에게 참 친숙하다. "건망증이란 일을 하는데 시작은 해놓고 끝을 맺지 못하여, 말을 할 때도 처음과 마지막을 알지 못하는데, 이것은 병으로 그렇게 된 것이지 날 때부터 어리석고 둔하여 사리를 모르는 것은 아니다."『동의보감』 잘 잊어 버리는 것이 병이지 원래 그런 사람이 있는 게 아니란다. 주목해야 할 것은 이들의 관계다. 『동의보감』에 따르면 경계가 오래되면 정충이 되고 정충이 오래되면 건망이 된다. 가슴이 두근거리는 것이 오래되면 누가 날 잡으러 오는 것 같은 공포와 불안에 잠식되고 급기야는 자기가 무슨 말을 하고 있는지조차 감을 잡을 수 없는 상황이 펼쳐지고, 그러곤 자기도 알 수 없는 말들을 지껄이며 돌아다니는 병으로 발전하는 것. 이게 이 병들이 그리는 궤적이다.

이 병들의 시작은 심心과 담膽에서 비롯된다. "경계驚悸는 크게 놀란 일이 있어서 생기는 것인데, 이것은 심경담섭心驚膽懾이라고 한다." 『동의보감』 정충과 건망을 야기하는 경계가 심心이 요동치고 담膽이 겁에 질릴 때 생긴다는 뜻이다. 심이 요동쳐서 생긴다는 건 앞서 살펴본 바와 같은데 담은 어째서 그 원인으로 지목된 것일까?

담, 호랑이 그리고 봄

담膽은 결단을 주관하는 장부다. 남들이 쉽게 결단할 수 없는 일들을 아주 손쉽게 해내는 사람에게 대담大膽하다거나 담대膽大하다고 하는 이유가 이것이다. 또한 담은 용맹의 상징이다. 몸에서 분노의 기운을 내고 카리스마를 발휘한다. 그런데 어떻게 담이 이런 기운을 주도하게 된 것일까?

> 금金·원대元代의 이동원李東垣은 일찍이 담膽은 소양춘생少陽春生의 기氣에 속한다고 하였다. 춘기春氣가 승발가發하면 만물이 생기가 피어나고, 담기膽氣가 충만하면 나머지 장부 또한 이를 따르게 되니, 11장臟이 담膽의 결단을 따른다고 하는 것이다. 신천호, 『문답식 한의학개론』, 성보사, 1990, 116쪽.

원리는 간단하다. 담膽은 봄의 파릇파릇한 기운이 언 땅을 뚫고 나올 때의 기운을 담고 있다. 땅속에 묻혀 있는 씨앗에서 싹이 나고 싹이 땅을 뚫고 나올 때는 여기저길 들쑤시지 않는다. 오로지 한곳에 힘을 집중시켜서 한 방에 거기를 뚫고 나온다. 그것이 담이 결단하는 모습이자 담에 담긴 기운이다. 담이 이 길을 내야 씨앗으로부터 싹이 올라오고 열매를 맺고 생로병사가 펼쳐진다. 하여, 몸속에 있는 12장부 가운데 담을 뺀 11개의 장부가 모두 담의 결단을 따른다고 한 것이다.

절기상으로 보자면 담의 기운은 인월寅月:양력 2월의 기운이다. 인월은 호랑이의 기운을 가진 달이다. "인寅은 12지신으로 보자면 호랑이에 해당한다. 니체가 봄바람을 황소에 비유한 것과 마찬가지로, 겨울에서 봄이 튀어나오려면 호랑이처럼 거침없는 기운을 써야 한다는 말이다. …… 먹이를 향해 돌진하는 굶주린 호랑이처럼 봄이 튀어나오는 장면을 상상할 수 있다. 어린애를 연상시키는 여린 새싹도 실은 엄청난 힘으로 과거를 박차고 나온 용감한 황소며 호랑이다."김동철·송혜경, 『절기서당』, 북드라망, 2013, 18~19쪽 인월의 황소와 호랑이. 그것이 몸속에 있는 담膽의 형상이다. 담의 기운이 제대로 발휘되면 이렇게 된다. "큰 바람을 만나도 두려워하지 않으면 바람에 상하지 않고, 혹독한 추위와 더위를 만나도 두려워하지 않으면 추위와 더위의 침습을 받지 않는다. 그러나 기氣가 담에 의하여 충만하여야만 사기邪氣가 침입을 할 수 없다."신천호, 『문답식 한의학개론』, 116쪽 딱 봐도 담의 포스가 느껴진다. 장군감이 확실하다.

이쯤 되면 공포와 불안이 왜 담膽과 관련되어 있는지 이해할 수 있다. 바로 호랑이의 기운을 잃어버린, 이빨 빠진 맹수 같은 담膽. 그것이 공포와 불안의 원인이다. 우주의 물리적 법칙이 이렇다. 가장 용맹한 것은 그 용맹함의 크기만큼 나약하다. 가장 높은 것은 가장 낮은 것과 같다. 반드시 이 양변이 동시에 작동해야 존재가 구성된다. 그러니 몸에서도 가장 용맹한 담이 병들면 가장 나약한 모습으로 드러난다. 담이 병들었을 때 생기는 증상들을 보면 쉽게 납득이 될 것이다. 일단 담병에 걸리면 한숨을 푹푹 쉰다. 또 가슴이 울렁거리기도 하고 누가 잡으러 오는 것 같고, 목구멍엔 뭔가가 걸린 듯한 느낌이 들어서 자꾸 침을 뱉는다. 요즘 유행(?)한다는 결정장애도 이 담병의 한 부류다. 한눈에 봐도 용맹과 거리가 멀다는 게 느껴진다.

또 하나. 담병의 가장 큰 특징 가운데 하나는 한열寒熱과 관련되어 있다. "담병의 증상으로는 흔히 오한과 발열이 나타난다."『동의보감』 오한이 나면서 열이 나는 증상. 바로 우리가 흔히 앓는 감기 증상이 담이 병든 증상 가운데 하나다. 하여, 감기에 잘 걸린다면 담膽을 의심해야 한다. 어린애들 가운데 혼자 잠자기를 무서워하는 것도 담병의 한 증상이다. 그럼 담이 어떤 상태이기에 이런 일들이 벌어지는 것일까? 가장 큰 이유는 담이 차가워진 탓이다.『동의보감』에는 담이 차가워지면 잠조차 잘 수 없고 불안과 공포에 떤다고 되어 있다. 또한 잠을 자더라도 악몽을 꾸는 경우가 다반사다. 반대의 증상도 있다. 담이 너무 뜨거워지면 성급함을 주체하지 못해 사고를 친다. 용맹함의 기운을 스스로 제어할 수 없기 때문이다. 또한 계속해서 잠을 자는 증상이 찾아온다. 냉담冷膽해도 문제, 열담熱膽해도 문제라는 것. 이럴 땐 협계俠谿라는 혈자리를 써야 한다.

협계, 담의 용맹함을 위하여

협계俠谿는 족소양담경足少陽膽經의 형혈滎穴이자 水의 기운을 가진 혈자리다. 물 기운을 조절할 수 있는 담경의 혈자리라는 뜻이다.

열담熱膽할 때 협계俠谿를 보補하면 水의 기운으로 담을 식힌다. 반대로 사瀉하면 수의 기운을 빼서 담을 따뜻하게 만든다. 보사의 원리는 간단하다. 담경이 흐르는 방향 쪽으로 자극을 가하면 보, 그 반대 방향으로 자극을 주면 사에 해당한다. 담경은 바깥쪽 눈가에서 시작해 몸통을 타고 내려가서 넷째발가락 끝에서 끝난다. 곧 발등에서 발가락이 있는 방향으로 자극을 주는 것이 보에 해당하고, 반대로 발가락에서 발등 쪽으로 자극을 주는 것이 사에 해당한다. 냉담冷膽한 상태라면 사법을, 열담熱膽한 상태라면 보법을 쓰면 된다.

그럼 협계俠谿는 어디에 있을까? 협계라는 이름에 단서가 있다. '협'俠은 끼어 있다는 뜻이다. 협夾이라는 글자에서 비롯된 이 글자는 두 사람이 한 사람을 부축하고 있는 모습을 그렸다. 자세히 보라. 사람 두 명이 한 사람을 부축하고 있다. 계谿는 시냇물이라는 뜻이다. 그러니까 협계라는 혈명穴名은 끼어 있는 계곡이라는 의미다. 구체적으로는 "새끼발가락과 넷째발가락이 갈라지는 뼈 사이의 본절 앞 우묵한 곳에 있다."『동의보감』

협계俠谿는 간기肝氣를 소통시키고 열을 내려 주는 혈자리로도 유명하다. 머리로 열이 올라가서 생기는 현훈眩暈:어지럼증이나 두통 등에도 효과적이다. 특히 어린아이들이 감기에 걸렸을 때도 이곳을 자극해 주면 좋다. 또한 불안해서 잠을 이루지 못한다면 협계를 사瀉해

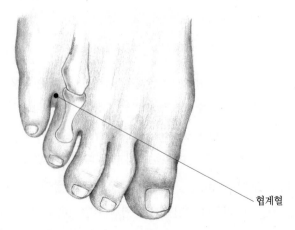

협계혈 위치 | 넷째발가락과 새끼발가락 사이로 발등과 바닥의 경계면에 있는 협계혈은 편두통과 불면증에 쓰인다. 편두통에 쓸 경우 왼쪽 머리에 두통이 나타나면 오른쪽발의 협계혈을, 오른쪽 머리의 두통일 때는 왼쪽발의 협계혈을 자극한다.

주면 된다. 잠을 너무 많이 잔다면 반대로! 반드시 기억해야 할 게 있다. 협계는 담의 용맹함을 되찾기 위한 혈자리다. 불안과 공포로부터 벗어나고 싶다면, 담력膽力을 키우고 싶다면 협계의 힘을 이용하라.

　두려움과 공포는 시작하는 기운이 사라졌을 때 가장 커진다. 스스로 무언가를 계획하고 스스로의 힘으로 펼쳐 보려는 연습을 중단할 때 불안과 공포, 두려움의 싹이 튼다. 현대인들이 불안과 공포에 떠는 이유가 여기에 있다. 현대인들은 너무나 의존적이다. 누군가 대신 해주길 바라고, 제도에 기대고, 남의 시선을 끊임없이 의식한다. 이러면 자기 힘으로 시작하는 것이, 자기 삶에서 시작하는 것이 불가능하다. 시작하는 기운은 봄의 기운이자 목기木氣 그리고 담膽의 기운이다. 또한 청춘이고 새싹의 기운이다. 이 기운들은 아무것도 가진 것

없이 세상과 맞짱을 뜬다. 한겨울을 뚫고 새로운 시작을 만들어 낸다. 두려움과 공포로부터 벗어나려면 이 기운과 접속해야 한다. 스스로 시작해 보려는 청춘의 마음을 갖는 것이다. 그것이 두려움과 불안을 극복하는 몸의 호랑이, 담膽의 생리다. 시작하라. 봄처럼!

규음(竅陰), 소통의 구멍을 열어라!

성형천국과 구멍들

"쌍꺼풀 수술하면 눈이 커 보이니까 좀 젊어 보이지 않겠어."

요즘 심심찮게 듣는 소리다. 대수롭지 않게 쌍꺼풀 수술을 말하고, 바로 실천해 버리는 용기백배(?)한 시대. 마치 쌍꺼풀 수술은 범국민적 수술이 된 듯하다. 사람들은 여기에 머무르지 않는다. 콧대를 높이고 턱을 깎고 입술을 도톰하게 하고 심지어 뒤통수 성형까지 서슴지 않는다. 성형을 마치 화장술 정도로 착각하고 있는 것만 같다.

그야말로 지금 대한민국은 성형천국이다. 예쁘게 보이고 싶어서, 동안으로 보이고 싶어서 눈을 찢고 코를 높인다. 우리 시대 미의 기준은 눈은 캔디처럼 크고 반짝여야 하고, 코도 눈 못지않게 크고 높아야 한다. 외부의 잣대에 맞춰 자신을 성형한다. 그 결과 우리의 얼굴은 어떻게 되었는가. 성형외과가 많이 몰려 있는 강남역 한복판을 지나다 보면 비슷비슷하게 생긴 사람들이 많이 지나간다. 같은 성형외과 동기동창들일 것이다.

하나 『동의보감』에서 말하는 얼굴은 어떠한가? "이마는 천정이라 하는데 심心에 소속시킨다. 턱은 지각이라 하는데 신腎에 소속시킨다. 코는 얼굴 가운데 자리 잡고 있는데, 비脾에 소속시킨다. 왼쪽 뺨은 간에 소속시키고, 오른쪽 뺨은 폐에 소속시킨다." 『동의보감』(東醫寶鑑), 「외형편」(外形篇), '면'(面) 얼굴은 오장육부가 드러나는 창이다. 오장육부의 상태가 드러난 구멍이 얼굴인 것이다. 그런데 쌍꺼풀 수술이나 콧대 수술은 눈구멍을 키우고 콧구멍을 높이는 수술이다. 그렇게 눈구멍을 키우고 콧구멍을 높여도 우리 몸은 괜찮은 걸까?

아홉 개의 별과 아홉 개의 구멍

만물이 생존하는 하늘과 땅 사이에서 사람을 가장 고귀한 존재로 여기는데, 머리는 둥글어 하늘을 본받고, 발은 모가 나 땅을 본받았으며, 하늘에 사시四時가 있듯이 사람에게는 사지四肢가 있고, 하늘에 오행五行이 있듯이 사람에게는 오장五臟이 있으며, 하늘에 육극六極이 있듯이 사람에게는 육부가 있고, 하늘에 팔풍八風이 있듯이 사람에게는 팔절八節이 있으며, 하늘에 구성九星이 있듯이 사람에게는 구규九竅가 있고, ……. 『동의보감』, 「내경편」(內經篇), '신형'(身形)

인간의 몸이 어떤 식으로 천지만물과 조응하면서 형체를 이루고 있는지 설명하고 있는 손진인의 말이다. 이것은 사람의 몸이 대우주와 유기적으로 연결되어 있는 소우주라는 말이기도 하다. 하늘에 아홉

개의 별이 있어 사람에게도 아홉 개의 구멍이 있단다. 아홉 개의 구
멍 한번 찾아 보자. 우선 얼굴부터, 눈구멍 두 개, 콧구멍 두 개, 귓구
멍 두 개, 입 한 개. 얼굴에 자그마치 일곱 개나 몰려 있다. 그러니 구
멍이 인체에서 하는 대부분의 역할을 얼굴에서 하고 있다고 볼 수 있
다. 나머지 두 개의 구멍은 몸 아래쪽에 있다. 고상하게 말하면 요도
와 항문. 격의 없이 말하면 오줌구멍과 똥구멍이다. 이 구멍들은 우리
몸에서 어떤 일을 할까? 이번 편에서는 아홉 개의 구멍 중에 얼굴에
몰려 있는 일곱 개의 구멍들만 살펴보기로 하자.

우선 두 개씩 있는 것들부터 보면, 먼저 눈. 눈은 앞서 다룬 적이
있다대륭편 참조. 눈은 간과 통하는 구멍이다. 그래서 눈을 보면 간의 상
태가 어떤지 알 수 있다. 눈과 간의 관계를 설명하는 『동의보감』의 내
용을 보자.

> 사람이 잠잘 때는 혈血이 간肝으로 돌아가고, 간이 혈을 받고 눈이
> 혈의 자양을 받으면 능히 볼 수 있게 된다. 간기肝氣는 눈으로 통하
> 므로 간의 기능이 조화되면 오색 빛을 잘 구별할 수 있다. 간의 허증
> 은 눈이 침침하고 안화眼花가 피어 잘 보이지 않는 것이다. 눈이 어
> 두운 것은 간기가 다스려지지 않았기 때문이다. 『동의보감』, 「외형편」, '안'
> (眼)

사람이 능히 볼 수 있는 것은 간肝의 작용 때문이다. 간이 혈血을
받아 그 기운이 눈에 까지 미쳐 통하면 사물을 볼 수 있다. 보는 것은
간기肝氣와 밀접하게 관련 있다는 말씀. 간의 구멍인 눈의 크기와 간

은 어떤 관계가 있을까? "간은 주로 장군의 역할을 하여 밖을 살피는 역할을 하므로 간이 견고한지를 알려면 눈의 크기를 본다"『동의보감』, 「내경편」, '간'(肝)고 한다. 이는 눈이 크면 간이 허하고, 눈이 작으면 간이 실하다는 말이다. 쌍꺼풀 수술을 해서 눈구멍이 커지면 눈구멍이 커졌으니 그전에 쓰던 간 기운보다 훨씬 더 많은 간기가 필요하다는 것이 불 보듯 뻔하다. 간에 혈이 더 많이 필요할 테고 혈을 더 많이 생성시키려면 많이 먹어 줘야 한다. 하지만 쌍꺼풀 수술을 한 사람이 절대 많이 먹을 리 없다. 체중 조절 하느라 다이어트를 밥 먹듯 한다. 그러니 혈이 모자라 간기가 허해질 수밖에 없다. 간기가 허하면 어떻게 되는가? 눈이 침침하고 눈에서 꽃이 핀다. 젊은 나이에 할머니 몸이 되는 것이다. 겉은 젊고 싱싱해 보여도 속은 어둡고 탁한 몸. '속 빈 강정'은 이를 두고 하는 말이다.

다음은 코. 코는 폐와 연결된 구멍이다. 코와 폐의 상관관계는 이렇다.

폐는 구규九竅에 있어서는 코로 통한다. 오기五氣가 코로 들어가서 심心과 폐肺에 저장되므로 심과 폐에 병이 생기면 코가 순조롭지 못하다. 『난경』難經에서는 "폐기肺氣는 코로 통하기 때문에 폐의 기능이 정상적이면 코가 좋고 나쁜 냄새를 잘 맡을 수 있다"라고 하였다.

『동의보감』, 「외형편」, '비'(鼻)

외부의 기운이 코로 들어가면 심心과 폐肺에 저장된다. 저장된 폐기는 코를 통해 나오는데 폐가 순조로우면 코가 냄새를 맡을 수 있다. 혹 폐에 이상이 생기면 코에 병이 생긴다. 코에 생기는 병증으로는 콧물, 코막힘, 코 안이 헐거나 아프다. 한데 코 성형을 하면 어떻게 될까? 콧구멍이 높아졌으니 코를 통해 폐로 들어가는 공기가 그전보다 많아질 것이다. 들숨이 날숨보다 많아지는 거다. 들숨이 날숨보다 많아지면 산소만 들어오는 것이 아니라 몸에 필요 없는 탄산가스도 들어온다. 많이 마시기만하고 뱉어내지 못한다면 연탄가스를 마시고 있는 것과 같다. 그래서 많이 마시는 것이 중요한 게 아니라 잘 뱉는 것이 더 중요하다. 복식호흡을 할 때 권장하는 방법은 들숨과 날숨을 무리하지 말고 능력의 80%만 사용하고, 같은 길이로 들이마시고 내쉬는 거다. 그리고 들숨보다는 날숨을 더 신경 써서 하라고 한다. 그러고 보면 음식도 그렇고 공기도 그렇고 과한 것은 모자란 것만 못하다. 코 성형이 호흡에까지 영향을 미치리라고는 생각하지 못했을 것이다. 또 코를 성형해서 숨의 밸런스를 맞출 때까지의 시간이 얼마나 걸릴지 알 수 없는 노릇이다.

다음은 귀다. 귀는 오장 가운데 신腎과 연결되어 있다. 신이 소리를 주관해 신의 기운으로 소리를 듣게 된다. 그 이치는 다음과 같다.

신기腎氣는 귀로 통하므로 신의 기능이 정상적이면 오음五音을 들을 수 있다. …… 무릇 신腎은 족소음경足少陰經인데, 정精을 저장하고 그 기는 귀로 통한다. 귀는 여러 경맥이 모이는 곳이다. 만약 정기가 조화롭다면 신기가 강성해져서 귀가 오음을 들을 수 있다. 그러나 만약 과로로 기혈을 손상시키고 겸하여 풍사까지 받아서 신을 손상시키고 정기가 허탈해지면 귀가 어두워져서 들을 수 없게 된다.『동의

귀는 기혈이 조화되어야 잘 들을 수 있다. 신기의 바깥 구멍인 귀는 음기陰氣인 신기腎氣의 자양을 받아야 한다. 정이 부족하면 바깥의 소리, 곧 양기를 받아들일 수 있는 용량이 부족해서 귀가 어두워진다 액문편 참조.

다음은 입과 혀. 입과 혀는 음식 맛을 보고 말하는 것을 담당한다.『동의보감』에서는 이 둘을 하나로 묶어서 다룬다. 왜냐하면 둘 다 맛과 관련된 일을 하기 때문이다. 음식물이 들어오면 입과 혀는 맛을 보고 먹을 것인가 말 것인가 결정한다.『동의보감』에서 입은 비장이 주관하고, 혀는 심장이 주관한다.

> 심기心氣는 혀와 통하기 때문에 오미五味를 알 수 있고, 비기脾氣는 입과 통하기 때문에 또한 오곡의 맛을 알 수 있다. 입맛은 열이 성하면 쓰고, 한寒이 성하면 짜며, 숙식宿食: 먹은 뒤 밤이 지나도록 삭지 않는 음식이 있으면 시고, 번조증煩燥證: 가슴속이 달아오르면서 답답하고 편안치 않아서 팔다리를 가만두지 못하는 증상이 있으면 떫으며, 허虛하면 담담하고, 황달黃疸이 있으면 달며, 피로가 쌓이면 입에서 냄새가 나고, 기氣가 응체되어 있으면 한데가 생긴다.『동의보감』, 「외형편」, '구설'(口舌)

비장과 심장이 잘 조화되면 맛을 알게 된다. 그러므로 입술과 혀의 병은 당연히 비장, 심장과 관련된다. 열이 성하면 쓴맛이 나고 한이 성하면 짠맛이 난다. 입맛에 따라 증상이 달리 나타나는데 이것은 비장과 심장의 부조화에 따른 것이다.

얼굴에 있는 일곱 개의 구멍은 각기 그것과 통하는 기관이 있다. 그 둘은 유기적으로 관계하면서 보고, 듣고, 숨쉬고, 맛본다. 그런데 이 구멍들은 담膽과는 어떤 관계가 있을까? 족소양담경足少陽膽經의 마지막 혈, 규음竅陰과는 또 어떤 관계가 있을까?

소양춘승이 지나치면 구멍들이 열 받는다

담膽은 승발升發을 주관한다. 『황제내경』黃帝內經 「소문」素問 '육절장상론'六節藏象論에서 "대저 11장기의 기능은 모두 담기의 승발에 달려 있다"고 한 것은 담기가 인체 기기의 승강출입운동 속에서 승발 작용을 주관하기 때문이다. 또 이동원李東垣은 『비위론』脾胃論에서 담을 "춘승지기"春升之氣라고 하였다. 이것은 봄에 생기가 돌면 만물이 생장하듯이, 담기가 승발하면 각 장부가 정상적인 활동을 하게 된다는 말이다. 우리는 해마다 봄날을 맞이한다. 봄날, 살랑살랑 바람이 불고 촉촉한 비가 내린다. 따뜻한 양의 기운이 조금씩 조금씩 피어난다. 그렇다. 이것이 소양少陽이다. 소양의 기운이 대지에 피어나면 만물은 생기발랄한 춤을 춘다. 소양춘승少陽春升! 이동원은 담기를 이렇게 불렀다. 소양은 막 생겨나는 양이다. 그러므로 담기는 순조롭게 상승한다.

인체의 양기가 순조로우면 몸과 마음은 부드럽게 자양된다. 장부 조직은 온후하고 생리 기능은 추동되고 촉진된다. 그러다 양기가 지나치게 성하면 이때부터 문제가 발생한다. 생리 기능이 항진되면서 양기陽氣가 열로 바뀐다. 생리에서 병리로 옮아간 상태. 이런 병리적 양기 항진을 "장화"壯火라고 한다. 장화는 타고난 원기를 흐트리고 쇠약하게 만든다.

담기의 소양춘승이 지나치면 양기가 항진되면서 아홉 개의 구멍에도 열이 발생한다. 이제부터 앞에서 본 구멍들이 열 받는 모습을 한번 들여다보자.

먼저 눈이 열을 받으면 눈병이 생긴다. 그것은 혈血을 주관하는 심心과 혈을 저장하는 간肝이 열 받았기 때문이다. 그래서 눈병에는 간과 심장의 열을 함께 내리는 것이 중요하다. 『동의보감』에서 눈병에는 한증寒證이 없고 모두 화火 기운 때문에 생긴다고 본다. 그래서 "눈의 흰자위가 벌겋게 되는 것은 화가 폐의 기운을 누르기 때문이며, 눈두덩이 벌겋게 붓는 것은 화가 비脾의 기운을 억누르기 때문이고, 검은자위와 눈동자에 예막瞖膜: 예는 각막이 흐려진 것이고, 막은 안구결막에 백막이나 적막이 생긴 것이 가리운 것은 화가 간과 신腎의 기운을 억누르기 때문이며, 벌건 핏줄이 눈알을 지나가는 것은 화가 저절로 심해져서 그런 것"이라고 설명한다. 이로써 보건대 눈병은 화로 생기는 것임을 알 수 있다. 눈에 미친 화 기운이 더 올라가 머리에 까지 이르면 두통이 생긴다.

다음은 코. 코에 생기는 병증 중 열로 인한 것은 코 안에 군살이 생기는 정도다. 이것은 폐에 열이 심하기 때문이다. 열로 인해 콧구멍에 생기는 병리는 생각보다 적다. 그나마 다행이다.

다음은 귀다. 귀가 열을 받으면 귀가 먹는다. 그만큼 귀에 열은 치명적이다. "대개 왼쪽 귀가 먹는 것은 족소양담경맥足少陽膽經脈의 화에 의한 것인데 성을 잘 내는 사람에게 많다. 또 오른쪽 귀가 먹는 것은 족태양경足太陽經의 화火에 의한 것인데 색色을 좋아하는 사람에게 많다. 왼쪽 귀가 먹는 것은 부인에게 많은데 그것은 자주 성내기 때문이다. 오른쪽 귀가 먹는 것은 남자에게 많은데 그것은 성생활을 지나치게 하기 때문이다. 양쪽 귀가 다 먹는 것은 기름진 음식을 먹는 사람에게 많다."『동의보감』, 「외형편」, '이'(耳) 왼쪽과 오른쪽의 차이가 있는 것은 여자는 주로 풍열風熱, 담화膽火로 병이 오고, 남자는 신腎의 정기가 부족해서 병이 오기 때문이다.

다음은 입과 혀의 열증을 보자.

심心에 열이 있으면 혀가 터져서 헌데가 생기고, 간기肝氣가 막히면 출혈이 샘솟듯 하며, 비기脾氣가 막히면 백태白苔: 혓바닥에 끼는 누르스름한 물질가 눈처럼 끼는데, 이것은 다 혀에 생긴 병이다. 『동의보감』, 「외형편」, '구설'(口舌)

혀에 생기는 병리 대부분도 열증에 속한다. 심에 열이 있으면 입맛이 쓰고 간혹 헌데가 생기는데 비에 열이 있으면 입맛이 달고 간혹 냄새가 나기도 한다. 또한 폐에 열이 있으면 입맛이 맵고, 신腎에 열이 있으면 입맛이 짜다. 또 입냄새가 나는 것은 위에 열이 있기 때문이다.

구멍들이 열을 받으면 대부분 병증으로 나타난다. 열로 인해 막혀 버린 구멍들을 열려면 어떻게 해야 할까? 이제 혈자리 규음竅陰이 등장할 때다.

규음, 구멍을 열다

규음竅陰은 족소양담경足少陽膽經의 정혈井穴이다. 족소양담경의 기는 아래로 내려가 발에 이르고 넷째발가락 끝에서 그친다. 그 분지는 발등 위에서 갈라져서 엄지발가락으로 들어가 그 나뉘어진 안쪽을 따라 발톱을 뚫고 나온다. 담기가 발등 위를 지나 비스듬히 음경맥으로 달리다 아래로 떨어져 족궐음간경足厥陰肝經에 경기經氣를 전하는 것이다. 이것은 양기가 음기에 경기를 전한 것. 이 전달 과정이 고스란히 규음이란 이름에 들어있다.

규음竅陰의 '규竅'는 구멍 뚫린 자리, 살핀다는 뜻이다. 또 사물이 통하는 구멍竅이라는 의미도 있다. '음陰'은 궐음厥陰을 가리킨다. 따라서 규음은 족궐음간경足厥陰肝經으로 통한다는 뜻과 구멍으로 통한다는 뜻이 함께 있다. 앞에서 설명한 것처럼 담기膽氣는 족궐음간경으로 통하고 그 기운은 구멍으로 통하면서 여러 구멍들의 병증을 치료한다. 대표적으로 눈병눈, 귀먹음귀, 혀의 강직입, 코막힘코, 기침입, 입이 쓴 병입을 치료하는 데 규음이 간담의 열을 진정시키는 작용을 하기 때문이다. 양기가 위로 치솟는 장화壯火를 진정시키고 열을 내리는 것이다.

규음竅陰은 넷째발가락 발톱의 외측 모퉁이에서 1~2mm 떨어진 곳에 있다. 『동의보감』에는 "넷째발가락 발톱눈 바깥쪽 모서리에서 부춧잎만큼 떨어진 곳에 있다"고 표현했다. 그런데 규음은 발에도 있지만, 머리에도 있다. 그래서 족규음足竅陰, 두규음頭竅陰으로 구분해서 부른다. 대개 혈의 성질은 같다. 다만 두규음이 대부분 국부에서 증상

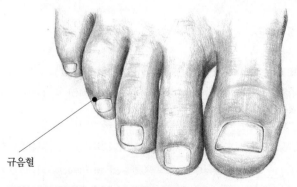

규음혈

<u>규음혈 위치</u> | 규음혈은 넷째발가락 발톱눈 바깥쪽 모서리에서 세로선과 가로선이 만나는 부분에 위치한다. 머리에 있는 두규음과도 용법이 거의 같다. 눈병이나, 귀가 안 들릴 때, 혀가 뻣뻣하거나 코가 막힌 데에 쓴다.

을 치료하는 반면, 족규음은 증상을 아래로 끌어내려 통하게 하면서 흩는 것이 다르다.

정리하면 규음竅陰은 담경膽經의 정혈井穴로서 간肝, 심心, 비脾, 폐肺, 신腎의 구멍을 열어 열을 내리고 음기陰氣를 길러 준다. 이것을 달리 말하면 간은 눈으로, 심장은 혀로, 비장은 입으로, 폐는 코로, 신장은 귀를 통해 드러나고 각각의 기가 그 구멍을 여는 것이다. 이때 규음이 하는 역할은 족소양담경足少陽膽經의 정혈로서 금기金氣를 쓰는 것이다. 족소양담경에는 소양의 상화相火, 담의 목木, 목화木火 기운이 흐른다. 규음은 소양춘승이 지나치게 성해 목화 기운을 조절해야 할때, 금극목金剋木하면서 목기를 눌러 준다. 극한다는 것은 기운의 방향을 바꾸는 것이다. 몸의 구멍들에 열이 활활 타올라 있을 때 기운의 방향을 바꿔 주는 금 기운이 필요한 것. 규음은 이때 목화 기운의 벡터를 바꿔 주는 터닝 포인트다.

『동의보감』에서 말하는 얼굴은 오장육부의 기운이 표현되는 장소다. 이때 얼굴은 미추의 척도를 가지지 않는다. 각기 다른 오장육부가 있을 뿐이고 거기에 맞는 얼굴이 있을 뿐이다. 이 다양성과 이질성을 한순간에 판박이 얼굴로 만들어 버리는 성형은 오장육부를 똑같이 만들려는 것과 같다. 이 무모한 욕망의 벡터, 기운의 벡터를 바꾸어야 한다. 규음竅陰이 열기를 식혀서 눈·코·귀·입의 구멍을 열어주듯이, 미추의 잣대로 동일화하는 얼굴이 아니라 제대로 보고 듣고 교감하는 소통의 얼굴을 만들자.

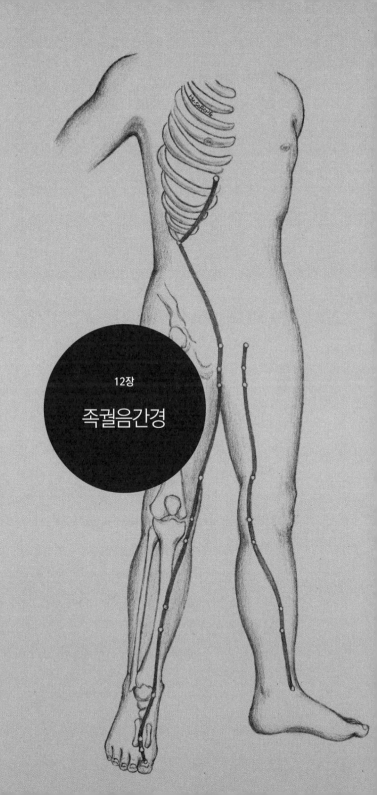

12장

족궐음간경

대돈(大敦), 산통(疝痛)을 깨다

한 남자가 있다. 최근 실연을 당했다. 한동안 연락조차 되지 않던 애인에게서 불쑥 이별통보를 받았다. 몇 번이고 매달려봤지만 여자는 가차 없이 거절했다. 여자의 연락이 없는 동안 남자의 마음은 지옥이었다. 걱정과 불안 그리고 분노의 감정들이 몸과 마음을 지배했다. 마침내 이별 통보에 이르자, 남자는 술에 의지했다. 그러곤 비가 추적추적 내리던 날, 술에 취해 집으로 돌아와 잠든 이후 남자의 몸에선 이상한 일들이 벌어지기 시작했다. 갑자기 배꼽 아래로부터 고환까지 땅기는 증상이 일어나더니 명치까지 통증이 전해져 왔다. 또한 손발이 푸른색으로 변하더니 목구멍이 가렵고 눈이 아프고 시큰거리기 시작했다. 머리도 들지 못하고 정신은 혼미하고 잠들지도 못하고 먹지도 못하는 증상과 계속해서 소변이 마렵고 소변을 보려고 해도 찔끔찔끔 나오는 증상들이 반복됐다. 그의 나이 서른. 연애 한 번으로 몸은 노쇠한 노인처럼 되어 버렸다.

참 처량하다. 이별 통보 하나에 이렇게 몸이 무너지다니. 드라마

같으면 심한 독감과 함께 애인이 돌아오는 서사가 펼쳐졌을 법도 한데 현실은 참 불인不仁하다. 그의 식구들은 그를 들러업고 의사에게 달려갔다. 의사 왈. "이는 근심하고 분노하여 얻은 병인데, 한습풍우寒濕風雨가 그 틈을 타고 들어와 간산肝疝이 된 것이다." 마음의 병에다가 차갑고 습하고 바람이 몹시 부는 날, 비까지 쫄딱 맞은 탓에 간산이라는 병에 걸렸다는 말이다. 의사는 일단 맺힌 것부터 풀어야 한다는 처방을 내렸다. 맺힌 것? 정체된 분노와 근심! 그것이 몸에 이런 병을 만들었다는 것이다. 그럼 대체 이 남자의 병, 간산이란 무엇이었을까. 왜 그는 그런 병에 걸리게 된 것일까.

'산', 길을 막다

남자의 병명, 간산肝疝은 산疝이 간경肝經에서 생겨난다는 말에서 유래했다. 산疝이란 무엇인가. "산증疝證은 아랫배가 산처럼 단단하게 굳어 움직이지 못한다는 뜻입니다."정행규, 『특강 동의보감』, 동의보감출판사, 2007, 815쪽.

'산'疝이라는 글자에 '뫼 산山' 자가 들어가 있는 것이 심상치 않다고 생각했더니 그만 한 이유가 있었던 셈이다. 아랫배에 산만 한 것들이 생겨나서 굳어 버린 것. "그것은 술잔만 하기도 하고, 팔뚝만 하기도 하고, 복숭아나 자두만 하기도 하고, 쟁반만 하기도 하다."『동의보감』(東醫寶鑑), 「외형편」(外形篇), '전음'(前陰)

아랫배에 살림을 차린 것도 아니고 술잔에 복숭아, 심지어 쟁반만 한 것들이 생겨난단 말인가. 사실 그런 일은 현실에서도 일어난다. 주먹만 한 자궁근종부터 수박만 한 자궁의 물혹까지. 이런 자궁 질환들 또한 산증疝證의 일종이라고 본다면 저건 비유도 과장도 아니다. 그냥 현실이다. 오 마이 갓! 이쯤 되면 산증이 얼마나 무시무시한 질병인지 감이 온다.

더구나 이런 산증疝證은 볼썽사납다. 병이란 것이 다 그렇기는 하지만, 이런 산증만큼은 은밀하게 처리해 줬으면 하는 바람을 불러일으킨다.

> 소변을 가리지 못하거나[遺尿], 소변이 안 나오거나[癃閉], 발기부전[陰痿], 소변이 제대로 나오지 않는 것[胞痺], 정精이 새거나[精滑], 소변이 탁한 것白淫은 다 남자에게 생기는 산증疝症이다. 피가 말라서 월경이 없어진 것, 허리와 무릎이 달아오르는 것, 다리를 절고 목이 마르는 것, 소변이 안 나오거나[癃閉], 아랫배에 덩어리가 생겨 고정되어 있거나 이동하는 것, 전음前陰이 돌출되는 것, 후음後陰에 치핵痔核이 돋는 것은 다 여자에게 생기는 산증이다. 『동의보감』, 「내경편」(內經篇), '소변'(小便)

소중한 정이 흘러나가고 소변을 가리지도 못하고 자궁에 문제가 생기고 생식기가 돌출되고 치질이 생기고……. 말만 들어도 보통 문제가 아님을 직감하게 된다. 중요한 것은 산증이 영향력을 행사하는 장소다. 생식기에 직접적인 타격을 가한다는 것. 그게 문제다. 한의학에서 생식기는 전음前陰이라고 부르고 항문은 후음後陰이라고 부른다. 은밀한 곳[陰]에 있다 하여 전음, 후음이라고 이름을 붙였다. 이

은밀한 곳은 몸의 노폐물을 내보내는 중요한 통로다. 소변과 대변을 몸 밖으로 내보내는 곳. 한데 산증은 이 통로에 문제를 야기한다. 오줌이 나가지 않는 상태, 똥을 누지 못하는 상태. 상상만 해도 끔찍하다. 산疝은 대체 어떻게 생겨나는 것일까.

산증疝證은 기본적으로 한寒 때문에 생긴다. 한기가 아랫배에 침범해서 땅기면서 아픈 증상. 그게 산통疝痛이다(애를 낳는 산통産痛과는 다르니 유의하시길^^). 한은 겨울의 기운이다. 겨울은 음의 계절이자 수렴의 기운이 지배하는 시절이다. 따라서 천지가 얼고 몸 또한 곳곳이 뭉치는 계절이 겨울이다. 이런 계절의 기운인 한이 아랫배에 들어오면 산山을 만들어 낸다. 뭉치고 정체시켜서 쌓아올린 얼음산. 흔히 '냉'이라고 부르는 여성의 질 분비물도 한산寒疝의 일종이다.

재밌는 것은 주단계朱丹溪: 주진형(朱震亨)라는 의사의 조언이다. 그는 산통疝痛을 습열濕熱이 경맥에 몰려서 오래된 데다가 바깥에서 한기가 들어와서 굳어버리는 것이라고 정의한다. 만약 한寒 때문이라면 얼음 위를 걷거나 물을 건너다니는 사람들은 다 산통에 걸려야 하는데 그렇지 않다는 것이 그의 설명. 듣고 보니 그렇다. 단지 외인外因에 의한 것일까, 단계는 여기에 의문을 가졌던 것이다. 그럼 그가 지목한 산통의 원인은 무엇이었을까. "대체로 크게 성을 내면 간肝에서 화가 일어나고, 지나치게 술에 취해서 배부르게 먹으면 위胃에서 화가 일어나며, 방사가 지나치면 신腎에서 화가 일어난다. 화가 몰린 지 오래되면 모기母氣가 자기子氣를 허약하게 하므로 비습脾濕이 성해지는 것이다." 『동의보감』, 「외형편」, '전음'

산통疝痛의 원인으로 지목된 것은 위에서 보셨던 습열濕熱. 이 인용문은 그 습열이 몸에서 발생하는 원리를 차근차근 설명하고 있는 대목이다. 크게 화내고, 술 마시고 섹스하는 것. 그것이 오장육부를 아주 '화'끈하게 만드는 주범이다. 또한 그 불은 몸에 습濕을 성하게 만든다. 쉽게 생각하면 된다. 물을 끓일 때 나는 수증기. 그게 습濕이다. 우리 몸은 70% 이상이 물이다. 그 물이 불에 의해서 부글부글 끓고 있는 상태이기에 습濕이 일어난다는 것이다. 이 습열이 똘똘 뭉쳐서 아랫배 부근에 몰려 있다가 밖에서 한사寒邪를 받으면 산처럼 단단하게 굳어 버린다는 것. 이게 주단계가 본 산통의 원인이었다. 모든 병은 그렇다. 내인內因과 외인外因이 서로 함께 작동해야 병이라는 사건이 펼쳐진다. 하여, 병의 주체는 나이면서 또한 천지다. 이 둘이 함께 작동해야만 병이라는 또 다른 생명이 만들어진다.

산통疝痛의 대표적인 증상 가운데 하나인 임증淋症: 소변이 방울방울 떨어지는 증상도 같은 원리에 의해서 생겨난다.

임증은 다 열증에 속하는데, 간혹 냉증에 속하는 것도 있다. 심신心腎의 기가 울체되어 소장과 방광의 기능이 순조롭지 못하기도 하고, 혹은 성을 내거나 성생활을 심하게 하거나 오줌을 오래 참거나 술과 고기를 지나치게 먹은 것 등으로 인해 습열이 흘러 내려가 간경肝經을 침범하여 요도가 막히기도 하는데, 처음에는 열림熱淋이나 혈림血淋이 되었다가 오래되면 화기가 타들어서 사림沙淋이나 석림石淋으로 되는 것이 마치 약탕관을 오랫동안 쓰면 거친 모래 같은 앙금이 끼는 것과 같다. 『동의보감』, 「내경편」, '소변'

다는 알아들을 수 없더라도 우리가 흔히 요로결석이라고 하는 것이 이 임증의 심각한 증상 가운데 하나라는 것은 발견할 수 있다. 오줌에 모래가 섞여 나온다는 사림沙淋과 돌이 요도를 막아서 찔끔찔끔 오줌이 나온다는 석림石淋. 이것들을 만들어 내는 원인은 보다시피 성을 내거나 성생활을 심하게 하고 술과 육식을 절제하지 못하는 생활에 있다. 감정과 욕망이 내 안의 통로를 막는 유형의 장치로 둔갑한다는 뜻이다. 내가 어떤 마음으로 살아가는가. 그것이 몸의 상태를 만들어 낸다. 감정과 욕망은 무형의 흐름이다. 그것이 동일한 방식으로 반복될 때 그것은 유형의 병으로 전환된다. 곧 마음의 흐름이 몸의 유형적 구성물을 만들어 내는 원초적 힘에 해당하는 셈이다. 그 대표적인 증상이 이처럼 요도가 막혀 버리는 증상인 것이다.

그런데 이런 산병疝病의 세계는 참으로 다채롭다. 이 산병들은 다시 7가지로 나뉘는데 구구한 사연들이 판소리 저리 가라할 정도로 질펀하다. 한산寒疝은 음낭이 차갑고 돌처럼 되는 것이다. 더구나 음경이 발기되지 않는다. 습지에 오래 앉아 있거나 찬바람을 쏘여서 생긴다. 수산水疝은 음낭이 붓고 아픈 것이다. 술에 취해서 성생활을 하고 과로로 땀이 났을 때 풍한습風寒濕을 만나면 생긴다. 근산筋疝은 음경이 붓는 것인데 정액 같은 흰 오줌을 누기도 한다. 대체로 빈번한 성생활 때문에 생긴다. 혈산血疝은 오이 같은 것이 아랫배에 생기는 것인데 무더위를 참지 못하고, 성생활을 즐긴 탓에 생겨난다. 또한 정욕이 생겼는데도 내보내지 못하면 몸속에 이 오이가 자란다. 오 마이 갓! 기산氣疝은 아랫배에서부터 음낭까지 붓고 아픈 것을 말한다. 심하게 성을 내거나 울부짖어서 생긴다. 참 고약하다.^^ 호산狐疝은 누우면 아랫배로 갔다가 일어나 걸으면 음낭 속으로 들어가 버리는 산증을 뜻한다. 여우狐가 밤에는 굴에 있다가 낮에는 나오는 것을 빗대서 이름도 이렇게 지었다. 호산은 한습寒濕이 내려간 것인데 흔히 담병痰病에 속한다. 마지막으로 퇴산癩疝은 음낭이 됫박만 해지는 끔찍한 산으로 지대가 낮은 곳의 습濕에 의해서 생긴다. 간혹 여자들의 자궁이 밖으로 빠져나오는 것도 이 퇴산의 일종이다.

이렇게 많은 산疝의 세계가 있을 줄이야! 그럼 이런 산통은 대체 어떻게 치료해야 하는 것일까. 산병疝病의 주원인은 습열濕熱이다. 그것도 하초에 몰려 있는 습열. 일단 이것을 흩어 주는 것이 급선무다. 습열을 흩어 버리는 데 가장 좋은 것은 바람의 기운이다. 바람으로 열을 식히고, 습을 말려 버리는 것. 산통을 간산肝疝이라고 부르는 또 하나의 이유가 여기에 있다. 간경에 습열이 몰려서 생긴 것이 산疝이기도 하지만 그것을 고치려면 간경을 써야 한다는 이중적 의미가 담겨 있는 것이다.

몸을 감고 오르는 나무, 간경

간경은 하초로부터 상초로 올라간다. 즉 다리로부터 몸통을 향해서 올라간다는 뜻이다. 재밌는 것은 간경이 생식기를 지나 아랫배를 통과해서 위로 올라간다는 사실이다. 그 혈자리들의 위치를 선으로 쭉 연결시켜 보면 놀랍게도 지그재그다. 마치 나무가 돌면서 위로 자라나듯이 간경도 우리 몸을 둘둘 말듯이 타고 올라간다. 이런 간경을 보고 하늘로 승천하는 용龍을 떠올린다면 빙고! 간경은 나무, 용, 바람 등과 아주 깊은 관계를 맺고 있다. 간경이 족궐음간경足厥陰肝經이라고 이름 붙여진 이유도 이것이다. 궐음은 풍목風木의 기운이다. 풍목이란 바람이 나무를 키우는 계절의 날씨라는 뜻이다. 곧 새싹들이 눈을 틔우고 땅을 뚫고 나오는 계절의 기운이 풍목이다. 그러니까 간경은 봄날의 기운으로 가득 찬 경맥인 셈이다. 간경은 그 대지[陰]의 기운을 받아 하늘[陽]로 뻗어 올라가는 나무다.

> 하늘에서 바람[風]이 되고, 땅에서는 나무[木]가 되며, 몸에서는 힘줄[筋]이 되고, 오장에서는 간肝이 되며, 오색五色에서는 푸른색이 되고, 오음五音에서는 각음角音이 되며, 사람 소리에서는 부르짖는 소리가 되고, 인체의 동작에서는 쥐는 것이 되며, 구규九竅에서는 눈이 되고, 오미五味에서는 신맛이 되며, 정지情志에서는 성내는 것이 된다. 그 진액은 눈물이 되고, 그 영화榮華는 손톱에 드러나며, 그 냄새는 누린내가 되고, 그 괘卦는 진괘震卦가 되며, 그 곡식은 흑미자참깨가 되며, 그 가축은 개가 되며, 오충五蟲에서는 모충毛蟲이 되고, 그 수는 8이 되며, 그 과실은 자두가 되고, 그 채소는 부추가 된다. 그 경맥은 족궐음경이 된다. 『동의보감』, 「내경편」, '간'(肝)

천지우주로부터 내 몸에서 일어나는 소리, 감정, 냄새까지 하나의 계열로 연결되는 멋진 서사. 내가 소우주라면 우주에서 벌어지는 모든 일은 내 안에서도 벌어진다. 봄엔 내 안의 우주도 봄이다. 이 우주의 봄과 내 몸의 봄기운이 집약되어 있는 것이 바로 간肝이라는 게 핵심이다. 『동의보감』에선 아예 간을 새싹 모양으로 그려 놓았을 정도다. 그림만 보고도 간이 어떤 기운이 모여 만들어진 것인지를 직관적으로 알 수 있도록 하기 위해서다. 그림으로는 새싹 모양이지만 실제로 간은 핏덩어리다. 혹시 생간을 본 적 있다면 그것을 떠올려 보라. 간이 피로 만들어진 것 또한 우주의 이치와 맞물려 있다.

봄은 겨울에서 여름으로 가는 사이에 자리 잡고 있다. 물[水]에서 불[火]로 가는 길목에서 나무[木]가 매개 역할을 하고 있는 것, 그것이 봄이다. 음양의 차원에서 보자면 이 시기에 음에서 양으로의 전환이 이루어진다. 즉, 봄이란 겨울의 음기를 양기로 전환함으로써 생동-약동의 기운을 얻는 계절인 셈이다. 씨앗에서 새싹이 나고 그것이 나무로 자라는 과정을 보면 쉽게 납득이 될 것이다. 이런 우주의 이치를 그대로 몸에 구현한 것이 간肝의 형상形象이다. 간의 형체는 음에 해당하는 혈血로 가득 차 있고 간은 이 음기를 바탕으로 양기를 발산하는 기운을 낸다. 용이 바다에서 승천하는 것, 나무가 대지로부터 물과 영양분을 빨아들여 위로 올리는 것. 몸에서 이 작용을 만들어 내기 위해서 간은 혈의 바다가 되어야 했던 것이다. 그래서 간을 혈해血海라고도 부르고 몸을 누이면 피가 모두 간으로 돌아간다고 하는 진술들이 가능했던 것이다.

간은 그 음적 토대를 바탕으로 땅도 뚫고 올라갈 수 있는 승발의 기운을 낸다. 이 힘으로 막힌 곳을 뚫는 것은 물론 소화 기능을 활성화시키고 감정이 울체되어서 생기는 증상들을 해소한다. 곧 순환을 거부하는 것들, 정체되고 응체되려는 것들에 생동감을 불어넣는 봄바람이 이 간기肝氣에 의해서 만들어지는 셈이다. 아랫배에 자리 잡은 산疝을 뚫고 올라가서 그것을 흩어 버릴 수 있는 것도 이 봄의 기운에 의해서다. 이를 한의학에선 소설疎泄이라고 부른다. 막힌 곳을 뚫어서 통하게 하는 것. 몸의 봄을 구현하는 것. 여기에 핏덩어리 간의 기운이 필요하다. 그렇기에 아랫배가 습열로 막히고 그것이 굳어져서 생기는 산통엔 반드시 간경을 써야 한다고 했던 것이다. 바람의 기운으로 습열을 말리고 나무의 기운으로 산疝을 깨기 위해서다. 간경의 혈자리들 가운데 숨통이 꽉 막힌 하초를 뻥 뚫어 주는 혈자리는 어떤 혈자리일까. 바로 대돈大敦이다.

봄날의 숲, 대돈

대돈大敦은 족궐음간경足厥陰肝經의 정혈井穴이다. 복습 삼아 문제. 오수혈五輪穴 중 음경맥의 정혈은 오행상 어떤 기운일까. 답은 목木이다. 하여, 대돈은 완전 숲이다. 궐음풍목厥陰風木의 목木과 간의 목木, 거기다 대돈 고유의 오행 목木까지 합쳐져서 나무들이 빼곡한 숲을 이루고 있는 형상을 하고 있기 때문이다. 어찌 보면 우리 몸에서 봄이 가장 먼저 찾아오는 곳은 엄지발가락인지도 모른다. 봄이 되면 밖으로 뛰어나오는 아이들을 달리게 하는 힘, 그것이 엄지발가락에서 나오기 때문이다. 혈자리 대돈은 이 뛰어오르는 목의 기운으로 막힌 것을 뚫는 소설의 대명사다. 앞서, 실연당한 남자를 기억하실는지. 그 남자에게 맺힌 것부터 풀어야 한다고 했던 의사의 처방에 가장 적합한 혈자리가 대돈인 셈이다. 그래서인지 이 대돈혈은 그 효과가 무척이나 빨리 나타나는 혈자리로도 알려져 있다. 가령 소화가 잘 되지 않는 경우 대돈만 찔러 줘도 금방 효과를 보기도 한다. 또 중풍으로 갑자기 기혈이 막혀서 쓰러진 경우에도 대돈의 뚫는 힘을 이용하면 그 상황을 급반전시킬 수도 있다. 정신을 놓고 인사불성이 되었을 때도 대돈을 찔러 주면 곧 정신이 수습된다고 하니 꼭 기억해 두자. 트리플 목木으로 막힌 곳을 뚫는 혈자리, 대돈!

이 소중한 혈자리는 어디에 있을까. 대돈大敦은 "엄지발가락의 발톱 끝 외측에서 부춧잎만큼 떨어진 곳의 털이 있는 가운데 있다." 『동의보감』 재밌는 것은 이 위치적 특성 때문에 대돈이라는 이름이 붙었다는 것이다. 대돈의 돈敦은 두텁다는 뜻이다. 그러니 대돈이란 제일로[大] 두텁다[敦]는 뜻이다. 몸에서 제일 두터운 엄지발가락을 뜻한다는 건 두말하면 잔소리다. 그 엄지발가락의 두터운 모습이 대돈이라는 이름을 갖게 했던 것이다. 사실 돈敦은 고대에 사용하던 큰 그릇을 뜻하는 글자였다. 여기에 먹을 것을 담아 보관하거나 먹을 것을 담아 찌는 용도로 사용했다고 한다. '돈'에 담긴 음식들, 그것이 몸에 피가 되고 살이 된다. 간肝과 연결되는 것도 이 지점이다. 간은 음식으로부터 만들어진 혈血을 저장하는 거대한 창고이기 때문이다. "무릇 음기가 아래로 모이면 아주 넓고 후하기 때문에 대돈이라고 이름하였다"는 것도 이런 맥락에서다. 혈이 거대하게 모이는 그릇, 간과 대돈. 대돈은 또한 "큰 경기經氣가 돈독하고 후하게 생기는 근본혈"로 불린다. 간에서 양기가 승천하듯이 대돈에서 또한 양기가 일어나 경맥을 채운다.

그럼 처음에 등장했던 그 남자는 어떻게 되었을까? 물론 살아났다. 의사가 3개월을 전력으로 치료한 덕분에 예전의 모습으로 돌아올 수 있었다. 의사는 모든 치료가 끝난 후 여자에 대한 감정을 내려

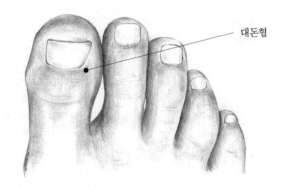

대돈혈

대돈혈 위치 | 엄지발톱의 바깥 모서리에 위치한 대돈혈은 목의 기운이 가득한 혈자리이다. 목의 뚫는 기운으로 소화 불량을 해결할 뿐 아니라 중풍 등으로 기혈이 막혀 쓰러진 경우에도 대돈의 도움을 받을 수 있다.

놓으라고 주문했다. 실연의 감정들이 병을 만든 주된 원인이라고 생각했기 때문이다. 물론 그 마음의 벡터가 어떻게 변했는지는 알 수 없다. 그러나 의사의 주문이 생명의 원리와 맞닿아 있다는 것은 알 수 있다. 생명은 유동성과 네트워크라는 천지의 원리를 그대로 따라간다. 이 원리에서 벗어나면 그 순간 막히고 정체되고 고립된다. 감정이건 몸이건 삶이건 마찬가지다. 병은 이 정체되고 막힌 것을 다시 흐르게 하라는 몸의 농성이다. 그리고 예전의 나를 벗어나서 새로운 나를 만들라는 주문이다.

행간(行間), 걸으면서 사이 만들기

"감정이 안 풀어지고 계속 되풀이돼요."

최근 간기울결^{肝氣鬱結}을 겪어 속이 상했던 남자(이하 간울보이)의 첫마디다.

"의견이 안 맞아 화가 났는데 얘기를 하면 끝날 줄 알았어요. 근데 얘기를 하면 할수록 계속 쌓이기만 하는 거예요. 화가 났던 일이 자꾸 리플레이되면서 얘기한 것들이 다시 쌓였어요. 상대방이 얘기하는 게 전부 다 고깝게 들리는 거예요."

쌓인다, 되풀이된다는 말을 연신 늘어놓는 간울보이. 어렴풋이 간기울결이 어떤 증상인지 짐작이 간다.

"잠을 깊게 못 잤어요. 늦게까지 잠이 오지 않고, 잠을 자도 자꾸 뒤척이게 되는 거예요. 그러다보니 수업시간에 졸음이 오고 집중력도 떨어졌어요. 하루하루가 너무 피곤했어요."

감정이 울체되면 자꾸 그 생각에 머물러 있게 된다. 그러다 보니 잠을 자려고 누워도 잠은 오지 않는다. 애써 잠을 청해 보지만 생각이 떨쳐지지 않는다. 그러니 단잠을 못자고 선잠을 잘 수밖에. 밤이 이 모양인데 낮이라고 괜찮을까? 밤잠을 못 잤으니 낮에 졸음이 몰려오는 것은 당연지사. 말짱한 정신으로 활동해야 할 낮에 졸음으로 잠을 끊어서 보충하느라 낮의 활동은 비몽사몽이 돼 버린다. 그러다 다시 밤이 되면 자꾸 그 생각을 하고, 그러다 보니 잠을 못자고…….악순환의 연속이다.

"살이 엄청 빠졌어요. 제 볼 살은 웬만해서는 안 빠지는데 볼이 움푹 들어갔다니까요. 그때 얼굴이 안 좋아 보인다는 말을 많이 들었어요. 피부도 거칠어지고 얼굴에 뭐가 나기도 했어요."

이 말을 하고 있는 간울보이, 왠지 측은해 보인다. 감정의 울체가 몸의 울체로 단번에 나타난 걸 보니 간울보이를 이렇게 만든 간기울결肝氣鬱結은 절대 만만한 병이 아닌 게 확실하다. 간울보이를 위한 혈자리, 어디 없을까?

간기울결과 간주소설

의역학을 공부하면서 맨 처음 들었던 전문용어가 '간기울결'肝氣鬱結이었다. 한데 이 용어가 그리 낯설지 않았다. 정확한 뜻은 몰라도 그냥 뭔가 꽉 막혀서 정체되어 있는 상태를 말한다는 감이 왔다. 내가 입에 올리지는 않았지만 어른들한테 무시로 들었던 것 같은 말, 일상에서 그냥 흘러 다니는 의학용어. 이것은 간기울결이 우리 몸에서 빈번하게 일어나기도 하지만, 그만큼 우리와 밀착되어 있는 병증이라는 것을 역설적으로 말해 준다.

간기울결肝氣鬱結의 정확한 뜻을 짚고 넘어가자. 간기울결은 간기肝氣가 몰려 머물러 있는 상태를 말한다. 흩어져야 할 간기가 흩어지지 않고 울결되어 병증을 일으킨 것. 이런 상태를 벗어난 것을 일컫는 말도 있다. 이것도 네 글자다. 간주소설肝主疏泄!

소疏는 막힌 것이 트여 소통된다는 것이고, 설泄은 발산한다는 뜻이다. 간주소설肝主疏泄은 간이 기와 혈, 진액을 소통시키고 발산시켜 온몸에 잘 흐르도록 한다는 말이다. 이 기능은 간의 생리와 깊이 연관되어 있다. 간은 그 자체로는 음陰이다. 왜냐하면 간은 혈을 저장하는 장부이기 때문이다. 혈은 유형의 물질이니 음에 해당한다. 하지만 간의 작용은 양陽으로서 기를 소통시키는 동적 작용과 기를 상승시키는 승발 작용을 한다. 이처럼 간은 기氣의 승강출입하는 운동을 하므로 온몸에 기를 고루 퍼지게 하고, 혈액과 진액을 두루 운행되도록 추동한다. 따라서 간기울결은 간의 소설疏泄 기능이 어떠한가에 달려 있다고 해도 과언이 아니다. 간은 음적인 혈을 저장하므로 간기가 부족하면 잘 뭉칠 수 있기 때문이다. 간의 소설 기능이 실조되는 것은 두 가지로 나뉜다. 간의 소설 기능이 부족한 경우와 지나친 경우가 그것이다. 먼저 간의 소설 기능이 부족하면 간의 동적 작용과 승발 작용이 장애를 받아, 기의 승강출입운동이 잘 소통되지 못하거나 울결된다. 이것을 간실소설肝失疏泄 혹은 간기울결肝氣鬱結이라고 한다. 간이 소설 기능을 잃어버려 간기가 소통되지 못하고 울결되는 것이다. 이때 족궐음간경足厥陰肝經이 지나가는 가슴과 옆구리·유방·하복부가 그득하면서 아프다. 대부분의 통증은 다 기氣 때문인데, 기가 울체되면 담이 생기고 그것이 통증을 일으킨다.

다음, 간의 소설疏泄 기능이 지나치면 기를 상승시키는 승발작용은 태과하고, 하강은 불급한다. 간기가 위로 뻗치는 간기상역肝氣上逆과 간화가 위로 타오르는 간화상염肝火上炎이 발생한다. 기가 상부에 몰려 있으니 머리가 터질 듯이 아프고, 간화가 타올라 얼굴이 붉어지고, 눈도 충혈된다. 간경을 따라 흉협부가 그득하게 불러올라 답답하고 화를 잘 낸다. 간화상염이 심하면 피를 토하거나 혼절하여 사람을 알아보지 못한다. 모두 간화의 치명적인 발화 탓이다.

『동의보감』東醫寶鑑에 모든 병은 기氣에서 생긴다고 하였다. 이처럼 기의 승강출입운동은 혈액의 운행과 진액의 산포에도 영향을 미친다. 기가 울체되면 혈액도 정체되면서 어혈이 형성되고, 진액도 정체되어 담痰이 된다. 때론 어혈과 담음이 서로 엉켜 덩어리가 생긴다. 이 덩어리가 암이 되기도 한다.

간울보이의 간기울결은 간의 소설疏泄 기능이 부족한 경우에 해당된다. 그렇다면 간울보이가 풀려고 했던 감정과 간의 소설 기능은 어떤 관계일까? 이제 그 숙제를 풀어 보자.

간울보이, 감정을 풀려면 간주소설부터

사람의 정신·의식·사유활동을 통틀어 신神이라고 한다. 신은 기쁨, 성냄, 근심, 생각, 슬픔, 놀람, 무서움의 감정으로 드러난다.『동의보감』에선 이것을 '칠정'七情이라 부르는데 오장 중 심장이 이를 관장한다. 한데 심장뿐만 아니라 간의 소설疏泄 기능도 신의 작용과 관련이 깊다. 왜냐하면 사람의 정상적인 생리활동은 기혈의 정상적인 운행

에 의존하기 때문이다. 간의 소설 기능이 정상적으로 운용되면 기기
氣機:기의 운행가 고루 펴지게 되고 혈액의 운행이 촉진되니 감정도 고루
펴지게 된다.

감정의 변화는 먼저 기기의 소통에 영향을 미친다. 예컨대 간의
소설疏泄 기능이 잘되면 기기가 고루 펴지므로 감정적으로 자극이 와
도 민감하게 반응하지 않는다. 기와 혈이 조화를 이루고 있으므로 자
극을 편안하게 받아들인다.

한데 간의 소설疏泄 기능이 부족하면 간기가 울결되므로 감정도
울체되어 잘 풀어지지 않고 정체된다. 심정이 우울해지고 잘 슬퍼하
며 근심한다. 또 간의 소설 기능이 태과하면 간기肝氣와 간화肝火가 몸
의 상부로 뻗쳐 마음이 조급해지고 화를 잘 내며 감정이 격동한다.
이러한 감정은 기의 활동뿐만 아니라 혈의 영향도 받는다.

> 간은 혈을 저장하는데, 혈血은 혼魄이 머무는 곳이다. …… 피가 너
> 무 많으면 성을 내고, 부족하면 무서워한다. 『동의보감』, 「내경편」(內經編),
> '간'(肝)

간은 혈을 저장하고 그 혈에는 감정이 깃들어 있다. 혈이 너무 많
으면, 혈이 넘쳐 입과 코로 나오고, 혈에 깃든 감정도 넘쳐 위로 올라
오니 성을 내게 된다. 반대로 혈이 부족하면 혈의 운동성이 떨어지면
서 차가워진다. 찬 기운을 받아 엉겨서 걸쭉해지는데 이것을 어혈瘀血
이라고 한다. 어혈은 몸의 순환을 정체시켜 울결되게 만든다. 감정도
마찬가지로 머물러 꽁하게 된다. 이렇게 꽁한 감정은 외부의 자극이

오면 그것을 위협으로 느껴 마음이 불안해진다.

　이렇게 간의 소설疏泄 기능의 측면에서 기와 혈이 어떻게 작동되는지 알아보았다. 결국 간울보이가 감정을 풀려고 해도 자꾸 쌓였던 것은 간의 소설 기능이 불급한 상태에 놓여 있었기 때문이다. 간기가 울체되다 보니 혈도 울체되고 감정도 울체되었다.

　사람이 잠이 들면 피는 간으로 돌아가는데, 만일 피가 안정되지 못하여 잠을 자려 해도 간으로 돌아가지 못한다면 그 때문에 놀란 것처럼 가슴이 두근거리고 잠을 자지 못하게 된다. 『동의보감』, 「내경편」, '몽'(夢)

　혈이 안정되지 못하니 감정을 풀기는 고사하고 잠을 자려고 해도 잠이 오지 않는 지경에 이른 것이다. 그렇다면 간울보이의 치료는 어떻게 해야 할까? 간울보이의 근본적인 치료는 간기를 소설시키는 것이 우선이다. 어혈을 푸는 것은 그 다음. 그렇다면 간주소설이 태과한 경우는? 물론 이때도 기를 먼저 소통시킨 후, 간열을 내린다. 기가 소통되면 어혈도 풀리고 간열도 자연히 내리기 때문이다. 이렇게 간주소설의 태과와 불급, 이 두 가지를 만족시켜 주는 혈자리가 있다. 이제, 혈자리 행간行間이 등장할 차례다.

행간, 간기울결을 격파하다

행간行間의 '행行'은 가다, 걷다, 나아가다는 뜻이다. 동적인 움직임을 나타내니 기氣와 관련이 깊다. '간間'은 사이라는 뜻이다. 엄지와 검지 발가락 사이에 있는 혈의 위치가 이름이 되었다.『동의보감』에는 "엄 지발가락과 둘째발가락 사이 손을 대면 맥이 뛰는 곳에 있다"고 하였 다. 또 다른 뜻도 있다. 병이 낫는 것을 병간病間이라고 하는데 여기에 서 행간에 병이 나았다는 뜻이 더해지기도 했다. 따라서 행간은 기가 막힌 것을 통하게 하여 병을 낫게 하는 혈이다.

그런데 행간이 어떻게 막힌 기를 통하게 할까? 행간은 족궐음간 경足厥陰肝經의 형혈滎穴이다. 행간이 가지고 있는 기운의 배치를 풀어 보면, 궐음풍목의 목木과 간의 목, 형혈은 오행상 화火에 속한다. 목기 와 화기로 이루어진 혈이니, 발산하고 흩어 버리는 기를 가졌다. 계절 로 치면 봄과 여름의 기운이니 속도도 빠르고 생기가 넘친다. 따라서 간기肝氣가 제대로 작동하면 넘치는 생기로 소화에 도움을 주고 기운 이 정체되지 않게 흩어 준다. 이 흩어 주는 기운이 감정에도 고스란 히 작동한다.

간기울결肝氣鬱結에는 울결된 간기를 풀어주고 간이 목기를 회복 할 수 있도록 해주어야 한다. 족궐음간경足厥陰肝經의 혈은 간기를 뚫 어 주고, 간에 혈을 저장시키고 간을 부드럽게 한다. 여기에 행간行間 이 가진 화기는 비위脾胃의 적체된 기운을 없앤다. 화기가 비위의 기 운인 토기土氣를 생하기 때문이다. 앞서 간울보이가 간기울결로 살이 엄청 빠졌다고 했다. 간기가 뭉치면 비脾를 억압하게 되는데, 이는 목 이 토를 억제하는(목극토) 원리 때문이다.

행간혈行間穴을 쓸 때 주의할 점이 있다. 앞에서 본 '간화상염'肝火 上炎은 간에 화기가 충천한 상태인데 혈자리도 화의 혈이라면, 불났는데 기름을 붓는 격이 아닌가? 이럴 땐 다른 방법을 써야 한다. 몸에 불이 났는데 기름을 부을 수는 없지 않은가. 이럴 때는 사법瀉法을 쓴다. 화 기운을 덜어내는 것이다.

먼저, 족궐음간경락足厥陰肝經絡의 흐름부터 알아야 한다. 족궐음간경의 흐름은 엄지발가락에서부터 몸통으로 흐른다. 침을 놓을 때 이 방향으로 찌르면, 간경의 흐름에 따라 간기를 보태 주는 것이니 보법補法을 쓴 것이다. 간기가 부족해서 생긴 '간기울결'에는 보법을 쓰면 된다. 반대로 침을 몸통에서 엄지발가락 쪽으로 찌르면, 간경의 흐름에 역방향이 되면서 간기를 쏟아내니 사법瀉法이 된다. 따라서 '간화상염'肝火上炎에는 행간行間에 사법을 써서 불 기운을 쏟아내도록 해야 한다. 사법을 쓸 때는 몸의 상태를 잘 관찰한 다음, 신중하게 써

행간혈

행간혈 위치 | 막힌 기를 뚫어 주는 행간혈은 엄지발가락과 둘째발가락 사이의 발등과 발바닥의 경계면 위쪽에 있다. 간기를 다스려 주어 혈을 조화롭게 하는 효능이 있다. 월경불순, 소화불량, 불면, 간질 등에 쓰인다.

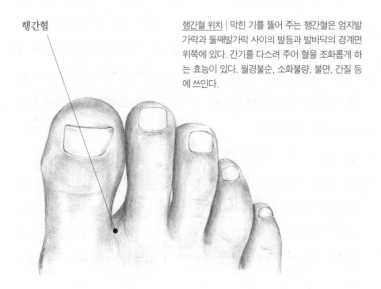

야 한다. 오히려 역효과를 가져올 수 있기 때문이다.

그렇다면 우리의 간울보이는 어떻게 되었을까? 『동의보감』에 "남자는 양이니 기를 얻으면 흩어지기 쉽고, 여자는 음이니 기를 만나면 울체가 된다"고 하였다. 대부분 기의 울체는 여성들의 병이다. 한데 간울보이의 간기울결은 어찌된 것일까? 아마도 우리 시대에는 기울과 감정들의 균형을 잃는 칠정상이 남녀를 불문하고 보편적인 병증이 되었다는 것을 말해 주는 것은 아닐까? 만성적인 기울 상태의 보편화! 이것은 기의 교란 상태가 심각하다는 것을 반증한다. 그만큼 신체적 교감능력은 떨어질 수밖에 없다.

사실 간울보이가 간기울결^{肝氣鬱結}을 치료하기 위해 행간^{行間}에 침을 맞은 것은 아니다. 그런데도 간울보이는 지금 간기울결에서 벗어났다. 간울보이는 어떻게 이 난국을 풀었을까?

"얘기를 하면 할수록 자꾸 꼬였으니까 오히려 얘기를 안 하는 쪽을 선택했죠. 안 보고 안 부딪히고, 그렇게 시간을 갖다 보니 사건 자체에 거리 두기가 자연스럽게 이뤄졌어요. 그렇게 거리를 두니까 제가 화낸 것이 오버한 거라는 게 보였어요. 그 사건을 차근차근 설득해서 풀어낼 자신이 없으니까, 감정이 훅 올라오면서 공격하는 것으로 화를 낸 거죠."

사건 자체에 대해 거리두기를 하면서 감정을 푼 간울보이. 간울보이의 속풀이를 혈자리 행간^{行間}으로 다시 풀어보면 이런 풀이도 가능하지 않을까?

행간^{行間}은 울체된 간기와 감정을 상대방에게 쏟아내는 게 아니라 발로 다니면서 내 몸에서 덜어내는 것이다. 그렇게 나와 상대에게 일어난 사건의 '사이'間를 만들어 내는 것. 걸으면서 사이 만들기! 한계에 이른 신체적 교감능력을 일깨우는 행간의 윤리적 실천법이다.

태충(太衝), 하초를 세우다

이립 혹은 서른 즈음에

나이 서른, 저질 체력, 솔로, 청년백수……. 참 처량한 스펙이 아닐 수 없다. 요즘 백수들 신세가 대충 이렇다. 학벌은 빵빵하고 온갖 자격증은 죄다 갖고 있는데도 백수다. 거기다 연애도 잘 안 된다. 비참하지만 현실이다. 원조 백수, 공자孔子. 그의 상황도 별반 다를 게 없었다. 젊은 시절 몇몇 말단 인턴직을 거치긴 했지만 변변한 직업도 수입도 없는 백수였다. 하지만 공자는 이 백수-시절을 이립而立의 시기였다고 회상했다. 스스로 세상을 향해 떳떳이 설 수 있었던 시기라는 뜻이다. '립立'은 청춘의 환희를 고스란히 보여 주는 글자였다. 가진 것하나 없이도 두 팔과 두 다리를 크게 벌리고[大] 대지[一] 위에 당당히 서는 것. 그것이 선다[立]는 글자의 의미였다. 하지만 천하의 백수 신세라고는 믿기지 않는 자화상이다. 하여, 혹자는 길바닥[一]에 대[大]자로 널브러진 형국이 '립立'이 아니냐고 되묻기도 한다. 곧 길바닥에

나앉게 생긴 우리 시대의 백수들에겐 이 해석이 더 어울릴 듯하다.^^

이립而立은 15살에 학문에 뜻을 두고[志學] 공부한 결과 자신만의 '텃밭' 하나를 갖게 되었다는 의미다. 이제 이 텃밭을 기반으로 농사를 지을 수 있다. 자기가 하고 싶은 일을 할 땅이 생겼기 때문이다. 그게 무려 15년 공부의 결과다. 여기가 참 놀라운 대목이다. 15년 공부의 대가가 대단한 명성을 준 것도, 뛰어난 학문적 성과를 가져다 준 것도 아니다. 고작 자기 뜻을 펼칠 장場 하나를 갖게 된 것이 전부다. 그런데도 공자는 그것이야말로 청춘의 기쁨이었다고 회고했다. 이것이 그가 존경받는 이유일 것이다. 사실 요즘으로 치면 공자는 둔재나 무능력자에 가깝다. 한 우물을 15년이나 팠는데도 한 분야에서 전문가가 되기는커녕 돈벌이도 변변치 못한 백수였다. 그럼에도 공자는 15년 공부하고 나서 당당하게 선언했다. 이제 내 힘으로 내 길을 갈 때가 되었노라고, 그렇게 될 것이라고. 청춘이란 그런 기운이다. 그들은 황무지에서도 축제를 벌인다. 황무지에 길을 낸다. 그게 청춘혹은 봄의 생명력이다.

이립而立 혹은 서른 즈음에, 이쯤 우리 몸 또한 축제의 장이 된다. 한의학의 차원에서 보자면 이때 몸은 정점에 이른다. 가진 것은 쥐뿔도 없지만 몸에 혈기가 왕성해진다는 뜻이다. 그런 점에서 보면 인생은 아이러니다. 가장 바닥을 칠 때도 거기에 오롯한 충만함이 동시에 있다. "여자는 28살이 되면 뼈와 근육이 단단해지고 머리털의 생장이 극에 달하며 신체가 강성해진다." "남자는 32살이 되면 전신의 발육이 정점에 달하여 뼈와 근육이 더욱 단단해지고 기육肌肉이 풍만하고 견실해진다." 『동의보감』(東醫寶鑑), 「내경편」(內經篇), '신형'(身形) 남자건 여자건 서른을 전후로 몸의 이립이 완성된다. 이립의 동력이란 무엇인가. 결론부터 말하자면 그 동력은 하초로부터, 선천과 후천의 조화로부터 생성된다.

원리는 간단하다. 우선 자기 힘으로 서기 위해선 무엇보다 하초의 힘이 절대적이다. 아기들이 제 발로 서기 위해 다리에 짱짱하게 힘을 주는 것을 떠올려 보라. 그 하초의 힘이 밑거름이 되어야 서고 걷고 달리게 된다. 또한 선천先天과 후천後天의 균형을 맞추는 것도 필요하다. 선천이란 부모로부터 물려받은 기운이다. 반대로 후천은 태어나서 호흡하고 먹는 음식을 통해 얻어지는 기운이다. 곧 선천적으로 물려받은 기질과 후천적으로 자신이 처한 조건으로부터 얻는 것. 이 두 항이 적절히 균형을 이룰 때 우리 몸은 가장 왕성해진다. 더욱 놀라운 것은 그것이 서른 즈음에 우리 몸에서 벌어지는 일이자 자기도 모르는 사이에 저절로 이루어진다는 점이다. 요컨대, 몸이 서른에 이립한다는 것은 그 하초의 힘과 균형의 지혜를 생리적으로 터득했다는 뜻이다.

공자 또한 이 몸의 지혜, 몸의 시간성 위에서 자신의 청춘을 회고했다. 이제 이 몸으로 자신의 길을 가면 된다. 그것만큼 즐겁고 즐거운 일이 또 있겠는가. 공자의 후배 연암燕巖 박지원朴趾源은 좁은 조선 땅을 벗어나 드넓은 요동벌판 앞에 섰을 때의 심정을 이렇게 기록했다. "어머니 뱃속에 있을 때에는 캄캄하고 막혀서 갑갑하게 지내다가, 하루 아침에 갑자기 탁 트이고 훤한 곳으로 나와서 손도 펴 보고 발도 펴 보니 마음이 참으로 시원했겠지. 어찌 참된 소리를 내어 자기 마음을 크게 한번 펼치지 않을 수 있겠는가."박지원, 『세계 최고의 여행기,

열하일기』(상), 고미숙 외 편역, 북드라망, 2013, 140쪽. 태어나 30년. 서른 즈음에 우리 몸은 또 한 번의 환희와 벅참으로 가득 찬 우주가 된다. 자기 마음을 크게 펼칠 때가, 그런 몸의 조건이 된 것이다. 그런데 왜 우리 시대의 청춘들에겐 그런 느낌을 받기 어려운 것일까?

젊은 날의 초상

요즘 난 백수들과 공부한다. 이들과 함께 있노라면 하루도 사건, 사고에 치이지 않는 날이 없다. 사건 하나가 터지고 그것이 잠잠해질 무렵이면 또 다른 사건, 사고들이 연달이 터진다. 혈기방장한 몸이 그 기운을 쓰느라 좌충우돌하는 것이다. 『동의보감』에 따르면 청춘의 몸은 달리거나 뛰기에 적합한 몸이다. "20세가 되면 혈기가 왕성해지고 근육이 고르게 자라기 때문에 뛰기를 좋아한다."『동의보감』, 「내경편」, '신형' 그런 몸을 공부하겠다고 책상에 앉혀 두려니 기운이 여기로 삐죽, 저기로 삐죽 튀어나오는 것이다. 하지만 나를 놀라게 한 것은 그런 사건, 사고들이 아니다. 오히려 이 혈기방장한 젊은이들의 맥없는 목소리와 의존성이다. 겨우 알아들을까 말까 한 개미-목소리에 자신이 무언가를 결정하고 선택해야 할 때 그것마저도 남이 대신 해줬으면 하는 태도. 박력은 물론이거니와 자신의 선택에 책임질 용기도 없는 존재들. 이게 우리 시대 이립의 몸으로 살아가고 있는 청춘들의 현주소다.

"애네들은 왜 이렇게 자기 삶의 주도권을 하나도 가지지 않을까요? 아니, 가지고 싶지도 않은가 봐요." 답답해서 주변 매니저들에게 하소연했더니 다들 한마디씩을 더 보탠다. "야야, 그게 청춘들만의 문제인 줄 아냐? 다 늙어서도 그래. 애들부터 어른까지 할 것 없이 의존적이고 생기가 없어. 아파. 그냥 아파." 참, 무슨 세대풍자 노래 같다. '다 바꿔!'도 아니고 '다 아파!' 그런데 왜 사람들은 여기에 의구심을 가지지 않을까? 사실 이게 참 궁금하다. 자기 삶을 자기 스스로 주도하지 못할 때 맥이 빠진다. 홍조차 나지 않는다. 그럼에도 우리는 왜 그렇게 살아가고 있는가. 사람들을 그렇게 작동하게 하는 배치가 있는 걸까? 제도 때문에? 사회 때문에? 알 수 없다. 한 가지 확실한 건 그 중심에 두려움이라는 원초적 감정이 숨어 있다는 것이다. 청춘들을 상담하면서 느낀 것. 그것 또한 이 원초적 두려움이었다.

청춘들은 두려워한다. 사회가 두렵고, 비참해질 것 같은 미래가 두렵고, 백수인 지금이 두렵다. 그래서 집에 콕 박혀 있거나 미래를 담보 삼아 현실을 회피한다. 자신의 미래로부터도 자립하지 못한 것이다. 그것은 일종의 노예 상태다. 아직 도래하지도 않은 미래에 붙들려 사는 삶. 그게 어찌 자립일 수 있겠는가. 한편으론 출구를 찾는다. 시험에 붙기만 하면, 스펙 좋은 이성을 만나기만 하면 그 원초적 두려움이 해소될 것이라고 기대한다. 하지만 그 기대도 망상에 불과하다. 그런 젊은 시절을 지나온 어른들의 상태도 별반 다르지 않다고 하지 않는가. 그것은 정말 망상일 뿐이다.

두려움은 신腎이 관장하는 감정이다. 생명의 원초적 토대가 되는 신腎이 병들거나 이상이 생겼을 때 두려움이라는 감정이 찾아온다. 곧 몸의 문제라는 것이다. 그럼 우리 청춘들은 모두 신腎에 이상이 있는 것인가. 아마도 그럴 가능성이 크다. 청춘들이나 백수들 아니 우리 현대인들이 살아가는 삶의 패턴을 보면 금방 알 수 있다. 온갖 향락과 지나친 음주가무, 밤에도 꺼질 줄 모르는 마음의 불안, 도시를 가득 채우고 있는 화려한 불빛들. 불타는 금요일이나 불타는 목요일, 아니 불타는 일주일. 이런 것들이 지금 우리 삶의 한 단면이다. 사람들은 보통 이런 상태가 어떤 상태인지 잘 안다. '나 업(up) 됐어.' 혹은 '나 상기上氣됐어.' 업 되고 상기되지 않는 것들은 지루해서 견딜 수가 없다. 그게 현대를 살아가는 우리다.

몸의 차원에서 보면 그런 것들은 다 신수腎水를 말린다. 위로 뜨고 기분이 들뜨고 미친 듯이 뛰고 싶고. 그런 건 다 화기火氣에 해당한다. 이게 조금만 심해지면 옷을 다 벗고 거리를 활보하거나 고래고래 소리를 지른다. 술을 먹은 뒤에 고래고래 소리를 지르는 사람들은 지금 술의 화기火氣를 밖으로 발산중이시다(약간의 이해와 관용을 베푸시길^^). 사실 청춘들이나 백수들이 정규직이 되고 돈을 벌어도 저런 현대적 삶의 습쭵을 따라가지 않기란 참 쉽지 않다. 아니 그런 삶을 지독하게 원하고 있기에 정규직에 목을 매고 돈에 목을 매는지도 모른다. 그런 집착과 고착 또한 화기다. 몸 이곳저곳을 흘러 다녀야 하는 기氣가 어딘가에 맺혀 있는 상태. 하나의 감정에 매여 있고 하나의 생각에 붙들려 있는 상태. 그러면 거기로부터 열이 발생하고 불이 만들어진다. 그리고 보면 우리는 온통 불구덩이 속에서 살아가고 있다. 그 불의 기운이 신수腎水를 바짝 말린다.

주목해야 할 것은 두려움이 불러오는 것들이다. 이 두려움은 결단을 내리거나 시세時勢를 파악하는 안목을 원천적으로 봉쇄시킨다. 결단의 힘은 담膽에서 나온다. 그 결단에 앞서 상황을 면밀하게 파악하고 시세를 읽는 것은 간肝의 역할이다. 담이 장비와 같이 버럭 화를 내며 전장으로 달려 나가는 기운의 형상이라면 간은 전장을 읽는 눈으로 전쟁을 이끄는 총사령관에 해당한다. 싸움의 기술 혹은 싸움의 지략은 모두 간담肝膽, 목木의 기운을 타고 나온다는 뜻이다. 두려움은 이 용맹한 목의 기운마저도 잠식해 버린다. 썩은 물水이 나무木를 죽이는 것과 같은 이치다. 두려움을 뚫고 나갈 용기마저도 병들게 하는 것. 그게 지금 우리 몸에서 일어나고 있는 현상이다. 청춘들의 개미-목소리, 선택을 하지 못하고 우왕좌왕하는 것. 모두 몸에서 만들어 내는 신호들일 뿐이다.

두렵고 불안한 이 마음을 가라앉혀 준다는 마음-산업이 번창하는 것도 같은 맥락이다. 사실 우리는 지금 우리의 몸과 마음을 어떻게 할 수가 없다. 이것만 깨달아도 마음이 오히려 편해진다. 그저 올라갈 때와 내려갈 때를 묵묵히 기다릴 뿐이다. 하지만 이 상승과 하강의 리듬 자체가 현대인들에겐 잊혀졌다. 지속적으로 상승하는 것. 지속적으로 성장하는 것. 그렇지 못하면 도태된다는 것. 그것이 뿌리 깊은 두려움의 근원으로 자리 잡고 있는 것이다. 사람들의 마음뿐만 아니다. 사람들의 몸 또한 불안해 보인다. 시대의 아이콘, 연예인들을 보면 알 수 있다. 어린아이 같은 얼굴에 엄청나게 큰 가슴과 잘록한 허리, 나무젓가락 같은 다리. 여자 연예인뿐만 아니라 남자 연예인들도 비슷하다. 마치 상체로 기운이 쏠려 있는 듯한 신체들. 왠지 모르게 균형감이 없어 보이는 몸들. 그것이 '더 높이' 오르고자 하는 우리들의 욕망과 무관할까?

사관혈, 사해와 접속하라!

한의학에서는 이런 상태를 상기上氣라고 부른다. 우리가 흔히 쓰는 말이 사실은 우리 시대를 관통하는 병적 증후와 맞닿아 있는 셈이다. 상기란 기氣가 몸 위쪽에 몰려 있다는 뜻이다. 위아래로 오르락내리락해야 하는 기가 상초에 머물러 내려오지 않으니 하초엔 당연히 힘이 없다. 이렇게 하초에 힘이 없으니 자연스레 걷기를 싫어한다. 달리고 뛰기에 적합한 청춘들이지만 걷기를 죽기보다 싫어하는 경우가 태반이다. 그야말로 공중부양족으로 살아가는 것. 요즘은 각선미를 위해서 조그만 언덕이라도 탈 것을 타고 넘어가야 한다니 더 할 말도 없다. 그렇게 하초를 쓰지 않고 상초에 기가 몰려 있는 상태가 오래되면 호흡이 짧아지고 얕아진다. "상기라는 것은 내쉬는 숨이 많고 들이쉬는 숨은 적어서 숨이 몹시 가쁜 것이다."『동의보감』, 「내경편」, '기'(氣) 가쁜 숨을 몰아쉬면서 걷는 청춘들. 짧은 호흡으로 조금만 움직여도 헉헉 되는 청춘들. 그게 우리들의 또 다른 자화상이다. 그런데 이 짧은 호흡은 실제의 삶에서도 그대로 드러난다. 긴 호흡을 가지고 해야 하는 일이나 공부의 영역에서는 아예 초장부터 떨어져나간다. 몸의 호흡이 그대로 삶의 호흡이 되어 버린 것이다.

상초上焦와 하초下焦가 서로 따로 노는 이 상황. 이 상황이 두려움을 만들어 내는 근원이자 마음을 불안하게 만드는 원인이다. 경락적으로 보면 하초에 해당하는 다리엔 비경과 신경 그리고 간경이 흘러간다. 비脾가 음식물의 소화와 몸의 수승화강을 담당한다면 신腎은 선천의 기운을 저장하고 정精을 보관한다. 간肝은 혈을 저장하고 몸에서 막혀 있는 곳을 뚫는 기능을 담당한다. 이 장부들을 원활히 작동하게 만드는 것. 그것이 하초다. 곧 소화시키고 선천의 기운을 원활하게 쓰고 몸의 영양분을 공급하는 혈을 저장하는 창고가 모두 하초에 의해서 작동한다는 것이다. 앞서 하초의 힘이 이립而立을 가능하게 한다는 건 이런 맥락이다. 하초가 제대로 작동해야 설 수 있을 뿐만 아니라 선천과 후천의 기운 또한 조율할 수 있다. 그런 점에서 다리는 그냥 다리가 아니다. 그 안엔 자립의 힘이 흘러 다닌다.

그럼 상초에 몰려 있는 기를 어떻게 해야 할까? 밑으로 내려야 한다. 이때는 걷기가 최고의 운동이다. 걸으면 자연스레 위로 올라갔던 기운이 아래로 내려간다. 이 걷기만큼이나 훌륭한 효과를 보여 주는 혈자리들도 있다. 그게 바로 합곡合谷과 태충太衝이다. 합곡과 태충은 사관혈四關穴이라고 불리는 세트다. 좌우에 2개씩 있기에 '사'四라는 숫자를 붙였다. '관'關은 관문이라는 뜻이다. 그러니까 사관혈이란 네 개의 관문이 되는 혈자리라는 뜻이다. 사관혈의 합곡은 하늘과 통하는 문, 천문天門이다. 반대로 태충은 땅과 통하는 문, 지문地門에 해당한다. 곧 천지와 통하는 네 개의 문. 그것이 사관혈인 셈이다. 사실이 두 혈자리는 걷기만큼이나 기본 중의 기본이 되는 혈자리다. 경혈의 차원에서 보면 공기와 물 같은 혈자리라고나 할까. 어느 때건 일단 이곳을 만져 주면 웬만한 병은 치료할 수 있다.

먼저 합곡合谷은 엄지와 검지손가락 사이에 위치하는 혈자리다. 아마도 많이들 아는 혈자리일 것이다. 보통 갑자기 체했을 때나 의식이 혼미할 때 손가락으로 꾹꾹 눌러 주던 그곳. 심하게 누르면 극렬한 통증이 전해져 오는 곳. 여기가 합곡이다. 합곡은 상부에 몰려 있

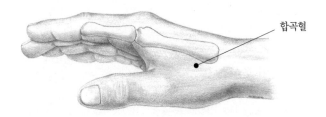

합곡혈

는 기를 흩어 버리고 열을 내린다. 막혀 있는 경락을 통하게 함은 물론이다. 하여 어딘가 꽉 막힌 것 같을 때는 이 합곡만 잘 눌러 줘도 금방 시원해진다. 반면 태충太衝은 발에 있다. 엄지발가락과 검지발가락 사이에 있는 혈자리. 태충은 간열을 내려 주고 상초에 뜬 기를 밑으로 내린다. 태충 또한 기혈이 막힌 곳을 뚫어 주는 역할을 하는 것은 물론이다. 하여, 어떤 의사는 이 합곡과 태충만으로 환자들을 치료하기도 한단다. 그만큼 효과가 좋은 혈자리라는 뜻이다.

사관혈四關穴은 사해四海와 통해 있다. 몸을 둘러싸고 있는 동서남북의 기氣의 바다, 그게 곧 사해다. 사관혈에 침을 놓는다는 건 이 사해의 기운이 몸 안으로 들어올 수 있도록 문을 연다는 뜻이다. 이 천지와 서로 접속할 때 몸에서 흐름이 생겨난다. 천지가 한순간도 멈춰 있지 않은 것과 같은 이치다. 상기上氣를 치료하는 것도 마찬가지다. 상기는 위아래로 흘러야 하는 기운이 멈춰 있고 정체되어 있는 상태다. 그 정체를 흐름으로, 멈춤을 운동으로 만들어 내는 기본혈이 합곡合谷과 태충太衝이다. 한의학에서 정체는 만병의 근원에 해당한다. 그렇기에 정체를 해소하는 기본 혈자리인 합곡과 태충만으로 병을 고칠 수 있다고 본 것이다.

태충, 혈맥이 모이는 요충지

태충太衝은 족궐음간경足厥陰肝經의 수혈輸穴이자 토혈土穴이다. 태충이라고 이름이 붙은 사연도 흥미롭다. 태太는 크다는 뜻이고 충衝은 요충지라는 뜻이다. 그러니까 큰 요충지라는 게 태충의 뜻이다. 왜 큰 요충지라는 이름을 붙인 것일까? 태충은 우리 몸에서 신맥腎脈과 충맥衝脈이 만나는 곳으로 알려져 있다. 신맥이란 신경腎經을 뜻하고 충맥은 기경팔맥奇經八脈 가운데 하나다. 신경이 정을 저장하고 선천의 기운을 관장하는 신을 움직인다면 충맥은 우리 몸의 혈을 움직이는 중요한 경맥이다. 실제로 충맥을 혈血의 바다라고 하는데 이 충맥이 여자의 월경을 관장한다. 하여, 고전에서는 '12경맥의 혈이 모두 충맥으로 모인다'라고 할 정도로 충맥을 중요하게 생각했다. 그러니까 혈을 관장하고 몸의 정을 관장하는 경맥들이 모두 이 태충을 지나고 있다는 뜻이다. 거기다 간 또한 혈을 저장하고 있는 장부이니 태충은 그야말로 혈血을 움직이는 혈자리라고도 할 수 있다. 태충은 이 혈로 하초를 튼튼하게 만든다.

그럼 태충太衝은 어디에 있을까? 태충은 "행간혈에서 2치 위 있다"『동의보감』. 엄지발가락과 검지발가락 사이를 누르면서 몸쪽으로 올라가 보면 맥이 뛰는 것이 느껴진다. 거기가 태충이다. 간혹 맥이 미약해서 도저히 맥이 느껴지지 않을 때는 눌렀을 때 가장 많이 들어가는 곳을 혈자리로 삼으면 된다. 태충은 과거엔 환자의 생사를 예측

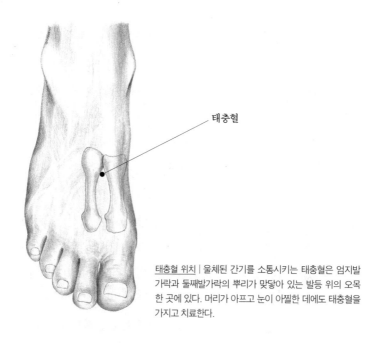

태충혈

태충혈 위치 | 울체된 간기를 소통시키는 태충혈은 엄지발 가락과 둘째발가락의 뿌리가 맞닿아 있는 발등 위의 오목한 곳에 있다. 머리가 아프고 눈이 아찔한 데에도 태충혈을 가지고 치료한다.

하는 혈자리로도 쓰였다. 환자의 태충에서 뛰는 맥이 힘이 있으면 살 수 있지만 힘이 없거나 약하면 살기가 어렵다고 봤다. 태충은 현대인 들이 필수적으로 알아야 할 혈자리에 해당한다. 스트레스가 모든 병 의 원인으로 지목되는 지금, 그 스트레스는 모두 간을 열 받게 만든 다. 스트레스로 인한 불면증이나 다몽多夢 등도 간열肝熱에 의해서 생 기는 증상들이다. 태충은 이 간열을 식혀 주는 혈자리다. 화가 나거나 극심한 스트레스가 찾아올 때면 태충을 빙글빙글 눌러 보라. 한결 나 아질 것이다.

　태충太衝은 또한 간경의 원혈原穴이다. 간의 기운을 북돋아 주는 데 태충만 한 혈자리도 없다는 뜻이다. 간은 파극지본罷極之本이라고 불리는 장부다. 피로를 능히 이겨내는 근본이 되는 장부라는 뜻이다. 우리가 잠을 자고 있을 때 몸 안의 피를 모아서 깨끗이 청소하는 것도 이 간의 역할이다. 태충은 이런 간의 기능을 활성화시킨다. 하여 하루 일과가 끝나고 자기 전에 태충만 100번 정도 마사지해 주면 피로가 쫙 풀린다. 또한 눈이 아픈 사람들에게도 태충은 명혈로 알려져 있다. 간의 구멍에 해당하는 눈의 열을 빼는 역할을 해주기 때문이다. 이 밖에도 태충의 용법은 셀 수 없이 많다. 두통頭痛과 갑자기 놀라는 증상. 목구멍이 아프고 갈증이 나는 증상. 생식기 질환은 물론 여성들의 월경통, 생리불순 등을 총망라한다. 한 가지 기억해 두어야할 것이 있다. 이런 증상들의 공통점이 바로 상기上氣에 있다는 점이다. 태충은 하초의 힘으로 이 상초의 어지러움을 바로잡는다.

이립而立 이후 10년, 공자는 자신의 마흔 살을 불혹不惑이라고 정의했다. 불혹이란 어디에도 쉽게 흔들리지 않는 중심이 생겼다는 뜻이었다. 불혹의 힘 또한 하초下焦에서 나온다. 땅에 단단하게 뿌리 박은 나무처럼 말이다. 그로부터 10년 후, 공자는 '지천명'知天命으로 스스로의 삶을 정리했다. 지천명이란 하늘이 자신에게 명한 바를 알게 되었다는 뜻이다. 곧 스스로에게 주어진 운명을 편안하게 받아들일 수 있게 되었다는 의미다. 이립에서 지천명까지, 그 평정심과 흔들림 없는 중심은 하초에서 만들어진다. 우리들의 두 다리에서 말이다.

■ 족궐음간경-경혈-금

중봉(中封), 피로야 가라!

잠은 소중해

"다크써클이 광대뼈까지 내려앉았네요."

우리는 종종 이런 말을 듣는다. 잠을 자지 못해 푸석푸석한 얼굴을 향해 던지는 독설. 이 한마디는 그 사람의 표정이나 마음을 읽고 브레이크를 걸 수 있게 만든다. 그러고 보면 사람들은 저마다 누군가에게는 의사다. 아니나 다를까. 현대인들은 쉽게 잠들지 못한다. 왜 이렇게 되었을까?

시간이 돈으로 환산되면 밤은 그저 낮의 엑스트라가 되어 버린다. 밤에는 일을 할 수 없으므로. 이런 불합리한 상황을 그냥 두고 볼 리가 없다. 앞에서도 언급했듯이, 점차 밤의 길이를 줄일 건 불 보듯 뻔한 일이다. 결국 그렇게 해서 지금, 우리 시대는 밤을 잃어버렸다. 또 밤이 사라지면서 잠 또한 계속 줄어들었다. 특히 밤 12시 이전에 자는 잠이란 미개의 표현이 되었다. 심지어 밤이 되면 쌩쌩하게 돌아다니고, 아침이 되면 그때부터 잠을 자기 시작하는 '신인류'도 출현하였다. 밤새도록 홈쇼핑을 할 수 있고, 밤새 게임을 할 수 있고, 밤새 즐길 수 있는 짓들이 수두룩하기 때문이다. 이것은 음양의 대칭성을 완벽하게 거스르고 있다는 점에서 '돌연변이'임에 틀림없다. 그들의 몸과 일상이 얼마나 건조할지는 말할 나위도 없지 않은가. 이 지경이니 꿈을 꿀 시간이 어디 있으랴. 밤과 잠과 꿈을 빼앗긴 시대 ── 아마도 언젠가 근대는 이렇게 규정될 것이다. 고미숙, 『계몽의 시대』, 북드라망, 2013, 36쪽

잠들지 못하는 사람보다 괴로운 사람이 있을까. 이는 힘든 노동을 하는 사람보다 더 고역이다. 불면증을 병으로 취급하는 것도 이 때문이다. 잠을 제대로 못 자면 몸의 기운은 탁해진다. 그러니 잠만 푹 자도 건강을 유지할 수 있다. 꿀잠을 자고 난 몸을 생각해 보라. 몸도 가뿐하고 머리도 맑고 산뜻하다. 몸속에 쌓여 있던 탁한 기운이 새로운 기운으로 탈바꿈된다. 꿀잠이 피로를 몰아낸 것이다. 궁금하다. 잠은 피로를 어떻게 푸는 것일까? 잠과 피로의 관계, 또 혈자리 중봉中封은 이것과 어떤 관련이 있는가.

간장혈과 잠

사람은 누구나 잠을 잔다. 하루에 7~8시간을 자니 인생의 삼분의 일은 잠들어 있는 셈이다. 옛날에 잠을 재우지 않는 고문이 있었던 걸

보면 잠은 인간에게 필수불가결한 생리적 본능에 해당한다고 볼 수 있다. 잠은 낮 동안의 활동으로 피로해진 몸을 쉬게 한다. 잠시 쉬면서 노폐물도 제거하고 해독도 하면서 몸을 재생시킨다. 이것은 간의 작용과 관련이 깊다.

『황제내경』黃帝內經 「소문」素問 '오장생성론'五藏生成論에 "사람이 누워 휴식할 때에는 혈액이 간肝으로 돌아간다"고 하였다. 이에 대해 왕빙王冰은 "간은 혈을 저장하고 심은 혈을 운행시킨다. 사람이 움직일 때는 혈액이 모든 경맥을 운행하고, 사람이 누워 휴식할 때는 혈액은 간장으로 돌아간다. 간이 혈해를 주관한다고 하는 것도 이 때문이다"라고 하였다. 배병철, 『기초 한의학』, 성보사, 163쪽

우리가 누워서 잠을 자면서 휴식할 때 간은 혈액을 저장하는데 이것을 간장혈肝藏血이라고 한다. 간은 반드시 일정량의 혈액을 저장해야만 정상적인 소설疏泄 기능을 유지한다소설에 대해서는 행간편을 참조. 이것은 혈액을 우리 몸의 말초 부위까지 운반하기 위해서는 간에 혈이 충분히 저장되어 있어야 한다는 말이다. 달리 얘기하면 우리 몸의 원활한 활동을 위해서는 잠을 자야 한다는 것. 만약 잠을 자지 않고 밤에도 낮과 같이 활동하게 되면 간은 쉬지 못하게 된다. 그러면 혈을 저장하지 못해 우리 몸은 혈 부족 사태가 벌어진다.

> 혈은 영기營氣가 되어 맥내脈內를 돌아다닌다. 눈은 혈을 얻어야 볼 수 있고, 발은 혈을 얻어야 걸을 수 있으며, 손바닥은 혈을 얻어야 쥘 수 있고, 손가락은 혈을 얻어야 잡을 수 있다. 『동의보감』(東醫寶鑑), 「내경편」(內經篇), '혈'(血)

혈은 우리가 먹은 음식물의 정미로운 기운이다. 이것을 일러 영기營氣라고 하는데, 이 기운이 기혈의 통로인 맥 속을 돌면서 몸을 살찌우고 윤택하게 한다. 이렇게 맥을 따라 순행하는 혈은 장부와 피부, 근육과 뼈에 이르기까지 끊임없이 순환하면서 우리 몸의 감각과 운동기능을 촉진하고 자양한다. 그래서 혈이 풍부하면 몸이 튼튼해지고 혈이 부족하면 몸이 쇠약해진다.

장경악張景岳은 "사람에게 형체가 있는 것은 오로지 혈血에 의존한다. 그러므로 혈이 부족하면 형체가 연약해지고 혈이 고갈되면 형체가 무너진다"고 하였다. 배병철, 『기초 한의학』, 280쪽 간肝에 혈액이 충분하면 감각과 운동기능이 원활하게 이루어지지만, 간혈이 부족하면 사지가 저리고 무감각하며 관절의 굴신이 여의치 않다. 또한 머리와 눈을 자양하지 못해 현기증이 나고 눈앞이 아른거린다. 두 눈은 건조하여 따끔거리고 사물이 뚜렷하게 보이지 않는 증상이 나타난다. 이 밖에도 혈이 허하면 쉽게 심화心火가 지나치게 왕성해져 피부가 가렵고, 근육 경련이 일어난다. 그야말로 피곤한 몸이 되는 것이다.

하여 이제야 말할 수 있겠다. 잠은 혈과 죽고 못 사는 사이다. 왜냐? 잠을 자야 혈을 저장할 수 있고, 그렇게 간장혈이 되어야 몸도 튼튼해지기 때문이다. 웬만한 피로에 끄떡없는 몸, 잠과 혈의 이중주가 연출되는 몸. 매일 밤 울려 퍼지는 이 생의 리듬을 우리는 너무도 소홀히 해왔다.

꿀잠 자는 법

『동의보감』에는 편안하게 잠자는 법도 나와 있다. 이왕 잠 얘기가 나왔으니 『동의보감』이 제시하는 꿀잠 자는 법도 알아 보자.

첫번째, 꿀잠 자는 법은 '옆으로 누워서 무릎을 구부리고 자라'는 것이다. 이렇게 하면 심기를 북돋아 주기 때문이다. 이와 반대로 몸을 펴고 자면 잡귀가 달려든단다. 공자가 '죽은 사람처럼 똑바로 누워 자지 않는다'고 한 것은 이를 두고 한 말이다. 이렇게 하룻밤 누워 자면서 다섯 번 정도 돌아눕는데, 두 시간에 한 번씩 돌아 눕는 것이 좋다고 한다. 『동의보감』, 「내경편」, '몽'(夢).

각양각색의 사람이 있듯이 잠을 자는 모습 역시 각양각색이다. 잠자는 모습에서 인류의 진화를 설명하는 사람도 있다. 원시시대에는 편안한 밤을 보낼 수 없었다. 맹수의 공격을 받거나 급작스런 자연재해를 맞을 수 있으니까. 그래서 원시인들은 외부의 자극에 즉각적인 행동을 취할 수 있는 자세를 취했다. 배를 땅에 깔고 엎드려 잤던 것이다. 이를 '혈자리'의 관점으로 재해석해 보자면, 외부의 공격을 막아내는 등이나 몸 바깥쪽으로 양경陽經이 흐르고, 내부 장기가 들어 있는 복부로는 주로 음경陰經이 흐른다. 우리는 누군가에게 공격을 받으면 무의식적으로 웅크리는 자세를 취하는데, 이것이 양경으로 방어를 하는 셈이다. 따라서 방어적인 자세를 취하려면 당연히 엎드려 자거나 약간이라도 모로 누워 자는 자세를 가질 수밖에 없다. 똑바로 누워 자게 되면 생명과 직결되는 장기들이 바로 노출되기 때문에 쉽게 위험에 빠지고 재빠르게 방어하기도 어렵게 된다는 것이다. 김홍경, 『내 몸을 살리는 역설 건강법』, 21세기북스, 2013, 300~301쪽 참조.

이것은 우리 몸에 외부의 사기가 침범하지 못하도록 호위하는 위기衛氣와도 연결된다. 위기는 우리 몸을 하루에 50바퀴를 도는데, 낮에는 맥 밖에서 신체의 표면을 보호하고 외부의 사기의 침입을 막으면서 25바퀴를 돈다. 그러다 밤이 되면 맥 안으로 들어가 나머지 25바퀴를 돈다. 그러니 잠을 잘 때는 위기가 맥 안으로 들어가 외부의 공격에 무방비상태가 된다. 하여 잠을 잘 때 몸을 구부려 방어적인 자세를 취하는 것이다. 이러한 방어적인 자세는 심장의 기운을 뺏기지 않는 최적의 방책이기도 하다.

둘째, '낮에 잠을 자지 말라.' 낮에 자면 기운이 빠진다. 사람의 양기는 이른 아침에 생겨나서 한낮에 가장 융성하다. 양기는 몸을 따뜻하게 하고 피부를 충만하게 한다. 양기가 우리 몸을 따뜻하게 해서 기혈의 순환을 이롭게 하는 것이다. 그런데 양기가 가장 융성한 낮에 잠을 자 버리면 음기가 성하게 되어 몸이 차갑게 된다. 그러면 기혈 순환은 정체되고, 몸은 무거워져 쉽게 피곤해진다. 그러니 낮잠을 자지 말라는 것. 여기서 말하는 낮잠은 본격적으로 자리 깔고 취침모드로 전환하는 것을 말한다. 하지만 낮에 잠깐 눈을 붙이는 휴식은 오히려 양기를 북돋아 준다. 일을 열심히 하고 점심시간에 잠깐 눈을 붙이는 것만으로도 오후 시간이 충만해지는 것을 느낄 수 있으니 말이다. 그러니 낮잠은 짧게, 기운이 처지지 않을 정도가 좋다. 한창 활동해야 할 낮에 잠을 자 버리면 활력이 떨어져 밤잠의 질도 낮아질 수밖에 없다.

셋째, '밤에 잘 때는 늘 입을 다물고 자는 습관을 들여라.' 입을 벌리고 자면 기운이 입에서 빠져나가고, 사기가 입으로 들어와서 병이 생기기 쉽다.

넷째, '더울 때는 얇은 이불을 덮고, 추울 때는 두껍게 덮어라.' 밤에 잘 때 편안하지 않은 것은 이불이 두꺼워 열이 몰렸기 때문인데, 이때는 빨리 이불을 걷고 땀을 닦은 다음, 얇은 이불로 갈아야 한다. 반대로 너무 얇은 것을 덮어 추울 때는 더 덮어 주면 편안하게 잠들 수 있다.

다섯째, '배가 고파서 잠이 오지 않으면 조금 더 먹고, 배가 불러 잠이 오지 않으면 차를 마시고 조금 돌아다니거나 앉았다가 누워라.'

여섯째, '잠을 잘 때에는 등불을 꺼라.' 등불을 켜놓으면 정신이 불안해진다.

일곱째, '똑바로 누워서 손을 가슴에 올려놓고 자지 마라.' 손을 올려놓으면 반드시 가위 눌리어 잘 깨어나지 못하기 때문이다. 만일 어두운 곳에서 누군가 가위 눌렸을 때는 불을 켜지 말고, 앞에 가까이 가서 급히 부르지 말아야 한다. 가슴 위에 올린 손을 내려준 다음, 천천히 불러서 깨워야 한다. 『동의보감』, 「내경편」, '몽'(夢)

잠에 관한 몇 가지 궁금증

이렇듯 『동의보감』에는 편안한 잠을 자는 법도 실려 있지만, 잠에 관해 궁금해하는 몇 가지 질문에도 답을 하고 있다. 지금 우리도 궁금해 하는 것들이다.

첫번째 질문, 왜 노인은 밤에 잘 자지 못하고, 젊은이는 낮에 잘 자지 못하는가?

　젊은이는 기혈이 왕성하고 근육이 윤택하며 기가 도는 길이 잘 통하기 때문에 영위營衛: 영혈과 위기가 정상으로 잘 돈다. 그러므로 낮에는 정신이 맑고 밤에는 잘 잘 수 있다. 반면에 노인은 기혈이 쇠약하고 근육이 마르고 기가 도는 길이 막혀 오장의 기가 서로 충돌하게 되고 영혈이 부족하다. 그러므로 위기가 속으로 들어가서 이를 대신한다. 때문에 낮에도 정신이 맑지 못하고 밤에는 잠을 자지 못하는 것이다.

　두번째 질문, 사람이 누워 자기를 좋아하는 것은 무엇 때문인가?

　이런 사람은 소화기관이 비대한 축에 속한다. 소화기관이 비대하면 위기胃氣가 머물러 있는 시간이 길다. 피부가 습하고 근육이 쉽게 풀리지 않아 위기의 운행도 더디다. 따라서 위기가 음의 속성을 가진 부분에 머물러 있는 시간이 길어진다. 그러니 그 기가 맑지 못해 무겁다. 그 기로 인해 눈이 감겨지므로 눕기를 좋아한다.

　세번째 질문, 잠을 많이 자는 것은 무엇 때문인가?

　잠을 많이 자는 것은 양이 허虛하고 음이 성한 것이다. 잠을 자지 못하는 것은 음이 허하고 양이 성한 것이다. 벽을 향해 자는 것은 음증陰證에 속하고, 원기元氣: 본디 타고난 기운가 허한 것이다. 밖을 향해 자는 것은 양증陽證에 속하고, 원기가 실한 것이다.『동의보감』,「내경편」,'몽'

　잠에 관한 궁금증이 어느 정도 풀렸는가? 이제 혈자리 중봉中封을 만나 보자.

중봉, 피로 적중!

중봉中封의 '중'中은 적중한다는 뜻이다. '봉'封은 이쪽과 저쪽을 구분하기 위해 높이 쌓아 올린 흙을 말한다. 그래서 그것 자체로 경계의 뜻이 있다. 중봉은 "발 안쪽 복사뼈에서 앞으로 1치 나가 오목한 곳에 있다".『동의보감』 발목 중앙에 위치한 해계解谿와 안쪽 복사뼈 대각선 약간 앞에 있는 상구商丘의 사이, 해계와 상구라는 두 개의 봉 사이에 있는 중봉. 혈의 위치를 따라 이름이 되었다.

또 다른 뜻도 있다. '봉'封은 제후에게 영토[土]를 주어, 그 지방에 가서 다스리게[寸] 한 데서 '봉'封하다의 뜻이 있다. 따라서 중봉은 적중하여 다스리게 한다는 의미도 있다. 그래서일까?『침구갑을경』鍼灸甲乙經에는 간경肝經에 이상이 있을 때 경맥이 이곳에서 폐색되므로 간경의 반응점으로 활용한다고 하였다. 그만큼 간경의 기가 잘 모인다는 뜻이다. 중봉中封은 족궐음간경足厥陰肝經의 경혈經穴로서 오행상 금金에 속하니 이를 더더욱 뒷받침한다. 금 기운은 수렴하는 기운이니 간기肝氣를 거두어들여 모집하기 때문이다.

간은 혈액을 저장하고 혈량을 조절하는 중요한 장기다. 간이 혈액을 저장하는 것은 간기肝氣가 기기氣機: 기의 운행의 소설과 조달을 주관하기 때문이다. 즉 간장혈과 간주소설의 공동 작업으로 혈류량을 조절하는 것이다. 소설하기 위해서는 장혈이 되어야 하고 장혈이 되어야 소설도 되는 것이다. 그런데 소설 작용은 간의 양기陽氣를 쓰는데, 이것은 쉽게 항진되거나 기가 위로 올라가 상역上逆하고 울결된다. 이에 반해 간음肝陰, 곧 간혈肝血은 쉽게 부족해진다. 간혈은 간을 자양하는 것뿐만 아니라 전신을 영양하니 부족해지기 쉽다. 우리가 피로를 느끼는 것도 혈이 온몸을 자양하지 못할 때 느낀다. 눈이 뻑뻑하거나 어지럽고 사지가 축 처진다. 그때 우리는 그저 눕고만 싶다. 자연스럽게 몸이 장혈하려고 하는 것이다. 그러고 보면 몸이 보내는 신호를 잘 알아채는 것만으로도 훌륭한 양생이 된다. 중봉中封은 이때 간기를 거두어 모으는 작용, 장혈이 잘 되도록 돕는다. 혈 부족 사태로 피로해진 몸을 빠르게 재생시킬 수 있도록 돕는 것이다. 중봉이 이렇게 피로에 적중해 간장혈을 돕더라도 잠을 자면서 휴식을 취하는 것에 비하면 부차적이다.

따라서 잠은 피로를 푸는 명약이다. 잠은 육체적 휴식뿐만 아니라 정신적 휴식이기도 하다. 잠과 휴식! 그것은 몸을 긴장과 억압상태에서 벗어나 호흡을 고르게 하고, 근육을 부드럽게 풀어 준다. 나아

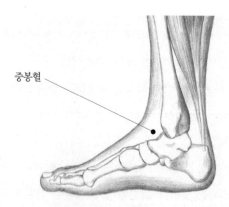

중봉혈

중봉혈 위치 | 발목 안쪽 복사뼈 아래에서 손가락 한 마디 정도 앞으로 나간 자리에 위치한 중봉혈은 이명에 특효일 뿐 아니라 정액이 새어나오거나 소변이 제대로 나오지 않는 것을 치료한다. 장혈 작용을 도와 숙면을 취하게도 해준다.

가 오장육부의 활기를 찾아 준다. 낮이 있으면 밤이 있듯이, 노동이 있으면 휴식이 있다. 문명과 자연 또한 이러한 원리 안에서 교차한다. 그러므로 잠은 대낮처럼 휘황찬란해지는 밤 문명의 불을 끄고 내 안의 자연과 교감하는 시간이다. 내 안의 자연의 리듬을 일깨우는 휴식이 필요할 땐 잠을! 또 한 가지 잊지 말자. 피로 적중, 중봉中封을.

■ 족궐음간경-합혈-수

곡천(曲泉), 근기(根氣)의 샘물

바야흐로 근육의 시대가 도래했다. 홀러덩 옷을 벗기만 하면 초콜릿 복근과 잔근육들로 무장한 몸들이 드러난다. 비단 TV에서만이 아니다. 전 국민이 '근육=건강'이라는 도식하에 근육 만들기에 몰두해 있다. 한편 d자 형 몸매와 근육이라고는 찾아볼 수도 없는 나의 몸은 게으름의 상징으로 낙인 찍히고 만다. 아, 근육만 알아주는 이 더럽고 분한 세상!

　대체 근육이란 언제부터 이토록 '추앙'받아온 것인가. 사실 동양에서 근육이 강조된 적은 거의 없다. 무사들을 그린 그림만 봐도 알 수 있다. 동양화에 등장하는 무사들의 몸은 얼핏 보면 어린아이의 몸처럼 보인다. 귀엽고 매끈한 곡선으로 이루어져 있다. 반대로 울퉁불퉁하고 보기만 해도 주눅이 드는 근육들을 강조한 것은 서양이다. 다비드상을 비롯한 온갖 조각상들엔 근육들이 아주 많이 붙어 있다. 심지어는 '아니, 저곳에도 근육이 만들어질 수 있는가'라는 의심이 드는 부위까지도 근육질이다. 대체 무엇 때문에 서양인들은 이토록 근육을 좋아했던 것일까?

근육의 역사

그리스의 근육질 몸의 역사에는 처음부터 줄곧 그리스인이 다른 사
람들이나 다른 것들, 즉 동물이나 야만인 그리고 여성들과 비교하
여 자신을 정의한 역사가 포함되어 있었다.구리야마 시게히사, 『몸의 노래』,
이음, 2013, 152쪽.

서양에서 근육질의 몸이 강조된 건 그리스 시대였다. 그들은 근육
을 통해 자신과 타자를 구분했다. 근육은 권력의 상징이자 정복을 의
미했다. 반대로 야만인, 여성들, 노예들은 근육이 없는 몸으로 묘사
됐다. 아리스토텔레스 또한 이 권력의 이방인들을 이렇게 묘사했다.
"형상이 없는 몸과 부족한 열정 때문에 여성스럽고, 여성스런 목소리
를 내며, 볼품없고 분절되지 않은 거세된 환관과 같다."구리야마 시게히사,
『몸의 노래』, 145쪽.

　　근육은 개인의 정체성과도 관련되어 있었다. 외부로부터 어떠한
침해도 받지 않는 상태에서 자신의 삶을 살아가는 것. 그것은 순전히
근육에 의해서였다. 하여, 그들은 근육을 "의지적 움직임을 수행하는
기관"으로 해석했다. 근육이 있어야 주체적으로 움직이고 삶을 선택
할 수 있다고 본 것이다. 그렇기에 근육에 대한 관심은 또한 주체적
삶에 대한 문제와도 결부되어 있었다.

　　의학에서는 해부학이 근육에 매달렸다. 우리는 흔히 해부를 하

다가 근육을 발견했을 것이라고 생각한다. 하지만 반대다. 초기의 해부학은 순전히 근육질의 몸이 어떻게 운동하는가를 밝혀내기 위해 행해졌다. 생명력을 주관하고 생성하고 창조하는 것의 힘이 이 근육으로부터 나온다고 믿었기 때문이다. 흥미롭게도 서양에서의 근육은 그 자체로 인간의 본질에 해당했다.

반대로 동양에서 근육보다 중요한 것은 언제나 맥脈이었다. 맥의 핵심은 흐름이다. 맥이라는 통로를 통해 기혈氣血이 쉬지 않고 흘러 다닌다. 이 흐름이 몸의 생명력을 관장한다. 그렇기에 무사들의 몸을 그릴 때에도 몸의 근육보다는 그들의 동작이 어떻게 흘러가는가를 보여 주는 것에 포커스가 맞춰져 있었다. 보이지 않는 곳에서 일어나는 운동이 생명력을 주관한다는 것이 동양에서 포착한 몸이었다.

차이는 분명하다. 서양의 근육질 몸이 권력과 영토성의 상징이라면 동양의 맥은 유동성과 변화를 의미한다. 겉으로 드러난 근육에서 자아를 찾는 방식과 보이지 않는 곳에서 흘러 다니는 기氣를 통해 존재에 다가가는 방식. 그것이 지금 우리가 서 있는 서양의학과 동양의학의 서로 다른 지반이다. 그렇다면 동양의학에서 근육이란 어떤 것이었을까?

『동의보감』에서의 근육

『동의보감』에 따르면 근筋과 육肉은 서로 다르다. 아예 파트 또한 나눠져 있다. 근筋이 간肝과 연결되어 있다면 육肉은 비脾와 연결되어 있다. 팔을 뚝 잘라서 보면 더 흥미롭다. 가장 안쪽엔 뼈가 있다. 뼈는 신수腎水가 관리한다. 근은 간목肝木이, 그 다음에 맥은 심화心火, 육은 비토脾土가, 피부는 폐금肺金이 담당한다. 찬찬히 보면 가장 안쪽의 수水로부터 목木-화火-토土-금金의 순서로 되어 있다. 우리가 흔히 근육이라고 부르지만 전혀 다른 지층에 있는 셈이다.

근筋은 간肝이 주관한다. 근에 문제가 생긴 것은 간肝에 문제가 발생했기 때문이다. 간은 나무의 기운이다. 높이 올라간 나무의 몸을 어루만져 보면 근육이 아주 단단하다. 이 근육으로부터 움켜쥐는 힘, 버티는 힘이 나온다. 아무리 바람에 흔들려도 나무가 쓰러지지 않는 것도 이 힘에 의해서다. 하여, 간과 근의 작용을 한의학에선 파극罷極이라고 부른다. 아무리 힘든 일이 있어도 그것을 견디고 극복하는 힘이 간과 근에서 나온다는 뜻이다. 이른바 근기根氣라고 하는 힘이 바로 여기서 나온다는 뜻이기도 하다.

몸의 근筋을 총체적으로 관리하는 것이 간肝이라면 부분적으로 관리하고 있는 것은 경맥經脈이다. 이 점도 놀랍다. 경맥이 근을 관리하는 주체라니. 흘러 다니는 것이 고정된 것을 부리는 주체라니 말이다. 대개 우리는 반대로 생각한다. 중심을 잡고 자리를 차지한 것이 주인이고 그 주위를 맴도는 것이 부수적이라고 생각하지 않는가. 그런데 여기선 정반대다. 그런 점에서 흐름을 생산하는 것이 축적하고 쌓고 고정되어 있는 것보다 우위에 있다. 동양철학이 흐름을 강조하는 것과 같은 맥락이다.

각각의 경맥엔 경근經筋이라는 근이 붙어 있다. 따라서 근에 병이 생기는 원인 또한 경맥의 문제가 일차적이다. 경맥의 흐름이 정체되거나 너무 과도해지면 경맥에 붙어 있는 근에도 문제가 생긴다. 이 경근들 가운데 중심에 해당되는 근 또한 있다. 그건 종근宗筋이라고 불리는 근이다. 종근은 가슴으로부터 생식기까지의 근육을 의미한다. 흔히 식스팩이 만들어지는 그곳이 바로 종근의 활동 영역이다. 종근은 관절을 움직이고 뼈가 형체를 유지하는 데 아주 중요한 역할을 담당한다. 특히 생식기는 종근이 모이는 곳이다. 남자들이 초콜릿복근에 열을 올리는 것이 신체적으로 보면 굉장한 성적 표현인 셈이다.

우리를 괴롭히는 근육병들

한국은 파스의 왕국이다. 다른 나라에 비해 파스의 종류 또한 엄청나다. 그만큼 근육통이 일반화된 질병이기도 하면서 사람들이 많이 앓고 있는 병이라는 뜻이기도 하다. 그럼 근육병들은 어떻게 생기는 것일까?

걷지 않으면 근육에 병이 생긴다. 특히 무릎은 몸에 있는 근육들이 다 모이는 곳이다. 이곳을 써야 근육이 건강해지는데 걷지 않으면 말짱 도루묵이다. 물론 너무 오래 걸어도 문제다. 특히 근육을 상하게 하는 데는 육체를 과도하게 쓰는 것도 그 원인이 된다. "육체는 수고스럽고 마음은 편안한 사람은 질병이 흔히 근육에만 생긴다."『동의보감』 (東醫寶鑑), 「외형편」(外形篇), '근'(筋) 그런데 뭔가 좀 이상하다. 현대인들은 과거에 비해 근육을 고생스럽게 하지 않는데 훨씬 더 많은 근육통에 시달린다. 대체 왜? 이유는 습열濕熱에 있다.

『동의보감』에 등장하는 근육병은 근계筋瘈, 전근轉勤, 근위筋痿가 전부다. 의외로 근육병이 많지 않다. 근계筋瘈는 근육이 열에 의해서 쪼그라들면서 일으키는 경련을 의미한다. 과로로 인해서 열이 나면서 삭신이 쑤시고 아플 때 나타나는 증상이 근계다. 전근轉勤은 근육이 뒤틀리는 것을 말한다. 전근은 특히 "술과 고기를 많이 먹고 찬바람에 감촉되어 생긴다." 술과 고기를 과도하게 섭취하고 길바닥에 널브러져서 자면 입이 돌아간다고들 하는데 그것이 전근의 일종에 해당한다.

마지막으로 근위筋痿는 음위陰痿라고도 불린다. 발기 불능의 증상이 바로 이것이다. 이것은 "음란한 생각을 자주 하거나 성생활을 지나치게 했을 때" 생긴다. 근본적인 원인은 역시 간기肝氣에 열이 발생하고 그로 인해 근이 엿가락처럼 늘어져 버린 탓이다. 다리에 맥이 풀려서 잘 걷지도 못하는 것도 이 근위의 일종이다.

처방은 간단한다. 이 병들의 공통점에 해당하는 열사熱邪를 제거하는 것이다. 또한 몸에 열이 나면서 생기는 습濕을 빼주는 것도 급선무에 해당한다. 간혹 근육통이 있을 때 몸을 써서 땀을 내고 나면 몸이 좀 풀리는 것 같은 이유도 자연스럽게 습열이 제거된 탓이다. 그래서 근육이 아프다고 늘어져 있으면 통증이 더 심해진다. 몸을 써서 근육에 뭉친 열을 빼야 한다. 또 다른 방법 한 가지. 근육이 땅겨서 펴지지 않을 때는 이런 방법도 있다.

외상을 당한 후 근육이 땅겨서 펴지 못하는 것을 치료하거나, 다른 병에서 근육이 오그라드는 경우에도 쓸 수 있다. 큰 대나무대롱을 1자 남짓하게 잘라서 양쪽에 구멍을 하나씩 뚫고 노끈을 꿰어 허리에 걸고 앉아서 발을 들고 주물러 주기를 오랫동안 하면 반드시 효과가 있다. 어떤 사람이 말에서 떨어져 정강이가 부러져서 다리 근육이 오그라들어 걷지를 못하였다. 그때 한 도인道人을 만났는데, 이 방법을 가르쳐 주어 며칠 하였더니 곧 평상시처럼 나았다. 『동의보감』, 「외형편」, '근'

뭔가 특별한 게 있을 거 같지만 특별한 게 없다. 그냥 대나무를 구해서 허리에 차고 발을 주물러 주기만 하면 된다. 참 쉽다.^^ 물론 이런 것들로 쉽사리 낫지 않을 때는 약을 써야 한다. 약을 쓸 형편이 되지 않을 때라면 혈자리에서 곡천혈曲泉穴이 직효를 발휘한다.

구부러진 샘, 곡천

곡천曲泉은 족궐음간경足厥陰肝經의 합혈合穴이자 수水의 기운을 내는 혈자리다. 이 수의 기운으로 근육에 생긴 열을 내리고 경직된 근육들을 풀어 준다. 근육에 문제가 생겼을 땐 곡천을 써야 하는 이유가 이 것이다. 곡천이라는 이름이 붙은 것도 이와 무관하지 않다. 곡천은 무릎 근처에 있는 혈자리다. 무릎은 걸을 때마다 구부러졌다 펴진다. 그래서 '굽을 곡曲'이라는 글자를 썼다. 샘물을 뜻하는 '천泉'을 쓴 건 이곳에서 근육에 필요한 물이 샘솟기 때문이다.

곡천曲泉은 몸의 수액대사에도 유용하게 쓰이는 혈자리 가운데 하나다. 특히 소변을 보기 힘들거나 소변이 아예 나오지 않을 때 곡천을 이용한다. 소변을 따라 정액이 흘러나오는 증상이나 여자들의 월경장애도 효과적이다. 뿐만 아니라 생식기에 발생하는 각종 염증

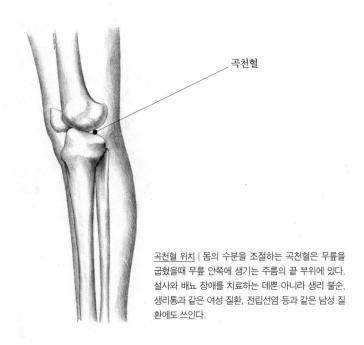

곡천혈

곡천혈 위치 | 몸의 수분을 조절하는 곡천혈은 무릎을 굽혔을때 무릎 안쪽에 생기는 주름의 끝 부위에 있다. 설사와 배뇨 장애를 치료하는 데뿐 아니라 생리 불순, 생리통과 같은 여성 질환, 전립선염 등과 같은 남성 질환에도 쓰인다.

들, 고환염이나 요도염, 전립선염을 치료하는 것도 곡천이다.

　그럼 곡천曲泉은 어디에 있을까?『동의보감』에 따르면 곡천은 "무릎을 굽혔을 때 가로 간 금의 끝"에 있다. 만약 곡천을 찾기 어렵다면 무릎이 접히는 부분을 계속해서 마사지해 줘도 효과를 볼 수 있다. 특히 몸에 열이 많고 몸이 자주 뻣뻣해진다면 반드시 곡천을 기억해야 한다.

　근기根氣는 무언가를 오래 지속할 수 있는 힘이다. 이 힘이 발휘되려면 몸이 바탕이 되어야 한다. 몸에서 그 집념과 오기를 생산하는 것은 근육이다. 이 근육을 써서 몸을 움직일 때 그것이 삶의 근기로 전환된다. 현대인들은 쉽게 포기하고 쉽게 좌절한다. 이 상태를 벗어나고 싶다면 우선 걸어라. 앞서 말했듯 무릎에 모든 근육들이 모여 있으므로. 근기를 기르는 혈자리인 곡천 또한 무릎에 있으므로.

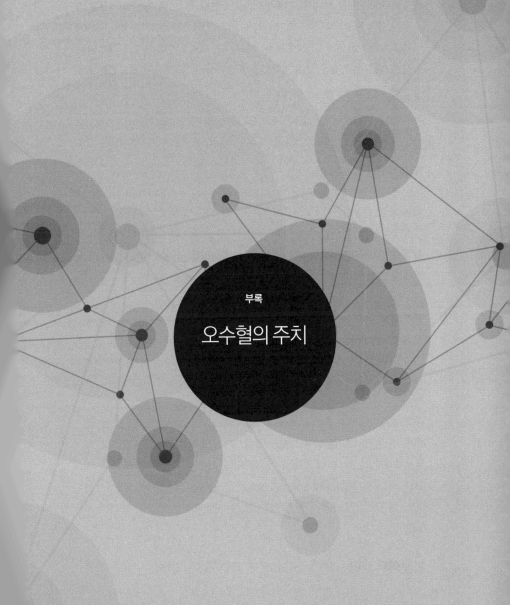

부록

오수혈의 주치

■ 침을 놓거나 뜸을 뜰 때에는 척관법의 단위를 쓴다. 1치는 약 3cm이고, 1푼은 약 3mm이다. 뜸을 뜰 때 뜸봉 한 개는 20세 장정이 견딜 만한 정도라고 하여 장(壯)이 라고 한다. 보통 쌀알 크기의 뜸봉 한 개를 태우는 것을 '1장'이라고 한다. 예를 들어, '침은 3푼을 놓고, 뜸은 3장을 뜬다'면 침은 약 9mm의 깊이로 찔러 넣고, 뜸은 쌀알 크기의 뜸봉을 3장 태우는 것이다.

수태음폐경

척택(尺澤) 팔꿈치 안쪽 가로금 중앙에서 큰 힘줄의 바깥쪽에 있다. 침은 3푼 깊이로 놓지만, 뜸을 떠서는 안 된다. 목구멍이 부어서 막힌 것, 혀가 마르는 것, 옆구리가 아 픈 것, 배가 더부룩하면서 불러 오르는 것, 천식, 토하고 설사하는 것이 멎지 않는 것, 간질, 몸살, 팔다리가 갑자기 붓는 것, 팔과 팔꿈치가 아픈 것을 치료한다.

경거(經渠) 촌구 아래에 있으며 관맥 부근에 있다. 촌구와 관맥은 진맥할 때 손가락 을 대어 보는 자리들이다. 흔히 두번째 손가락이 닿는 부위가 촌구이며, 그 아래로 세 번째 손가락이 닿는 부위가 관맥이다. 네번째 손가락이 닿는 부위는 척맥이라고 부른 다. 침은 3푼 깊이로 놓지만, 뜸을 떠서는 안 된다.

태연(太淵) 손바닥과 손목이 만나는 부위에 나타나는 가로금 끝부분의 약간 들어간 곳에 있다. 침은 2푼 깊이로 놓고, 뜸은 3장을 뜬다. 눈에 하얀 막이나 군살이 생긴 것, 목구멍이 마르는 것, 구역질, 딸꾹질, 기침과 천식이 있을 때 침에 피가 섞여 나오는 것, 폐가 부풀어 올라 답답하여 누워 있지 못하는 것, 결분혈의 안쪽부터 땅기면서 아픈 것, 가슴이 막힌 듯하면서 아픈 것, 기가 위로 치밀어 오르는 것, 가슴이 아픈 것을 치 료한다.

어제(魚際) 엄지손가락의 첫번째 뼈 안쪽에 혈맥이 퍼져 있는 곳에 있다. 침은 2푼 깊이로 놓지만, 뜸을 떠서는 안 된다. 두통, 현기증, 목소리가 나오지 않거나 말이 나오지 않는 것, 열병에 오한이 나면서 턱이 덜덜 떨리는 것, 갑자기 토하고 설사하는 것, 침에 피가 섞여 나오는 것, 피를 토하는 것, 복통, 음식을 먹지 못하는 것, 기침을 하면 꽁무니까지 땅기면서 아픈 것을 치료한다.

소상(少商) 엄지손가락 안쪽으로, 손톱이 자라나오는 곳의 모서리에서 부춧잎만큼 떨어진 곳에 있다. 침은 1푼 깊이로 놓지만, 뜸을 떠서는 안 된다. 몸을 벌벌 떨면서 주기적으로 열이 나는 것, 숨 쉴 때 목에서 소리가 나는 것, 구토, 천식, 기침, 딸꾹질, 손의 감각이 무딘 것, 귀 앞부분이 아픈 것, 명치 밑이 답답하고 그득한 것, 땀이 나고 오한이 드는 것을 치료한다.

수양명대장경

상양(商陽) 둘째손가락 안쪽으로, 손톱이 자라나오는 곳의 모서리에서 부춧잎만큼 떨어진 곳에 있다. 침은 1푼 깊이로 놓지만, 뜸을 떠서는 안 된다. 가슴이 그득한 것, 팔다리가 붓는 것, 열이 나지만 땀이 나오지 않는 것, 이명, 귀가 먹어 들리지 않는 것, 기침, 천식, 몸을 벌벌 떨면서 주기적으로 열이 나는 것, 입이 마르는 것, 턱이 붓는 것, 치통, 오한, 어깨와 등이 만나는 곳부터 결분혈까지 땅기면서 아픈 것을 치료한다.

이간(二間) 둘째손가락의 첫번째 뼈와 두번째 뼈가 만나는 곳 앞쪽으로 푹 꺼진 곳에 있다. 침은 3푼 깊이로 놓고, 뜸은 3장을 뜬다. 목구멍이 부어서 막힌 것, 어금니 부위의 턱이 붓는 것, 어깨와 등이 만나는 곳이 아픈 것, 덜덜 떨면서 추위를 타는 것, 코막힘, 코피, 잘 놀라는 것, 입이 비뚤어지는 것, 눈이 갑자기 보이지 않는 것, 상한으로 생긴 급성 열병을 치료한다.

삼간(三間) 둘째손가락의 첫번째 뼈와 두번째 뼈가 만나는 곳 뒤쪽으로 푹 꺼진 곳에 있다. 침은 3푼 깊이로 놓고, 뜸은 3장을 뜬다. 목구멍이 부어서 막힌 것, 치통, 나른

하여 자려고만 하는 것, 가슴이 그득한 것, 입술이 타면서 입이 마르는 것, 눈이 아픈 것, 코 막힘, 코피, 혀를 입 밖으로 내밀고 들여보내지 못하는 것, 목이 기울어진 것, 잘 놀라는 것, 몸에 열이 나면서 천식이 있는 것, 배에서 소리가 나고 물똥을 심하게 싸는 것, 오한이 심하고 열은 조금 나는 것을 치료한다.

양계(陽谿) 손등의 손목 부위에 나타나는 두 힘줄 사이 움푹 들어간 곳에 있다. 침은 3푼 깊이로 놓고, 뜸은 3장을 뜬다. 두통, 눈이 아픈 것, 눈에 막이 낀 것, 귀가 아픈 것, 이명, 목구멍이 아픈 것, 혀를 입 밖으로 내밀고 들여보내지 못하는 것, 손바닥에 열이 나는 것, 팔꿈치 밑으로 힘이 없어서 팔을 들지 못하는 것, 미친 소리를 하면서 잘 웃고 헛것을 보는 것, 가슴이 그득하고 답답한 것, 심장 부근이 아픈 것, 한열이 오락가락 하면서 몸을 벌벌 떠는 것, 피부가 몹시 가렵고 헌 것을 치료한다.

곡지(曲池) 팔꿈치의 바깥쪽으로, 팔꿈치를 구부리면 위아래 뼈 사이에 나타나는 가로금의 끝부분에 있다. 깍지 낀 두 손을 가슴을 댄 상태에서 혈자리를 잡는다. 침은 5푼 깊이로 놓고, 뜸은 3장을 뜬다. 두통, 목구멍이 부어서 막힌 것, 팔뚝이 시큰 거리고 아파서 들지 못하는 것, 반신불수, 힘줄이 늘어져서 구부렸다 폈다 하지 못하는 것, 겨드랑이가 아픈 것, 어깨가 아픈 것, 피부가 건조한 것, 두드러기, 경련, 간질, 한열이 오락가락하면서 갈증이 나는 것, 가슴이 그득한 것, 상한에 열이 남아 있는 것을 치료한다.

족양명위경

족삼리(足三里) 무릎 바로 아래 움푹 들어간 곳으로부터 3치 내려가 경골 바깥쪽 살이 있는 곳에 있다. 침은 1촌 깊이로 놓고, 뜸은 7장을 뜨는데 많이 뜰수록 좋다. 머리가 어지럽고 현기증이 나는 것, 입이 쓴 것, 입을 악물고 벌리지 못하는 것, 턱이 덜덜 떨리는 것, 입이 비뚤어지는 것, 목구멍이 부어서 막힌 것, 구토, 미친 소리를 하고 미친

듯이 웃는 것, 기침을 하면서 침을 많이 뱉는 것, 젖이 붓고 멍울이 생기는 것, 위가 약해져서 음식 냄새도 맡지 못하는 것, 많이 먹어도 자주 허기지는 것, 갑자기 토하고 설사하는 것, 배꼽 부위와 늑골 아래쪽이 땅기면서 아픈 것, 옆구리가 빵빵해지는 것, 배가 더부룩하면서 불러 오르는 것, 배에서 소리가 나는 것, 가슴과 배에 어혈이 있는 것, 몸이 붓는 것, 몸을 벌벌 떨면서 주기적으로 열이 나는 것, 이질, 설사, 몸이 뜨겁고 배도 뜨거운 것, 오한, 팔꿈치가 아픈 것, 명치 밑이 답답하고 그득한 것, 복통, 요통, 다리나 무릎에 힘이 없는 것, 발에서 열이 나는 것, 아랫배가 단단하고 그득한 것, 소변이 잘 나오지 않는 것, 음식냄새에 기생충이 발작하는 것, 허로로 여위는 것, 신장의 기운이 약해져서 몸이 허약해지고 고달픈 것을 치료한다.

해계(解谿) 발목 위에 신발끈을 매는 곳에 있다. 내정혈로부터 6촌 위에 있다. 침은 5푼 깊이로 놓고, 뜸은 3장을 뜬다. 오래도록 낫지 않는 두통, 현기증, 눈이 충혈된 것, 얼굴이 붓는 것, 입이 아픈 것, 치통, 혀가 붓는 것, 배가 더부룩하면서 불러 오르는 것, 갑자기 토하고 설사하면서 힘줄이 뒤틀리는 것, 무릎과 허벅지 부위가 붓는 것, 정강이가 시큰거리는 것, 경련, 간질, 몸을 벌벌 떨면서 주기적으로 열이 나는 것을 치료한다.

함곡(陷谷) 내정혈로부터 2촌 위, 뼈 사이에 움푹 들어간 곳에 있다. 침은 5푼 깊이로 놓고, 뜸은 3장을 뜬다. 얼굴과 눈에 종기가 나거나 붓는 것, 열병을 앓는데 땀이 나지 않는 것, 오한으로 벌벌 떠는 것, 몸을 벌벌 떨면서 주기적으로 열이 나는 것, 가슴과 옆구리 부위가 팽팽하면서 그득한 것, 배가 그득하고 트림을 자주하는 것, 배에서 소리가 나고 아픈 것을 치료한다.

내정(內庭) 둘째발가락과 셋째발가락 사이에 움푹 들어간 곳에 있다. 침은 3푼 깊이로 놓고, 뜸은 3장을 뜬다. 입을 악물고 벌리지 못하는 것, 입이 비뚤어지는 것, 벌레로 인한 치통, 배가 불러와서 숨을 제대로 쉬지 못하는 것, 팔다리에 힘이 없고 싸늘해지는 것을 치료한다.

여태(厲兌) 둘째발가락 바깥쪽으로, 발톱이 자라나오는 곳의 모서리로부터 부춧잎만큼 떨어진 곳에 있다. 침은 1푼 깊이로 놓고, 뜸은 1장을 뜬다. 코가 잘 통하지 않으면서 누런 콧물이 나오는 것, 입을 악물고 벌리지 못하는 것, 혀를 입 밖으로 내밀고 들여보내지 못하는 것, 충치, 목구멍이 부어서 막힌 것, 목이 기울어진 것, 명치가 그득하면서 아픈 것, 정강이가 차가운 것, 한열이 오락가락하면서 몸을 벌벌 떠는 것, 음식을 먹고 싶지 않은 것, 배가 불러와서 숨을 제대로 쉬지 못하는 것, 시체처럼 쓰러지는 것, 까무러치는 것을 치료한다.

족태음비경

은백(隱白) 엄지발가락 안쪽으로, 발톱이 자라나오는 곳의 모서리에서 부춧잎만큼 떨어진 곳에 있다. 침은 1푼 깊이로 놓지만, 뜸을 떠서는 안 된다. 코피, 갈증, 천식, 구토, 가슴이 아픈 것, 뱃속으로 찬 기운이 들어와서 배가 더부룩하게 불러 오르는 것, 갑자기 설사가 나오는 것, 정강이 속으로 한열이 오르내리는 것, 발이 따뜻해지지 않는 것, 갑자기 시체처럼 쓰러져서 사람을 알아보지 못하는 것을 치료한다.

대도(大都) 엄지발가락의 첫번째 뼈와 두번째 뼈가 만나는 곳 앞쪽으로 푹 꺼진 곳에 있다. 침은 3푼 깊이로 놓고, 뜸은 3장을 뜬다. 현기증, 손발에 힘이 없는 것, 구토, 갑자기 설사가 나오는 것, 갑자기 토하면서 설사하는 것, 가슴이 아픈 것, 배가 더부룩하게 불러 오르는 것, 열병에 땀이 나오지 않는 것을 치료한다.

태백(太白) 엄지발가락 안쪽에 발몸뼈라고 불리는 척골 밑에 움푹 들어가는 곳에 있다. 침은 3푼 깊이로 놓고, 뜸은 3장을 뜬다. 두통, 머리가 무거운 것, 뒷목이 아픈 것, 갑자기 토하면서 설사하고 간혹 설사에 피고름이 섞여 나오는 것, 가슴과 옆구리가 팽팽하게 불러 오르면서 아픈 것, 복통, 배가 더부룩하게 불러 오르는 것, 뱃속에서 소리가 나는 것, 요통 때문에 구부렸다 폈다 하지 못하는 것, 열병으로 가슴이 답답한 것, 대변을 보기 어려운 것을 치료한다.

상구(商丘) 발 안쪽 복숭아뼈 아래로부터 약간 앞쪽의 움푹 들어간 곳에 있다. 침은 4푼 깊이로 놓고, 뜸은 3장을 뜬다. 명치에 찬 기운이 있는 것, 비장이 아픈 것, 비장에 열이 있는 것, 비장의 기운이 허하여 즐겁지 않은 것, 배가 더부룩하게 불러 오르는 것, 가슴이 답답한 것, 뼈가 시큰거리면서 아프고 무거워 거동이 어려운 것, 간질, 몸을 벌 벌 떨면서 주기적으로 열이 나는 것, 이질에 피가 섞여 나오면서 뒤가 무거운 것, 치질 이 뼈까지 삭여서 끊어진 것, 사타구니 안쪽이 아픈 것, 산증이 아래위로 이동하는 것, 아랫배가 단단하고 아프면서 생식기까지 땅기는 것을 치료한다.

음릉천(陰陵泉) 무릎 아래 안쪽으로 뼈가 도드라진 곳 밑에 푹 꺼진 곳에 있다. 무릎 을 부리고 혈자리를 잡는다. 침은 5푼 깊이로 놓고, 뜸은 뜨지 않는다. 명치 아래가 그 득한 것, 찬 기운이 들어와서 배가 불러 오르고 옆구리까지 그득한 것, 뱃속에 물기운 이 그득한 것, 천식, 갑자기 토하면서 설사하는 것, 발이 아픈 것, 요통, 아랫배가 단단 하면서 땅기는 것, 소변이 제대로 나오지 않는 것, 소변을 가리지 못하는 것, 요실금, 부 녀자의 산증을 치료한다.

수소음심경

소해(少海) 팔꿈치 안쪽 가로금이 끝나는 부위에 움푹 꺼진 곳에 있다. 팔을 머리 쪽 으로 구부려서 혈자리를 잡는다. 침은 3푼 깊이로 놓고, 뜸은 5장을 뜬다. 두통, 눈의 흰자위가 누런빛을 띠는 것, 현기증, 뒷목이 뻣뻣해지는 것, 치통, 구토, 어깨로부터 등- 팔꿈치-겨드랑이-옆구리-뒷목까지 땅기면 아픈 것, 간질에 혀를 입 밖으로 내밀고 들 여보내지 못하는 것, 몸을 벌벌 떨면서 한열이 오르내리고 땀이 나는 것, 팔다리를 들 지 못하는 것을 치료한다.

영도(靈道) 손바닥 쪽의 손목주름에서 몸 쪽으로 1촌 반 떨어진 곳에 있다. 침은 3푼 깊이로 놓고, 뜸은 3장을 뜬다. 슬프거나 두려울 때 심장이 아픈 것, 경력, 팔꿈치 부위가 뒤틀리는 것, 갑자기 목이 쉬거나 말을 못하는 것을 치료한다.

신문(神門) 손목 뒤쪽에 튀어나와 있는 뼈 끝부분에 맥이 뛰는 곳이며, 푹 꺼져 들어간 곳이다. 침은 3푼 깊이로 놓고, 뜸은 7장을 뜬다. 정신 나간 것처럼 웃거나 우는 것, 목구멍이 부어서 막힌 것, 가슴이 아픈 것, 트림을 자주하는 것, 두렵고 슬퍼하면서 숨을 얕게 쉬는 것, 몸을 벌벌 떨면서 주기적으로 열이 나는 것, 찬 것을 마셔서 오한이 든 것, 팔이 오그라들고 뒤틀리는 것, 천식, 소변이 저절로 나오는 것, 어른과 아이의 간질 5가지를 치료한다.

소부(少府) 새끼손가락의 첫번째 뼈와 두번째 뼈가 만나는 곳 뒤쪽으로, 노궁혈과 수직을 이루면서 푹 꺼진 곳에 있다. 침은 3푼 깊이로 놓고, 뜸은 5장을 뜬다. 목구멍에 군살이 있는 것처럼 숨을 쉬는 것, 손바닥에서 열이 나는 것, 팔꿈치-겨드랑이-손이 뒤틀리면서 땅기는 것, 가슴이 아프고 답답하면서 그득한 것, 사람이 두려워서 가슴이 두근거리고 꺼리는 것, 생식기가 아프고 가려운 것, 소변이 저절로 나오는 것을 치료한다.

소충(少衝) 새끼손가락 안쪽으로, 손톱이 자라나오는 곳의 모서리에서 부춧잎만큼 떨어진 곳에 있다. 침은 1푼 깊이로 놓고, 뜸은 1장을 뜬다. 혀가 아픈 것, 입안에서 열이 나는 것, 목구멍으로 신물이 넘어오는 것, 손바닥이 뜨거운 것, 심장이 아픈 것, 담(痰)이 있어서 가슴이 답답한 것, 슬프고 두려워하면서 자주 놀라는 것, 손-팔꿈치-겨드랑이가 오그라들고 아픈 것, 몸에 불이 난 듯이 열이 나는 것, 간질로 거품을 토하는 것을 치료한다.

수태양소장경

소택(少澤) 새끼손가락 바깥쪽으로, 손톱이 자라나오는 곳의 모서리에서 부춧잎만큼 떨어진 곳에 있다. 침은 1푼 깊이로 놓고, 뜸은 3장을 뜬다. 두통, 눈에 막이 생겨서 눈동자를 가리는 것, 입안에 열감이 있으면 입이 마르는 것, 혀가 굳는 것, 목구멍이 부어서 막힌 것, 끈적끈적한 침을 뱉는 것, 오한이 심하고 열이 조금 나는데 땀이 나오지 않는 것, 경련, 기침, 새끼손가락을 쓰지 못하는 것을 치료한다.

전곡(前谷) 새끼손가락 바깥쪽에, 첫번째 뼈와 두번째 뼈가 만나는 곳 앞쪽으로 푹 꺼진 곳에 있다. 침은 1푼 깊이로 놓고, 뜸은 3장을 뜬다. 눈가가 문드러지는 것, 눈물을 너무 흘려서 눈에 막이 생기는 것, 코막힘, 이명, 목구멍이 붓는 것, 목 앞뒤가 모두 아픈 것, 팔이 아프면서 팔꿈치가 뒤틀리는 것, 열병에 땀을 내지 못하는 것, 몸을 벌벌 떨면서 주기적으로 열이 나는 것, 기침, 코피, 소변이 붉은 것을 치료한다.

후계(後谿) 새끼손가락 바깥쪽에, 첫번째 뼈와 두번째 뼈가 만나는 곳 뒤쪽으로 가로금의 끝부분이다. 주먹을 쥐어 혈자리를 잡는다. 침은 1푼 깊이로 놓고, 뜸은 1장을 뜬다. 천식, 몸에 열이 나고 오한이 나는 것, 가슴이 그득한 것, 간질을 치료한다. 나머지는 전곡혈과 같은 작용을 한다.

양곡(陽谷) 손등의 손목 바깥쪽으로 솟아 있는 뼈 밑에 푹 들어가는 곳에 있다. 침은 2푼 깊이로 놓고, 뜸은 3장을 뜬다. 현기증, 치통, 정신 나간 것처럼 웃거나 아무렇게나 말하는 것, 배가 그득하게 불러 오르는 것, 치질, 발기부전, 두통, 옆구리와 겨드랑이가 아픈 것, 어깨-팔-손목이 땅기고 아픈 것, 다섯 손가락을 굽혔다 폈다 하지 못하는 것, 추웠다 더웠다 하는 것, 몸을 벌벌 떨면서 주기적으로 열이 나는 것, 미친 소리를 하는 것, 경련을 치료한다.

소해(小海) 팔꿈치 안쪽으로, 큰 뼈의 바깥쪽에 있다. 팔꿈치 끝에서 5푼 떨어져 있고 움푹 들어가는 곳이다. 팔꿈치를 구부려서 혈자리를 잡는다. 침은 2푼 깊이로 놓고, 뜸은 3장을 뜬다. 머리가 아프면서 뒷목이 경직되는 것, 충치, 잇몸이 붓는 것, 간질에 혀를 입 밖으로 내밀고 들여보내지 못하는 것, 경련, 전광, 팔꿈치로부터 겨드랑이까지 붓는 것, 종기, 아랫배가 아픈 것, 오한이 심하고 열이 조금 나는 것, 더위를 먹은 데다 바람까지 맞아서 걸린 감기를 치료한다.

족태양방광경

위중(委中) 슬관절 안쪽 오금의 가로금 중앙으로서 맥이 뛰는 곳이다. 침은 5푼, 금구혈. 무릇 풍비를 앓아 허리와 다리가 무겁고 아프면 여기에 침을 찔러 피를 내는데, 오래된 병이라도 모두 다 차도가 있다. 아랫배에 열이 나고 한쪽으로 아픈 것, 소변이 붉고 잘 나오지 않는 것, 코피가 멎지 않는 것, 허리가 아프고 등뼈 양측으로 해서 머리까지 모두 아픈 것, 치질로 인한 통증, 옆구리 밑이 붓고 아픈 것, 다리가 약해지고 무릎이 뒤틀리는 것, 허리와 꽁무니가 무거워서 들지 못하는 것, 반신불수, 열병에 땀이 나지 않는 것, 발이 뜨겁고 힘이 없는 것을 치료한다.

곤륜(崑崙) 바깥 복사뼈 뒤쪽으로서, 발꿈치뼈 위의 꺼진 곳에 맥이 뛰는 부분. 침은 5푼, 뜸은 3장. 머리가 뜨거운 것, 눈이 어찔하고 빠질 듯이 아픈 것, 눈이 아프고 벌겋게 붓는 것, 코막힘·코피, 복통, 배가 불러오르는 것, 천식, 대변으로 설사가 나는 것, 몸살, 곽란, 꽁무니와 허리가 붓는 것, 정강이에서 발꿈치까지 붓는 것, 다리가 찢어지는 듯이 아파서 땅을 밟지 못하는 것, 풍간으로 이를 악무는 것, 학질에 땀이 많이 나는 것, 어린이가 음낭이 붓는 것, 머리가 어찔하고 아픈 것, 다리가 힘이 없고 힘줄이 뒤틀리는 것, 시궐, 중악, 토하거나 숨을 헐떡인 다음 갑자기 아픈 것을 치료한다.

속골(束骨) 새끼발가락 바깥쪽 본절 뒤 꺼진 곳. 침은 3푼, 뜸은 3장. 눈이 어찔한 것, 눈이 충혈되고 허는 것, 귀가 먹먹한 것, 뒷덜미가 경직되는 것, 요통, 설사, 전광, 대변을 볼 때 머리가 아픈 것, 학질, 다리의 정강이부터 고관절까지 아파서 다리를 들지 못하는 것을 치료한다.

통곡(通谷) 새끼발가락 바깥쪽 본절 앞쪽 꺼진 곳. 침은 2푼, 뜸은 3장. 머리가 무거운 것, 두통, 눈이 어찔한 것, 목구멍이 허는 것, 코피, 맑은 콧물이 나는 것, 뒷덜미가 경직되고 아픈 것, 흉협부가 그득한 것, 명치가 두근거리는 것, 유음, 자주 하품하는 것, 열병에 땀이 안나는 것을 치료한다.

지음(至陰) 새끼발가락 끝 바깥쪽이며, 발톱 모서리에서 부춧잎만큼 떨어진 곳이다. 침은 1푼, 뜸은 3장. 두풍, 코막힘, 코가 막히면서 말간 콧물이 나는 것, 귀가 울리거나 먹먹한 것, 흉협부가 아픈데 정해진 곳이 없는 것, 허리가 아프고 옆구리까지 땅기는 것, 소변이 잘 나오지 않는 것, 정액이 흘러나오는 것, 풍한으로 새끼발가락부터 맥비와 힘줄의 뒤틀림이 생긴 것, 한학으로 땀이 나지 않는 것, 발바닥에 열이 나는 것을 치료한다.

족소음신경

용천(涌泉) 발바닥 중심으로, 발을 구부리고 발가락을 오그려 취혈한다. 침은 3푼, 뜸은 3장. 눈이 어찔한 것, 후비, 옆구리가 그득한 것, 명치에 열이 뭉친 것, 심장이 아픈 것, 기침, 몸에 열이 나는 것, 풍간, 요통, 여자가 임신한 듯 보이는 것, 다섯 발가락 끝이 다 아픈 것, 발로 땅을 디디지 못하고 뱃속까지 땅겨 아픈 것을 치료한다.

연곡(然谷) 안쪽 복사뼈 앞쪽으로 솟은 뼈 아래 꺼진 곳이다. 침은 3푼. 뜸은 3장. 여기를 찔러 피가 많이 나오면 즉시 허기를 느끼고 음식을 먹으려 한다. 후비, 혀 밑이 부은 것, 침이 나오는 것, 천식, 기침하다 피를 뱉는 것, 소갈, 두려움, 설사, 가슴 속이 시린 것, 맥이 간간이 끊기는 것, 온학, 음낭이 쪼그라들고 속에서 붓는 것, 아랫배가 차고 산통이 생겨 흉협부까지 이른 것, 소변이 방울져 나오는 것, 남자가 정액이 흘러나오는 것, 정강이에 담이 뭉쳐 발등이 붓고 발을 디디지 못하는 것, 한 발은 차고 한 발은 뜨거운 것, 신생아가 배꼽에 풍사가 들어 이를 악물고 벌리지 못하는 것을 치료한다.

태계(太谿) 안쪽 복사뼈 뒤쪽 5푼으로, 발꿈치뼈와 사이에 있고, 맥이 뛰며 꺼진 곳이다. 침은 3푼, 뜸은 3장. 목구멍이 붓는 것, 입에서 끈적끈적한 것이 나올 정도로 토하는 것, 트림을 자주 하는 것, 기침, 기침하면서 피를 뱉는 것, 옆구리 통증·복통·현벽·산가·적취로 인한 통증이 음기까지 통하는 것, 발이 차고 둔마감(감각이 둔해짐)이

드는 것, 열병에 땀을 많이 흘리는 것, 황달, 열이 많이 나고 오한은 적은 것, 변비를 치료한다.

부류(復溜) 안쪽 복사뼈 뒤쪽 2치 위로서, 맥이 뛰는 곳이다. 침은 3푼, 뜸은 5장. 눈이 어두운 것, 입과 혀가 마르는 것, 침이 흘러나오는 것, 배에서 소리가 나고 배가 북처럼 불러오르는 것, 수종을 치료한다. 소변색이 오색빛이 나는 것에 푸른 색이면 정혈을 취하고, 붉은 색이면 형혈을 취하며, 누런 색이면 수혈을 취하고, 흰 색이면 경혈을 취하며, 검은 색이면 합혈을 취한다. 혈치(血痔, 피가 나오는 치질)로 설사가 난 뒤에 뒤가 묵지근한 것, 오림(五淋, 다섯 가지 임증), 소변을 보는데 불이 나는 듯한 느낌이 드는 것, 뼛속이 시렸다 뜨거웠다 하는 것, 땀이 계속 나는 것, 허리와 등뼈가 아파서 서거나 앉지 못하는 것, 다리 뒷모서리가 땅겨서 앞으로 내딛지 못하는 것, 발등이 아픈 것, 중풍으로 팔다리를 못쓰는 것을 치료한다.

음곡(陰谷) 무릎 안쪽, 뼈 뒤에 붙어 있다. 큰 근육의 아래, 작은 근육의 위로서, 맥이 뛰는 곳이고, 무릎을 굽혀서 취혈한다. 침은 4푼, 뜸은 3장. 혀 밑이 붓는 것, 무릎을 송곳으로 쑤시듯 아픈 것, 사타구니 안쪽 모서리가 아픈 것, 발기부전, 부녀자의 대하, 명치가 불러오르고 그득하여 숨도 잘 못 쉬는 것, 소변이 누런 것을 치료한다.

수궐음심포경

곡택(曲澤) 팔꿈치 관절 안쪽 가로금의 중앙으로 맥이 뛰는 곳이다. 팔꿈치를 구부려서 취혈한다. 침은 2푼, 뜸은 3장. 심장이 아픈 것, 기운이 치밀어 오르는 것, 침이나 피를 뱉어내는 것, 자주 놀라는 것, 상한, 온병에서 몸에 열이 나고 입이 마르는 것, 팔꿈치가 경련이 나고 땅기며 아픈 것, 머리를 흔드는 것을 치료한다.

간사(間使) 대릉 뒤쪽 3치. 침은 6푼, 뜸은 7장. 흉비로 등까지 땅기며 아픈 것, 명치가 허기진 듯 힘없이 처지는 것, 갑자기 심장이 아픈 것, 팔꿈치 안쪽 모서리가 아픈 것,

열병으로 가슴이 답답한 것, 딸꾹질이 자주 나는 것, 가만히 있지 못하는 것, 찬 기운을 타는 것, 구토, 손바닥이 뜨거운 것, 자주 놀라는 것, 겨드랑이가 붓는 것, 팔꿈치가 뒤틀리고 땅기는 것을 치료한다.

대릉(大陵) 손바닥 뒤쪽 가로금에서 두 힘줄과 두 뼈 사이 꺼진 곳이다. 침은 6푼, 뜸은 3장. 두통, 눈이 충혈되는 것, 혀뿌리가 아픈 것, 후비, 목구멍이 마르는 것, 기침, 구역질, 열이 나고 숨을 헐떡이는 것, 너무 자주 웃는 것, 자주 놀라는 것, 손이 땅기는 것, 손이 뒤틀리는 것, 팔꿈치가 뒤틀리는 것, 겨드랑이가 붓는 것, 가슴이 아프고 답답한 것, 손바닥이 뜨거운 것, 몸이 불이 나듯 뜨거운 것, 일체의 풍열증, 땀이 나지 않는 것, 학질, 헐거나 가려운 것을 치료한다.

노궁(勞宮) 손바닥의 가로금 중심으로서, 가운뎃손가락을 구부려 취혈한다. 침은 3푼, 뜸은 3장. 목구멍이 아픈 것, 대소변에 피가 나오는 것이 멎지 않는 것, 풍열, 자주 화내는 것, 너무 자주 웃는 것, 열병에 땀이 안 나는 것, 두려운 것, 흉협부를 돌리지 못하는 것, 기침·천식, 소변이 붉은 것, 피를 토하는 것, 기운이 치밀어 트림이 멎지 않는 것, 음식이 내려가지 않는 것, 갈증이 자꾸 나는 것, 입속이 허는 것, 손이 저린 것, 손바닥이 뜨거운 것, 황달에 눈이 누렇게 된 것을 치료한다.

중충(中衝) 가운데손가락 끝 손톱 모서리에서 부춧잎만큼 떨어져 꺼진 곳. 침은 1푼, 뜸은 1장. 머리가 부서지듯 아픈 것, 정신력이 박약한 것, 건망증을 치료한다.

수소양삼초경

관충(關衝) 넷째손가락 끝 바깥쪽으로서, 손톱모서리에서 부춧잎만큼 떨어져 있다. 침은 1푼, 뜸은 3장. 내풍으로 눈이 어찔한 것, 두통, 눈에 예막이 생긴 것, 혀가 말려들어가는 것, 혀뿌리가 아픈 것, 입이 마르는 것, 후비, 가슴이 답답한 것, 팔 바깥쪽이 아픈 것, 팔을 머리까지 올리지 못하는 것, 팔꿈치가 아파서 혼자서 옷을 여미지 못하는 것, 어깨와 팔이 시큰하고 무거운 것, 심장이 아픈 것, 풍열병으로 답답하면서 땀이 나지 않는 것, 손바닥이 뜨거운 것, 몸에 열이 불나듯이 나는 것, 혹은 한곽란, 기운이 치밀어 올라 누워 있지 못하는 것을 치료한다.

액문(液門) 넷째손가락의 본절 앞에 꺼진 곳. 침은 2푼, 뜸은 3장. 두통, 얼굴이 뜨거운 것, 땀이 나지 않는 것, 풍으로 한열이 오르내리는 것, 귀가 아프거나 먹먹하거나 울리는 것, 눈이 뻑뻑한 것, 눈이 어찔한 것, 치통, 얼굴이 벌건 것, 목구멍 바깥이 부어서 안에 군살이 붙은 듯이 보이는 것, 손발이 싸늘한 것, 학질, 호흡이 가쁜 것, 자주 놀라는 것, 팔이 아파 올렸다 내렸다 하지 못하는 것을 치료한다.

중저(中渚) 넷째손가락 본절 뒤 꺼진 곳. 주먹을 쥐고 취혈한다. 침은 2푼, 뜸은 3장. 머리가 무거운 것, 턱과 머리 전체가 뜨겁고 아픈 것, 눈이 어두운 것, 얼굴이 벌건 것, 목구멍이 붓는 것, 목구멍이 아픈 것, 귀가 먹먹하고 아픈 것, 팔꿈치 아래가 아픈 것, 손가락을 굴신하지 못하는 것, 열병에 땀을 내지 못하는 것, 눈에 예막이 생기는 것, 오래된 학질로 한열이 오르내리는 것을 치료한다.

지구(支溝) 손목에서 위로 3치로서, 두 힘줄과 뼈 사이. 침은 2푼, 뜸은 3장. 얼굴이 벌게지는 것, 눈이 충혈되는 것, 목구멍이 아픈 것, 갑자기 목소리가 안 나오는 것, 이를 악물어 벌리지 못하는 것, 구토, 곽란, 겨드랑이가 아픈 것, 심장에 탈이 나 아픈 것, 팔꿈치와 팔이 시큰하고 저린 것, 마도창(말조개 모양으로 곪아터져서 헌 것)으로 목이 붓고 누창이 생기는 것, 한데와 부스럼, 여자가 등뼈가 땅기는 것, 팔다리를 들지 못하는 것, 열병에 땀을 내지 못하는 것을 치료한다.

천정(天井) 팔꿈치 위로서, 큰 뼈 뒤쪽 1치이며, 두 힘줄의 사이에 꺼진 곳이다. 팔꿈치를 굽혀서 취혈한다. 침은 1치, 뜸은 3장. 문둥병으로 아무 감각이 없어 통증을 알지 못하는 것, 학질이 식사 때 발작하는 것, 심장이 아픈 것, 놀라서 경련하는 것, 전간으로 혀를 내미는 것, 양 울음소리를 내는 것, 목이 비뚤어진 것, 어깨가 아픈 것, 힘없고 저리며 감각이 없는 것, 기침할 때 고름을 뱉어내는 것을 치료한다.

족소양담경

양릉천(陽陵泉) 슬개골 아래 1치로서, 바깥 모서리의 두 뼈가 꺼진 곳이다. 웅크리고 앉아 취혈한다. 침은 6푼, 뜸은 7장부터 49장까지 뜬다. 무릎을 펴기는 하는데 굽히지 못하는 것, 시리고 저린 것, 반신불수, 다리가 싸늘하고 혈색이 없는 것, 두통, 한열이 오르내리는 것, 입이 쓴 것, 목구멍이 시원치 않은 것, 머리와 얼굴이 붓는 것, 흉협부가 그득한 것, 누가 잡으러 오는 듯이 겁이 나는 것을 치료한다.

양보(陽輔) 바깥쪽 복사뼈 위 4치. 부골의 앞쪽이며 절골의 끝부분이다. 침은 5푼, 뜸은 3장. 허리가 아파 물속에 앉아 있는 듯하기도 하고 송곳으로 찌르는 듯하기도 한 것, 무릎 아래 살갗이 붓고 힘줄이 뒤틀리는 것, 온몸의 뼈마디가 다 아프고 이리저리 아픈 것, 겨드랑이 밑이 붓는 것, 마도창으로 누공이 생긴 것, 후비, 무릎과 정강이가 시큰한 것, 풍비로 감각이 없는 것, 한열이 오르내리고 옆구리가 아픈 것을 치료한다.

임읍(臨泣) 협계 위 1치 반으로, 꺼진 곳이다. 침은 3푼, 뜸은 3장. 눈이 어쩔하거나 아픈 것, 뒤통수뼈가 아픈 것, 심장이 아프고 가슴이 그득 한 것, 결분 속과 겨드랑이 밑이 붓는 것, 마도창으로 누공이 생긴 것, 중풍으로 온몸이 저리고 이리저리 아픈 것, 천식, 학질이 해질녘에 발작하는 것, 부녀자의 유옹, 생리불순, 어린이의 경간(놀랐을 때 발작하는 간질)을 치료한다.

협계(俠谿) 새끼발가락과 넷째발가락의 본절 앞 뼈가 갈라지는 곳의 꺼진 곳. 목계가 땅기는 것, 눈이 가려운 것, 귀가 먹먹하거나 울리는 것, 뺨과 양턱이 붓는 것, 흉협부가 아프고 그득하여 몸을 옆으로 돌리지 못하며 이리저리 아픈 것, 학질, 발이 아픈 것, 겨드랑이가 붓는 것, 마도창, 부녀자가 아랫배가 단단하고 아픈 것, 생리불순, 유방이 붓고 터진 것, 가슴에 바람이 든 듯 시린 것, 머리가 어질어질 한 것, 뺨이 아픈 것을 치료한다.

규음(竅陰) 넷째발가락 끝에서 바깥쪽으로서, 발톱 모서리에서 부춧잎만큼 떨어져 있다. 침은 1푼, 뜸은 3장. 두통, 가슴이 답답한 것, 후비, 혀가 뻣뻣한 것, 입이 마르는 것, 갑자기 귀가 먹먹해지는 것, 옆구리 통증, 기침을 하여 숨을 못 쉴 정도인 것, 열병에 땀을 못 낼 때, 팔꿈치를 들지 못하는 것, 팔다리의 힘줄이 뒤틀리는 것, 발이 뜨거운 것, 종기를 치료한다.

족궐음간경

대돈(大敦) 엄지발가락 끝 발톱 모서리에서 부춧잎만큼 떨어진 곳으로서, 그 뒤에 세 가닥 털이 나 있다. 침은 3푼, 뜸은 3장. 갑자기 산통이 나고 음낭이 한쪽으로 처지는 것, 소변을 자주 보는 것, 유뇨증, 음경의 끝이 아픈 것, 불알이 뱃속으로 들어와 배꼽까지 아픈 것을 치료한다. 병이 왼쪽에 나면 오른쪽에 뜸을 뜨고, 병이 오른쪽에 나면 왼쪽에 뜸을 뜬다. 또한 심장이 아픈 것, 배가 불러오르는 것, 복통, 뱃속이 뜨거운 것, 자꾸 자려는 것, 시궐(尸厥), 부녀자가 하혈하고 멎지 않는 것, 오림, 딸꾹질과 트림을 치료한다.

행간(行間) 엄지와 둘째발가락이 갈라지는 곳의 뼈 사이에 맥이 뛰는 꺼진 곳이다. 침은 3푼, 뜸은 3장. 눈이 갑자기 안 보이는 것, 눈물이 절로 나는 것, 입이 비뚤어진 것, 목구멍이 건조한 것, 기침이 나다 피를 뱉는 것, 심장이 아프고 얼굴이 시퍼렇게 되어 죽을 듯한 것, 가슴과 등이 다 아픈 것, 배가 불러오르는 것, 가슴이 답답하고 갈증이 나는 것, 요통, 한산, 아랫배가 붓는 것, 소변이 잘 나오지 않는 것, 소변에 허연 것이 나오는 것, 음경이 아픈 것, 전질, 팔다리가 싸늘한 것, 부녀자의 생리불순, 적백대하, 음경이 차갑고 오한에 떠는 것, 소변에 허연 것이 나오는 것, 소변이 잘 나오지 않고 아픈 것을 치료한다.

태충(太衝) 행간 위 2치로서 맥이 뛰는 곳이다. 침은 3푼, 뜸은 3장, 입술이 부르트는 것, 목구멍에서 소리가 나는 것, 목구멍이 마르는 것, 겨드랑이가 붓는 것, 마도창, 구역질, 피를 뱉어내는 것, 자주 갈증이 나는 것, 옆구리가 그득하고 찬 기운이 나는 것, 허리가 땅기고 아랫배까지 아파오는 것, 소변이 방울져 나오는 것, 퇴산으로 아랫배가 붓는 것, 설사, 유뇨증, 음낭이 아픈 것, 얼굴이 푸른 것, 다리가 시린 것, 대변이 잘 나오지 않는 것, 찬바람이 나고 발등이 붓는 것, 안쪽 복사뼈 앞쪽이 아픈 것, 정강이가 시큰한 것, 여자의 하혈, 어린이의 산통을 치료한다.

중봉(中封) 안쪽 복사뼈 앞 1치의 꺼진 곳이다. 발등을 위로 하여 취혈한다. 침은 4푼, 뜸은 3장, 목구멍 한쪽이 부어 삼키기 힘든 것, 목구멍이 건조하고 자주 갈증이 나는 것, 학질, 얼굴이 질리고 오한에 떠는 것, 아랫배가 붓고 배꼽 주위가 아픈 것, 다리가 싸늘한 것, 한산으로 허리까지 아픈 것, 간혹 몸에 미열이 있으면서 아랫배가 아프고 소변에 허연 것이 나오며 소변이 잘 나오지 않고 아픈 것, 몸이 누렇게 된 것, 몸이 무거운 것, 안쪽 복사뼈 앞쪽이 아픈 것, 무릎이 붓는 것, 경련, 몸에 감각이 없는 것, 퇴산, 소변이 나오지 않는 것, 갑자기 아픈 것, 다리가 약해지고 힘이 없는 것을 치료한다.

곡천(曲泉) 무릎 안쪽 보골(輔骨; 경골의 머리 부분)의 아래 가로금 끝의 꺼진 곳. 무릎을 굽혀서 취혈한다. 침은 6푼, 뜸은 3장. 퇴산, 사타구니 통증, 옆구리가 그득한 것, 소변이 잘 나오지 않는 것, 소변이 안 나오는 것, 숨을 얕게 쉬는 것, 설사, 팔다리를 들지 못하는 것, 몸에 열이 나는 것, 눈이 어질어질한 것, 땀을 내지 못하는 것, 무릎이 아프고 힘줄이 뒤틀리는 것, 발광하는 것, 코피, 헐떡이며 내쉬는 것, 목구멍이 아픈 것, 두풍, 정액이 새어나오는 것, 피고름을 설사하는 것, 음낭이 붓는 것, 부녀자의 혈가(血瘕)로서 누르면 끓인 물에 담근 듯한 것, 넓적다리 안쪽과 아랫배가 붓는 것, 음문에서 뭔가 삐져나오는 것을 치료한다.

증상별 혈자리 찾아보기

(증상 가나다순. 괄호 안 숫자는 해당 혈자리편의 첫 페이지입니다)

【ㄱ】

간기울결 행간(560)

간질 용천(344), 은백(180)

감기 소상(87), 양릉천(494), 해계(151), 협계(524)

갑상선 기능 항진 양보(502)

결막염 함곡(157)

경기 용천(344), 은백(180), 소충(252)

고혈압 족삼리(140), 용천(344)

곽란 중저(464)

관절통 양릉천(494)

구내염 노궁(423)

구안와사(얼굴 신경 마비 증상) 족삼리 (140)

구역질 상구(203)

귀먹음 규음(534)

근육 경련 곡택(392), 어제(79), 양릉천 (494), 척택(54)

근육통 곡천(594)

급체 소상(87), 양계(120)

기침 규음(534), 척택(54)

【ㄴ·ㄷ】

눈 질환 임읍(514)

눈 충혈 은백(180)

눈병 규음(534)

다래끼 은백(180), 이간(103), 후계(276)

다몽 은백(180), 태충(570)

다한증 노궁(423)

대하 음곡(378)

도한(잠자는 동안 흘리는 식은땀) 부류 (368)

두통 곤륜(309), 대릉(412), 소해(220, 수소음심경), 소해(291, 수태양소장경), 여태(172), 용천(344), 통곡(325, 족통곡), 협계(524)

딸꾹질 간사(402), 어제(79)

【ㄹ·ㅁ·ㅂ】

류머티즘성 관절염 소해(291, 수태양소
　장경)
망상 대릉(412)
멀미 중저(464)
모유 부족 소택(260)
목 디스크 후계(276)
무기력증 대도(188)
무릎 관절 태계(360)
무한(땀이 나지 않는 증상) 부류(368)
반신불수 위중(300), 족삼리(140)
발기부전 소부(245), 음곡(378)
발목 염좌 곤륜(309), 해계(151)
발작 용천(344)
변비 곡지(128), 상구(203), 양계(120), 지
　구(474)
복통 은백(180), 족삼리(140)
부정맥 소부(245)
불면 대릉(412), 상구(203), 용천(344),
　족삼리(140), 태충(570), 협계(524)
불임 연곡(351), 음곡(378)
붕루(하혈) 음곡(378)
비만 상양(96)
빈혈 족삼리(140)

【ㅅ】

사지 권태 족삼리(140)
상기 소충(250)
생리통 소택(262), 은백(180)
생식기 염증 곡천(594)
설사 상구(203), 양계(120), 족삼리(140)
성장통 해계(151)
소변불리 곡천(594), 곤륜(309), 부류
　(368), 소부(245), 위중(300), 음곡
　(378), 음릉천(209)
소화불량 내정(164), 대돈(548), 양릉천
　(494), 족삼리(140), 행간(560)
쇼크 용천(344)
수전증 곡택(392)
수족냉증 간사(402), 양보(502), 연곡
　(351)
수종 부류(368)
숙취 해소 어제(79)
스트레스 태충(570)
식욕 부진 내정(164)
신경쇠약 소해(220, 수소음심경), 신문
　혈(235), 영도(229)
신경통 족삼리(140)
실신 소상(87), 은백(180), 중충(431)
심계항진(두근거림) 소부(245)
심약 소해(220, 수소음심경)
심장병 곡택(392), 태연(71)
심통 간사(402), 소부(245), 소해(220, 수

소음심경)

【ㅇ】

어깨 결림 천정(483), 후계(276)
어혈 지구(474)
여드름 함곡(157, 입 주변)
오심번열(손·발바닥과 가슴의 열감) 소부(245)
요통 곤륜(309), 속골(316), 위중(300), 태계(360), 후계(276)
월경 장애 곡천(594)
위 경련 족삼리(140)
위염 족삼리(140)
유정 음곡(378)
이명(귀울림) 소해(220, 수소음심경), 소해(291, 수태양소장경), 양곡(283), 후계(276)
인사불성 대돈(548)
인후염 경거(63), 관충(442), 전곡(269)
일사병 용천(344)
입냄새 이간(103)
잇몸병 여태(172)

【ㅈ·ㅊ】

자궁근종 소택(262)
자궁질환 지음(334)
자궁출혈 연곡(351)

장뇌명 태백(194)
장염 족삼리(140)
전광 소해(220, 수소음심경), 여태(172)
정력 용천(344)
정신착란 속골(316), 용천(344)
졸음 이간(103)
중이염 소해(291, 수태양소장경)
중풍 소상(87), 소택(262), 족삼리(140), 중저(464), 중충(431)
창만 태백(194)
천식 경거(63), 척택(54), 태연(71)
체기 간사(402), 함곡(157),
치통 삼간(111), 이간(103)

【ㅋ·ㅌ·ㅍ】

코막힘 규음(534), 전곡(269)
코피 위중(300), 통곡(325, 족통곡), 후계(276)
탈모 양보(502)
토사곽란 함곡(157)
편도선염 경거(63), 전곡(269)
편두통 족삼리(140), 함곡(157)
피로 노궁(423), 중봉(583)
피부병 척택(54)

【ㅎ】

하복부통 소해(291, 수태양소장경)

하지마비 양릉천(494), 용천(342), 족삼
리(140)

학질 함곡(157)

해수 태연(71)

해열 양계(120), 협계(524)

허로 음곡(378)

현기증 중저(464)

현훈 족삼리(140), 협계(524)

협심증 소해(220, 수소음심경)

흉협통 지구(474)

히스테리 소부(245), 소해(220, 수소음
심경), 영도(229), 용천(344)